Richter
Prüfungsfragen zum Lehrbuch für Heilpraktiker

Isolde Richter

Prüfungsfragen zum Lehrbuch für Heilpraktiker

2. Auflage

Über 2000 Fragen
davon
581 Multiple-choice-Fragen
und 75 Bildfragen

Urban & Schwarzenberg · München – Wien – Baltimore

Anschrift der Autorin:

Isolde Richter
Üsenbergstr. 13
79341 Kenzingen

Die Fragen – ausgenommen die Bildfragen – dieses Buches dürfen von den Gesundheitsämtern bei der Überprüfung benutzt werden. Eine darüber hinausgehende Nutzung bedarf der Zustimmung des Verlages.

Programmplanung: Ursula Illig, München
Lektorat: Ulrike Kriegel, München
Herstellung: Petra Laurer, München
Unschlaggestaltung: Dieter Vollendorf, München

CIP-Titelaufnahme der Deutschen Bibliothek

Richter, Isolde:
Prüfungsfragen zum Lehrbuch für Heilpraktiker: über 2000 Fragen, davon 581 Multiple-choice-Fragen / Isolde Richter. – 2. Aufl. – München; Wien; Baltimore: Urban und Schwarzenberg, 1998
1. Aufl. u. d. T.: Richter, Isolde: Prüfungsfragen für Heilpraktiker
ISBN 3-541-17212-6

Satz: Design-Typo-Print GmbH, Ismaning
Druck und Bindung: Wagner GmbH, Nördlingen
Printed in Germany

ISBN 3-541-17212-6

Vorwort zur 2. Auflage

Wie die positive Resonanz gezeigt hat, erleichtert das „Prüfungsfragenbuch für Heilpraktiker“ dem HP-Anwärter die Aneignung des prüfungsrelevanten Stoffes. Da es in der letzten Zeit zu einer Verschiebung von Prüfungsschwerpunkten bei der amtsärztlichen Überprüfung kam, war es notwendig, das Prüfungsfragenbuch anzupassen. Darüber hinaus sollte das Niveau des Buches der 3. Auflage des „Lehrbuches für Heilpraktiker“ angepaßt werden.

Neu aufgenommen wurden Fragen zu den Kapiteln Sonstige Infektionskrankheiten, Allergien und psychische Erkrankungen. Die Kapitel Allgemeine Infektionslehre, Herz und Atmungssystem wurden wesentlich erweitert. Bei den beiden letzteren wurden vor allen Dingen Fragen zu den klinischen Untersuchungstechniken Palpation, Perkussion und Auskultation neu aufgenommen und ihnen damit die Gewichtung gegeben, die sie im allgemeinen auch bei der Überprüfung einnehmen.

Danken möchte ich an dieser Stelle Herrn Dr. Peter Georgi, der die Kapitel „Allgemeine Infektionslehre“ und „Allergien“ Korrektur gelesen hat. Frau Jutta Offers hat mich auch bei diesem Buch mit ihrer stets freundlichen und unermüdlichen Mithilfe bei der Textverarbeitung unterstützt.

Isolde Richter Kenzingen, im März 1998

Vorwort zur 1. Auflage

Das vorliegende Prüfungsfragenbuch gibt die Möglichkeit, den eigenen Kenntnisstand gezielt zu überprüfen. Es wurde bewußt in einen „freien Fragenteil" (Fragen ohne Antwortauswahl) und in Multiple-choice-Fragen unterteilt, weil dies von den meisten Gesundheitsämtern bei der Überprüfung so gehandhabt wird. Das Buch kann in zweierlei Hinsicht eingesetzt werden:

Zum einen kann es in Ergänzung zum „Lehrbuch für Heilpraktiker" und zum „Atlas für Heilpraktiker" verwendet werden. Um dies gezielt zu ermöglichen, und um das Auffinden der einzelnen Kapitel zu erleichtern, wurde eine dem „Lehrbuch für Heilpraktiker" entsprechende Gliederung gewählt. Nach Bearbeitung eines Kapitels oder eines Organsystems im Lehrbuch können Sie mit dem entsprechenden Abschnitt des Fragenbuches Ihren Kenntnisstand überprüfen. Sie können so herausfinden, ob Sie den durchgenommenen Stoff nicht nur verstanden haben, sondern ob Sie ihn auch wiedergeben können.

Zum anderen kann auch der insgesamt bereits erarbeitete Stoff nochmals anhand des vorliegenden Fragenkatalogs wiederholt werden. Dieses Vorgehen eignet sich besonders zur gezielten Prüfungsvorbereitung.

Ein großes Gewicht wurde auf Multiple-choice-Fragen gelegt, weil diese Art der Fragestellung sich bei immer mehr Gesundheitsämtern durchsetzt. Es ist unbedingt notwendig, mit dieser Art der Fragestellung vertraut zu werden, um unnötige Fehler zu vermeiden. Bitte beachten Sie in diesem Zusammenhang die „Hinweise zum Lösen von Multiple-choice-Fragen in der Prüfung".

Auch die Multiple-choice-Fragen sind thematisch den einzelnen Organsystemen zugeordnet. Naturgemäß kommen dabei jedoch auch Fragen zu anderen Sachgebieten vor, so daß es durchaus *sinnvoll* ist, sich die *Multiple-choice-Fragen „aufzuheben", bis man alle Organsysteme mindestens einmal durchgearbeitet hat.* Man kann sie dann ganz zum Schluß zur *gezielten Prüfungsvorbereitung benutzen.* Nimmt man sich diesen Fragenteil zu früh vor, ehe man alle Kapitel durchgearbeitet hat, so kann es leicht zu Enttäuschungen kommen, weil dann ein großer Teil der Fragen wahrscheinlich nicht oder nur falsch beantwortet werden kann.

Bewußt wurden einige Multiple-choice-Fragen auch so formuliert, daß sich die Antworten *nicht* unmittelbar aus dem entsprechenden Kapitel im „Lehrbuch für Heilpraktiker" entnehmen lassen. Sei es, daß sie nicht an dieser Stelle im Organsystem oder überhaupt nicht ausdrücklich behandelt wurden. Diese „Überraschungsfragen" sollen Ihnen helfen, sich darauf einzustellen, daß man in der Überprüfung mit Sachverhalten konfrontiert wird, die einem neu sind. Doch auch diese Fragen kann man überwiegend durch logische Überlegungen aufgrund eines guten Basiswissens noch beantworten.

Um unnötige Sucharbeit zu vermeiden, wurden bei der Auflösung der Multiple-choice-Fragen *Anmerkungen* angefügt. Hier werden nicht nur bisher unbekannte Begriffe erklärt, sondern auch kurze Erläuterungen zu Sachverhalten gegeben, die erfahrungsgemäß leicht vergessen werden.

An die Organsysteme schließt sich ein Kapitel mit gemischten Multiple-choice-Fragen an: „Kapitel 27: Abschließender Test". Damit können Sie eine Prüfungssituation simulieren und feststellen, ob Ihr Kenntnisstand schon ausreichend ist. Bei dieser Überprüfung sollten Sie mindestens 75% der Fragen richtig beantwortet haben. Als richtig wird eine Frage dann gewertet, wenn der *gesamte Block* zutreffend beantwortet wurde. Ist in einem Block ein Kreuz zuwenig oder zuviel, so gilt die Frage als falsch beantwortet.

Danken möchte ich meinem Sohn Dirk Richter für die Mithilfe bei der didaktischen Aufbereitung des Bildmaterials.

Isolde Richter   Kenzingen, im August 1994

Inhaltsverzeichnis

Antwortteil

Anhang Farbabbildungen

Hinweise zum Lösen von Multiple-choice-Fragen in der Prüfung

Bei einem **mittleren Aktivierungsniveau** bringen Sie Ihre beste Leistung (Yerkes-Dodson-Beziehung).
Bei einer zu geringen Aktivierung erreichen Sie nicht Ihre Leistungsspitze. Nehmen Sie deshalb vor der Prüfung keine Beruhigungsmittel, und schlafen Sie die Nacht davor gut aus.
Bei einer zu großen Aktivierung erreichen Sie auch nicht Ihre Leistungsspitze. Geraten Sie deshalb nicht in Panik, wenn Sie an schwierige oder unverständliche Fragen geraten, sondern lassen Sie diese erst einmal „links liegen".

Gehen Sie davon aus, daß **Grundkenntnisse** geprüft werden. Lassen Sie sich deshalb von Spezialkenntnissen, die Sie sich vielleicht auf manchen Gebieten erworben haben, nicht verunsichern. Bleiben Sie in Ihren Gedankengängen „einfach".

Benutzen Sie in der Prüfung **keine verbotenen Hilfsmittel**. Sie stürzen sich damit in unnötige Aufregung und Gefahr. Nutzen Sie die Zeit lieber zum ruhigen Überlegen.

Vertun Sie keine Zeit damit, daß Sie sich vorab sämtliche Fragen als Überblick durchlesen. Dabei könnte es auch sein, daß Sie sich gleich in schwierige Aufgaben „verbeißen" und in Panik geraten.

Gehen Sie lieber folgendermaßen vor: Lesen Sie sich eine Frage ruhig durch und **decken Sie dabei den Antwortteil mit einem Stück Papier ab**. Überlegen Sie kurz, was Sie zu der Frage wissen. Dieser Vorgang dauert nur ein paar Sekunden, hat aber den großen Vorteil, daß Sie nicht durch die angegebenen Falschantworten verunsichert werden können.
Beim Durchlesen der Frage können Sie sich auch jeweils gleich das Wörtchen „nicht" unterstreichen, damit Sie keine unnötigen Fehler machen.
Decken Sie nun jeweils eine Antwortmöglichkeit nach der anderen auf, und kreuzen Sie an, wenn Sie sich mit der Beantwortung sicher sind.
Konnten Sie so einen Fragenkomplex ganz lösen, markieren Sie ihn am Rand mit einem kleinen Haken. Diese Fragen sollten Sie aus Zeitgründen kein zweites Mal angehen.
Kennzeichnen Sie Fragen, bei deren Antwort Sie sich nicht ganz sicher sind, am Rand mit einem „?". Gehen Sie zur nächsten Frage weiter.
Lassen Sie schwierige oder Ihnen unverständlich erscheinende Fragen beim ersten Durchgang aus. Markieren Sie sich diese mit zwei „??" am Rand.

Sammeln Sie lieber Punkte bei den leichten Fragen. Nehmen Sie sich auch hier ausreichend Zeit, damit Sie keine Leichtsinnsfehler einbauen. Eine leichte beantwortete Frage bringt Ihnen genauso viele Punkte wie eine schwierige!

Lassen Sie bei Fragen, die Sie nicht beantworten können, den gesunden Menschenverstand walten. Hilft dieser auch nicht weiter, so müssen Sie raten.

Hinweise zum Lösen der Multiple-choice-Fragen in diesem Buch

Gehen Sie beim Ankreuzen im wesentlichen so vor, wie bei den „Hinweisen zum Lösen von Multiple-choice-Fragen in der Prüfung" besprochen. Beachten Sie dabei aber bitte folgendes:

Die Multiple-choice-Fragen sollten erst bearbeitet werden, wenn Sie schon alle Organsysteme mindestens einmal durchgearbeitet haben.

1. Prüfen Sie bei der Beantwortung der Fragen jede Aussage für sich, ob diese inhaltlich richtig ist.

   Beispiel: Frage 1.101. Nr. 4 und 5

   Infolge eines Bandscheibenvorfalls kann es zu Empfindungsstörungen kommen.

   Infolge eines Bandscheibenvorfalls kann es zu motorischen Störungen kommen.

   Beide Aussagen sind richtig und müssen angekreuzt werden, da es beim Bandscheibenvorfall sowohl zu motorischen als auch zu sensiblen Störungen kommen kann.

2. Beinhaltet eine Antwort sowohl richtige als auch falsche Aussagen, so ist diese Behauptung insgesamt als nicht richtig zu werten und darf nicht angekreuzt werden.

   Beispiel: Frage 19.50. Nr. 1

   Die Iris ist der vordere, sichtbare, farbige Teil des Auges. Sie wird von der Lederhaut gebildet.
   Da die Iris von der Aderhaut und nicht von der Lederhaut gebildet wird, ist die Antwort insgesamt falsch und darf nicht angekreuzt werden.

Hinweise zum Lösen der Fragen ohne Antwortauswahl

Die Fragen des ersten Teils zu jedem Kapitel sind so gehalten, daß sie sich zur **Wiederholung** eines **bestimmten Organsystems** eignen. Dabei kann man folgendermaßen vorgehen:

1. Man bearbeitet die Fragen direkt nachdem man das entsprechende Kapitel, zum Beispiel im „Lehrbuch für Heilpraktiker", durchgearbeitet hat.
2. Man benutzt sie zur gezielten Prüfungsvorbereitung als Selbstkontrolle, ob das Wissen über diesen Bereich ausreichend ist.

Bitte achten Sie darauf, daß in Ihren Antworten möglichst die **halbfett** gedruckten Stichworte wörtlich oder sinngemäß auftauchen.

An manchen Stellen wurden die Antworten sehr ausführlich gestaltet, bzw. noch mit Anmerkungen versehen. Dies dient dazu, das Interesse am Weiterlernen wachzuhalten und die Motivation zu steigern. Diese Erläuterungen brauchen Sie in ihrer Antwort nicht anzugeben. Deshalb sind sie auch nicht halbfett gedruckt.

Hinweise zum Bearbeiten der Bilder

Die Bilder sind absichtlich einfach und in Schwarzweiß gestaltet. Sie eignen sich von daher gut zum **Ausmalen.** Dies ist von großem lernpädagogischem Wert. Bei einem Bild, das Sie selbst farblich unterlegt haben, erkennen Sie bei einer späteren Wiederholung „auf einen Blick" sofort wieder die Zusammenhänge.

Bei den Bildern wurden der Vollständigkeit halber die deutschen und die Fachbezeichnungen angegeben. Für Ihre Beantwortung ist es im allgemeinen ausreichend, wenn Sie die **deutschen Begriffe** angeben.

Fragenteil

1 Gesetzeskunde

Fragen ohne Antwortauswahl

1.1 Welches Gesetz bildet die rechtliche Grundlage zur Ausübung der Heilkunde durch Nichtärzte? Wann wurde es erlassen?

1.2 Was versteht das Heilpraktikergesetz unter „Ausübung der Heilkunde"?

1.3 Was sagt der § 3 des Heilpraktikergesetzes?

1.4 Wie wird es geahndet, wenn ein Heilpraktiker die Heilkunde im Umherziehen ausübt? Wo ist das geregelt?

1.5 Wie kann es geahndet werden, wenn ein Heilpraktiker-Anwärter die Heilkunde ausübt, ohne einen Erlaubnisschein gemäß dem HPG zu besitzen? Wo ist das geregelt?

1.6 Wo ist geregelt, daß der Heilpraktiker keine Zahnheilkunde ausüben darf?

1.7 Was sagt das HPG über die Therapien, die der Heilpraktiker ausführen darf?

1.8 Welche Beschränkungen hinsichtlich der Therapiewahl gibt es für den Heilpraktiker?

1.9 An welche Stelle müssen Sie Ihren Antrag richten, wenn Sie eine Erlaubnis zur Ausübung der Heilkunde beantragen möchten? Wo ist das geregelt?

1.10 Zählen Sie die Voraussetzungen auf, die nach der Ersten Durchführungsverordnung (DVO) zum Heilpraktikergesetz erfüllt sein müssen, damit die Erlaubnis zum Ausüben der Heilkunde erteilt werden kann!

1.11 Geben Sie für die eben genannten fünf Anforderungen jeweils an, wie der Nachweis zu erbringen ist!

1.12. Angenommen, das zuständige Amt hat Ihren Antrag auf Ausübung der Heilkunde abschlägig beschieden. Welche Möglichkeit haben Sie, wenn Sie die Entscheidung als unrichtig empfinden, und wo ist das gesetzlich geregelt?

1.13 Welches Amt entscheidet über den Widerspruch? Wo ist das geregelt?

1.14 Wie setzt sich der Gutachterausschuß zusammen?

1.15 Angenommen, Sie haben eine Erlaubnis zur Ausübung der Heilkunde erhalten. Sind Gründe denkbar, daß Ihnen diese Erlaubnis auch wieder entzogen werden kann? Falls ja, welche?

1.16 Können Sie Beispiele nennen, wann einem praktizierenden Heilpraktiker die Zulassung wieder entzogen werden könnte?

1.17 Ein Nicht-Heilpraktiker bzw. Nicht-Arzt bietet Sitzungen mit autogenem Training an und verspricht, daß dadurch Kopfschmerzen und Migräneanfälle gelindert oder sogar geheilt werden können. Er verlangt dafür keinerlei Bezahlung. Ist das statthaft?

1.18 Ein Heilpraktiker bietet Kurse über „Gesunde Ernährung" an. In der Kursbeschreibung gibt er als Berufsbezeichnung aber nicht „Heilpraktiker" an, sondern „Ernährungsberater". Ist das statthaft?

1.19 Ein Heilpraktiker hat keine Praxisräume zur Verfügung, möchte aber gerne praktizieren. Er setzt eine Anzeige in die Zeitung, in der er die Telefonnummer seiner Wohnung angibt und mitteilt, daß er ausschließlich Hausbesuche macht. Ist das statthaft?

1.20 Ein Heilpraktiker macht regelmäßige Hausbesuche auf dem Land. Um Kosten zu sparen, bestellt er Frau X und deren beide Freundinnen jeweils in die Wohnung der Frau X. Den beiden Frauen ist das sehr recht, weil der Heilpraktiker deshalb nur einmal Fahrtkosten berechnet. Ist das statthaft?

1.21 Ein heilpraktisch tätiger Heilpraktiker, der auch staatlich geprüfter Masseur ist, behandelt seine Patienten ausschließlich durch Massagen. Ist es in diesem Fall zulässig, wenn er sich auf seinem Praxisschild als „Masseur" bezeichnet?

1.22 Wie bzw. wodurch ist das Überprüfungsverfahren geregelt?

1.23 Welche Berufsbezeichnung führt ein ausschließlich psychotherapeutisch arbeitender Behandler, der nur einer eingeschränkten Kenntnisüberprüfung unterzogen wurde?

1.24 Was ist das BSG?

1.25 Wann ist eine Person im Sinne des BSG krank?

1.26 Was ist eine übertragbare Krankheit im Sinne des BSG?

1.27 Wann ist jemand im Sinne des BSG krankheitsverdächtig?
Nennen Sie ein Beispiel!

1.28 Wann ist eine Person im Sinne des BSG ansteckungsverdächtig?
Geben Sie ein Beispiel!

1.29 Wer ist Ausscheider im Sinne des BSG?
Nennen Sie ein Beispiel!

1.30 Sie werden zu einem Patienten mit starken Durchfällen gerufen. Aufgrund der Anamnese vermuten Sie, daß es sich um Enteritis infectiosa handeln könnte. Wie handeln Sie?

1.31 Angenommen, ein Patient mit Verdacht auf Enteritis infectiosa ist schon älter und die Durchfälle sind so massiv, daß Sie Exsikkosezeichen feststellen. Der Kreislauf droht zusammenzubrechen. Wie handeln Sie?

1.32 In welchem Falle besteht für Scharlach Meldepflicht?

1.33 Sie werden zu einem Patienten mit Halsschmerzen gerufen. Bei der Untersuchung stellen Sie fest, daß es sich um Scharlach handeln könnte, da zusätzlich zu den Halsbeschwerden der typische Hautausschlag vorhanden ist. Dürfen Sie in diesem Fall behandeln, da noch nicht feststeht, ob es sich tatsächlich um Scharlach handelt (Erregernachweis noch nicht geführt)? Begründen Sie Ihren Standpunkt!

1.34 Ein Patient, der an Enteritis infectiosa erkrankt war, sucht Ihre Praxis auf. Er hat keine Beschwerden mehr, ist aber noch beim Arzt in Behandlung, da dieser festgestellt hat, daß noch Salmonellen in seinem Stuhl sind. Er möchte nun von Ihnen behandelt werden, damit er seine Abwehrkräfte stärkt, um die Salmonellen in seinem Stuhl zum Verschwinden zu bringen. Wie behandeln Sie?

1.35 Ein Kind ist an ansteckender Borkenflechte erkrankt und wird vom Arzt behandelt. Nun sucht es Ihre Praxis auf und möchte wegen Darmbeschwerden, die sich vermutlich aufgrund von Schulängsten entwickelt haben, von Ihnen behandelt werden. Dürfen Sie in diesem Fall die Verdauungsbeschwerden behandeln?

1.36 Auf einer Rheinfahrt erkrankt ein Patient an Salmonellose. Wer ist in diesem Fall zur Meldung verpflichtet? Sie, der Kapitän des Schiffes oder ein Arzt, der sich zufällig unter den Reisegästen befindet und zur Behandlung hinzugezogen wird? Begründen Sie Ihre Meinung!

1.37 Angenommen, Ihre Praxis befindet sich in Berlin und ein Patient aus München sucht Ihre Sprechstunde auf. Sie haben bei diesem Patienten Verdacht auf Ornithose. Wohin melden Sie in diesem Fall? Begründen Sie Ihre Meinung!

1.38 Wäre es aufgrund des Bundesseuchengesetzes möglich, eine Meldepflicht für AIDS oder eine andere Infektionskrankheit einzuführen? Begründen Sie Ihre Meinung!

1.39 Könnte das Land Bayern im Alleingang eine Meldepflicht für AIDS einführen, ohne daß in den anderen Bundesländern ebenfalls eine entsprechende Meldepflicht eingeführt wird? Begründen Sie Ihre Meinung!

1.40 Könnte das Land Bayern im Alleingang die Meldepflicht für Tollwut aufheben, ohne daß in den anderen Bundesländern ebenfalls eine entsprechende Aufhebung stattfindet? Begründen Sie Ihre Meinung!

1.41 Eine Mutter bringt ihren Säugling in Ihre Praxis und berichtet, daß er Durchfälle habe. Die Mutter äußert den Verdacht, daß es sich um eine „Darmgrippe“ handeln könnte, da andere Kinder, die die gleiche Säuglingstagesstätte besuchen wie ihr Kind, ebenfalls an Durchfällen leiden. Wie handeln Sie?

1.42 In Ihrer Praxis ist ein Fall von Enteritis infectiosa aufgetreten. Vertreter des Gesundheitsamtes suchen nun Ihre Praxis auf, um Gegenstände auf Erreger zu untersuchen. Können Sie in diesem Fall dem Gesundheitsamt den Zutritt zu den Räumen mit dem Hinweis auf die Unverletzlichkeit der Wohnung verweigern?

1.43 Welcher Paragraph des Bundesseuchengesetzes spricht das Behandlungsverbot für bestimmte Infektionskrankheiten für den Heilpraktiker aus? Für welche Krankheiten besteht danach Behandlungsverbot?

1.44 Nennen Sie Fälle, in denen der Heilpraktiker zusätzlich zu den in § 3 BSG genannten Fällen nicht behandeln darf!

1.45 Wie wird es geahndet, wenn ein Heilpraktiker Personen behandelt, die an einer Infektionskrankheit leiden, für die Meldepflicht besteht? Wo ist das geregelt?

1.46 Wie wird es geahndet, wenn ein Heilpraktiker es fahrlässig versäumt, eine Krankheit an das Gesundheitsamt zu melden?

1.47 Welche Arzneimittel darf der Heilpraktiker verordnen?

1.48 Warum darf der Heilpraktiker keine verschreibungspflichtigen Medikamente verordnen?

1.49 Sie wollen einem Patienten ein bestimmtes Medikament verordnen, wissen aber nicht, ob Verschreibungspflicht besteht. Wie gehen Sie in diesem Fall vor?

1.50 Digitalis (Fingerhut) ist verschreibungspflichtig. Sie möchten diese Wirksubstanz nun in der homöopathischen Form verordnen.
Welche homöopathische Potenzierung hebt die Verschreibungspflicht auf? Wo ist das geregelt?

1.51 Müssen homöopathische Arzneimittel zugelassen werden? Wo ist das geregelt?

1.52 Ein Heilpraktiker möchte ein Medikament verordnen, das in der Roten Liste mit BtM gekennzeichnet ist. Ab welcher homöopathischen Potenz ist das möglich?

1.53 Darf ein Heilpraktiker Geburtshilfe leisten?

1.54 Zählen Sie die Geschlechtskrankheiten im Sinne des Gesetzes zur Bekämpfung der Geschlechtskrankheiten auf!

1.55 Welches wichtige Verbot ergibt sich aus § 9 des Gesetzes zur Bekämpfung der Geschlechtskrankheiten?

1.56 Eine Patientin bittet einen Heilpraktiker, bestimmte Untersuchungen bei ihrem Kind vorzunehmen, deren Ergebnisse dem Gericht als Beweisangebot für eine Vaterschaftsklage vorgelegt werden sollen. Was haben Sie in diesem Fall zu berücksichtigen?

1.57 Dürfen Sie röntgen, wenn Sie die Erlaubnis zum Ausüben der Heilkunde haben und die erforderliche Sachkunde besitzen?

1.58 Wo ist geregelt, daß weder Arzt noch Heilpraktiker Heilungsversprechen geben dürfen?

1.59 Wo ist gregelt, daß man zu Werbezwecken nicht gegen die guten Sitten verstoßen darf?

1.60 Sie möchten mittels Ihres Schröpfschnäppers beim Patienten eine Skarifizierung (künstliche Hautritzung) durchführen, um eine blutige Schröpfung vornehmen zu können. Wie haben Sie Ihren Schröpfschnäpper bis zu diesem Zeitpunkt aufzubewahren?

1.61 Welches Vorgehen schreiben die Richtlinien für Krankenhaushygiene und Infektionsprävention zur Überprüfung der Funktionstüchtigkeit des Sterilisators vor?

1.62 Dürfen Sie nach den Bestimmungen des Baugesetzbuches und der Baunutzungsverordnung Ihre Heilpraxis in einem reinen Wohngebiet eröffnen?

1.63 In welchen Fällen muß der Betrieb durch einen Betriebsarzt und eine Sicherheitsfachkraft betreut werden?

1.64 Wie entsorgen Sie ein blutiges Pflaster?

1.65 Unterliegt der Heilpraktiker der Schweigepflicht?

1.66 Ist es ausreichend, wenn ein Heilpraktiker seine Diagnosen ausschließlich mittels Iris-Diagnose stellt?

1.67 Erstattet die AOK die Leistungen eines Heilpraktikers?

1.68 Erstatten die privaten Krankenkassen Leistungen eines Heilpraktikers?

1.69 Seit welchem Zeitpunkt benötigen alle medizinisch-technischen Geräte, die unter das Medizinproduktegesetz fallen, eine CE-Kennzeichnung?

1.70 In welchem Zeitabstand müssen Sie Ihre Blutdruckmeßgeräte mindestens eichen lassen?

Multiple-choice-Fragen

1.71 **Kreuzen Sie von den angebotenen Alternativen immer nur *die* an, die aufgrund des Heilpraktikergesetzes und der zugehörigen Durchführungsverordnung *am genauesten* zutrifft!**

1 Ausübung der Heilkunde ist jede vorgenommene Tätigkeit zur Feststellung, Heilung oder Linderung von Krankheiten, Leiden oder Körperschäden bei Menschen und Tieren.
2 Ausübung der Heilkunde ist jede berufs- oder gewerbsmäßig vorgenommene Tätigkeit zur Feststellung, Heilung oder Linderung von Krankheiten, Leiden oder Körperschäden bei Menschen.
3 Ausübung der Heilkunde ist jede berufs- oder gewerbsmäßig vorgenommene Tätigkeit zur Feststellung, Heilung oder Linderung von Krankheiten, Leiden oder Körperschäden bei Menschen und Tieren.

1.72 Kreuzen Sie von den angebotenen Alternativen immer nur *die* an, die aufgrund des Heilpraktikergesetzes und der zugehörigen Durchführungsverordnung *am genauesten* zutrifft!

1 Wer, ohne zur Ausübung des ärztlichen Berufs berechtigt zu sein und ohne eine Erlaubnis nach § 1 HPG zu besitzen, die Heilkunde ausübt, handelt ordnungswidrig. Die Ordnungswidrigkeit kann mit einer Geldbuße bis zu 5000 DM geahndet werden.
2 Wer, ohne zur Ausübung des ärztlichen Berufs berechtigt zu sein und ohne eine Erlaubnis nach § 1 HPG zu besitzen, die Heilkunde ausübt, wird mit Freiheitsstrafe bis zu einem Jahr oder mit Geldbuße bestraft.

1.73 Kreuzen Sie von den angebotenen Alternativen immer nur *die* an, die aufgrund des Heilpraktikergesetzes und der zugehörigen Durchführungsverordnung *am genauesten* zutrifft!

1 Das Heilpraktikergesetz verbietet ausdrücklich die Ausübung der Zahnheilkunde durch den Heilpraktiker.
2 Das Heilpraktikergesetz läßt die Ausübung der Zahnheilkunde ausdrücklich ungeregelt. Für die Ausübung der Zahnheilkunde gibt es noch das Gesetz über die Ausübung der Zahnheilkunde.

1.74 Kreuzen Sie von den angebotenen Alternativen immer nur *die* an, die aufgrund des Heilpraktikergesetzes und der zugehörigen Durchführungsverordnung *am genauesten* zutrifft!

1 Der Antragsteller muß mindestens 25 Jahre alt sein, muß abgeschlossene Volksschulbildung haben, muß Deutscher sein, muß sittlich zuverlässig sein, frei von Sucht und darf keine Gefahr für die Volksgesundheit sein (Überprüfung erfolgt durch das Gesundheitsamt).
2 Der Antragsteller muß mindestens 25 Jahre alt sein, muß abgeschlossene Volksschulbildung haben, muß sittlich zuverlässig sein, muß geeignet sein und darf keine Gefahr für die Volksgesundheit sein (Überprüfung erfolgt durch das Gesundheitsamt).

1.75 Kreuzen Sie von den angebotenen Alternativen immer nur *die* an, die aufgrund des Heilpraktikergesetzes und der zugehörigen Durchführungsverordnung *am genauesten* zutrifft!

1 Über den Antrag entscheidet die höhere Verwaltungsbehörde.
2 Über den Antrag entscheidet die untere Verwaltungsbehörde.
3 Über den Antrag entscheidet die untere Verwaltungsbehörde im Benehmen mit dem Gesundheitsamt.

1.76 Kreuzen Sie von den angebotenen Alternativen immer nur *die* an, die aufgrund des Heilpraktikergesetzes und der zugehörigen Durchführungsverordnung *am genauesten* zutrifft!

1 Legt ein Antragsteller gegen einen ablehnenden Bescheid Widerspruch ein, so entscheidet darüber der Gutachterausschuß.
2 Legt ein Antragsteller gegen einen ablehnenden Bescheid Widerspruch ein, so entscheidet darüber die höhere Verwaltungsbehörde.

1.77 Kreuzen Sie von den angebotenen Alternativen immer nur *die* an, die aufgrund des Heilpraktikergesetzes und der zugehörigen Durchführungsverordnung *am genauesten* zutrifft!

1 Ist von der zuständigen Behörde einmal die Erlaubnis zur Ausübung der Heilkunde erteilt worden, so kann diese später durch die zuständige Verwaltungsbehörde entzogen werden, wenn nachträglich Tatsachen eintreten oder bekannt werden, die eine Versagung der Erlaubnis nach § 2 Abs. 1 DVO rechtfertigen würden.
2 Ist von der zuständigen Behörde einmal die Erlaubnis zur Ausübung der Heilkunde erteilt worden, so kann diese später nicht mehr entzogen werden, auch wenn nachträglich Tatsachen eintreten oder bekannt werden, die eine Versagung der Erlaubnis nach § 2 Abs. 1 DVO rechtfertigen würden.

1.78 Kreuzen Sie die zutreffenden Aussagen an!

1 Ausscheider im Sinne des BSG ist eine Person, die Krankheitserreger ausscheidet, ohne krank oder krankheitsverdächtig zu sein.
2 Im Sinne des BSG § 2 Abs. 3 ist eine Person ansteckungsverdächtig, wenn sie an einer übertragbaren Krankheit leidet.
3 Bei Gelbfieber besteht Meldepflicht im Verdachts-, Erkrankungs- und Todesfall.
4 Bei Windpocken besteht nur im Todesfalle Meldepflicht.
5 Alle Ausscheider von Choleravibrionen, Salmonellen und Shigellen sind meldepflichtig.
6 Salmonellenerkrankungen sind nur im Erkrankungs- und Todesfall meldepflichtig.

1.79 Kreuzen Sie an, welche Aussage für die Meldepflicht nach dem BSG zutrifft!

1 Der Heilpraktiker muß bei einer Infektionskrankheit, die schon im Verdachtsfall meldepflichtig ist, auf jeden Fall Meldung an das Gesundheitsamt erstatten, unabhängig davon, ob ein Arzt anwesend ist, der noch zur Behandlung des betreffenden Patienten hinzugezogen wurde.
2 Die Meldung erfolgt an das Gesundheitsamt, das für den Wohnort des Patienten zuständig ist, unabhängig vom Aufenthaltsort des Patienten.
3 Für die Meldung kann man sich 24 Stunden Zeit lassen.
4 Die Meldung muß unverzüglich, spätestens innerhalb 24 Stunden nach erlangter Kenntnis erfolgen.

1.80 Kreuzen Sie die Alternative an, die am genauesten angibt, wo das BSG das Behandlungsverbot für bestimmte Personen ausspricht!

1 § 3 BSG
2 § 8 BSG
3 § 30 BSG
4 § 45 BSG

1.81 Sie möchten ein bestimmtes Präparat verordnen. Kreuzen Sie an, wo Sie sich informieren können, ob Verschreibungspflicht besteht!

1 Rote Liste
2 Gelbe Liste Pharmindex
3 Anruf beim Apotheker
4 Anruf beim Gesundheitsamt

1.82 Kreuzen Sie die zutreffenden Aussagen an!

1 Der Heilpraktiker darf apothekenpflichtige Mittel verordnen.
2 Der Heilpraktiker darf ein Rezept ausstellen.
3 Der Heilpraktiker darf dem Patienten unentgeltlich Kräuter aus seinem Garten mitgeben, damit sich der Patient davon zu Hause einen Heiltee bereiten kann.
4 Unter bestimmten Bedingungen kann ein Heilpraktiker auch **nicht**-homöopathische Betäubungsmittel verordnen.
5 Betäubungsmittel darf der Heilpraktiker grundsätzlich ab der D_6 verordnen.

6 Die Verschreibungspflicht für Medikamente, die nicht unter das BtMG fallen, ist ab der D_4 aufgehoben.
7 Homöopathische Mittel müssen zugelassen werden.
8 Homöopathische Mittel müssen nur registriert werden. Deshalb tragen die Präparate einen Aufdruck mit einer Registernummer.

1.83 Kreuzen Sie die zutreffende Aussage an!

1 Ein Heilpraktiker hat einen Patienten in seiner Praxis gründlich untersucht. Er darf ihn nun nach Hause schicken und als Therapie eine Fernbehandlung durchführen, indem er sich konzentriert und dem Patienten positive Energien sendet.
2 Es ist grundsätzlich jede Art von Fernbehandlung verboten. In dem vorstehend geschilderten Fall ist es dem Heilpraktiker verboten, diese Art von Therapie durchzuführen.

1.84 Kreuzen Sie an, was aufgrund des Gesetzes über die Ausübung der Zahnheilkunde zutrifft!

1 Der Heilpraktiker darf keine Zähne behandeln.
2 Der Heilpraktiker darf Munderkrankungen nicht behandeln.
3 Der Heilpraktiker darf die Gaumenmandeln nicht behandeln.
4 Der Heilpraktiker darf eine Regulierung von Zahnfehlstellungen vornehmen.
5 Ein Heilpraktiker, der Farbtherapie durchführt, darf einen Zahn, beispielsweise mit der Farbe Gelb, bestrahlen, wenn er damit nicht den Zahn behandelt, sondern über diesen Zahn auf ein bestimmtes inneres Organ einwirken möchte.

1.85 Kreuzen Sie an, was über das Gesetz zur Bekämpfung der Geschlechtskrankheiten zutrifft!

1 Geschlechtskrankheiten im Sinne dieses Gesetzes sind Lues, Gonorrhö, Ulcus molle, AIDS und Lymphogranulomatosis inguinalis.
2 Geschlechtskrankheiten im Sinne dieses Gesetzes sind Syphilis, Lues, Gonorrhö, Ulcus molle und Lymphogranulomatosis inguinalis.
3 Der Heilpraktiker darf Geschlechtsorgane nicht untersuchen, aber wenn sich eine Geschlechtskrankheit beispielsweise als Hautausschlag am Rücken zeigt, so darf er diesen Hautausschlag mit Umschlägen behandeln.
4 Geschlechtskrankheiten dürfen vom Heilpraktiker auch dann nicht behandelt werden, wenn sie an anderen Körperteilen als den Geschlechtsorganen auftreten.

1.86 Kreuzen Sie die richtigen Aussagen an!

1 Der Heilpraktiker darf keine Geburtshilfe leisten (ausgenommen Notfälle).
2 Der Heilpraktiker darf grundsätzlich keine Schwangere behandeln
3 Der Heilpraktiker darf eine Schwangere wegen einer bestehenden Obstipation behandeln.
4 Der Heilpraktiker darf den Bauch einer Schwangeren, die sich von ihm wegen einer Obstipation behandeln lassen möchte, abtasten.
5 Der Heilpraktiker darf eine Frau, die im dritten Monat schwanger ist, behandeln, wenn diese als Beschwerde ziehende Bauchschmerzen angibt, die in die Leistengegend ausstrahlen.

1.87 Kreuzen Sie die richtigen Aussagen an!

1 Der Heilpraktiker muß seinen Abfall, der bei einer Blutentnahme entsteht, grundsätzlich als Sondermüll behandeln.
2 Blutiger, nicht-infektiöser Abfall kann zum Hausmüll gegeben werden. Allerdings muß er in einen undurchsichtigen, feuchtigkeitsbeständigen, transportfesten, verschlossenen Sammelbehälter gegeben werden.

2 Zelle

Bildfragen

2.1 Übersicht über die Zelle

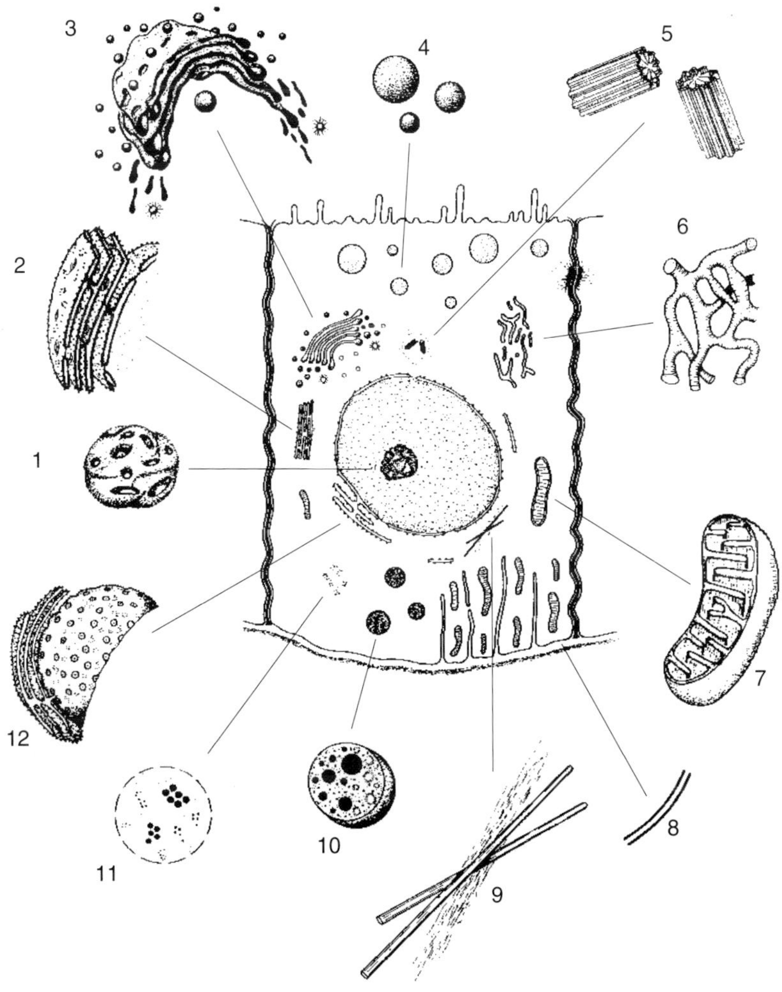

Abb. 2.1

Geben Sie die Bezeichnung und die Hauptaufgabe an!

Bezeichnung	Hauptaufgabe
1 ____________	____________
2 ____________	____________
3 ____________	____________
4 ____________	____________
5 ____________	____________
6 ____________	____________
7 ____________	____________
8 ____________	____________
9 ____________	____________
10 ____________	____________
11 ____________	____________
12 ____________	____________

Fragen ohne Antwortauswahl

2.2 Nennen Sie Kennzeichen des Lebendigen!

2.3 Geben Sie kurz an, was man unter Katabolismus versteht!

2.4 Geben Sie kurz an, was man unter Anabolismus versteht!

2.5 Schildern Sie stichwortartig den Aufbau der Zellmembran!

2.6 Geben Sie von den folgenden Zellorganellen die Hauptaufgabe an!

Mitochondrien
Rauhes endoplasmatisches Retikulum
Glattes endoplasmatisches Retikulum
Ribosomen
Lysosomen
Golgi-Apparat
Zentriol
Mikrotubuli

2.7 Welche der folgenden Strukturen befinden sich im Zellkern?

Nukleolus (Kernkörperchen)
Chromatin
Chromosomen
Glykogen
Vakuolen

2.8 Was ist das Chromatin?

2.9 Wie viele Chromosomen gibt es in der menschlichen Zelle?

2.10 Welche Geschlechtschromosomen besitzt ein männliches Individuum, welche ein weibliches?

2.11 Geben Sie zu den folgenden Stadien der Zellteilung jeweils an, was dabei im Zellkern vor sich geht!

Interphase
Prophase
Metaphase
Anaphase
Telophase

2.12 Welche Chromosomenabweichung besteht bei der Trisomie 21?

2.13 Welche Chromosomenabweichung besteht beim Klinefelter-Syndrom?

2.14 Geben Sie kurz das typische Erscheinungsbild des Klinefelter-Syndroms an!

2.15 Welche Chromosomenabweichung besteht beim Turner-Syndrom?

2.16 Geben Sie kurz das typische Erscheinungsbild des Turner-Syndroms an!

2.17 Geben Sie an, ob die folgenden Individuen trotz ihrer Abweichung von den normalen Geschlechtschromosomen lebensfähig sind!

X0
Y0
XXX
XXY
XYY

Multiple-choice-Fragen

2.18 Kreuzen Sie die zutreffende Bemerkung an!

1 Die kleinste Einheit des Lebendigen ist das Atom.
2 Die kleinste Einheit des Lebendigen ist ein Molekül.
3 Mit Katabolismus bezeichnet man den Stoffwechselvorgang, daß komplizierte Strukturen in einfachere Bestandteile zerlegt werden.
4 Mit Anabolismus bezeichnet man den Stoffwechselvorgang, daß komplizierte Strukturen in einfachere Bestandteile zerlegt werden.
5 Kennzeichen des Lebendigen sind Wachstum, Stoffwechsel, Beweglichkeit, Fortpflanzung und das Vorliegen von Molekülverbindungen.
6 Mit Reizbarkeit meint man, daß ein Reiz weitergeleitet wird, und daß nicht nur eine Reiz-Reaktion-Antwort am Ort des Reizes erfolgt.

2.19 Kreuzen Sie an, was für die menschliche Zelle zutrifft!

1 Eine Zelle besteht aus Zellkern, Kernmembran, Zelleib und Zellmembran.
2 Eine Zelle besteht nur aus Zellkern, Zelleib und Zellmembran. Eine Kernmembran ist nicht vorhanden.
3 Die Zellmembran besteht aus einer Lipidschicht, der außen und innen Proteine angelagert sind, die auch durch die Fettschicht ragen können.
4 Mit Zellorganellen meint man „kleine Organe“ der Zelle, das heißt, Strukturen, die innerhalb der Zelle eine bestimmte Aufgabe haben.
5 Bestimmte Eiweißverbindungen spielen als Rezeptoren auf der Zelloberfläche eine Rolle.

2.20 Ordnen Sie die zusammengehörenden Begriffe zu!

1 Speichert das Erbgut mittels der DNS.
2 Ist außen häufig mit Ribosomen besetzt.
3 Hat vor allem in Drüsenzellen die Aufgabe des Stofftransportes.
4 Sie sind die Kraftwerke der Zelle.
5 Enthalten Enzyme, die Eiweiße auflösen können.
6 Röhrensystem, das der Zellstabilisierung dient.

A	Lysosomen	1 =
B	Mikrotubuli	2 =
C	Zellkern	3 =
D	Golgi-Apparat	4 =
E	Endoplasmatisches Retikulum	5 =
F	Mitochondrien	6 =

2.21 Kreuzen Sie die zutreffenden Aussagen über den Zellkern an!

1 Der Zellkern heißt Nukleolus.
2 Der Zellkern ist das Speicher- und Arbeitsgebiet der Zelle.
3 Im Zellkern befindet sich das Chromatin.
4 In der menschlichen Zelle befinden sich 23 Chromosomenpaare.
5 In der menschlichen Zelle befinden sich 46 Chromosomen.
6 In der männlichen Zelle liegen 23 identische Chromosomenpaare vor.
7 Reife Geschlechtszellen enthalten nur 23 Chromosomenpaare, damit nach der Verschmelzung der weiblichen Eizelle und der männlichen Samenzelle wieder 46 Chromosomenpaare zur Verfügung stehen.

2.22 Kreuzen Sie die zutreffenden Aussagen an!

1 Beim Turner-Syndrom liegt die Geschlechtschromosomenkombination X0 vor.
2 Beim Klinefelter-Syndrom die Kombination XYY.
3 Das Down-Syndrom wird auch als Trisomie 21 bezeichnet.
4 Individuen mit der Geschlechtschromosomenkombination Y0 wirken vom Erscheinungstyp sehr männlich.

3 Gewebearten

Bildfragen

3.1 Epithelgewebe

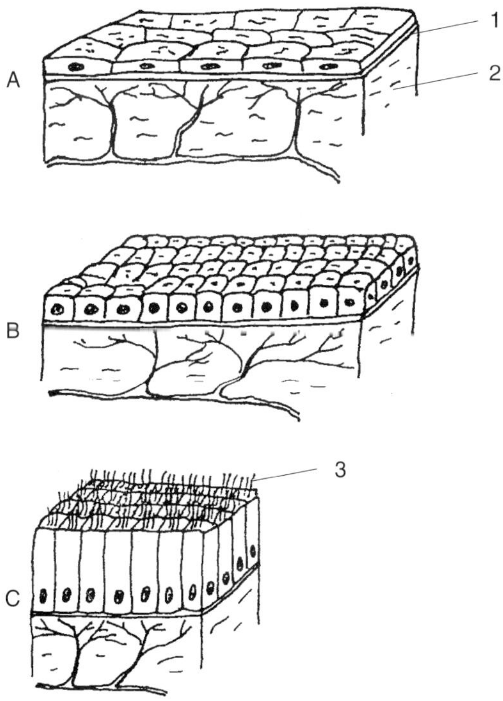

Abb. 3.1

Geben Sie an, um welche Form von Epithelgewebe es sich handelt!

A ______________________________

B ______________________________

C ______________________________

Bezeichnen Sie näher!

1 ______________________________

2 ______________________________

3 ______________________________

3.2 Aufbau eines Röhrenknochens

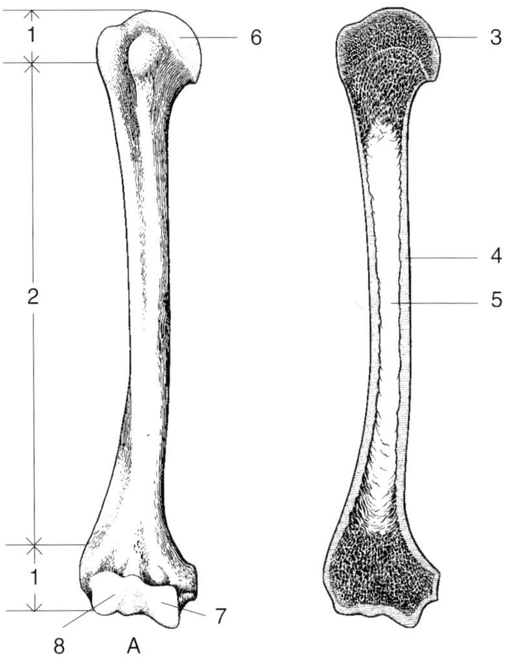

Abb. 3.2

Um welchen Knochen handelt es sich?

A ______

Bezeichnen Sie!

1 ______

2 ______

3 ______

4 ______

5 ______

6 ______

7 ______

8 ______

3.3 Aufbau einer Nervenzelle

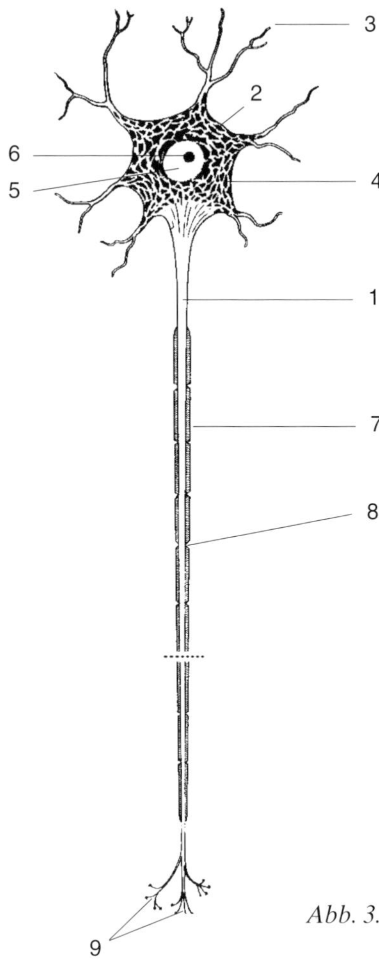

Abb. 3.3

Bezeichnen Sie!

1 ______

2 ______

3 ______

4 ______

5 ______

6 ______

7 ______

8 ______

9 ______

Fragen ohne Antwortauswahl

3.4 Wieviele Gewebearten werden unterschieden?

3.5 Geben Sie die Kennzeichen des Epithelgewebes an!

3.6 Wo kommt Epithelgewebe im Körper vor?

3.7 Nach welchen Gesichtspunkten kann Epithelgewebe weiter unterteilt werden?

3.8 Wo kommt Übergangsepithel vor?

3.9 Welche Aufgabe hat das Übergangsepithel?

3.10 Wie ist Bindegewebe aufgebaut?

3.11 Wie heißen die eigentlichen Bindegewebszellen?

3.12 Welche Bindegewebsfasern werden unterschieden?

3.13 Woraus besteht die Grundsubstanz des Bindegewebes?

3.14 Welche Knorpelarten unterscheidet man?

3.15 Erklären Sie kurz die folgenden Begriffe!

Chondrozyt
Osteozyt
Osteoklast
Osteoblast
Epiphyse
Diaphyse
Kompakta
Periost
Havers-Kanal
Desmale Ossifikation
Chondrale Ossifikation
Histiozyt
Lymphozyt
Granulozyt

3.16 Geben Sie an, welche zwei Hauptgruppen der Muskulatur man unterscheidet!

3.17 Wie läßt sich die Arbeitsweise der glatten Muskulatur charakterisieren?

3.18 Geben Sie an, wie es zur Verkürzung der Muskelzelle kommt!

3.19 Wodurch wird der Eindruck der Querstreifung der quergestreiften Muskulatur unter dem Mikroskop hervorgerufen?

3.20 Zu welcher Hauptgruppe von Muskelgewebe zählt die Herzmuskulatur? Begründen Sie Ihre Meinung!

3.21 Geben Sie die Zellorganellen an, in denen die Muskelzelle Energie für die Muskelarbeit bereitstellt!

3.22 Wie können Sie bei einem Fortsatz der Nervenzelle unterscheiden, ob es sich um einen Dendriten oder um ein Axon handelt?

3.23 Wie nennt man die Verbindungsstelle, wo der Nervenreiz von einem Axon auf eine andere Zelle durch chemische Wirkstoffe übertragen wird?

3.24 Nennen Sie wichtige Überträgerstoffe, die an diesen Verbindungsstellen eine Rolle spielen!

3.25 Wo werden diese Überträgerstoffe hergestellt?

3.26 Was ist das Membranpotential?

3.27 Was haben Gliazellen für eine Aufgabe?

3.28 Wo kommen Gliazellen vor?

3.29 Was sind die Ranvier-Schnürringe?

3.30 Wo sitzen die Zellkörper der sensiblen afferenten Nervenfasern des Rückenmarks?

3.31 Geben Sie die Richtung des Nervenimpulses an, der die Afferenz entlangläuft!

3.32 Wo sitzen die Zellkörper der motorischen efferenten Nervenfasern des Rückenmarks?

3.33 Geben Sie die Richtung des Nervenimpulses an, der die Efferenz entlangläuft!

3.34 Wo findet eine elektrische und wo eine chemische Weiterleitung des Nervenimpulses statt?

3.35 Liegt ein Reiz über einem bestimmten Schwellenwert, so wird ein Aktionspotential ausgelöst. Durch dieses Aktionspotential wird die Nervenfaser immer im vollen Ausmaß erregt.

Wie heißt dieses Gesetz?

3.36 Nach einer erfolgten Reizung bleibt die Nervenfaser für eine kurze Zeitspanne unerregbar.

Wie nennt man diese Zeitspanne?

3.37 Wie heißt die Verbindungsstelle zwischen einer efferenten Nervenfaser und dem Muskel?

3.38 Was ist ein Reflex?

3.39 Wieso spricht man von einem Reflex„bogen“?

Multiple-choice-Fragen

3.40 Kreuzen Sie die richtigen Aussagen zum Epithelgewebe an!

1 Epithelgewebe wird auch als Deckgewebe bezeichnet, weil es innere und äußere Oberflächen des Körpers bedeckt.
2 Das Epithelgewebe wird von zahlreichen Blutgefäßen durchzogen.
3 Sehzellen bestehen aus spezialisierten Epithelzellen.
4 Drüsenzellen bestehen aus Epithelzellen.
5 Knochenzellen bestehen aus Epithelzellen.
6 Muköse Drüsen bestehen aus Epithelzellen. Sie produzieren ein dünnflüssiges Sekret.

3.41 Kreuzen Sie an, was für das Bindegewebe zutrifft!

1 Bindegewebe besteht aus Zellen, Fasern und Grundsubstanz.
2 Bindegewebe ist gefäßfrei.
3 Die Fibrozyten sind Bindegewebszellen.
4 Im Bindegewebe kommen auch wichtige Abwehrzellen vor wie Histiozyten, Gewebsmakrophagen und Lymphozyten.
5 Die Fasern des Bindegewebes heißen auch Myofibrillen.

3.42 Kreuzen Sie an, was zum Bindegewebe gehört!

1 Speicherfett
2 Herzinnenhaut
3 Knorpel
4 Lungenbläschenzellen
5 Blut
6 Sehnen
7 Muskelgewebe

3.43 Kreuzen Sie an, was für den Knorpel zutrifft!

1 Man unterscheidet hyalinen Knorpel, elastischen Knorpel und Faserknorpel.
2 Teile der Nasenscheidewand bestehen aus hyalinem Knorpel.

3 Elastischer Knorpel verbindet die Rippen mit dem Brustbein.
4 Die Gelenkenden der Knochen sind mit Faserknorpel überzogen.
5 Die Menisken des Knies und die Zwischenwirbelscheiben der Wirbelsäule bestehen aus Faserknorpel.
6 Im Knorpel verlaufen Blutgefäße.
7 Die Knorpelzellen sind die Osteozyten.

3.44 Kreuzen Sie die richtigen Aussagen über den Knochen an!

1 Mit Diaphyse bezeichnet man das verdickte Ende eines Röhrenknochens.
2 Spongiosa sind die Bälkchenknochen in den Gelenkenden. Zwischen ihnen liegt rotes Knochenmark, in dem Blutbildung stattfindet.
3 Die Knochenzellen stehen miteinander über lange Zytoplasmaausläufer (Zellfortsätze) in Verbindung.
4 Die Havers-Kanäle spielen bei der Blutversorgung des Knochens eine Rolle.
5 Mit der desmalen Ossifikation meint man eine Verknöcherung, bei der Bindegewebe direkt in Knochen umgebaut wird, ohne vorherige Knorpelbildung.
6 Schließen sich die Wachstumszonen der langen Röhrenknochen zu früh, so kommt es zur Chondrodystrophie.
7 Die Chondroklasten sind vielkernige Riesenzellen, die für den Knochenabbau zuständig sind.

3.45 Welche Aussagen über das Muskelgewebe treffen zu?

1 Man unterscheidet quergestreifte und längsgestreifte Muskulatur.
2 Die quergestreifte Muskulatur arbeitet willkürlich.
3 Die Querstreifung rührt von der regelmäßigen Anordnung der Aktin- und Myosinfilamente in der Muskelzelle her.
4 In der quergestreiften Muskulatur wird die Muskelzelle auch als Muskelfaser bezeichnet.
5 In einer quergestreiften Muskelzelle befinden sich mehrere randständige Kerne. Diese Zellen können mehrere Zentimeter lang werden.
6 Calcium spielt bei der Muskelkontraktion eine wichtige Rolle.

3.46 Kreuzen Sie an, welche Aussagen über die Herzmuskulatur richtig sind!

1 Arbeitsweise autonom und willkürlich.
2 Arbeitsweise ist rhythmisch und langsam.
3 Glanzstreifen verbessern den Zellkontakt.
4 Unter dem Mikroskop ist eine Längsstreifung zu sehen.
5 Sympathikus und Parasympathikus, die zum vegetativen Nervensystem gehören, beeinflussen die Arbeitsweise des Herzmuskels.

3.47 Kreuzen Sie an, was für die Nervenzelle stimmt!

1 Nervenzellen besitzen in hohem Ausmaß die Fähigkeit zur Kontraktion.
2 An der Nervenzelle unterscheidet man den Zellkörper (Soma), das Axon (Neurit) und retikuläre Fasern.
3 Mit Synapsen bezeichnet man die Endknöpfchen. Es handelt sich hierbei um Schaltstellen für die Erregungsübertragung.
4 Wichtige chemische Überträgerstoffe, die bei der Erregungsübertragung an der Synapse eine Rolle spielen, sind Acetylcholin und Noradrenalin.
5 Ein Axon leitet die Erregung von seinem Zellkörper weg, zu einer anderen Zelle hin.

3.48 Kreuzen Sie die richtigen Aussagen an!

1 Periphere Nervenfasern sind von Schwann-Zellen umgeben.
2 Die Einschnürung zwischen zwei Schwann-Zellen heißt Nissl-Scholle.
3 Bei Nervenfasern, bei denen die Schwann-Zelle mehrfach um das Axon gewickelt ist, spricht man von marklosen Fasern.
4 Afferenzen bringen den Reiz vom Zentralnervensystem in die Peripherie.
5 Das Motoneuron ist der Zellkörper der efferenten Nervenfaser. Es liegt im Vorderhorn des Rückenmarks.

3.49 Kreuzen Sie an, was für das Nervengewebe zutrifft!

1 Mit absoluter Refraktärzeit meint man einerseits, daß der Nerv nur durch einen sehr starken Reiz erregt werden kann, und daß er andererseits nur schwächer erregbar ist.
2 Eine motorische Endplatte ist die Verbindungsstelle eines afferenten Neurons mit einem Muskel.
3 An der motorischen Endplatte erfolgt die Erregungsübertragung durch chemische Stoffe.
4 An der motorischen Endplatte erfolgt die Erregungsübertragung durch einen elektrischen Impuls.
5 Man spricht von einem Reflexbogen, da der Nervenimpuls gewissermaßen einen Bogen beschreibt, und zwar vom Ort der Reizung zum ZNS und wieder zurück in die Nähe des Ortes der Reizung.

4 Bewegungsapparat

Bildfragen

4.1 Seitenansicht eines Schädels

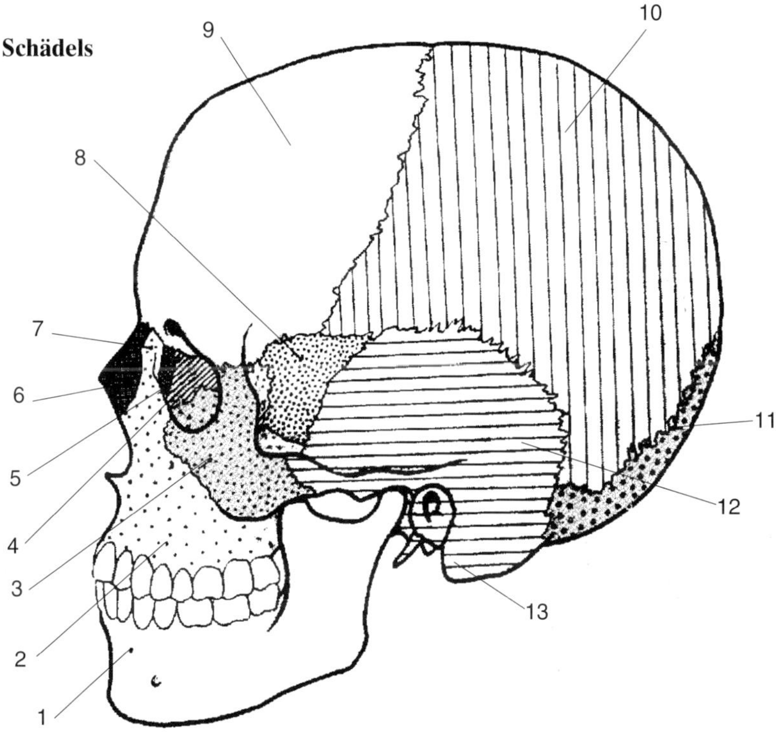

Abb. 4.1

Bezeichnen Sie!

1 ______________________________

2 ______________________________

3 ______________________________

4 ______________________________

5 ______________________________

6 ______________________________

7 ______________________________

8 ______________________________

9 ______________________________

10 ______________________________

11 ______________________________

12 ______________________________

13 ______________________________

4.2 Fontanellen

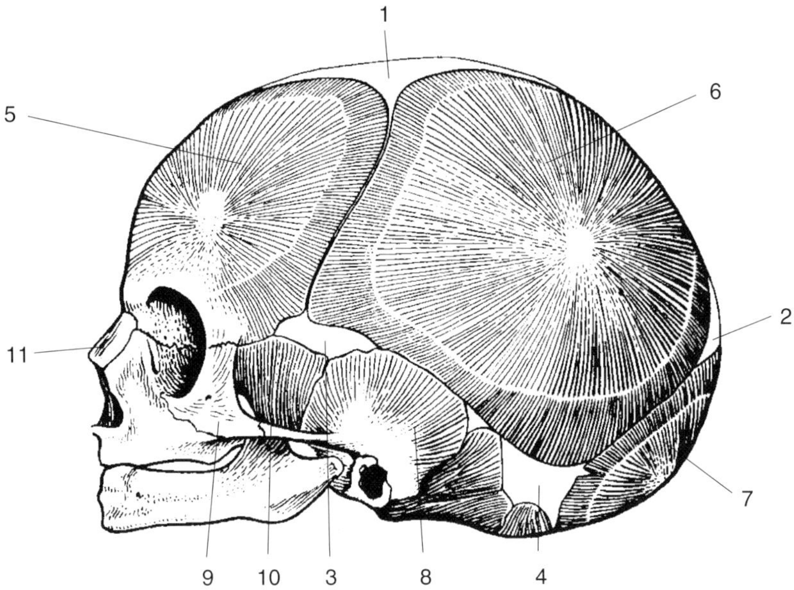

Abb. 4.2

Bezeichnen Sie!

1 ________________

2 ________________

3 ________________

4 ________________

5 ________________

6 ________________

7 ________________

8 ________________

9 ________________

10 ________________

11 ________________

4.3 Wirbel von oben

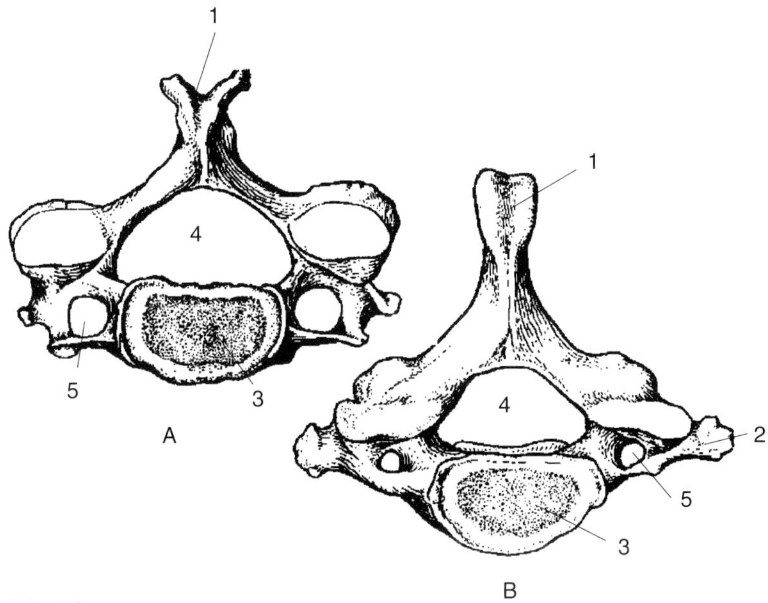

Abb. 4.3

Geben Sie an, um welche Wirbel es sich handelt!

A ____________________

B ____________________

Bezeichnen Sie!

1 ____________________

2 ____________________

3 ____________________

4 ____________________

5 ____________________

Geben Sie an, welche Wirbelsäulenabschnitte man unterscheidet, und geben Sie die Anzahl der zugehörigen Wirbel an!

____

____

____

____

____

4.4 Darstellung des Brustbeines von vorne

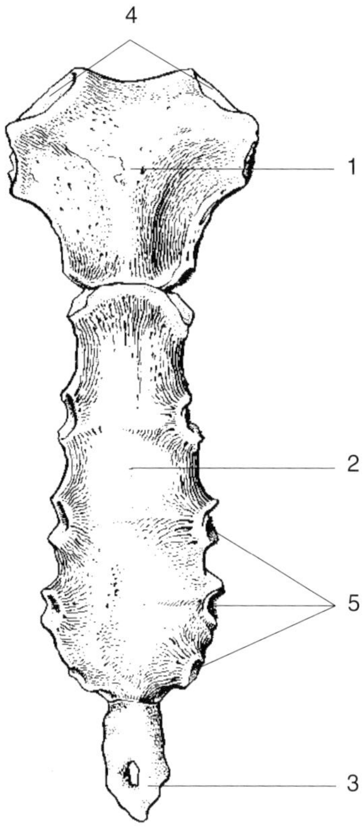

Abb. 4.4

Bezeichnen Sie!

1 ______________________________

2 ______________________________

3 ______________________________

4 ______________________________

5 ______________________________

4.5 Rechtes Schulterblatt von hinten

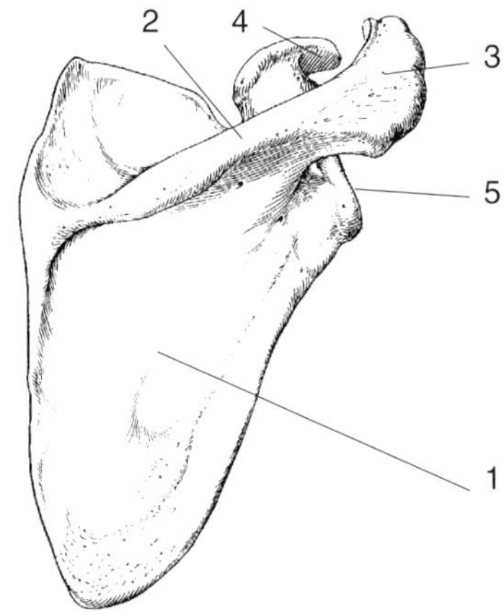

Abb. 4.5

Bezeichnen Sie!

1 ______________________________

2 ______________________________

3 ______________________________

4 ______________________________

5 ______________________________

4.6 Finger- und Handknochen der rechten Hand von dorsal

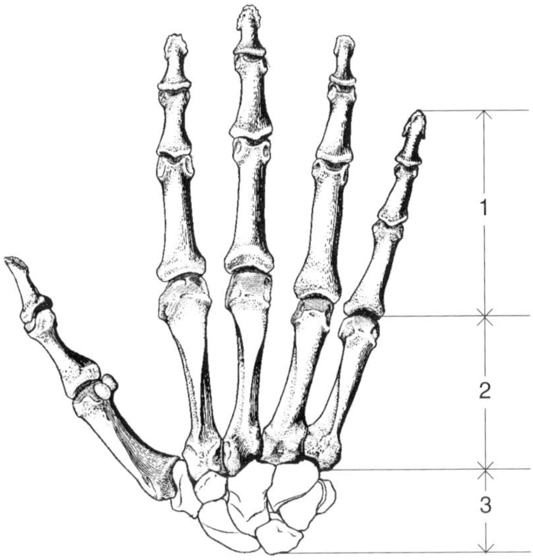

Abb. 4.6

Geben Sie zu den Nummern 1, 2 und 3 die Bezeichnung und die Anzahl der Knochen an!

1 ____________________

2 ____________________

3 ____________________

Zählen Sie die Handwurzelknochen auf!

____

____

____

____

____

____

____

____

4.7 Becken von hinten

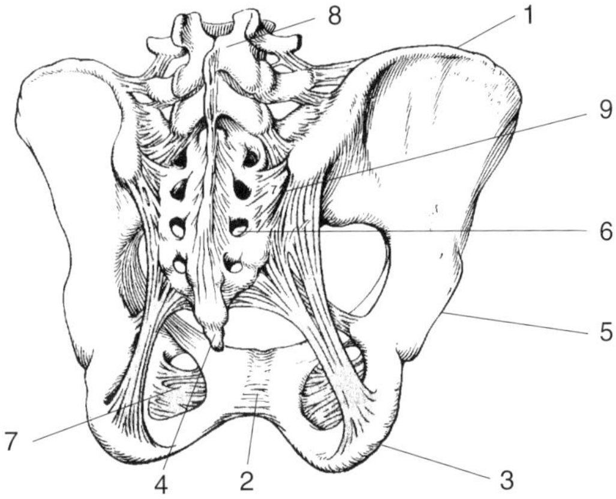

Abb. 4.7

Bezeichnen Sie!

1 ____________________

2 ____________________

3 ____________________

4 ____________________

5 ____________________

6 ____________________

7 ____________________

8 ____________________

9 ____________________

4.8 Becken

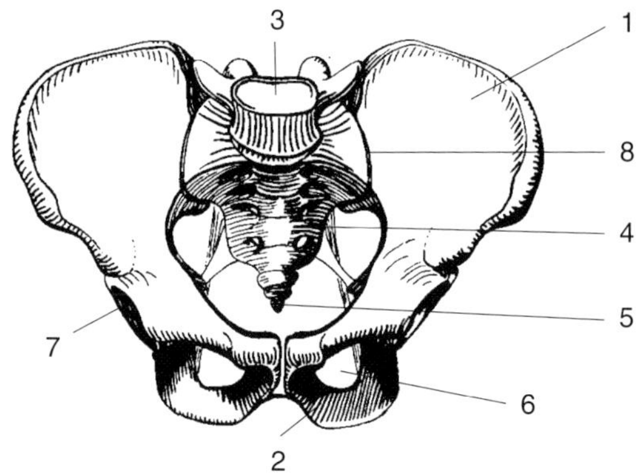

Abb. 4.8

Handelt es sich um ein männliches oder ein weibliches Becken?

___

Begründung:

a ___

b ___

c ___

Bezeichnen Sie!

1 ___

2 ___

3 ___

4 ___

5 ___

6 ___

7 ___

8 ___

4.9 Schnitt durch ein Gelenk

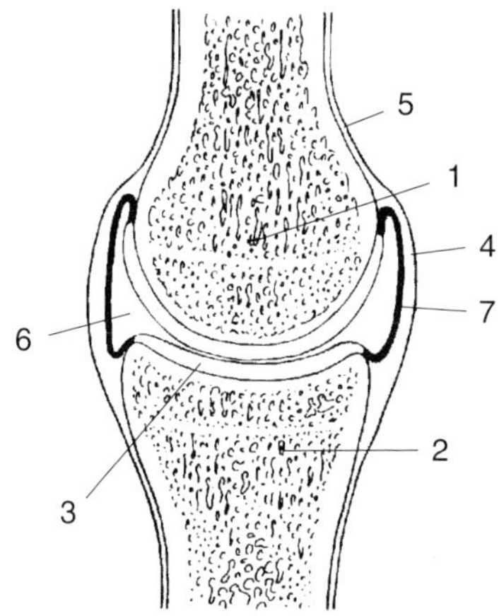

Abb. 4.9

Bezeichnen Sie!

1 ___

2 ___

3 ___

4 ___

5 ___

6 ___

7 ___

Aus welchen beiden Anteilen setzt sich die Gelenkkapsel zusammen?

___

___

Geben Sie die Aufgabe der Gelenkschmiere (Synovia) an!

___

___

4.10 Kniegelenk in Streckstellung. Seitenansicht

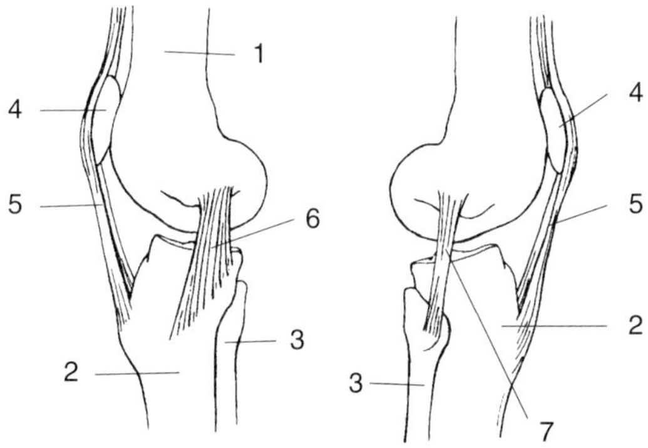

Abb. 4.10

Bezeichnen Sie!

1 __________

2 __________

3 __________

4 __________

5 __________

6 __________

7 __________

4.11 Kniegelenk in Beugestellung. Vorderansicht

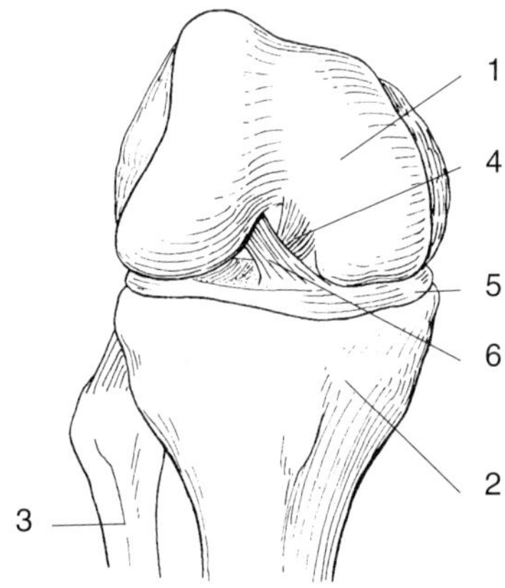

Abb. 4.11

Bezeichnen Sie!

1 __________

2 __________

3 __________

4 __________

5 __________

6 __________

4.12 Brust- und Schultermuskulatur von vorne

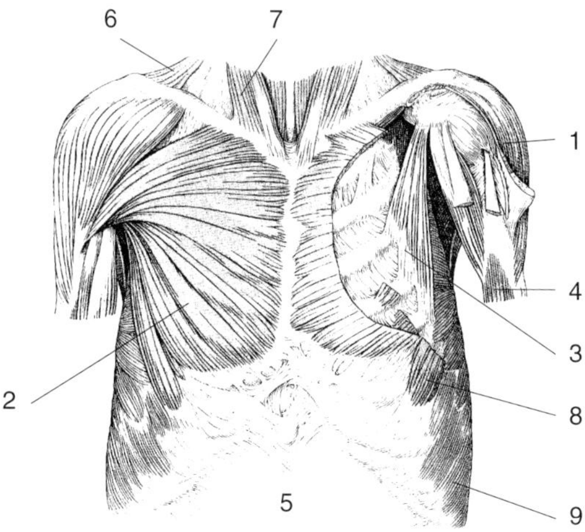

Abb. 4.12

Bezeichnen Sie!

1 ________________________

2 ________________________

3 ________________________

4 ________________________

5 ________________________

6 ________________________

7 ________________________

8 ________________________

9 ________________________

4.13 Oberarmmuskel von hinten

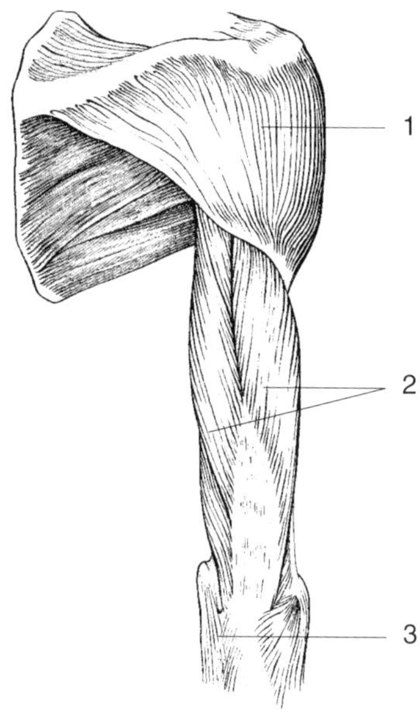

Abb. 4.13

Bezeichnen Sie!

1 ________________________

2 ________________________

3 ________________________

4.14 Unterschenkelmuskulatur von hinten

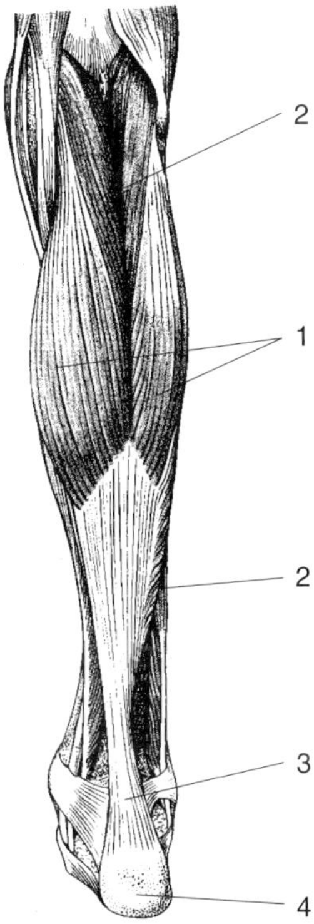

Abb. 4.14

Bezeichnen Sie!

1 ____________________

2 ____________________

3 ____________________

4 ____________________

Wie heißt der Muskel, den die Nummern 1 und 2 zusammen bilden?

____

Fragen ohne Antwortauswahl

4.15 Geben Sie das durchschnittliche Gesamtgewicht des Skeletts beim Erwachsenen an!

4.16 Was bezeichnet man als aktiven, was als passiven Bewegungsapparat?

4.17 Was sind Sesambeine?

4.18 Zählen Sie mindestens acht Knochen des Gesichtsschädels auf!

4.19 Was hat das Siebbein für eine Aufgabe?

4.20 Wo liegt das Zungenbein?

4.21 Wie ist die Wirbelsäule aufgebaut?

4.22 Was haben die Zwischenwirbelscheiben der Wirbelsäule für eine Aufgabe?

4.23 Was ist das Wirbelloch?

4.24 Was ist der Wirbelkanal?

4.25 Was hat das Zwischenwirbelloch für eine Funktion?

4.26 Geben Sie die Wirbelsäulenabschnitte und die Anzahl der zugehörigen Wirbel an!

4.27 Wie heißen der 1., der 2. und der 7. Halswirbel?

4.28 Worum handelt es sich beim Steißbein?

4.29 Mit welchen Knochen steht das Brustbein in unmittelbarer Verbindung?

4.30 Wie viele echte, falsche und frei endigende Rippenpaare gibt es?

4.31 Geben Sie an, ob alle echten Rippen mit dem Brustbein durch echte Gelenke verbunden sind!

4.32 Woraus setzt sich der Schultergürtel zusammen?

4.33 Welches der folgenden beiden Gelenke stellt die eigentliche Verbindung des Schultergürtels mit dem Rumpf dar:
- das Brustbein-Schlüsselbein-Gelenk
- das Schulterhöhen-Schlüsselbein-Gelenk?

4.34 Geben Sie den knöchernen Aufbau des Armes an (möglichst mit den Fachbezeichnungen)!

4.35 Zählen Sie die Handwurzelknochen auf!

4.36 Welche der folgenden Knochen gehören zum Beckengürtel?

Femur
Sakrum
Schambein
Sitzbein
Steißbein
Trochanter major
Kreuzbein

4.37 Woran können Sie bei einem Becken feststellen, ob es sich um ein weibliches oder ein männliches Becken handelt?

Nennen Sie drei Unterscheidungsmerkmale!

4.38 Welche Verbindungen des Beckengürtels kennen Sie (Diarthrosen und Synarthrosen)?

4.39 Geben Sie die Fachbezeichnung für die folgenden Knochen an:

Oberschenkelknochen, Schienbein, Wadenbein, Oberarmknochen, Elle, Speiche, Schlüsselbein, Schulterblatt, Brustbein, Unterkiefer und Oberkiefer.

4.40 Wählen Sie von den folgenden Begriffen diejenigen aus, bei denen es sich um ein echtes Gelenk (Diarthrose) handelt!

Hafte
Knorpelhaft
Synarthrose
Kniegelenk
Sattelgelenk
Hüftgelenk
Kugelgelenk

4.41 Was haben Zwischenscheiben (Disci, Menisci) im Gelenk für Aufgaben?

4.42 Geben Sie das verbindende Gewebe bei Bandhaft an!

4.43 Was hat ein echtes Gelenk für Kennzeichen?

4.44 Welche Knochen und Knorpel sind an der Bildung des Kniegelenks beteiligt?

4.45 Was sind die Menisken des Kniegelenks? Welche Aufgabe haben sie?

4.46 Wo sitzen die Seitenbänder? Welche Aufgabe haben sie?

4.47 Wo sitzen die Kreuzbänder? Welche Aufgabe haben sie?

4.48 Welche Hauptanteile kann man bei einem Muskel unterscheiden?

4.49 Wie heißen die vier Muskeln, die wesentlich an der Kaubewegung beteiligt sind?

4.50 Was hat die mimische Ringmuskulatur für eine Besonderheit?

4.51 Wählen Sie die Muskeln aus, die zur Halsmuskulatur gehören!

Zungenbein
M. buccinator
Rektusscheide
M. sternocleidomastoideus
Kopfwendermuskel

4.52 Wie heißt der oberflächlich liegende, dünne Muskel, der den unteren Teil des Rückens bedeckt?

4.53 Nennen Sie die wichtigsten Muskeln von Schulter und Oberarm!

4.54 Ordnen Sie die zusammengehörenden Begriffe zusammen!

1	Querer Bauchmuskel	1 ____
2	Äußerer schräger Bauchmuskel	2 ____
3	Innerer schräger Bauchmuskel	3 ____
4	Gerader Bauchmuskel	4 ____

A M. obliquus internus abdominis
B M. obliquus externus abdominis
C M. rectus abdominis
D M. transversus abdominis

4.55 Wählen Sie die Muskeln aus, die zur Gesäßmuskulatur gehören!

M. quadriceps femoris
Großer Gesäßmuskel
M. glutaeus minimus
M. gastrocnemius
Zwillingswadenmuskel
Schollenmuskel
Vierköpfiger Schenkelstrecker
Schenkelanzieher

4.56 Erläutern Sie kurz die folgenden Krankheitsbezeichnungen!

Spondylitis, Spondylose (Spondylosis deformans), Spondylarthrose, Spondylodiszitis, Spondylolyse, Spondylolisthesis und Spondylomalazie.

4.57 Was geht beim Bandscheibenvorfall vor sich?

4.58 An welchen Wirbelsäulenabschnitten kommt es bevorzugt zum Bandscheibenvorfall?

4.59 Welche Beschwerden klagt Ihnen vermutlich ein jugendlicher Patient, der an Morbus Scheuermann erkrankt ist?

4.60 Ein Patient kommt wegen einer Sehnenscheidenentzündung in Ihre Praxis. Wie therapieren Sie?

4.61 Sie werden Zeuge eines Unfalls. Ein Betroffener hat einen offenen Bruch. Wie verhalten Sie sich?

4.62 Ein Tennisspieler sucht Ihre Praxis auf und klagt über Schmerzen im Ellenbogengelenk. Worum handelt es sich vermutlich? Wie therapieren Sie?

4.63 Was ist ein „Studentenellenbogen"?

4.64 Erläutern Sie kurz die folgenden Begriffe: Distorsion, Luxation, Bursitis, Ganglion, Tendovaginitis und Rheuma.

4.65 Zählen Sie Krankheiten auf, die man zum entzündlichen Rheumatismus rechnet!

4.66 Zählen Sie Krankheiten auf, die man zum degenerativen Rheumatismus rechnet!

4.67 Welche Gruppe ist am stärksten gefährdet, am rheumatischen Fieber zu erkranken?

Männer
Frauen
Kinder
Säuglinge

4.68 Was sind gefürchtete Komplikationen, die sich nach Durchlaufen eines rheumatischen Fiebers einstellen können?

4.69 Bei einem Patienten haben Sie Verdacht auf rheumatisches Fieber.
Wie therapieren Sie? Begründen Sie Ihr Vorgehen!

4.70 Geben Sie Geschlecht und Alter der Gruppe an, die besonders gefährdet ist, an chronischer Polyarthritis zu erkranken!

4.71 Was wissen Sie über den Rheumafaktor?

4.72 Wie beginnt die chronische Polyarthritis?

4.73 Wie ist der weitere Krankheitsverlauf?

4.74 Welche gefürchteten Folgen der chronischen Polyarthritis kennen Sie?

4.75 Wählen Sie aus, welches Geschlecht und welches Lebensalter besonders gefährdet ist, an Morbus Bechterew (Spondylarthritis ankylopoetica) zu erkranken!

Männer jenseits des 50. Lebensjahres
Frauen jenseits des 50. Lebensjahres
Männer zwischen 20 und 30 Jahren
Frauen zwischen 20 und 30 Jahren
Schulpflichtige Kinder
Jugendliche

4.76 Geben Sie an, welches Antigen bei Morbus Bechterew im Blut häufig nachgewiesen werden kann! Kommen diese Antigene ausschließlich bei Patienten mit Morbus Bechterew vor?

4.77 Welche Gewebeveränderungen gehen bei den Kollagenosen vor sich?

4.78 Zählen Sie Krankheiten auf, die man zu den Kollagenosen rechnet!

4.79 Schildern Sie stichpunktartig den Verlauf der progressiven Sklerodermie!

Multiple-choice-Fragen

4.80 Wieviel Kilogramm beträgt ungefähr das Gesamtgewicht der Knochen beim Erwachsenen?

1 2 kg
2 10 kg
3 25 kg

4.81 Kreuzen Sie im folgenden an, wenn es sich um eine Aufgabe des Skeletts handelt!

1 Herstellung der weißen Blutkörperchen
2 Herstellung der roten Blutkörperchen
3 Herstellung der Blutplättchen
4 Herstellung der B-Lymphozyten
5 Herstellung der Bluteiweiße Albumin, Globulin und Fibrinogen
6 Speicher für Mineralsalze
7 Schutz wichtiger Organe
8 Schutz des Rückenmarks
9 Stützfunktion

4.82 Kreuzen Sie an, was zum Achsenskelett gehört!

1 Schädelknochen
2 Wirbelsäule
3 Schultergürtel
4 Schlüsselbein
5 Rippen
6 Femur
7 Humerus
8 Acromion

4.83 Kreuzen Sie an, was zum Gesichtsschädel zählt!

1 Scheitelbein
2 Teile des Schläfenbeins
3 Jochbein
4 Keilbein
5 Maxilla
6 Mandibula
7 Tränenbein
8 Os temporale
9 Os occipitale

4.84 Kreuzen Sie an, welche Aussagen über das Zungenbein zutreffen!

1 Fachbezeichnung ist Os coccygis.
2 Fachbezeichnung ist Processus xiphoideus.
3 Es ist nur an Muskeln aufgehängt.
4 Es hat eine gelenkige Verbindung zum Ringknorpel des Kehlkopfes.
5 Man unterscheidet am Zungenbein einen Körper, zwei große und zwei kleine Hörner.
6 Das Zungenbein hat eine Ringform.
7 Das Zungenbein liegt zwischen Zunge und Oberkiefer.

4.85 Kreuzen Sie an, was für den Aufbau und die Aufgaben der Wirbelsäule stimmt!

1 Besteht aus einzelnen Wirbeln, die durch Zwischenwirbelscheiben miteinander verbunden sind.
2 Liefert gleichzeitig Halt und garantiert Beweglichkeit.
3 Schützt das Rückenmark.
4 Die Zwischenwirbelscheibe wird noch als Bandscheibe bezeichnet.

5 An der Zwischenwirbelscheibe unterscheidet man einen inneren Kern aus Faserknorpel und kollagenen Fasern und einen äußeren Gallertkern.

4.86 Kreuzen Sie an, was zu einem Wirbel gehört!

1 Foramen magnum
2 Wirbelloch
3 Dornfortsatz
4 Nucleus pulposus
5 Wirbelbogen
6 Gelenkfortsatz
7 Hakenbein
8 Trochanter major

4.87 Kreuzen Sie an, welche Wirbelsäulenabschnitte man unterscheiden kann!

1 8 Halswirbel
2 4 Axis
3 12 Brustwirbel
4 1 Kreuzbein, das aus einer Verschmelzung von 5 Kreuzbeinwirbeln hervorgegangen ist
5 4 (3–6) Steißbeinwirbel
6 2 Promontorien

4.88 Kreuzen Sie an, was zur Halswirbelsäule gehört, und welche Aussagen über die Halswirbelsäule stimmen!

1 Fachbezeichnung ist Vertebrae thoracicae.
2 Atlas
3 Dreher
4 Axis
5 Prominens
6 In den Querfortsätzen des dritten bis sechsten Halswirbels befinden sich Öffnungen für den Durchtritt der Wirbelschlagader.
7 Die meisten Dornfortsätze sind gespalten.

4.89 Kreuzen Sie die richtigen Aussagen über das Brustbein an!

1 Man unterscheidet Handgriff, Körper und Schwanz.
2 Der Handgriff ist mit den Schlüsselbeinen durch Knochenhaft verbunden.
3 Alle Rippen sind mit dem Brustbein durch Knochenhaft verbunden.
4 Die Rippen sind mit dem Brustbein nicht verbunden, sondern enden frei.
5 Der größte Teil der Rippen ist mit dem Brustbein durch echte Gelenke verbunden.
6 Im Brustbein findet Blutbildung statt.
7 Das Brustbein ist der größte Knochen des Körpers.

4.90 Kreuzen Sie an, welche Aussagen für die Rippen zutreffen!

1 Es gibt insgesamt 12 Rippenpaare.
2 Es gibt 7 echte Rippenpaare.
3 Es gibt 2 falsche Rippenpaare.
4 Es gibt 2 frei endigende Rippenpaare.

4.91 Kreuzen Sie an, was für den Schultergürtel stimmt!

1 Der Schultergürtel besteht aus Schlüsselbein, Schulterblatt und Arm.
2 Der Schultergürtel hat pro Körperseite nur zwei Gelenkverbindungen mit dem Rumpf.
3 Das Schlüsselbein hat zwei gelenkige Verbindungen: Schulterhöhen-Schlüsselbein-Gelenk und Brustbein-Schlüsselbein-Gelenk.
4 Der Rabenschnabelfortsatz ist eine Ausziehung des Schlüsselbeins.
5 Die Schulterhöhe ist eine Ausziehung des Schulterblatts.

4.92 Welche Aussagen über die Extremitäten sind richtig?

1 Der Oberarmknochen heißt Femur. An seinem oberen Teil befindet sich der Kopf, an seinem unteren Ende das Köpfchen und die Rolle.
2 Die Unterarmknochen heißen Tibia und Fibula (Elle und Speiche).
3 Es gibt acht Handwurzelknochen.
4 Es gibt sieben Fußwurzelknochen.
5 Zu den Handwurzelknochen gehören: Kahnbein, Mondbein, Dreieckbein und das innere, mittlere und äußere Keilbein.
6 Es gibt 15 Phalangen (Fingerknochen).

4.93 Was stimmt für den Beckengürtel?

1 Der Beckengürtel besteht aus zwei Hüftbeinen (Darmbein, Schambein, Sitzbein) und einem Kreuzbein.
2 Beim Kind kann man am Hüftbein noch deutlich Darm-, Scham- und Sitzbein unterscheiden, da diese durch Knorpelhaft miteinander verbunden sind.
3 Das Schambein bildet die obere Beckenschaufel.
4 Die Symphyse ist die Schambeinfuge. Es handelt sich bei dieser Fuge um eine Verbindung aus Knorpel.
5 Am Sitzbein gibt es den Sitzbeinstachel und den Sitzbeinhöcker.

4.94 Kreuzen Sie die Knochenverbindungen an, und zwar sowohl Synarthrosen als auch Diarthrosen, die mit dem Beckengürtel bzw. innerhalb des Beckengürtels miteinander in Verbindung stehen!

1 Iliosakralgelenk
2 Hüftgelenk
3 Kreuzbein-Darmbein-Gelenk
4 Symphyse
5 Lumbosakralgelenk
6 Sternoklavikulargelenk

4.95 Kreuzen Sie die zutreffende Aussage über Knochenverbindungen an!

1 Bei echten Gelenken handelt es sich um diskontinuierliche Knochenverbindungen.
2 Haften besitzen einen Gelenkspalt.
3 Das Schulter- und Hüftgelenk sind Eigelenke. Sie besitzen eine große Beweglichkeit.
4 Die Gelenkflächen sind mit elastischem Knorpel überzogen.

4.96 Kreuzen Sie an, was für das Kniegelenk stimmt!

1 Folgende Knochen sind an der Bildung des Kniegelenks beteiligt: Femur, Patella, Tibia und Fibula.
2 Die Menisken sind zwei hufeisenförmige Faserknorpel, die durch ihre Beweglichkeit bei gebeugtem Knie Drehbewegungen zulassen.
3 Kommt es zum Meniskusriß, so ist meist der innere, schlechter bewegliche Meniskus betroffen.
4 Bei gebeugtem Knie tritt die Kniescheibe deutlich tastbar nach vorne.
5 Die Kreuzbänder befinden sich außerhalb des Kniegelenks an der rechten und linken Knieseite. Sie sind in Streckstellung gestrafft und verhindern in dieser Stellung eine Drehbewegung des Kniegelenks.
6 Die Seitenbänder sind mit den Menisken verwachsen.

4.97 Kreuzen Sie die zutreffenden Aussagen an!

1 Ein Schleimbeutel ist das Endstück eines Muskels.
2 Eine Aponeurose ist eine flächenhafte Sehne.
3 Innerhalb der Sehnenscheide befindet sich die Sehne.
4 In der Sehnenscheide befindet sich eine Synovialhaut, ähnlich wie im Gelenk, die die Synovialflüssigkeit sezerniert.
5 Verstärkungsbänder, die die Aufgabe haben, gegeneinander bewegliche Knochen zu verbinden und zu befestigen, bestehen im wesentlichen aus retikulärem Bindegewebe.
6 Synergistische Muskeln unterstützen den Agonisten bei seiner Tätigkeit.

4.98 Kreuzen Sie an, welche Muskeln beim Kauen eine Rolle spielen!

1 Innerer und äußerer Flügelmuskel
2 M. temporalis
3 Deltamuskel
4 Trapezius
5 M. masseter
6 Schläfenmuskel

4.99 Kreuzen Sie an, was zur mimischen Muskulatur gehört!

1 M. buccinator (Wangenmuskel)
2 Ringmuskel des Mundes
3 Stirnmuskel
4 M. sternocleidomastoideus
5 Ringmuskel des Auges

4.100 Kreuzen Sie die richtigen Aussagen an!

1 Der Kopfwender entspringt an Brust- und Schlüsselbein und setzt an Processus mastoideus und Hinterhauptbein an.
2 Man unterscheidet den großen und den kleinen Brustmuskel.
3 Man unterscheidet die oberen und die unteren Zwischenrippenmuskeln.
4 Der Bizeps ist der Armstrecker, der Trizeps der Armbeuger.
5 Der obere Teil des Rückens wird vom M. latissimus dorsi (breiter Rückenmuskel) bedeckt.
6 Im Bauchbereich gibt es den geraden Bauchmuskel, die äußeren schrägen Bauchmuskeln, die inneren schrägen Bauchmuskeln und den M. glutaeus.
7 Auf der Vorderseite des Oberschenkels befindet sich der große dreiköpfige Schenkelstrecker.

4.101 Welche Aussagen über Erkrankungen der Wirbelsäule treffen zu?

1 Beim Wirbelgleiten verschiebt sich ein Wirbel gegenüber seinem Nachbarn.
2 Beim Bandscheibenprolaps verschiebt sich die Zwischenwirbelscheibe über die angrenzenden Wirbelkörperränder hinaus.
3 Beim Bandscheibenprolaps können sich Schmerzen nur langsam und allmählich entwickeln.
4 Infolge eines Bandscheibenvorfalls kann es zu Empfindungsstörungen kommen.
5 Infolge eines Bandscheibenvorfalls kann es zu motorischen Störungen kommen.

4.102 Was stimmt für den Morbus Scheuermann?

1 Es handelt sich um eine Adoleszentenkyphose.
2 Auch in einem frühen Stadium ist die Erkrankung schon bei der Inspektion des Patienten leicht zu diagnostizieren.
3 Betroffen ist in erster Linie die Lendenwirbelsäule.
4 Betroffen ist in erster Linie die Brustwirbelsäule.
5 Die Wirbeldegeneration schreitet typischerweise bis ins hohe Alter immer weiter fort.
6 Die Betroffenen sollen möglichst oft schwere Gegenstände heben, um ihre Rückenmuskeln und die Wirbelsäule zu trainieren.

4.103 Kreuzen Sie die richtigen Aussagen an!

1 Bei einer Muskelzerrung ist es zum Abriß eines Muskels gekommen.
2 Eine Zerrung ist eine Verstauchung.
3 Eine Zerrung ist eine Distorsion.
4 Eine Zerrung ist eine Luxation.
5 Bei einer Verrenkung ist der Gelenkkopf aus der Gelenkpfanne gesprungen.
6 Schon äußerlich kann man immer leicht erkennen, ob es sich um einen Knochenbruch oder um eine andere Verletzung handelt.
7 Schon äußerlich kann man immer leicht erkennen, ob es sich um eine Verrenkung handelt, da das betroffene Gelenk in **jedem** Fall eine deutliche Deformierung zeigt.

4.104 Welche Aussagen für Rheuma treffen zu?

1 Rheuma und chronische Polyarthritis sind Synonyme.
2 Erreger des rheumatischen Fiebers sind typischerweise Viren.
3 Rheumatisches Fieber wird durch eine Antigen-Antikörper-Reaktion auf Streptokokkengifte ausgelöst.
4 Vom rheumatischen Fieber sind bevorzugt Patienten im höheren Lebensalter betroffen.
5 Aufgrund eines rheumatischen Fiebers kann es zu Fieber, Gelenkschmerzen, Herzinnenhautentzündung und Hauterscheinungen kommen.
6 Da für das rheumatische Fieber für den Heilpraktiker kein Behandlungsverbot besteht, kann er dieses in jedem Fall mittels allgemeiner naturheilkundlicher Verfahren (Tees, Homöopathie) behandeln, ohne den Patienten an einen Arzt zu verweisen.

4.105 Kreuzen Sie die zutreffenden Aussagen über die chronische Polyarthritis an!

1 Es handelt sich um die rheumatoide Arthritis, eine entzündliche Gelenkerkrankung.
2 Bei der chronischen Polyarthritis spielt ein Autoimmungeschehen eine große Rolle.
3 Ursache der chronischen Polyarthritis ist ein Streptokokkeninfekt, der sich bevorzugt im Hals- oder Kopfbereich abspielt. Die Toxine dieser Streptokokken rufen an den Gelenken eine Antigen-Antikörper-Reaktion hervor.
4 Im Blut kann häufig das Zellantigen HLA-B 27 nachgewiesen werden.
5 Die chronische Polyarthritis beginnt schleichend mit Abgeschlagenheit, Parästhesien und Morgensteifigkeit in Händen und Füßen.
6 Die Krankheit schreitet typischerweise in Schüben fort.

4.106 Kreuzen Sie die richtigen Aussagen über Morbus Bechterew an!

1 Eine andere Krankheitsbezeichnung ist Spondylarthritis ankylopoetica (Spondylitis ankylosans).
2 Eine andere Krankheitsbezeichnung ist Panarteriitis nodosa.
3 Betroffen sind vor allem ältere Frauen.
4 Es kommt zu einer Versteifung des Achsenskeletts und der wirbelsäulennahen Gelenke wie Rippen-Wirbel-Gelenke und Kreuzbein-Darmbein-Gelenke.
5 Mit Bechterew-Haltung meint man eine ausgeprägte Lordose der BWS.

4.107 Kreuzen Sie an, welche Beschwerden bei Morbus Bechterew auftreten können!

1 Quälende Fersenschmerzen
2 Steifheitsgefühl im Achsenskelett
3 Tiefsitzende Kreuzschmerzen
4 Häufige Augenentzündungen
5 Durch die Versteifung der Rippengelenke kann es zu einer Einschränkung der Vitalkapazität kommen
6 Arteriosklerose
7 Hypertonie

4.108 Kreuzen Sie die zutreffenden Aussagen über Lupus erythematodes an!

1 Es handelt sich um eine Autoimmunerkrankung, von der bevorzugt Frauen zwischen dem 20. und 30. Lebensjahr betroffen sind.
2 Lupus erythematodes kann akut oder chronisch verlaufen.
3 Die akute Verlaufsform kann tödlich enden.
4 Die Erkrankung geht mit Hauterscheinungen und Gelenkschmerzen einher.
5 Der Hautausschlag im Gesicht ist immer schmetterlingsförmig.
6 Eine Ernährungsumstellung zeigt bei der akuten Verlaufsform meist gute Erfolge.

4.109 Kreuzen Sie an, was für die Sklerodermie stimmt!

1 Man unterscheidet die Sclerodermia circumscripta, die lokalisiert auftritt, und die Sclerodermia diffusa, bei der es sich um eine progressive systemische Sklerose handelt.
2 Die Sklerodermie wird auch als Darrsucht bezeichnet.
3 Die Erkrankung kann mit Morbus-Raynaud-Anfällen beginnen.
4 Als Ursache der Erkrankung konnten Streptokokken (Streptococcus scleroides) nachgewiesen werden.

4.110 Kreuzen Sie die richtigen Aussagen an!

1 Für die Arthrose ist der Anlaufschmerz typisch, für die Arthritis ist der Dauerschmerz typisch.
2 Die Arthrose geht mit Morgensteifigkeit (Gefühl des Eingerostetseins) einher; die Arthritis dagegen mit länger andauerndem Steifheitsgefühl.
3 Bei der Arthrose treten ödematöse Schwellungen der Gelenke auf.
4 Bei der Arthritis sind Gelenkgeräusche typisch: Knarren und Knacken.
5 Bei der Arthritis tritt Schmerz während einer gesamten Bewegung auf, bei der Arthrose ist der Endphasenschmerz typisch.

6 Bei der Arthrose kann man am betroffenen Gelenk die Entzündungszeichen Rötung, Schwellung, Hitze, Schmerz und Funktionsbeeinträchtigung feststellen.
7 Bei der Arthrose kommt es am Gelenkrand, an Sehnenansätzen und um das Gelenk herum zu Druckschmerzhaftigkeit.

4.111 Kreuzen Sie die richtigen Aussagen an!

1 Heberden-Knötchen treten bevorzugt an den Fingerendgelenken auf.
2 Heberden-Knötchen treten bevorzugt an den Fingermittelgelenken auf.
3 Bouchard-Knoten treten bevorzugt an den Fingerendgliedern auf.
4 Bouchard-Knoten treten bevorzugt an den Fingermittelgelenken auf.
5 Bouchard-Knoten treten an der Ohrmuschel als Gichttophi auf.

5 Herz

Bildfragen

5.1 Lage des Herzens im Mediastinum

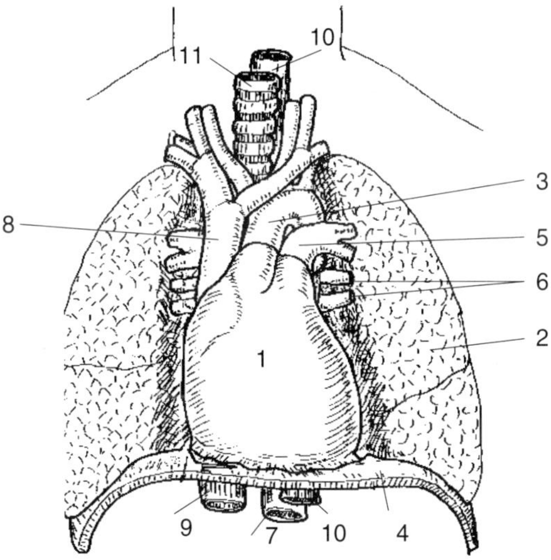

Abb. 5.1

Bezeichnen Sie!

1 ______________________

2 ______________________

3 ______________________

4 ______________________

5 ______________________

6 ______________________

7 ______________________

8 ______________________

9 ______________________

10 ______________________

11 ______________________

5.2 Schichtaufbau des Herzens

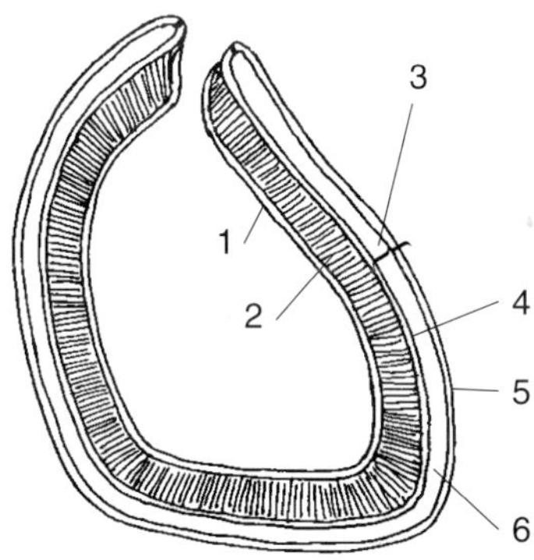

Abb. 5.2

Bezeichnen Sie!

1 ______________________

2 ______________________

3 ______________________

4 ______________________

5 ______________________

6 ______________________

5.3 Anatomische Darstellung eines aufgeschnittenen Herzens

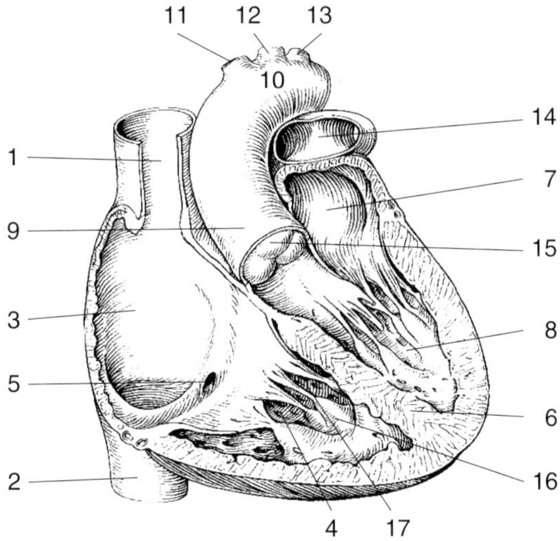

Abb. 5.3

Bezeichnen Sie!

1 ____________________

2 ____________________

3 ____________________

4 ____________________

5 ____________________

6 ____________________

7 ____________________

8 ____________________

9 ____________________

10 ____________________

11 ____________________

12 ____________________

13 ____________________

14 ____________________

15 ____________________

16 ____________________

17 ____________________

5.4 Klappenebenen des Herzens

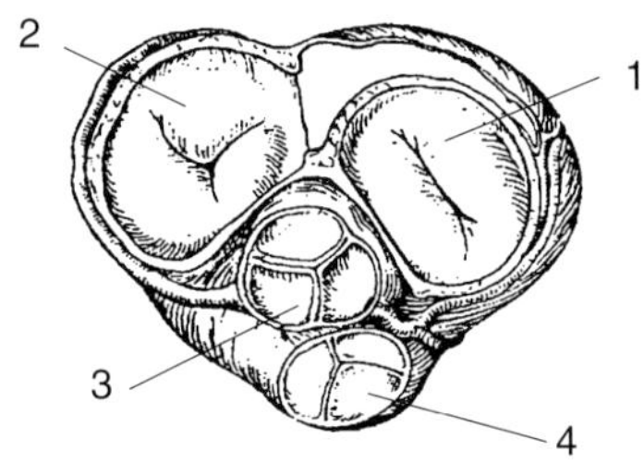

Abb. 5.4

Bezeichnen Sie!

1 ____________________

2 ____________________

3 ____________________

4 ____________________

Wie heißen die beiden Segelklappen?

____

____

Wie heißen die beiden Taschenklappen?

____

____

Zu welchem Klappentyp (Segel- oder Taschenklappen) gehören die Sehnenfäden und die Papillarmuskeln?

____

Fragen ohne Antwortauswahl

5.5 Geben Sie an, aus welchen Gewebearten die einzelnen Herzschichten aufgebaut sind!

5.6 Schildern Sie kurz den Aufbau des Herzbeutels!

5.7 Ordnen Sie zu!

1 Mitralklappe
2 Taschenklappen
3 Trikuspidal- und Mitralklappe

A Segelklappen 1 ___
B Semilunarklappen 2 ___
C Zweizipfelige Klappe 3 ___

5.8 Wo entspringen die Herzkranzgefäße? Wo münden die Herzkranzgefäße?

5.9 Erklären Sie die folgenden Begriffe!

Systole
Diastole
Vena cava superior
Atrium sinistrum
Truncus pulmonalis
Ventriculus dexter

5.10 Trifft die erste oder die zweite Aussage zu?

1 Beim Klappenschlußton hört man das Zuschlagen der Mitral- und Trikuspidalklappe.
2 Beim Klappenschlußton hört man das Zuschlagen der Aorten- und Pulmonalklappe.

5.11 Was versteht man unter der autonomen Steuerung des Herzschlags?

5.12 Wie oft schlägt das Herz durchschnittlich pro Minute bei einem gesunden Erwachsenen?

5.13 Wählen Sie von den folgenden Begriffen diejenigen aus, die zum Erregungsleitungssystem des Herzens gehören!

Sinus coronarius
Purkinje-Fasern
Atrioventrikularknoten
Septum
Diastole
His-Bündel
A. coronaria dextra

5.14 Was bedeutet das Alles-oder-Nichts-Gesetz bei der Herzerregung?

5.15 Was ist das Herzminutenvolumen?

Wie groß ist es?

5.16 Welche äußerlichen Merkmale im Gesicht und am Hals des Patienten würden Ihren Verdacht auf eine eventuell vorliegende Herz-Kreislauf-Erkrankung lenken?

5.17 Was sind Herztöne, was sind Herzgeräusche?

5.18 Nennen Sie die Auskultationspunkte für die folgenden Klappen!

Aortenklappe
Pulmonalklappe
Trikuspidalklappe
Mitralklappe

5.19 Wozu dient die Auskultation des Herzens?

5.20 Hört sich der erste Herzton im Vergleich zum zweiten dumpfer oder heller an?

5.21 Ist der zweite Herzton besser über der Herzspitze oder der Herzbasis zu hören?

5.22 Fordern Sie Ihren Patienten auf, während der Auskultation des Herzens durch den Mund oder durch die Nase zu atmen?

5.23 Sie auskultieren die Herztöne eines Lungenemphysematikers. Sind dessen Herztöne lauter oder leiser als beim Gesunden? Begründen Sie Ihre Meinung!

5.24 Ein Patient klagt in Ihrer Praxis über Herzstiche. Sie auskultieren im 2. ICR parasternal links eine Spaltung des zweiten Herztons, die aber nur während der Einatmungsphase zu hören ist. Die weitere Untersuchung ergibt ansonsten keinen auffallenden Befund. Können Sie den Patienten behandeln, oder müssen Sie ihn zum Hausarzt zur weiteren Abklärung überweisen?

5.25 Welche Veränderung der Herztöne ruft eine Mitralklappenstenose typischerweise hervor?

5.26 Bei einem Patienten, der wegen Unruhe, Nervosität und Schlafstörungen Ihre Praxis aufsucht, hören Sie links im 2./3. ICR bei der Auskultation ein leises Herzgeräusch, das vor dem 2. Herzton endet. Bei der Untersuchung messen Sie einen Blutdruck von 135/70 und einen Puls von 100 Schlägen pro Minute. Worum handelt es sich vermutlich?

5.27 Bei welchen Personen kommt es typischerweise zum Auftreten von akzidentellen Herzgeräuschen?

5.28 Welches Herzgeräusch ruft eine trockene Herzbeutelentzündung hervor?

5.29 Schildern Sie kurz, wie Sie bei der Blutdruckmessung vorgehen!

5.30 Sie messen bei einem 55jährigen Patienten einen systolischen Blutdruckwert von 150 mmHg. Ist dies nach der Festlegung der WHO ein Normwert?

5.31 Geben Sie die Pulsqualitäten an, die Sie bei einer Pulstastung beurteilen!

5.32 Was ist ein EKG?

5.33 Was ist eine Herzkatheteruntersuchung?

5.34 Was ist eine Koronarangiographie, und wozu wird sie bevorzugt eingesetzt?

5.35 Was versteht man unter einem Vorwärts- bzw. einem Rückwärtsversagen des Herzens?

5.36 Nennen Sie kardiale Ursachen für Herzinsuffizienz!

5.37 Nennen Sie extrakardiale Ursachen für Herzinsuffizienz!

5.38 Welcher Teil des Herzens ist insuffizient, wenn seine ungenügende Arbeitsleistung zu einem Blutstau vor dem linken Vorhof führt?

5.39 Geben Sie die Leitsymptome der Linksherzinsuffizienz an!

5.40 Was meint man mit Stauungsbronchitis?

5.41 Wodurch kommt es zum Lungenödem?

5.42 Erklären Sie, warum es bei einer Linksherzinsuffizienz bei körperlicher Anstrengung zu Atemnot kommen kann!

5.43 Was meint man mit Orthopnoe?

5.44 Was meint man mit dem Begriff „durchgestaute" Rechtsherzinsuffizienz?

5.45 Schildern Sie einen typischen Asthma-cardiale-Anfall!

5.46 Was meint man mit „Cor pulmonale"?

5.47 Geben Sie an, warum Sie bei Ihrem Patienten bei Gewichtszunahme, neben anderen differentialdiagnostischen Überlegungen, eine Herzerkrankung mit in Betracht ziehen müssen!

5.48 Wodurch kann es bei einer Linksherzinsuffizienz zu diskontinuierlichen Nebengeräuschen kommen?

5.49 Begründen Sie, warum es sinnvoll sein kann, bei Herzinsuffizienz die Leberwerte labormäßig zu bestimmen!

5.50 Darf ein Heilpraktiker eine Herzinsuffizienz behandeln?

5.51 Welche Schichten des Herzens können sich entzünden?

5.52 Welche Veränderungen können sich aufgrund einer abgelaufenen Endokarditis an den Herzklappen einstellen?

5.53 Geben Sie an, ob ein Patient mit einer bakteriellen oder mit einer abakteriellen Endokarditis gefährdeter ist, eine Embolie zu erleiden!

5.54 Geben Sie Ursachen der rheumatischen Endokarditis an!

5.55 Was versteht man unter Endocarditis lenta?

5.56 Geben Sie die Symptome der Endocarditis lenta an!

5.57 Wodurch kann es zur Endocarditis lenta kommen?

5.58 Wie werden die Herzmuskelentzündungen von ihrer Ursache her unterteilt?

5.59 Welche Beschwerden treten bei einer Myokarditis auf?

5.60 Welche Teile des Herzens können sich bei einer Perikarditis entzünden?

5.61 Wie kann man die Herzbeutelentzündungen von der Ergußbildung und vom Verlauf her einteilen?

5.62 Nennen Sie Ursachen für Perikarditis!

5.63 Wodurch kann es zur Entstehung einer chronisch-konstriktiven Perikarditis kommen?

5.64 Was versteht man unter einem Panzerherz (Pericarditis calcarea)?

5.65 Ein Patient gibt starke Schmerzen in der Herzregion an. Bei der Auskultation stellen Sie Reibegeräusche („Lederknarren“) im Stethoskop fest. Welche Erkrankung liegt vermutlich vor?

5.66 Wenn eine trockene Herzbeutelentzündung in eine feuchte übergeht, nehmen dann die Schmerzen ab oder zu?

5.67 Geben Sie an, welche Klappenfehler man aufgrund der an den Klappen aufgetretenen Veränderungen unterscheidet, und wie sich dieser Defekt auf den Blutdurchfluß auswirkt!

5.68 Zu welchen Umbauten des Herzens führt eine Mitralstenose?

5.69 Was versteht man unter einem „Mitralgesicht“?

5.70 Zu welchen Umbauten des Herzens führt eine Mitralinsuffizienz?

5.71 Welche Beschwerden könnte ein Patient mit Mitralinsuffizienz in Ihrer Praxis angeben?

5.72 Wie heißt die Erkrankung, bei der sich das Mitralklappensegel ballonartig in den Vorhof vorwölbt?

5.73 Was wissen Sie über die Ursachen des Mitralprolaps?

5.74 Müssen bei einem Mitralprolaps Beschwerden auftreten?

5.75 Zu welchen Veränderungen am Herzen führt eine Aortenklappenstenose?

5.76 Zu welchen Veränderungen am Herzen führt eine Aortenklappeninsuffizienz?

5.77 Geben Sie die Höhe der Blutdruckamplitude bei Aortenstenose und bei Aortenklappeninsufffizienz an!

5.78 Geben Sie Ursachen von angeborenen Herzfehlern an!

5.79 Was meint man bei einem Herzfehler mit Links-rechts-Shunt?

5.80 Geben Sie Beispiele für Herzfehler mit Links-rechts-Shunt!

5.81 Zählen Sie angeborene Herzfehler ohne Shunt auf!

5.82 Welche Fehlentwicklung liegt einem Foramen-ovale-Defekt zugrunde?

5.83 Müssen bei einem Kammerseptumdefekt immer Beschwerden auftreten?

5.84 Was meint man mit dem Herzfehler „offener Ductus Botalli"?

5.85 Welche Herzfehler liegen bei einer Fallot-Tetralogie vor?

5.86 Zu welchen Umbauten am Herzen kommt es bei einer Pumonalstenose?

5.87 Bei einem Patienten liegt am Übergang vom Aortenbogen zur absteigenden Aorta eine Verengung vor. Um welches Krankheitsbild handelt es sich?

5.88 Geben Sie Symptome und Komplikationen an, die bei einem Erwachsenen mit Aortenisthmusstenose bestehen können!

5.89 Welche Arten von Herzrhythmusstörungen kann man unterscheiden?

5.90 Warum werden von Patienten mit Herzrhythmusstörungen oft Schwindel, Leeregefühl im Kopf und Sehstörungen als Beschwerden angegeben?

5.91 Ein Patient sucht Ihre Praxis auf und klagt über „Herzstolpern". Nennen Sie mindestens vier mögliche Ursachen!

5.92 Ein Patient hat normalerweise einen Puls von 70. Jetzt hat er 40 °C Fieber. Was für einen Pulsschlag würden Sie in diesem Fall nun erwarten?

5.93 Was versteht man unter einer primären Tachykardie?

5.94 Was ist eine paroxysmale Tachykardie?

5.95 Welche Erste-Hilfe-Maßnahmen können Sie bei einer paroxysmalen Tachykardie durchführen?

5.96 Was versteht man unter einer Koronarinsuffizienz?

5.97 Durch welche Risikofaktoren sind auch Frauen unter 40 deutlich gefährdet, eine koronare Herzkrankheit zu erleiden?

5.98 Welche beiden Faktoren können zu einer Einengung des Gefäßlumens der Koronarien führen?

5.99 Was versteht man unter Angina pectoris?

5.100 Ein Patient sagt Ihnen, daß er einen Angina-pectoris-Anfall habe und klagt Ihnen ein äußerst starkes Druckgefühl im Brustkorb, das bereits seit 30 Minuten anhält. Das von ihm eingenommene Nitroglycerin hat seine Beschwerden nur kaum merklich gelindert. Wie gehen Sie vor?

5.101 Dürfen Sie einen Patienten mit Angina-pectoris-Anfällen behandeln?

5.102 Was wird bei einer kardialen Bypass-Operation gemacht?

5.103 Welches Medikament wird in der Schulmedizin zur Therapie eines Angina-pectoris-Anfalls eingesetzt?

5.104 Ein 50jähriger Mann sucht Ihre Praxis auf und klagt über Angina-pectoris-Anfälle, Herzrasen, Herzstolpern und Schweißausbrüche. Bei der Untersuchung stellen Sie durch Perkussion fest, daß der Darm gasgebläht ist, wodurch es zu einem Zwerchfellhochstand gekommen ist. Welches Krankheitsbild liegt hier vor?

5.105 Was liegt einem Herzinfarkt zugrunde?

5.106 Was versteht man nach einem durchgemachten Herzinfarkt unter Resorptionsfieber?

5.107 Geben Sie an, in welchen Körperregionen der Betroffene bei einem Herzinfarkt Schmerzen angeben kann!

5.108 Welche Enzyme können im Serum bestimmt werden, um die Diagnose „Herzinfarkt" zu sichern?

5.109 Warum dürfen bei einem Patienten mit Herzinfarktverdacht keine i.m. Injektionen vorgenommen werden?

5.110 Was müssen Sie unbedingt bei einem Patienten mit Herzinfarktverdacht beachten, wenn Sie Nitroglycerin verabreichen wollen?

5.111 Wie heißt die wichtigste Wirkstoffgruppe, die in der Schulmedizin zur Therapie einer schweren Herzmuskelschwäche eingesetzt wird?

5.112 Ein digitalisierter Patient kommt zu Ihnen und klagt über eine Allergie. Was muß bei der von Ihnen durchgeführten Therapie unbedingt beachtet werden?

5.113 Nennen Sie die bekannteste schulmedizinische Wirkstoffgruppe, die vor allen Dingen bei tachykarden Herzrhythmusstörungen eingesetzt wird!

5.114 Ein Patient kommt zu Ihnen in die Praxis und berichtet Ihnen, daß er die vom Arzt verordneten Betablocker, die er seit einiger Zeit einnimmt, nicht mehr nehmen möchte. Worauf müssen Sie ihn unbedingt hinweisen?

5.115 Bei welchen Erkrankungen werden in der Schulmedizin Kalziumblocker eingesetzt?

5.116 Ein Patient hat von seinem Arzt Diuretika verordnet bekommen, um die Harnausscheidung zu fördern. Außerdem soll er gleichzeitig gerinnungshemmende Mittel (Antikoagulanzien) einnehmen, was ihm unverständlich ist. Deshalb möchte er nun von Ihnen wissen, ob er die Antikoagulanzien auch einnehmen soll, oder ob er hierauf nicht verzichten könnte. Wie gehen Sie in diesem Fall vor?

5.117 Bei welcher Erkrankung werden ACE-Hemmer in der Schulmedizin eingesetzt?

Multiple-choice-Fragen

5.118 Kreuzen Sie an, welche Aussagen über das Herz zutreffen!

1 Das Herz liegt im Brustkorb.
2 Die innerste Herzschicht ist das Epikard.
3 Die Atrioventrikularklappen sind Taschenklappen.
4 Am Herzen gibt es ein Atrium dextrum, ein Atrium sinistrum, ein Ventriculus dexter, ein Ventriculus sinister und ein Ventriculus coronarius.
5 Die linke Herzkammerwand ist dicker als die rechte.
6 Die Herzklappen werden von der Herzmuskelschicht gebildet.

5.119 Kreuzen Sie an, was für die Herzklappen zutrifft!

1 Die Mitralklappe ist die zweizipfelige Klappe. Sie liegt zwischen rechtem Vorhof und rechter Kammer.
2 Die Trikuspidalklappe ist die dreizipfelige Klappe. Sie liegt zwischen rechtem Vorhof und rechter Kammer.
3 Die Aortenklappe ist eine Semilunarklappe. Sie liegt zwischen der linken Kammer und dem Abgang der Aorta.
4 Die Pulmonalklappe gehört zu den Atrioventrikularklappen.
5 Die Taschenklappen sind durch Sehnenfäden, die an Papillarmuskeln sitzen, an der Kammerwand befestigt.

5.120 Was stimmt für den Herzschlag?

1 Beim Blutdruckmessen ermitteln Sie den Wert von 120/80 mmHg. In diesem Fall wird der Wert von 120 mmHg auch als der systolische Wert bezeichnet.
2 Bei jeder Kontraktion ziehen sich gleichzeitig der rechte Vorhof und die rechte Kammer zusammen. Auffolgend kontrahiert sich der linke Vorhof und die linke Kammer.
3 Der Klappenschlußton ist der erste dumpfere Herzton.
4 Der Klappenschlußton kommt durch das Zuschlagen der Aorten- und Pulmonalklappe zustande.
5 Herztöne und Herzgeräusche sind Synonyme.

5.121 Kreuzen Sie die Begriffe an, die zum Erregungsleitungssystem des Herzens gehören!

1 Purkinje-Fasern
2 Atrioventrikularklappen
3 Sinusknoten
4 Koronarien
5 Tawara-Schenkel
6 His-Bündel
7 Erb-Punkt

5.122 Was sind einfache Untersuchungsmethoden des Herzens, die der Heilpraktiker auch durchführen kann und darf?

1 Perkussion
2 Inspektion
3 Palpation
4 Auskultation
5 Blutdruckmessung
6 Pulsmessung
7 Koronarangiographie

5.123 Was stimmt für die Herzinsuffizienz?

1 Unter Herzinsuffizienz versteht man eine Schwäche des Endokards.
2 Das Herz ist nicht mehr in der Lage, eine ausreichende Menge Blut in die Peripherie zu pumpen.
3 Einer Rechtsherzinsuffizienz geht immer eine Linksherzinsuffizienz voraus.
4 Meist besteht zuerst eine Rechtsherzinsuffizienz, der dann eine Linksherzinsuffizienz folgt.
5 Eine Globalinsuffizienz bedeutet, daß die Herzkranzgefäße insuffizient sind.

5.124 Kreuzen Sie mögliche Ursachen für eine Herzinsuffizienz an!

1 Arteriosklerose
2 Mitralklappenstenose
3 Ausgeprägte Tachykardie
4 Chronische Hepatitis
5 Hypertonie
6 Lungenemphysem
7 Anämie
8 Fallot-Tetralogie

5.125 Kreuzen Sie typische Beschwerden einer Linksherzinsuffizienz an!

1 Orthopnoe
2 Nykturie
3 Tachypnoe
4 Dyspnoe
5 Asthma bronchiale
6 Lungenödem
7 Venenstauung

5.126 Kreuzen Sie an, was für Entzündungen des Herzens stimmt!

1 Am Herzen kann sich immer nur eine Schicht entzünden, also entweder das Endokard oder das Myokard oder das Perikard.
2 Bei der Myokarditis besteht die Gefahr, daß Klappenfehler zurückbleiben.
3 Rheumatisches Fieber infolge einer Streptokokkeninfektion kann sich nur am Endokard abspielen und nicht am Myokard.
4 Bei der bakteriellen Endokarditis besteht eine höhere Gefahr, daß sich Thromben ablösen und zu einer Embolie führen, als bei der abakteriellen Form.
5 Die abakterielle Endokarditis kann als Begleiterscheinung von PCP, LE und Morbus Bechterew auftreten.
6 Die Myokarditis kann eine Begleiterscheinung von Infektionskrankheiten sein.

5.127 Was stimmt für die Perikarditis?

1 Man kann eine akute und eine chronische Herzbeutelentzündung unterscheiden.
2 Man kann eine trockene und eine feuchte Herzbeutelentzündung unterscheiden.
3 Die akute Perikarditis geht häufig mit einer Ergußbildung einher.
4 Pericarditis calcarea ist das Panzerherz.
5 Beim Panzerherz ist es zu Kalkeinlagerungen in den narbig verheilten Herzbeutel gekommen.

5.128 Kreuzen Sie an, was für Herzklappenfehler zutrifft!

1 Können angeborenermaßen bestehen.
2 Können erworbenermaßen bestehen.
3 Sie entwickeln sich typischerweise aufgrund einer Myokarditis.
4 Aufgrund einer Klappenstenose kommt es zu Pendelblut.
5 Bei Klappenerkrankungen ist am häufigsten die Trikuspidalklappe betroffen.
6 Besteht eine Aortenklappenstenose, so ist ein harter, hämmernder Puls zu tasten.

5.129 Was stimmt für die angeborenen Herzfehler?

1 Bei einem Kammerseptumdefekt kommt es zu einem Links-rechts-Shunt.
2 Mit dem offenen Ductus Botalli meint man ein Offenbleiben der fetalen Verbindung zwischen Pulmonalarterie und Aorta.
3 Bei der Fallot-Tetralogie liegen die folgenden Herzfehler vor: Kammerseptumdefekt, reitende Aorta, Pulmonalklappenstenose und Linksherzhypertrophie.
4 Bei der Aortenisthmusstenose liegt eine Verengung der Pulmonalarterien aufgrund von Verwachsungen der Pulmonalklappen vor.

5.130 Kreuzen Sie an, was für Rhythmusstörungen stimmt!

1 Rhythmusstörungen werden immer autonom vom Sinusknoten verursacht. Sympathikus und Parasympathikus können dabei keine Rolle spielen.
2 Bei einem Sportler ist eine Herzfrequenz von 50 Schlägen pro Minute unbedingt behandlungsbedürftig.
3 Extrasystolen können durch Herzentzündungen verursacht werden.
4 Extrasystolen können durch eine Überdosierung mit Digitalis verursacht werden.
5 Psychische Ursachen können keine Extrasystolen auslösen.

5.131 Kreuzen Sie an, was für Koronarinsuffizienz und Herzinfarkt zutrifft!

1 Bei einem Angina-pectoris-Anfall können sowohl eine Arteriosklerose der Kranzgefäße als auch Spasmen der Kranzgefäße eine Rolle spielen.
2 Jeder Angina-pectoris-Anfall führt auch zu einem Herzinfarkt.
3 Häufig strahlt der Angina-pectoris-Schmerz in die Daumenseite des linken Unterarms aus.
4 Jeder Herzinfarkt geht mit stärksten Schmerzen im Brustkorb einher.
5 Ein Herzinfarkt geht oft mit Todesangst einher.
6 Ein Herzinfarkt kann aufgrund der Beschwerden des Betroffenen immer leicht von einem Angina-pectoris-Anfall unterschieden werden.

5.132 Welche Aussagen über die schulmedizinische Herztherapie sind richtig?

1 Digitalis wirkt positiv chronotrop.
2 Vergiftungserscheinungen von Digitalis sind Gelbsehen, Übelkeit und Rhythmusstörungen.
3 Nitroglyzerin wird beim Angina-pectoris-Anfall eingesetzt.
4 Diuretika werden eingesetzt, um Ödeme auszuschwemmen.
5 Antikoagulanzien werden bei einer erhöhten Emboliegefahr eingesetzt. Typischerweise werden sie vom Arzt nach einem abgelaufenen Herzinfarkt verordnet.
6 Aufgrund einer zu hoch dosierten Antikoagulanzientherapie kann es zu einer hämorrhagischen Diathese kommen.

6 Kreislaufsystem und Gefäßapparat

Bildfragen

6.1 Die Aorta und ihre wichtigsten Abgänge

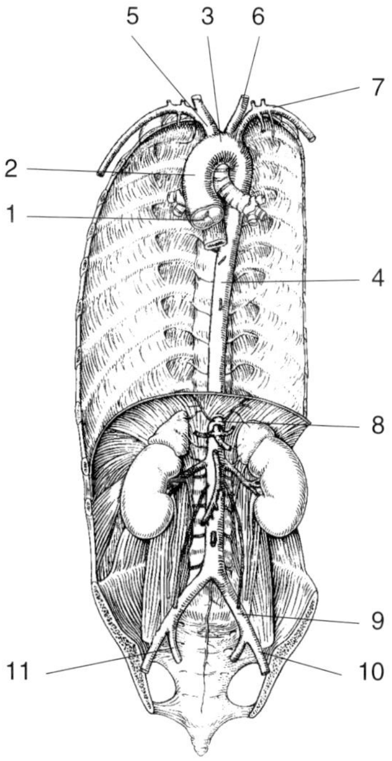

Abb. 6.1

Bezeichnen Sie!

1 ____________________

2 ____________________

3 ____________________

4 ____________________

5 ____________________

6 ____________________

7 ____________________

8 ____________________

9 ____________________

10 ____________________

11 ____________________

6.2 Übersicht über die wichtigsten Arterien

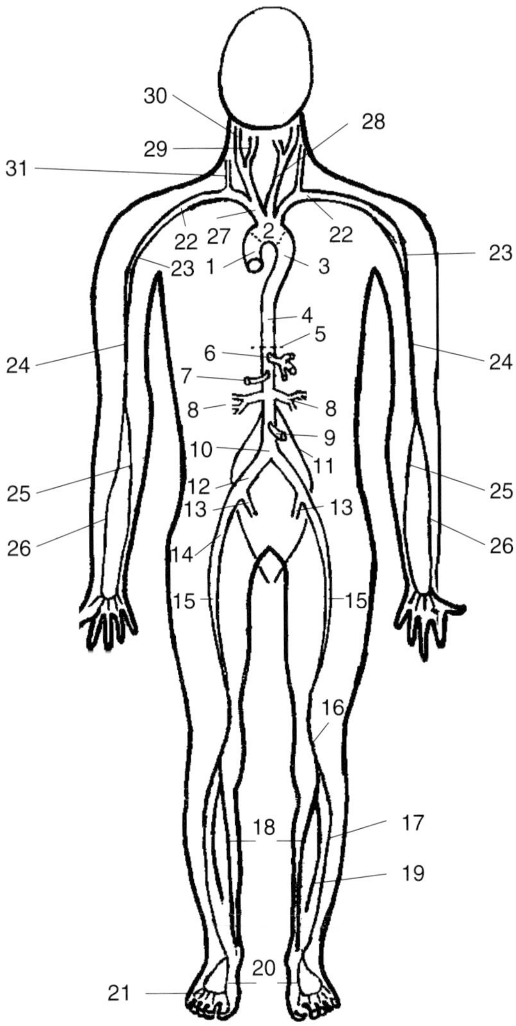

Abb. 6.2

Bezeichnen Sie!

1 ____
2 ____
3 ____
4 ____
5 ____
6 ____
7 ____
8 ____
9 ____
10 ____
11 ____
12 ____
13 ____
14 ____
15 ____
16 ____
17 ____
18 ____
19 ____
20 ____
21 ____
22 ____
23 ____
24 ____
25 ____
26 ____
27 ____
28 ____
29 ____
30 ____
31 ____

12.26 Kreuzen Sie mögliche Beschwerden bei Gallensteinen an!

1 Früher oder später löst jeder Stein eine Kolik aus.
2 Übelkeit
3 Druckgefühl im linken Oberbauch
4 Unverträglichkeit von fetten Speisen

12.27 Kreuzen Sie mögliche Ursachen eines Verschlußikterus an!

1 Lebermetastasen
2 Stein im Ductus choledochus
3 Stein in der Gallenblase
4 Stein im Ductus cysticus
5 Pankreaskopfkarzinom

13 Bauchspeicheldrüse

Bildfragen

13.1 Anatomische Darstellung der Bauchspeicheldrüse und ihrer Nachbarorgane

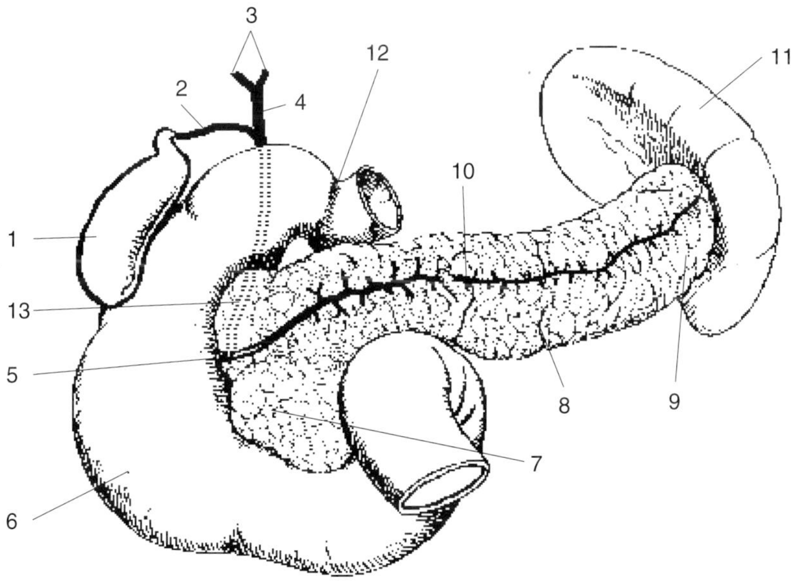

Abb. 13.1

Bezeichnen Sie!

1 ______________________ 8 ______________________

2 ______________________ 9 ______________________

3 ______________________ 10 ______________________

4 ______________________ 11 ______________________

5 ______________________ 12 ______________________

6 ______________________ 13 ______________________

7 ______________________

Fragen ohne Antwortauswahl

13.2 Geben Sie die Nachbarorgane des Pankreas an!

13.3 Was sind die Langerhans-Inseln des Pankreas?

13.4 Geben Sie die Hauptaufgabe der folgenden Enzyme an!

Amylase
Peptidase
Lipase

13.5 Wie heißen die beiden wichtigsten Peptidasen des Pankreas?

13.6 Wo wird Sekretin produziert?

13.7 Was hat Sekretin für eine Hauptaufgabe?

13.8 Warum wird Trypsinogen erst im Duodenum in Trypsin umgewandelt?

13.9 In welchen Schweregraden kann eine akute Pankreatitis auftreten?

13.10 Geben Sie die wichtigsten Ursachen für akute Pankreatitis an!

13.11 Bei einem Patienten stellen Sie eine schwere Pankreatitis fest. Wie therapieren Sie?

13.12 Warum kann es bei Pankreasinsuffizienz zu voluminösen Stühlen kommen?

13.13 Wodurch kann es zu einer chronischen Pankreatitis kommen?

13.14 Welche Beschwerden können bei chronischer Pankreatitis auftreten?

13.15 Warum kann es bei Pankreaskopfkarzinom zum Ikterus kommen?

Multiple-choice-Fragen

13.16 Kreuzen Sie Nachbarorgane des Pankreas an!

1 Magen
2 Zwerchfell
3 Leber
4 Linke Nebenniere
5 Linke Niere
6 Zwölffingerdarm
7 Milz

13.17 Kreuzen Sie die richtigste Aussage über das Pankreas an!

Nur einen Punkt ankreuzen!

1 Es handelt sich um eine endokrine Drüse.
2 Es handelt sich um eine exokrine Drüse.
3 Es handelt sich um eine gemischte Drüse, die endokrine und exokrine Anteile hat.
4 Es handelt sich um überhaupt keine Drüse, sondern um ein Verdauungsorgan.

13.18 Kreuzen Sie an, was sich im Pankreassaft befindet!

1 Lipase
2 Pankreozymin
3 Trypsinogen
4 Pepsinogen
5 Chymotrypsinogen
6 Peptidase
7 Ptyalin
8 Alpha-Amylase

13.19 Kreuzen Sie an, was zum Pankreas gehört!

1 Leydig-Zwischenzellen
2 Inselapparat
3 Langerhans-Inseln

13.20 Kreuzen Sie an, welche Hormone aus dem Pankreas stammen!

1 STH
2 Prolaktin

3 Glukagon
4 Insulin
5 Parathormon
6 Progesteron

13.21 Kreuzen Sie mögliche Untersuchungsmethoden des Pankreas an!

1 Amylasebestimmung im Blut
2 Amylasebestimmung im Urin
3 Perkussion
4 Untersuchung des Stuhls auf unverdaute Fette und Eiweiße
5 Untersuchung des Stuhls auf Chymotrypsin
6 Untersuchung des Stuhls auf Insulin

13.22. Kreuzen Sie mögliche Ursachen für eine akute Pankreatitis an!

1 Erkrankung der Gallenwege
2 Alkoholabusus
3 Infektionskrankheiten
4 Lungenfibrose
5 Steine im Pankreasgang

13.23 Kreuzen Sie typische Beschwerden bei Pankreasinsuffizienz an!

1 Gürtelförmige Schmerzen
2 Eingeschränkte Verdauungsleistung
3 Diabetes mellitus
4 Hyperthyreose
5 Gastritis
6 Massenstühle
7 Akromegalie
8 Malabsorption
9 Myeloische Leukämie

13.24 Kreuzen Sie die richtigen Aussagen an!

1 Jede Pankreatitis führt zum Schock.
2 Es gibt auch leichte Formen von Bauchspeicheldrüsenentzündungen, die sich lediglich in eingeschränkten Verdauungsleistungen zeigen.
3 Eine schwere Pankreatitis kann zur Peritonitis führen.
4 Eine schwere akute Pankreatitis kann zu einem „akuten Abdomen" führen.

13.25 Kreuzen Sie mögliche Schmerzlokalisationen bei chronischer Pankreatitis an!

1 Oberbauch
2 Linker Brustkorb in den linken Arm ausstrahlend
3 Hinter dem Sternum
4 Gürtelförmiger Schmerz
5 Oberbauch in den Rücken ausstrahlend
6 Rechter Unterbauch in die Genitalgegend ausstrahlend
7 Oberbauch in den gesamten Bauchraum ausstrahlend
8 Oberbauch und Lendengegend

13.26 Kreuzen Sie mögliche Beschwerden bei Pankreaskrebs an!

1 Oberbauchschmerzen
2 Verdauungsbeschwerden wie Meteorismus und Durchfälle
3 Ikterus mit Fieber
4 Ikterus ohne Fieber

13.27 Kreuzen Sie späte Beschwerden bei Pankreaskrebs an!

1 Gewichtszunahme
2 Lymphknotenschwellung
3 Eisenmangelanämie
4 Beschleunigte BSG
5 Polyzythämie
6 Aplastische Anämie
7 Kachexie
8 Nephrotisches Syndrom

14 Endokrinologie

Bildfragen

14.1 Anatomischer Aufbau der Hirnanhangsdrüse (Hypophyse)

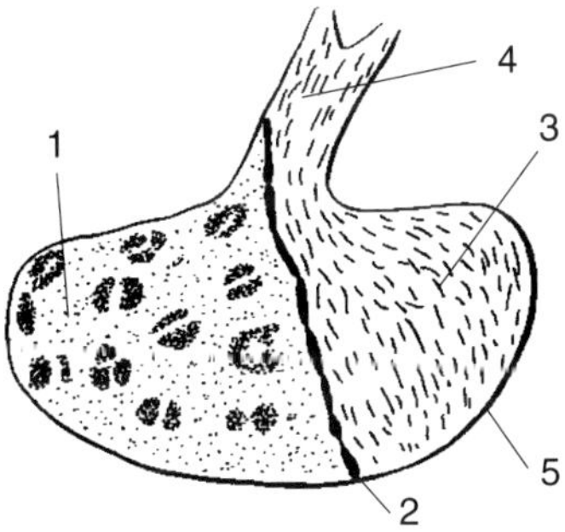

Abb. 14.1

Bezeichnen Sie!

1 ______________________

2 ______________________

3 ______________________

4 ______________________

5 ______________________

Zählen Sie wichtige Hormone des HVL auf!

1 ______________________

2 ______________________

3 ______________________

4 ______________________

5 ______________________

6 ______________________

7 ______________________

Nennen Sie Hormone, die im Hypothalamus produziert, im HHL gespeichert und bei Bedarf an das Blut abgegeben werden!

1 ______________________

2 ______________________

14.2 Anatomische Darstellung der Nieren mit Nebennieren

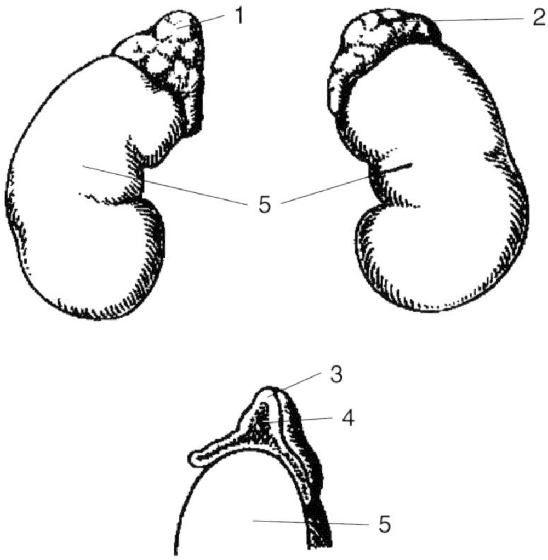

Abb. 14.2

Bezeichnen Sie!

1 ______________________________

2 ______________________________

3 ______________________________

4 ______________________________

5 ______________________________

Beschreiben Sie die Form der rechten und der linken Nebenniere!

Rechte Nebenniere: ______________________

Linke Nebenniere: ______________________

Welche drei Hormongruppen unterscheidet man in der Rindenschicht von außen nach innen?

a ______________________________

b ______________________________

c ______________________________

Nennen Sie die wichtigsten Hormone des Nebennierenmarks!

a ______________________________

b ______________________________

Fragen ohne Antwortauswahl

14.3 Zählen Sie die Hormondrüsen auf!

14.4 Was haben Releasing-Hormone für eine Wirkung?

14.5 Wo werden Releasing-Hormone produziert?

14.6 Grenzen Sie die Wirkungen von Oxytocin und Prolaktin gegeneinander ab!

14.7 Wie wird das antidiuretische Hormon noch bezeichnet?

14.8 Welche Aufgabe hat das antidiuretische Hormon?

14.9 Geben Sie die Lage und Größe der Hypophyse an!

14.10 Geben Sie weitere Bezeichnungen für die folgenden Hormone an:

STH, MSH, FSH, LH, ACTH und TSH!

14.11 Geben Sie die Wirkung von STH an! Wie wirkt sich eine Überproduktion vor und wie nach der Pubertät aus?

14.12 Geben Sie die Wirkung von MSH an!

14.13 Geben Sie die Aufgabe von FSH und LH getrennt für Frauen und Männer an!

14.14 Wie wirkt sich ein Mangel von FSH und LH aus?

14.15 Geben Sie die Wirkung von ACTH an!

14.16 Geben Sie die Wirkung von TSH an!

14.17 Was versteht man unter Hypopituitarismus (Simmonds-Krankheit)?

14.18 Geben Sie mögliche Ursachen für Hypopituitarismus an!

14.19 Geben Sie Beschwerden bei Hypopituitarismus an!

14.20 Geben Sie die durchschnittliche Körpergröße bei hypophysär bedingter Kleinwüchsigkeit an!

14.21 Beschreiben Sie das Erscheinungsbild bei hypophysär bedingter Kleinwüchsigkeit! Geben Sie auch an, ob dabei die Intelligenz beeinträchtigt ist!

14.22 Angenommen, die Hypophyse schüttet zuviel ADH aus, welche Wirkung hat das in den Nieren?
Wie heißt das Krankheitsbild, das sich entwickelt?

14.23 Angenommen, die Hypophyse schüttet zuwenig ADH aus, welche Wirkung hat das in den Nieren?
Wie heißt das Krankheitsbild, das sich entwickelt?

14.24 Wie heißt die Fachbezeichnung für Zirbeldrüse?
Wofür wird diese Bezeichnung noch benutzt?

14.25 Welche Aufgaben hat die Zirbeldrüse?

14.26 Was ist Pubertas praecox?

14.27 Welche Rolle kann die Zirbeldrüse bei Pubertas praecox spielen?

14.28 Wie ist die Schilddrüse anatomisch aufgebaut?

14.29 Durch welches Hormon wird die Schilddrüse gesteuert? Wo wird dieses Hormon gebildet?

14.30 Wozu benötigt die Schilddrüse Jod?

14.31 Was ist der Grundumsatz?

14.32 Geben Sie an, welcher Teil der gesunden Schilddrüse (rechter und linker Lappen, Isthmus) der Palpation zugänglich ist!

14.33 Welche Veränderungen der Schilddrüse weisen auf Schilddrüsenkrebs hin?

14.34 Kommt es bei Schilddrüsenkrebs eher zu einer Überfunktion oder zu einer Unterfunktion der Schilddrüse?

14.35 Was ist ein Schilddrüsenszintigramm?

14.36 Was kann mit einem Szintigramm festgestellt werden?

14.37 Worauf weisen kalte und heiße Knoten in einem Szintigramm hin?

14.38 Darf ein Heilpraktiker eine Schilddrüsenhormonmessung im Blut veranlassen?

14.39 Was ist der Morbus Basedow?

14.40 Was ist die Merseburger Trias?

14.41 Bei einem Patienten diagnostizieren Sie eine leichte Schilddrüsenüberfunktion. Dürfen Sie therapieren? Falls ja, wie würden Sie therapieren?

14.42 Was ist ein autonomes toxisches Adenom der Schilddrüse?

14.43 Welche Ursachen ziehen Sie bei einer Schilddrüsenüberfunktion in Betracht?

14.44 Was ist Kretinismus?

14.45 Welche Ursachen können Kretinismus zugrunde liegen?

14.46 Geben Sie mögliche Ursachen einer sekundären Hypothyreose an!

14.47 Geben Sie die schulmedizinische Therapie bei schwerer Hypothyreose an!

14.48 Darf der Heilpraktiker bei Hypothyreose behandeln?

14.49 Bei der Untersuchung einer Patientin stellen Sie eine Struma fest.
Welche Störungen können dem zugrunde liegen?

14.50 Was ist eine retrosternale Struma?

14.51 Zu welchen Funktionseinschränkungen an anderen Organen kann eine retrosternale Struma führen?

14.52 Wodurch kann es zu einer akuten Schilddrüsenentzündung kommen?

14.53 Welche Beschwerden treten bei einer akuten Schilddrüsenentzündung auf?

14.54 Geben Sie die gefürchtete Folge einer länger bestehenden chronischen Schilddrüsenentzündung an!

14.55 Geben Sie die Wirkung von Parathormon an!

14.56 Geben Sie die Wirkung von Calcitonin an!

14.57 Wo liegt die Bildungsstätte von Parathormon?

14.58 Welches Vitamin spielt beim Knochenauf- und Knochenabbau eine wichtige Rolle?

14.59 Durch welche übergeordnete Drüse wird die Nebenschilddrüse gesteuert?

14.60 Schildern Sie, wie das Chvostek-Zeichen geprüft wird!

14.61 Kommt es bei einer Überfunktion der Nebenschilddrüse zu einem zu hohen oder zu einem zu niedrigen Blutcalciumspiegel?

14.62 Welche Beschwerden können sich bei einem zu niedrigen Blutcalciumspiegel einstellen?

14.63 Welche Beschwerden können sich bei einem zu hohen Blutcalciumspiegel einstellen?

14.64 Woher stammt Thymosin?

14.65 Was ist die Hauptaufgabe des Thymosins?

14.66 Wo liegt der Thymus?

14.67 Geben Sie die drei Schichten der Nebennierenrinde von außen nach innen an!
Nennen Sie zu jeder Schicht die jeweilige Hauptgruppe von Hormonen, die hier produziert wird!
Geben Sie des weiteren zu jeder Hauptgruppe von Hormonen den Hauptvertreter an und dessen wichtigste Aufgabe!

14.68 Liegen die Nebennieren intra- oder retroperitoneal?

14.69 Welche Form hat die linke Nebenniere, welche die rechte?

14.70 Welches sind die beiden bekanntesten Hormone des Nebennierenmarks?

14.71 Warum spielt Adrenalin als Notfallmedikament eine wichtige Rolle?

14.72 Welches Hormon des Hypophysenvorderlappens wirkt auf die Nebennierenrinde ein?

14.73 Geben Sie wichtige Wirkungen von Kortison an!

14.74 Wodurch kann ein Morbus Cushing grundsätzlich ausgelöst werden?

14.75 Welche Ursache liegt den blauroten Streifen (Striae) zugrunde, die bei Morbus Cushing auftreten können?

14.76 Was liegt dem Morbus Addison für eine Störung zugrunde?

14.77 Welches sind die wichtigsten Beschwerden, die bei Morbus Addison auftreten?

14.78 Was liegt dem Conn-Syndrom für eine Ursache zugrunde?

14.79 Welches sind die wichtigsten Beschwerden, die beim Conn-Syndrom auftreten?

14.80 Was liegt dem Phäochromozytom für eine Ursache zugrunde?

14.81 Welches sind die wichtigsten Beschwerden, die beim Phäochromozytom auftreten?

14.82 Was liegt dem adrenogenitalen Syndrom für eine Ursache zugrunde?

14.83 Wie ist das Erscheinungsbild des adrenogenitalen Syndroms bei Jungen, bei Mädchen und wie bei Frauen?

14.84 Wie heißt der endokrine Anteil des Pankreas?

14.85 Nennen Sie die beiden wichtigsten Hormone des Pankreas, und geben Sie die jeweilige Hauptaufgabe an!

14.86 Bei einer Harnuntersuchung mittels Teststreifen stellen Sie Glukose im Urin fest.
Was kann die Ursache sein?

14.87 Bei einer Harnuntersuchung mittels Teststreifen finden Sie Ketonkörper im Urin.
Was kann die Ursache sein?

14.88 Führen Sie bei Verdacht auf Diabetes mellitus besser eine postprandiale Blutzuckerbestimmung durch oder eine Nüchternblutzuckerbestimmung? Begründen Sie Ihre Meinung!

14.89 Wozu wird der Glukosetoleranztest ausgeführt?

14.90 Darf ein Heilpraktiker einen Glukosetoleranztest durchführen?

14.91 Wie wird ein Glukosetoleranztest durchgeführt?

14.92 Was liegt der Diabetes-mellitus-Erkrankung für eine Störung zugrunde?

14.93 Nennen Sie noch mindestens zwei andere Entstehungsursachen für Diabetes mellitus neben Insulinmangel!

14.94 In welchen Fällen von Diabetes mellitus werden vom Arzt Sulfonylharnstoffe (orale Antidiabetika) eingesetzt?

14.95 Nennen Sie frühe Beschwerden bei Diabetes mellitus! Begründen Sie diese!

14.96 Was sind gefürchtete Folgen der Makroangiopathien bei Diabetes mellitus?

14.97 Was sind gefürchtete Folgen der Mikroangiopathien bei Diabetes mellitus?

14.98 Darf der Heilpraktiker einen Diabetes mellitus behandeln?

14.99 Wie kann sich ein hypoglykämischer Schock ankündigen?

14.100 In welcher Art und Weise ist die Atmung bei der Kussmaul-Atmung verändert?

14.101 Für welche Schock- bzw. Komaform bei Diabetes-mellitus-Krankheiten ist die Kussmaul-Atmung typisch (Coma diabeticum oder hypoglykämischer Schock)?

Multiple-choice-Fragen

14.102 Kreuzen Sie die richtigen Aussagen über den Hypothalamus an!

1 Der Hypothalamus liegt im Türkensattel des Keilbeinkörpers.
2 Am Hypothalamus unterscheidet man einen Vorder- und einen Hinterlappen.
3 Der Hypothalamus produziert Hemmhormone, die die Freisetzung der Hormone im Hypophysenvorderlappen hemmen.
4 Die Freisetzungshormone des Hypothalamus werden noch als Releasing-Hormone bezeichnet.

14.103 Kreuzen Sie die richtigen Aussagen über die Hypophyse an!

1 Die deutsche Bezeichnung lautet Hirnanhangsdrüse.
2 Hier liegen die Leydig-Zwischenzellen.
3 Man unterscheidet eine Neuro- und eine Adenohypophyse.
4 Man unterscheidet in HVL und HHL.
5 Der Hypophysenvorderlappen produziert seine Hormone nicht selbst, sondern speichert nur die Hormone, die er vom Hypothalamus erhält.

14.104 Kreuzen Sie nur die Hormone an, die im Hypophysenvorderlappen produziert werden!

1 Melanotropin
2 Oxytocin
3 STH
4 LH
5 Adiuretin
6 ACTH
7 Thyreotropes Hormon
8 Vasopressin
9 Prolaktin

14.105 Kreuzen Sie die richtige Aussage an!

1 FSH kommt nur bei der Frau und nicht beim Mann vor.
2 LH kommt nur bei der Frau und nicht beim Mann vor.
3 Prolaktin wirkt bei der Milchproduktion mit.
4 STH ist bei der Frau wesentlich an der Reifung des Follikels im Eierstock beteiligt.
5 ACTH wirkt auf die Schilddrüse ein.
6 Vasopressin spielt eine wichtige Rolle bei der Wehentätigkeit.

14.106 Welche Behauptungen sind richtig?

1 Beim Hypopituitarismus liegt eine Insuffizienz des Hypophysenvorderlappens vor.
2 Beim Simmonds-Syndrom liegt eine Überfunktion des Hypophysenhinterlappens vor.
3 Liegt ein Minderwuchs aufgrund eines STH-Mangels vor, so fällt bei den Betroffenen auf, daß der Rumpf normal groß ist, aber die Extremitäten auffallend kurz sind.
4 Eine Überproduktion von STH vor der Pubertät kann zum Riesenwuchs führen.
5 Bei Diabetes insipidus liegt zuviel ADH vor.
6 Bei Diabetes insipidus liegt zuwenig ADH vor.
7 Diabetes insipidus beruht überhaupt nicht auf einer Störung des ADH-Gehaltes.

14.107 Kreuzen Sie mögliche Beschwerden bei Akromegalie an!

1 Verkleinerung von Nase und Unterkiefer
2 Vergrößerung von Unterkiefer, Händen und Füßen
3 Hautverdickung
4 Diabetes insipidus
5 Diabetes mellitus
6 Oligomenorrhö
7 Kopfschmerzen
8 Potenzstörungen

14.108 Kreuzen Sie die richtigen Aussagen über die Zirbeldrüse an!

1 Sie wird auch als Diaphyse bezeichnet.
2 Produziert das Hormon Melatonin.

3 Das Melatonin der Zirbeldrüse ist für die Braunfärbung der Haut zuständig.
4 Melatonin wird auch als „Schlafhormon" bezeichnet.
5 Man vermutet, daß die Zirbeldrüse die Geschlechtsreife beschleunigt.
6 Man vermutet, daß die Zirbeldrüse die Geschlechtsreife hemmt.

14.109 Welche Aussage über die Schilddrüse ist richtig?

1 Die Fachbezeichnung lautet Glandula parathyreoidea.
2 Beim Gesunden liegt sie hinter dem Brustbein und vor dem Herzbeutel.
3 Sie produziert das Hormon Thyreotropin.
4 Man unterscheidet einen oberen und einen unteren Schilddrüsenlappen.
5 Die Schilddrüse benötigt zur Produktion ihrer Hormone vor allem Cadmium und Blei.
6 An der Rückseite der Schilddrüse befinden sich vier Epithelkörperchen.

14.110 Kreuzen Sie typische Beschwerden bei Schilddrüsenüberfunktion an!

1 Bradykardie
2 Enophthalmus
3 Gewichtsabnahme
4 Tremor
5 Kälteintoleranz
6 Vermehrtes Frieren
7 Verkleinerung der Blutdruckamplitude
8 Gesteigerte Reflexe
9 Unruhe und Nervosität

14.111 Bei einer Patientin stellen Sie eine Struma fest. Was kann zutreffen?

1 Euthyreote Stoffwechsellage
2 Schilddrüsenüberfunktion
3 Schilddrüsenunterfunktion
4 Blande Struma

14.112 Früher kam es häufiger vor, daß man bei Patienten auffallend große Strumen feststellen konnte. Worum handelte es sich hierbei? (Nur einen Punkt ankreuzen!)

1 Schilddrüsenüberfunktion
2 Schilddrüsenunterfunktion
3 Jodmangelkropf bei meist euthyreoter Stoffwechsellage

14.113 Kreuzen Sie an, was für Morbus Basedow zutrifft!

1 Schilddrüsenunterfunktion
2 Schilddrüsenüberfunktion
3 Hyperthyreose
4 Hypothyreose
5 Merseburger Trias

14.114 Kreuzen Sie mögliche Komplikationen einer operativen Schilddrüsenentfernung an!

1 Hyperthyreose
2 Hypothyreose
3 Heiserkeit
4 Bluthochdruck
5 Krämpfe
6 Blasenentleerungsstörungen

14.115 Kreuzen Sie an, was für Kretinismus zutrifft!

1 Ursache kann ein Jodmangel der Mutter während der Schwangerschaft sein.
2 Intelligenzdefekte möglich
3 Wachstumsrückstand möglich
4 Gigantismus möglich

14.116 Kreuzen Sie mögliche Symptome der Hypothyreose an!

1 Myxödem
2 Mimische Starre
3 Wärmeintoleranz
4 Depressionen
5 Anämie
6 Durchfälle
7 Reflexe verlangsamt

14.117 Kreuzen Sie mögliche Ursachen für eine Hypothyreose an!

1 Jodmangel
2 Zerstörung des Hypophysenvorderlappens
3 Zerstörung des Hypophysenhinterlappens
4 Chirurgische Entfernung der Schilddrüse

14.118 Kreuzen Sie an, was für die akute Thyreoiditis zutrifft!

1 Es handelt sich um eine degenerative Erkrankung der Schilddrüse.
2 Es handelt sich um eine entzündliche Erkrankung der Schilddrüse.
3 Druckempfindlichkeit der Schilddrüse
4 Schmerzen im Bereich der Schilddrüse
5 Schluckbeschwerden

14.119 Kreuzen Sie die Aufgaben der Nebenschilddrüse an!

1 Abgabe von Thyroxin
2 Abgabe von Parathormon
3 Abgabe von Vitamin D

14.120 Kreuzen Sie an, welche Hormone mithelfen, den Blutkalziumspiegel zu regeln!

1 Insulin
2 Glukagon
3 Parathormon
4 Prolaktin
5 Calcitonin

14.121 Kreuzen Sie Beschwerden an, die bei einer Unterfunktion der Nebenschilddrüse auftreten können!

1 Parästhesien
2 Allgemeiner Knochenabbau
3 Krämpfe
4 Lähmungen
5 Positives Chvostek-Zeichen
6 Hartnäckige Obstipation
7 Kalzium-Nierensteine

14.122 Kreuzen Sie an, was für die Nebennieren zutrifft!

1 Intraperitoneale Lage
2 Retroperitoneale Lage
3 Man unterscheidet Nebennierenrinde und Nebennierenmark.

14.123 Kreuzen Sie den wichtigsten Vertreter der Mineralokortikoide an!

1 Kortisol
2 Kortison
3 Aldosteron
4 Androgene

14.124 Kreuzen Sie mögliche Auswirkungen von Kortison an!

1 Absenkung des Blutzuckerspiegels
2 Blutdrucksteigerung
3 Eosinophilie
4 Erhöhung der Magensaftproduktion
5 Infektanfälligkeit

14.125 Kreuzen Sie an, wie sich ein Überschuß an Androgen bei der Frau auswirken kann!

1 Bartwuchs
2 Virilismus
3 Verstärkte Regelblutung
4 Hirsutismus
5 Erhöhte TSH-Ausschüttung
6 Tiefe Stimme

14.126 Kreuzen Sie an, was für den hormonellen Anteil der Bauchspeicheldrüse zutrifft!

1 Der Teil des Pankreas, der Hormone produziert, macht ungefähr 50% des Gesamtgewebes aus.
2 Der Teil des Pankreas, der Hormone produziert, macht ungefähr 2% des Gesamtgewebes aus.
3 Das hormonproduzierende Gewebe des Pankreas liegt vornehmlich im Kopf des Pankreas (Caput pancreatis).
4 Das hormonproduzierende Gewebe des Pankreas liegt vornehmlich in Körper und Schwanz des Pankreas (Corpus pancreatis, Cauda pancreatis).
5 Wichtige hormonproduzierende Zellen des Pankreas sind die X- und die Y-Zellen.
6 Wichtige hormonproduzierende Zellen des Pankreas sind die A- und die B-Zellen.

14.127 Kreuzen Sie an, wie der Hormone produzierende Anteil der Bauchspeicheldrüse bezeichnet wird!

1 Leydig-Zwischenzellen
2 Inselapparat
3 Peyer-Plaques

4 Langerhans-Inseln
5 Lieberkühn-Drüsen

14.128 Kreuzen Sie die Wirkungen von Insulin an!

1 Blutzuckersteigerung
2 Blutzuckersenkung
3 Glykogenolyse
4 Glykogenese
5 Glukoneogenese

14.129 Kreuzen Sie die Hormone an, die blutzuckersteigernde Wirkung haben!

1 Melanotropin
2 Kortison
3 Glukagon
4 STH
5 Adiuretin
6 Kortisol

14.130 Kreuzen Sie an, was für die Harnuntersuchung bei Diabetes mellitus stimmt!

1 Jedes Auftreten von Glukose im Urin bedeutet, daß ein Diabetes mellitus vorliegt.
2 Typisch für Diabetes mellitus ist nicht nur das Auftreten von Glukose im Harn, sondern auch das vermehrte Auftreten von Bilirubin und Urobilinogen.
3 Die Harnuntersuchung ist noch genauer als die Blutuntersuchung bei der Aufdeckung von Diabetes mellitus in einem frühen Stadium.
4 Treten im Harn Ketonkörper auf, so kann dies darauf hinweisen, daß die Glukosewerte des Blutes stark ansteigen, und daß es vielleicht zum Coma diabeticum kommt.

14.131 Kreuzen Sie an, welche Blutuntersuchungen bei Verdacht auf Diabetes mellitus sinnvollerweise ausgeführt werden können!

1 Blutzuckertagesprofil
2 Nüchternblutzuckerbestimmung
3 Clearance-Untersuchung
4 Glukosetoleranztest

14.132 Kreuzen Sie die mögliche Ursache für einen sekundären Diabetes mellitus an!

1 Altersdiabetes
2 Schilddrüsenunterfunktion
3 Morbus Cushing
4 Einnahme von Digitalispräparaten
5 Einnahme von homöopathischen Komplexmitteln

14.133 Kreuzen Sie nur die Aussage an, die für die verminderte Glukosetoleranz (früher subklinischer Diabetes mellitus) am ehesten stimmt! Nur einen Punkt ankreuzen!

1 Nüchternblutzucker, postprandiale Blutzuckerbestimmung und Glukosetoleranztest pathologisch.
2 Nüchternblutzucker, postprandiale Blutzuckerbestimmung und Glukosetoleranztest normal.
3 Nüchternblutzucker normal, postprandiale Blutzuckerbestimmung und Glukosetoleranztest pathologisch.

14.134 Kreuzen Sie mögliche Ursachen für Diabetes mellitus an!

1 Überproduktion von Insulin
2 Mangel an Insulin
3 Überproduktion von Glukagon
4 Mangel an Glukagon
5 Autoimmungeschehen, durch Auftreten von Antikörpern
6 Gestörte Ansprechbarkeit der glykogenspeichernden Organe wie Leber, Muskeln und Fettgewebe auf Insulin.

14.135 Kreuzen Sie die Aussagen an, die für Insulinmangel bei Diabetes mellitus stimmen!

1 Beim juvenilen Diabetes besteht überkaupt kein Insulinmangel.
2 Beim juvenilen Diabetes besteht meist ein absoluter Insulinmangel.
3 Beim Altersdiabetiker besteht **immer** ein relativer Insulinmangel.
4 Beim Altersdiabetiker besteht **immer** ein absoluter Insulinmangel.
5 Beim Altersdiabetiker kann sowohl ein absoluter als auch ein relativer Insulinmangel bestehen.

14.136 Kreuzen Sie Frühsymptome von Diabetes mellitus an!

1 Müdigkeit
2 Bluthochdruck
3 Anämie
4 Vermehrter Durst
5 Polyurie
6 Gangränbildung

14.137 Kreuzen Sie Spätsymptome von Diabetes mellitus an!

1 Alzheimer-Krankheit
2 Niereninsuffizienz
3 Infektanfälligkeit
4 Sehstörungen
5 Nervenerkrankungen
6 Morbus Bechterew

14.138 Kreuzen Sie an, was für die Behandlung des Diabetes mellitus durch den Heilpraktiker stimmt!

1 Wegen der Schwere der Erkrankung besteht ein gesetzliches Behandlungsverbot.
2 Bei nur leicht erhöhten Blutzuckerwerten, die noch nicht durch Insulin therapiert werden müssen, darf der Heilpraktiker behandeln.
3 Bei stark erhöhten Blutzuckerwerten muß der Patient an den Arzt verwiesen werden, da hier Insulin eingesetzt werden muß. Der Heilpraktiker darf begleitend zum Arzt behandeln.
4 Bei einem insulinpflichtigen Diabetiker darf der Heilpraktiker begleitend zum Arzt behandeln.

14.139 Kreuzen Sie mögliche Ursachen für einen hypoglykämischen Schock an!

1 Verabreichung von zuwenig Insulin
2 Erbrechen und Durchfälle
3 Obstipation
4 Starke körperliche Betätigung
5 Alkoholabusus

14.140 Kreuzen Sie an, wodurch sich ein hypoglykämischer Schock ankündigen kann!

1 Schwächegefühl
2 Heißhunger
3 Verwirrtheit
4 Cheyne-Stokes-Atmung

14.141 Wie dürfen Sie beim hypoglykämischen Schock vorgehen?

1 Bei erhaltenem Bewußtsein Zucker zu essen oder Zuckerlösung zu trinken geben.
2 Bei Bewußtlosigkeit Zuckerstück auf die Zunge legen, damit dieser noch resorbiert werden kann.
3 Insulin spritzen
4 Insulin oral verabreichen
5 Notarzt verständigen

14.142 Kreuzen Sie an, was für das Coma diabeticum zutrifft!

1 Biot-Atmung
2 Puls kaum verändert
3 Atemluft riecht obstartig
4 Haut feucht
5 Koma tritt plötzlich auf

15 Harnapparat

Bildfragen

15.1 Darstellung des männlichen harnableitenden Systems

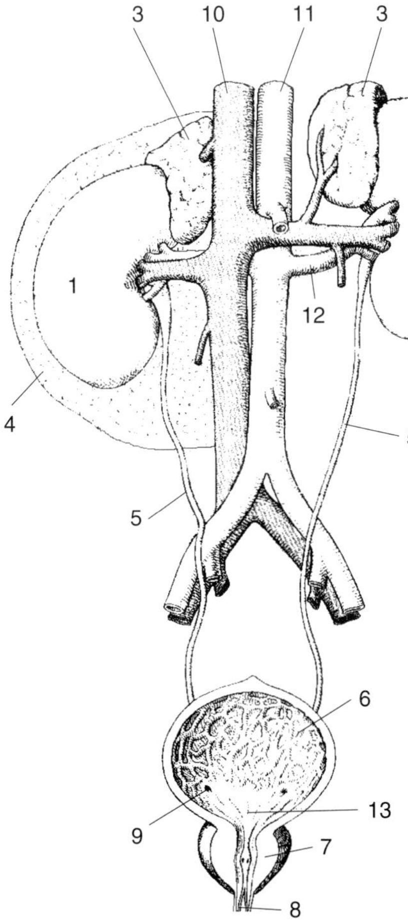

Abb. 15.1

Bezeichnen Sie!

1 ____________________

2 ____________________

3 ____________________

4 ____________________

5 ____________________

6 ____________________

7 ____________________

8 ____________________

9 ____________________

10 ____________________

11 ____________________

12 ____________________

13 ____________________

Geben Sie die drei Engpässe des Harnleiters an!

a ____________________

b ____________________

c ____________________

15.2 Schematisierter Schnitt durch eine Niere

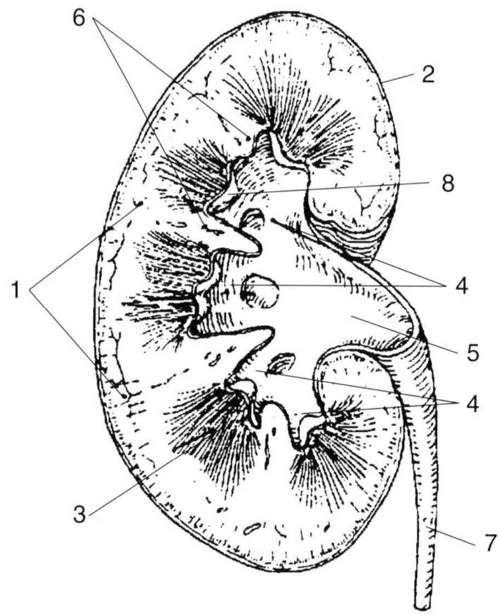

Abb. 15.2

Bezeichnen Sie!

1 ______

2 ______

3 ______

4 ______

5 ______

6 ______

7 ______

8 ______

15.3 Nierenkörperchen

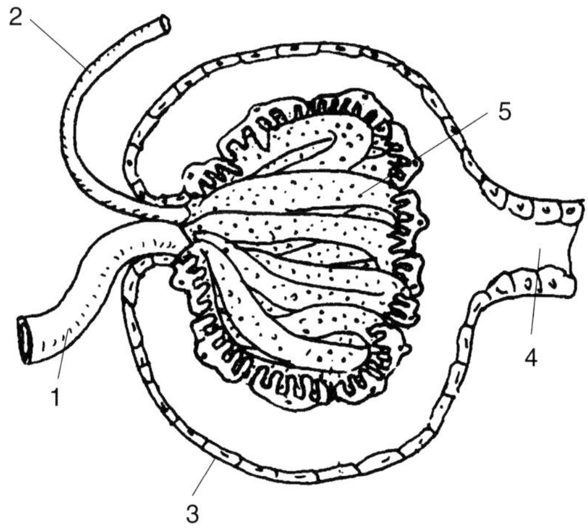

Abb. 15.3

Woraus setzt sich ein Nierenkörperchen zusammen?

______

Woraus setzt sich ein Nephron zusammen?

______

Bezeichnen Sie!

1 ______

2 ______

3 ______

4 ______

5 ______

Fragen ohne Antwortauswahl

15.4 Zählen Sie die Organe auf, die zum Harnwegsystem gehören!

15.5 Geben Sie die Nachbarorgane der Nieren an!

15.6 Wieso kann es bei Magersucht zur Wanderniere kommen?

15.7 Wie heißt das Gefäß, das die Niere mit Blut versorgt?

15.8 Was ist das Nierenbecken, und welche Aufgabe hat es?

15.9 Geben Sie von den folgenden Fachbezeichnungen die deutsche Bedeutung an!

Pyelon
Nephron
Glomerulus
Nephrose
Nephritis
Ureter
Urethra
Vesica urinaria

15.10 Schildern Sie den Wandaufbau der Harnleiter!

15.11 Begründen Sie, warum der Urin im Harnleiter durch peristaltische Bewegungen transportiert wird und nicht einfach aufgrund der Schwerkraft in die Blase läuft!

15.12 Geben Sie die Nachbarorgane der Harnblase bei der Frau an!

15.13 Geben Sie die Nachbarorgane der Harnblase beim Mann an!

15.14 Was hat der Epithelüberzug der Blasenschleimhaut für eine Besonderheit?

15.15 Wieso gibt es bei Frauen häufiger Harnblasenentzündungen als beim Mann?

15.16 Nennen Sie wichtige Abbauprodukte des Stoffwechsels, die die Niere ausscheiden muß, und geben Sie an, wobei diese Abbauprodukte anfallen!

15.17 Was hat das in der Niere gebildete Renin für eine Aufgabe?

15.18 Was hat Erythropoetin für eine Aufgabe?

15.19 Was versteht man unter glomerulärer Filtration der Niere?

15.20 Was versteht man unter tubulärer Rückresorption der Niere? Erläutern Sie dabei die Begriffe aktiver und passiver Transport!

15.21 Was versteht man unter tubulärer Sekretion der Niere?

15.22 Woraus setzt sich das Nierenkörperchen zusammen? Woraus setzt sich ein Nephron zusammen?

15.23 Was ist die Henle-Schleife?

15.24 Schildern Sie stichwortartig, wodurch sich der effektive Filtrationsdruck in den Nieren ergibt!

15.25 Schildern Sie stichpunktartig das Renin-Angiotensin-Aldosteron-System!

15.26 Warum treten bei Niereninsuffizienz Ödeme oft zuerst an Ober- oder Unterlidern auf?

15.27 Charakterisieren Sie jeweils kurz das typische Erscheinungsbild von Beinödemen, die sich aufgrund von Herz-, Lymph-, Venen- und Nierenerkrankungen gebildet haben!

15.28 Bei einem Patienten stellen Sie Blut im Urin fest, woran denken Sie?

15.29 Wodurch kann es, außer durch Blutungen, noch zu „rotem Urin" kommen?

15.30 Was ist eine Makrohämaturie, was eine Mikrohämaturie?

15.31 Wie wird die Zweigläserprobe durchgeführt?

15.32 Bei einer Zweigläserprobe stellen Sie eine initiale Hämaturie fest.
Wo vermuten Sie die Blutungsquelle?

15.33 Bei einer Zweigläserprobe stellen Sie eine absolute Hämaturie fest.
Wo vermuten Sie die Blutungsquelle?

15.34 Welche einfachen Untersuchungsmethoden stehen dem Heilpraktiker zur Verfügung, damit er sich einen ersten Überblick über die Nierentätigkeit verschaffen kann?

15.35 Bei einer Patientin können Sie mittels Teststreifen Nitrit im Urin nachweisen. Was kann Ihrer Meinung nach die Ursache sein?

15.36 Eine Patientin berichtet über Dysurie und Blasentenesmen. Bei der Untersuchung des Urins mittels Teststreifen können Sie weder Bakterien noch Leukozyten feststellen. Was könnte Ihrer Meinung nach für eine Störung zugrunde liegen?

15.37 Bei der Untersuchung mittels Teststreifen finden Sie eine Erhöhung der Leukozyten. Sonst sind keine Veränderungen auf einem anderen Teststreifenfeld festzustellen. Die Patientin hat keine Beschwerden beim Wasserlassen.
Was liegt Ihrer Meinung nach hier vor?

15.38 Welche der folgenden Testfelder eines Teststreifens könnten aufgrund einer Nierenerkrankung verändert sein:
Nitrit, Leukozyten, pH-Wert, Eiweiße, Glukose, Ketonkörper, Urobilinogen, Bilirubin, Blut?

15.39 Was wird bei einer Zystoskopie gemacht?

15.40 Was wird bei einer Urographie gemacht?

15.41 Was wird bei einer Nierenbiopsie gemacht?

15.42 Welches Geschlecht und welches Lebensalter sind in erster Linie von Harnblasenentzündungen betroffen?

15.43 Ein Patient kommt zu Ihnen in die Praxis und sagt Ihnen, daß er eine Blasenentzündung habe, da er Schmerzen beim Wasserlassen, häufigen Harndrang und Fieber habe. Sie führen eine Untersuchung mittels Mehrfachteststreifen durch. Die folgenden Felder reagieren: Nitrit, Leukozyten, Albumine. Wie therapieren Sie?

15.44 Geben Sie zu den folgenden Krankheitsbezeichnungen jeweils an, in welchem Organ sich die Entzündung abspielt!

Urethritis
Zystitis
Pyelitis
Pyelonephritis
Glomerulonephritis

15.45 Geben Sie typische Beschwerden bei akuter Pyelonephritis an!

15.46 Wie therapieren Sie bei akuter Pyelonephritis?

15.47 Was hat die akute Pyelonephritis für eine Prognose?

15.48 Ein Patient schildert Ihnen, daß er unter immer wiederkehrenden Pyelonephritiden leidet. Was kann hierfür die Ursache sein?

15.49 Ein Patient sucht Ihre Praxis wegen eines Schulter-Arm-Syndroms auf. Eine routinemäßige Untersuchung mittels

Mehrfachteststreifen zeigt erhöhte Nitritwerte im Urin. Schon makroskopisch können Sie im Urin Eiterschlieren feststellen. Die BSG ist beschleunigt. Was ist vermutlich die Ursache?

15.50 Welche beiden Formen unterscheidet man bei einer renalen Hypertonie?

15.51 Was ist die häufigste Ursache der akuten Glomerulonephritis?

15.52 Warum kann es bei der akuten Glomerulonephritis zu Ödemen kommen?

15.53 Was für eine Prognose hat die akute Glomerulonephritis?

15.54 Ist bei chronischer Glomerulonephritis auf jeden Fall der Blutdruck erhöht? Begründen Sie Ihre Meinung!

15.55 Welche Befunde kann man typischerweise beim nephrotischen Syndrom erheben?

15.56 Eine Patientin sucht wegen jahrelanger Migräneanfälle Ihre Praxis auf. Sie klagt über anhaltende Müdigkeit. Bei der Inspektion stellen Sie eine auffallende Blässe fest. Was ziehen Sie als Ursache für die Müdigkeit und die Blässe in Betracht?

15.57 Was sind häufige Komplikationen der Phenazetinniere?

15.58 Schildern Sie den Ablauf einer Nierensteinkolik!

15.59 Welches Geschlecht ist in erster Linie von Nierensteinen betroffen?

15.60 Wo können überall Steine im Harnwegsystem sitzen?

15.61 Wie therapieren Sie bei Nierensteinen?

15.62 Ein Patient hat eine Überfunktion der Nebenschilddrüse. Warum kommt es in diesem Fall gehäuft zu Nierensteinen?

15.63 Wieso kommt es gerade bei Gichtpatienten gehäuft zur Bildung von Nierensteinen?

15.64 Kann auch ein zu alkalischer Urin zur Steinbildung führen?
Falls ja, woraus sind die Steine in diesem Fall zusammengesetzt?

15.65 Was ist die Folge einer Schockniere?

15.66 Ein Patient klagt Ihnen, daß er unter chronischem Nierenversagen leidet und ihm die Ärzte nur noch kurze Zeit gegeben haben, bis er sich einer Dialysebehandlung unterziehen muß. Er möchte nun von Ihnen behandelt werden.
Dürfen Sie behandeln? Begründen Sie Ihre Meinung!

15.67 Ein Patient muß sich bereits einer Dialysebehandlung unterziehen. Er sucht nun Ihre Praxis auf und möchte sich naturheilkundlich behandeln lassen. Dürfen Sie behandeln? Begründen Sie Ihre Meinung!

15.68 Welche typischen angeborenen Nierenanomalien kennen Sie? Geben Sie stichpunktartig an, worum es sich dabei handelt!

Multiple-choice-Fragen

15.69 Kreuzen Sie an, was zum Harnapparat gehört!

1 Nierenbecken
2 Nebennieren
3 Samenbläschen
4 Nieren
5 Pyelon
6 Harnleiter
7 Harnröhre
8 Prostata
9 Hoden

15.70 Kreuzen Sie die Nachbarorgane der rechten Niere an!

1 Nebenniere
2 Jejunum
3 Dickdarm
4 Bauchspeicheldrüse
5 Zwölffingerdarm
6 Zwerchfell
7 Milz

15.71 Kreuzen Sie die Nachbarorgane der linken Niere an!

1 Nebenniere
2 Ileum
3 Dickdarm
4 Bauchspeicheldrüse
5 Zwölffingerdarm
6 Zwerchfell
7 Milz

15.72 Kreuzen Sie an, was für die Lage der Nieren zutrifft!

1 Intraperitoneale Lage
2 Retroperitoneale Lage
3 Extraperitoneale Lage

15.73 Kreuzen Sie an, was durch den Nierenhilum (Nierenhilus) tritt!

1 Nierenarterie
2 Nierenvene
3 Harnröhre
4 A. lienalis
5 Harnleiter

15.74 Kreuzen Sie an, welche Anteile man bei einem Längsschnitt durch die Nieren erkennen kann!

1 Nierenbecken
2 Nierenkelche
3 Harnröhre
4 Nierenpyramiden
5 Nierensäulen
6 Inselapparat
7 Ansammlungen von lymphatischem Gewebe

15.75 Kreuzen Sie an, was über die Nierenrinde stimmt!
Entscheiden Sie sich von zwei Möglichkeiten jeweils für die richtigere!

A 1 Feinkörniges Aussehen
2 Gestreiftes Aussehen
B 1 Dunkles Aussehen
2 Helleres Aussehen
C 1 Hier liegen vor allem die Nierenkanälchen
2 Hier liegen vor allem die Nierenkörperchen
D 1 Hier befinden sich die Pyramiden
2 Hier liegen keine Pyramiden

15.76 Kreuzen Sie an, was über die Harnleiter zutrifft!

1 In der Wand befindet sich glatte Muskulatur.
2 In der Wand befindet sich quergestreifte Muskulatur.
3 Der Harnleiter führt zum Transport des Urins peristaltische Bewegungen aus.
4 Der Harn läuft aufgrund der Schwerkraft vom Nierenbecken in die Harnblase, deshalb braucht der Harnleiter keine peristaltischen Bewegungen auszuführen.
5 Der Harnleiter mündet seitlich von vorne in den oberen Anteil der Harnblase ein.
6 Der Harnleiter mündet seitlich von hinten in den unteren Anteil der Harnblase ein.

15.77 Kreuzen Sie Engpässe des Harnleiters an!

1 Überkreuzung des Harnleiters mit der Harnröhre

2 Übergang vom Nierenbecken in den Harnleiter
3 Überkreuzung mit der Aorta
4 Eintritt in die Harnblase
5 Überkreuzung mit den Beckengefäßen (A. und V. iliaca communis)

15.78 Kreuzen Sie Nachbarorgane der Harnblase bei der Frau an!

1 Pankreas
2 Scheide
3 Mastdarm
4 Zwölffingerdarm
5 Dünndarm oder Sigmoid (je nach Füllungszustand)
6 Gebärmutter

15.79 Kreuzen Sie an, welche Anteile man an der männlichen Harnröhre unterscheiden kann!

1 Schwellkörperteil (Pars spongiosa)
2 Querliegender Teil (Pars transversa)
3 Membranöser Teil (Pars membranacea)
4 S-förmiger Teil (Pars sigmoidea)
5 Vorsteherdrüsenteil (Pars prostatica)
6 Kugelförmige Verdickung (Pars coca)

15.80 Kreuzen Sie Aufgaben des Harnapparates an!

1 Aufrechterhaltung der Homöostase
2 Produktion und Abgabe von Renin
3 Produktion und Abgabe von Aldosteron
4 Abgabe von Erythropoetin
5 Produktion von Progesteron
6 Ausscheidung von Kreatinin

15.81 Kreuzen Sie an, was zu einem Nephron gehört!

1 Gelbkörper
2 Glomerulus
3 Trigonum vesicae
4 Bowman-Kapsel
5 Nierenkelche
6 Malpighi-Körperchen
7 Henle-Schleife
8 Epiphyse
9 Proximaler Tubulusanteil

15.82 Kreuzen Sie an, welche Arbeitsvorgänge man bei der Harnbereitung unterscheidet!

1 Katabolismus
2 Anabolismus
3 Glomeruläre Filtration
4 Tubuläre Rückresorption
5 Produktion von Lymphozyten
6 Tubuläre Sekretion

15.83 Kreuzen Sie an, durch welche Vorgänge und Kräfte noch benötigte Stoffe aus den Nierenkanälchen wieder ins Blut zurückgeholt werden können!

1 Aktiver Transport
2 Passiver Transport
3 Durch Koagulation
4 Diffusion
5 Durch Trägermoleküle
6 Durch Phagozyten
7 Durch T-Helfer-Zellen

15.84 Kreuzen Sie die Wirkstoffe und Hormone an, die bei der Regulierung des Wasserhaushaltes in den Nierenkanälchen eine wesentliche Rolle spielen!

1 Antidiuretisches Hormon
2 Prolaktin
3 Renin
4 LH
5 STH
6 Aldosteron
7 Melanotropin
8 Vasopressin
9 Thyroxin

15.85 Kreuzen Sie an, welche Werte Sie im Urin mit einem Schnellteststreifen bestimmen können!

1 Bilirubin
2 Glukose
3 Albumin
4 Acetylcholin
5 Erythrozyten
6 Ptyalin
7 Nitrit
8 pH-Wert
9 Pankreozymin

15.86 Eine Zweigläserprobe ergibt eine initiale Hämaturie. Kreuzen Sie an, was als Blutungsquelle in Betracht kommt!

1 Nierenbeckenentzündung
2 Zystitis
3 Prostatakarzinom
4 Glomerulonephritis
5 Prostata-Adenom
6 Magengeschwür
7 Harnröhrenpolyp
8 Cholezystitis
9 Harnleiterentzündung

15.87 Kreuzen Sie die Untersuchungen an, die in Kliniken durchgeführt werden, um Erkrankungen des Harnapparates aufzudecken!

1 Rektoskopie
2 Zystoskopie
3 Urographie
4 Lymphographie
5 Röntgenuntersuchungen mit und ohne Kontrastmittel
6 Otoskopie
7 Bronchoskopie

15.88 Kreuzen Sie Beschwerden an, die bei Erkrankungen des Harnapparates auftreten können!

1 Ödeme
2 Atemnot
3 Zyanose
4 Kopfschmerzen
5 Müdigkeit
6 Gelbe Skleren
7 Erhöhter Grundumsatz

15.89 Bei einer Harnuntersuchung stellen Sie ein erniedrigtes spezifisches Gewicht fest. Kreuzen Sie die möglichen Ursachen an!

1 Fieber
2 Erhöhte Trinkmenge
3 Verminderte Flüssigkeitsaufnahme
4 Einnahme von Diuretika
5 Oligurie
6 Anurie

15.90 Kreuzen Sie an, was als Ursache einer Harnblasenentzündung in Betracht kommt!

1 Unterkühlung der Blasengegend
2 Allergien
3 Bakterien
4 Blasenkatheter
5 Ungenügendes Kauen
6 Urologische Untersuchungen
7 Gonorrhö
8 Hypercholesterinämie

15.91 Kreuzen Sie typische Beschwerden bei akuter Zystitis an!

1 Flankenschmerz
2 Hohes Fieber
3 Dysurie
4 Blasentenesmen
5 Brennen beim Wasserlassen
6 Hämaturie
7 Urobilinogenurie
8 Leukozyturie
9 Diarrhö

15.92 Kreuzen Sie von den beiden Alternativen jeweils diejenige an, die genauer für die Pyelonephritis zutrifft!

A 1 Entzündung der Nierenkörperchen
2 Entzündung des Nierenbeckens und des Nierenzwischengewebes

B 1 Ursache der Erkrankung ist eine Antigen-Antikörper-Reaktion auf Streptokokkentoxine.
2 Ursache sind meist Bakterien, die sich aufgrund von begünstigenden Faktoren (z.B. Abflußhindernissen) absiedeln konnten.

15.93 Kreuzen Sie im folgenden die Faktoren an, die bekanntermaßen die Entstehung einer Nierenbeckenentzündung begünstigen können!

1 Chronische Bronchitis
2 Nierensteine
3 Prostata-Adenom
4 Morbus Scheuermann
5 Diabetes mellitus
6 Gicht
7 Ulcus ventriculi

8 Phenazetinabusus
9 Apoplexie

15.94 Kreuzen Sie typische Beschwerden an, die bei chronischer Pyelonephritis auftreten können!

1 Bakteriurie
2 Pyurie
3 Kopfschmerzen
4 Lippenzyanose
5 Atemnot (typischerweise ist die Ausatmung erschwert)
6 Flatulenz
7 Leukozytose
8 Beschleunigte BSG
9 Beschleunigte BKS

15.95 Kreuzen Sie typische Beschwerden an, die bei akuter Glomerulonephritis auftreten können!

1 Fieber
2 Lidödeme
3 Lippenzyanose
4 Atemnot (typischerweise ist die Ausatmung erschwert)
5 Meteorismus
6 Albuminurie
7 Proteinurie
8 Hämaturie
9 Hypotonie

15.96 Kreuzen Sie an, was für die Therapie der akuten Glomerulonephritis zutrifft!

1 Der Heilpraktiker darf überhaupt nicht behandeln, da aufgrund der Schwere der Erkrankung Behandlungsverbot besteht.
2 Der Heilpraktiker darf begleitend zum Arzt behandeln.

15.97 Die folgenden Punkte nur ankreuzen, wenn Sie sich bei der vorstehenden Frage (15.96) für Punkt 2 entschlossen haben, und wenn Sie der Meinung sind, daß die folgenden Aussagen richtig sind!

1 Begleitend zum Arzt darf der Heilpraktiker Ernährungsempfehlungen geben.
2 Begleitend zum Arzt darf der Heilpraktiker ein homöopathisches Mittel verordnen.
3 Begleitend zum Arzt darf der Heilpraktiker die Empfehlung geben, die Trinkmenge auf mindestens 2 Liter pro Tag zu erhöhen.

15.98 Kreuzen Sie an, welche Symptome beim nephrotischen Syndrom auftreten können!

1 Massive Ödeme
2 Hypolipidämie
3 Hyperlipidämie
4 Hypolipidurie
5 Lipidurie
6 Proteinurie
7 Hypoproteinämie
8 Hyperproteinämie
9 Exsikkose

15.99 Kreuzen Sie an, was für die Analgetika-Nephropathie (Phenazetinniere) zutrifft!

1 Es handelt sich um eine harmlose Erkrankung.
2 Hämaturie möglich
3 Häufig besteht Anämie
4 Es kann zum Nierenversagen kommen.
5 Die Betroffenen sind meist auffallend zyanotisch verfärbt.

15.100 Kreuzen Sie im folgenden die Faktoren an, die typischerweise die Entstehung von Nierensteinen begünstigen können!

1 Gicht
2 Ständig zu alkalischer Urin
3 Akute lymphatische Leukämie
4 Inhibitorenmangel
5 Morbus Crohn
6 Harnstau
7 Virushepatitis
8 Überfunktion der Nebenschilddrüse

15.101 Kreuzen Sie an, was für die Beschwerden bei Nierensteinen stimmt!

1 Beschwerdefreiheit möglich.
2 Schmerzen in der Nierengegend, die in die Leiste und die Genitalorgane ausstrahlen.
3 Schmerzen in der rechten Nierengegend, die in das rechte Schulterblatt ausstrahlen.
4 Verursachen Nierensteine Schmerzen, so kommt es typischerweise zu einem „gürtelförmigen Schmerz“.
5 Es kann zu Koliken kommen.

15.102 Bei einem Patienten stellen Sie eine Hämaturie fest, kreuzen Sie an, was als Ursache in Betracht kommt!

1 Cholezystitis
2 Blasentumor
3 Zystenniere
4 Nierenkrebs
5 Menstruation
6 Magengeschwür
7 Prostata-Adenom
8 Nierensteine

15.103 Kreuzen Sie mögliche Ursachen für Nierenversagen an!

1 Schock
2 Blasenstein vor Harnröhrenöffnung
3 Laryngitis
4 Prostata-Adenom
5 Schwermetallvergiftung
6 Wanderniere
7 Zystitis
8 Hämorrhoiden

16 Fortpflanzungsorgane

Bildfragen

16.1 Schematische Darstellung der männlichen Geschlechtsorgane

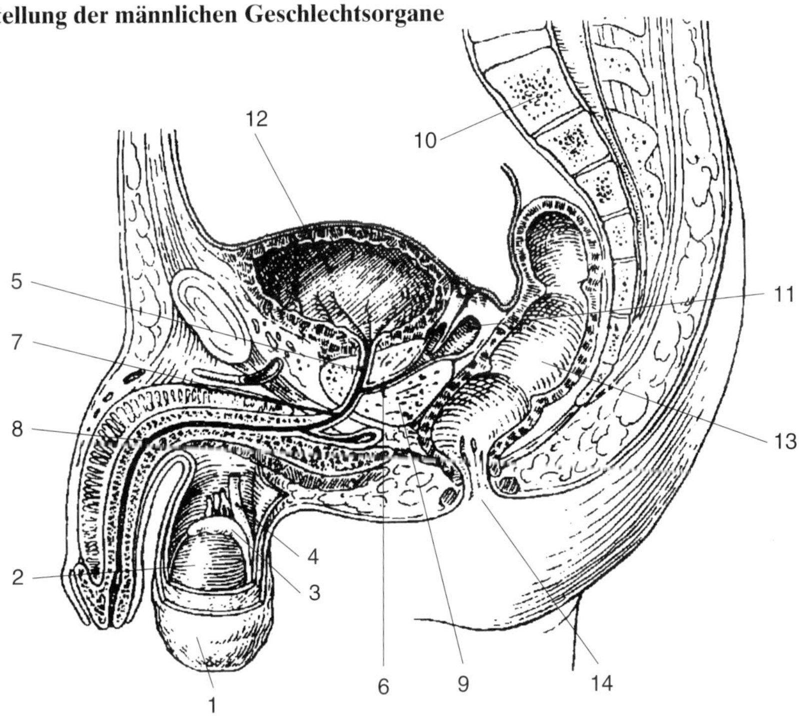

Abb. 16.1

Bezeichnen Sie!

1 ______________________ 8 ______________________

2 ______________________ 9 ______________________

3 ______________________ 10 ______________________

4 ______________________ 11 ______________________

5 ______________________ 12 ______________________

6 ______________________ 13 ______________________

7 ______________________ 14 ______________________

16.2 Schematische Darstellung der männlichen ableitenden Ausführungsgänge

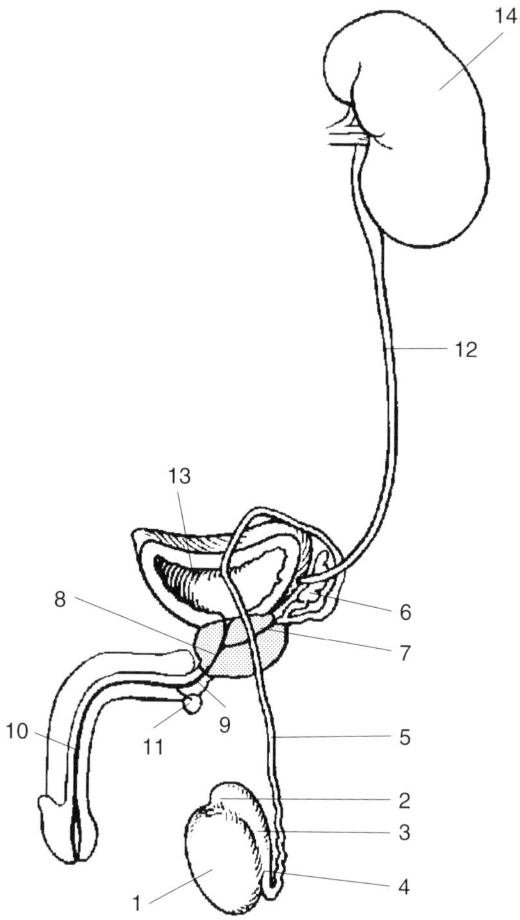

Abb. 16.2

Bezeichnen Sie!

1 ______

2 ______

3 ______

4 ______

5 ______

6 ______

7 ______

8 ______

9 ______

10 ______

11 ______

12 ______

13 ______

14 ______

16.3 Darstellung der männlichen Harnblase von hinten

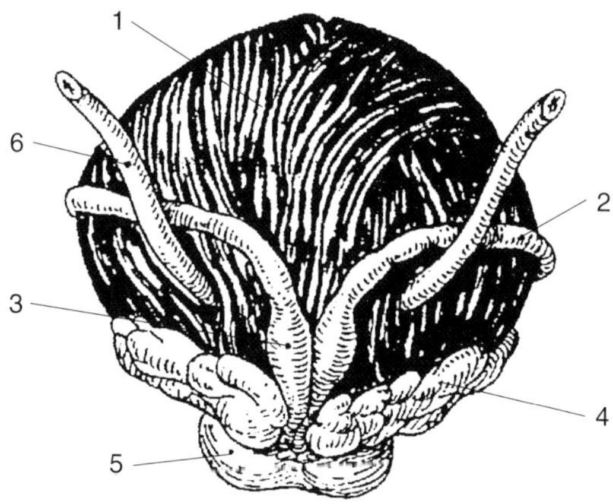

Abb. 16.3

Bezeichnen Sie!

1 ______

2 ______

3 ______

4 ______

5 ______

6 ______

16.4 Schematische Darstellung der weiblichen Geschlechtsorgane

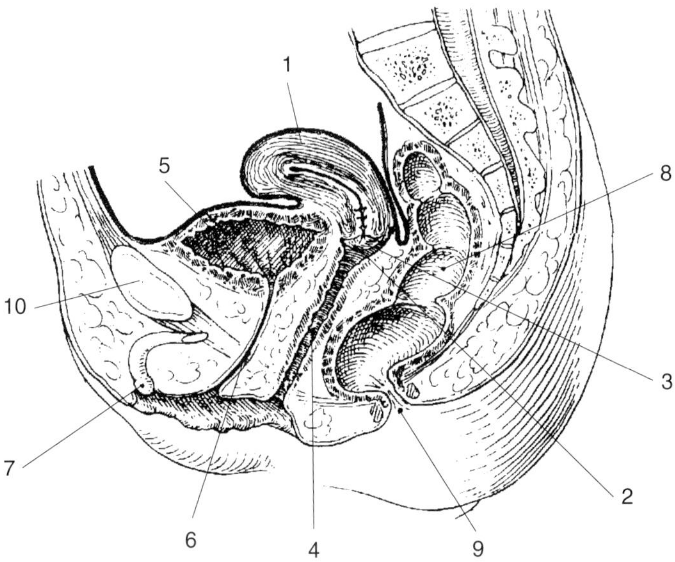

Abb. 16.4

Bezeichnen Sie!

1 ______________________________

2 ______________________________

3 ______________________________

4 ______________________________

5 ______________________________

6 ______________________________

7 ______________________________

8 ______________________________

9 ______________________________

10 ______________________________

16.5 Schematisierter Längsschnitt durch die Gebärmutter und die Scheide

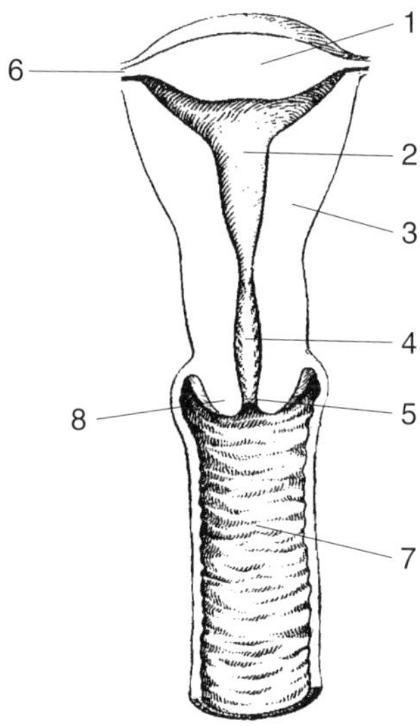

Abb. 16.5

Bezeichnen Sie!

1 ______________________________

2 ______________________________

3 ______________________________

4 ______________________________

5 ______________________________

6 ______________________________

7 ______________________________

8 ______________________________

16.6 Querschnitt durch die weibliche Brust

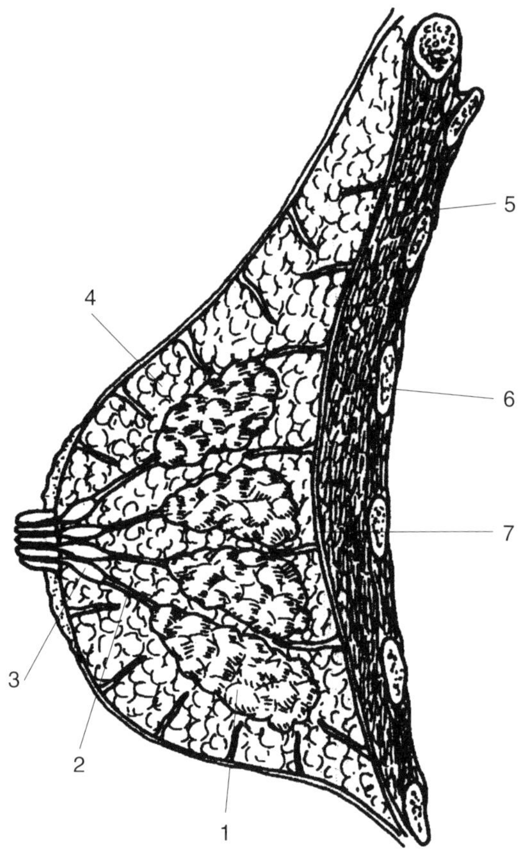

Abb. 16.6

Bezeichnen Sie!

1 ______________________________

2 ______________________________

3 ______________________________

4 ______________________________

5 ______________________________

6 ______________________________

7 ______________________________

Fragen ohne Antwortauswahl

16.7 Geben Sie zu den folgenden Organen jeweils an, ob es sich um primäre oder um sekundäre Geschlechtsmerkmale des Mannes handelt:

Nebenhoden, tiefe Stimme, Hoden, Penis, Bartwuchs, Körperbehaarung

16.8 Geben Sie zu den folgenden Organen an, ob sie zu den männlichen oder weiblichen Geschlechtsorganen zählen:

Eileiter, Bläschendrüse, Cowper-Drüse, Bartholin-Drüse, Harn-Samen-Röhre, Vulva

16.9 Handelt es sich bei den Hoden um eine exokrine oder um eine endokrine Drüse? Begründen Sie Ihre Meinung!

16.10 Was ist das Skrotum?

16.11 Welcher Teil des Spermiums enthält die Erbinformation?

16.12 Wie viele Chromosomen enthält das voll ausgereifte Spermium?

16.13 Wieso liegen die Hoden außerhalb der Bauchhöhle?

16.14 Welche Aussage trifft genauer für die Nebenhoden zu?

1 Die Nebenhoden produzieren die Spermien?
2 Die Nebenhoden speichern die Spermien?

16.15 Geben Sie die Stelle an, wo der Samenleiter endet und der Ausspritzgang beginnt!

16.16 Was unterscheidet den Samenstrang vom Samenleiter?

16.17 Wo endet die männliche Harnröhre und wird zur kombinierten Harn-Samen-Röhre?

16.18 Was hat das Sekret der Bläschendrüse für eine Aufgabe?

16.19 Ein Patient berichtet Ihnen folgende Beschwerden:
Häufiger Harndrang, abgeschwächter Strahl und Schmerzen beim Wasserlassen. Des weiteren stellen Sie Fieber fest, und auf Befragen gibt der Patient an, daß er heftige Beschwerden beim Absetzen des Stuhles hat. Um welche Erkrankung handelt es sich vermutlich, und wie therapieren Sie?

16.20 Wie unterscheiden sich die Beschwerden eines Prostataadenoms von einem Prostatakarzinom in einem frühen Stadium?

16.21 Darf der Heilpraktiker im Zuge einer rektalen Austastung eine Untersuchung vornehmen, ob ein Prostatakrebs vorliegt? Begründen Sie Ihre Meinung!

16.22 Geben Sie typische Beschwerden an, die beim Prostatakrebs in einem späten Stadium auftreten!

16.23 Was hat die Cowper-Drüse (Glandula bulbo-urethralis) für eine Aufgabe?

16.24 Was ist ein Leistenhoden?

16.25 Wieso kommt es bei Männern verhältnismäßig leicht zu einen Leistenbruch?

16.26 Schildern Sie stichwortartig, was physiologisch im Penis vor sich geht, damit es zur Erektion kommen kann!

16.27 Was ist das Smegma, und welche krankheitsauslösende Bedeutung wird ihm zugeschrieben?

16.28 Wodurch unterscheidet sich die vollständige von der unvollständigen Vorhautverengung (Phimose)?

16.29 Geben Sie an, woraus das Sperma des Mannes im wesentlichen besteht!

16.30 Handelt es sich bei den Eierstöcken um eine endokrine oder um eine exokrine Drüse? Begründen Sie Ihre Meinung!

16.31 Geben Sie die Lage der Eierstöcke an!

16.32 Wie sind die Eierstöcke im Becken befestigt?

16.33 Wodurch unterscheidet sich der Graaf-Follikel vom Bläschenfollikel?

16.34 Was ist der Unterschied zwischen der Eizelle und den Follikelzellen?

16.35 Geben Sie das Hormon an, für das der Gelbkörper die Hauptproduktionsstätte ist!

16.36 Geben Sie das Hormon an, für das die Follikelzellen die Hauptproduktionsstätte sind!

16.37 Wie heißt das Hormon, das den Follikel zur Heranreifung anregt, und wo wird dieses Hormon produziert?

16.38 Geben Sie an, welches Hormon den Eisprung auslöst! Wo wird es produziert?

16.39 Wie lange ist ein gesprungenes Ei befruchtungsfähig?

16.40 Geben Sie das Organ an, in dem es normalerweise zur Befruchtung kommt!

16.41 Geben Sie an, wie die Eileiterwand aufgebaut ist!

16.42 Wodurch kann es zur Eileiterschwangerschaft kommen?

16.43 Was ist eine typische gefürchtete Komplikation der Eileiterschwangerschaft?

16.44 Geben Sie die typischen Beschwerden bei chronischer Eileiterentzündung an!

16.45 Was ist die Portio, und was ist der Muttermund?

16.46 Wie kommt es zu einem Gebärmuttervorfall (Uterusprolaps, Prolapsus uteri)?

16.47 Geben Sie die Hauptbeschwerden eines Gebärmuttermyoms an!

16.48 Wodurch unterscheiden sich Früh- und Erstsymptome des Gebärmutterhalskrebses?

16.49 Welchem Organ beim Mann entsprechen, entwicklungsgeschichtlich betrachtet, die weiblichen großen Schamlippen?

16.50 Welchem Organ beim Mann entspricht, entwicklungsgeschichtlich betrachtet, der Kitzler?

16.51 Wo sitzen die Bartholin-Drüsen, und wo liegen ihre Mündungsstellen?

16.52 Gehören die weiblichen Brustdrüsen zu den endo- oder zu den exokrinen Drüsen? Begründen Sie Ihre Meinung!

16.53 Was sind die kleinen Höckerchen, die am und im Warzenhof auftreten?

16.54 Wenn Sie die weibliche Brust auf Brustkrebs untersuchen, worauf achten Sie bei der Inspektion besonders?

16.55 In welchem Quadranten der weiblichen Brust treten am häufigsten Krebsknoten auf?

16.56 Sie entdecken bei der Brustpalpation einen weichen, gut verschieblichen Knoten. Wie verhalten Sie sich in diesem Fall?

16.57 Geben Sie nur den wichtigsten Produktionsort von Östrogen an!

16.58 Geben Sie jeweils den wichtigsten Herstellungsort des Progesterons an, und zwar ohne und mit vorliegender Schwangerschaft!

16.59 Geben Sie die wichtigste Aufgabe des Progesterons an!

16.60 Nennen Sie wichtige Hormone, die beim Menstruationszyklus eine Rolle spielen!

16.61 Erklären Sie stichpunktartig die Wirkungsweise der Ovulationshemmer!

16.62 Worauf beruht die Wirksamkeit der „Minipille“?

16.63 Erklären Sie kurz die folgenden Begriffe:

Amenorrhö, Oligomenorrhö, Menorrhagie, Metrorrhagie, Dysmenorrhö

Multiple-choice-Fragen

16.64 Kreuzen Sie an, was zu den männlichen Geschlechtsdrüsen gehört!

1 Prostata
2 Nebenhoden
3 Bläschendrüse
4 Ausspritzgang
5 Hoden
6 Hodensack

16.65 Kreuzen Sie die zutreffenden Aussagen über die Hoden und Nebenhoden an!

1 In den Hoden findet die Bildung und die Reifung der Spermien statt.
2 In den Hoden werden die Spermien nur gebildet. Der Ausreifungsvorgang findet ausschließlich in den Nebenhoden statt.
3 In den Nebenhoden wird das Hormon Testosteron hergestellt.
4 In den Leydig-Zwischenzellen wird Testosteron produziert.
5 In den Nebenhoden werden die Spermien gespeichert. Allerdings durchlaufen sie hier auch noch einen letzten Reifungsvorgang.
6 Die Hoden liegen im Hodensack. Die Nebenhoden liegen außerhalb des Hodensackes.

16.66 Kreuzen Sie an, was zu den männlichen ableitenden Ausführungsgängen der Geschlechtsorgane gehört!

1 Urethra
2 Ureter
3 Harn-Samen-Röhre
4 Bläschendrüse
5 Ausspritzgang
6 Harnleiter
7 Ductus ejaculatorius
8 Nebenhoden

16.67 Welche Aussagen hinsichtlich der Prostata stimmen?

1 Die Prostata ist die Samenbläschendrüse.
2 Die Prostata gibt ein fruktosereiches, saures Sekret ab, das der Ernährung der Spermien dient.
3 Bei der Prostatitis kann es zu Schmerzen beim Absetzen des Stuhles kommen.
4 Die Beschwerden des Prostatakarzinoms können denen des Prostataadenoms ähneln.
5 Kreuzschmerzen bei älteren Männern können durch Knochenmetastasen eines Prostataadenoms bedingt sein.
6 Ein Prostataadenom ist eine gutartige Veränderung, die keine gefährlichen Komplikationen haben kann.
7 Da ein Prostataadenom gefährliche Komplikationen haben kann, sollte der Heilpraktiker hier schon in einem möglichst frühen Stadium behandeln.

16.68 Kreuzen Sie die richtigen Aussagen an!

1 Im männlichen Glied befinden sich zwei längliche Schwellkörper.
2 Das Schwellkörpergewebe besteht aus unregelmäßig großen Bluträumen.
3 Die Samenflüssigkeit heißt Smegma.
4 Das Sekret des Samenergusses stammt aus den Bläschendrüsen, der Prostata und den Bartholin-Drüsen.
5 Eine bestehende Phimose kann zu Schwierigkeiten bei der Durchführung des Geschlechtsaktes führen.
6 Das Sekret aller männlichen Geschlechtsdrüsen ist alkalisch.

16.69 Kreuzen Sie an, was zu den weiblichen Geschlechtsorganen gehört!

1 Ovarien
2 Gebärmutter
3 Cowper-Drüsen
4 Harnblase
5 Uterus
6 Klitoris
7 Vagina

16.70 Kreuzen Sie an, was für die Eierstöcke zutrifft!

1 Es handelt sich sowohl um eine endokrine als auch um eine exokrine Drüse.
2 Bereits bei der Geburt befinden sich in den beiden Eierstöcken 400 000 Primärfollikel.
3 In den Eierstöcken wird Progesteron produziert.
4 In den Eierstöcken wird Östrogen produziert.
5 Der Graaf-Follikel ist der Gelbkörper.
6 Der Graaf-Follikel ist der sprungreife Bläschenfollikel.
7 Pro Zyklus reifen sowohl im rechten als auch im linken Eierstock jeweils ein Ei zum Graaf-Follikel heran.
8 Im Gelbkörper wird Testosteron produziert.

16.71 Kreuzen Sie die richtige Aussage an!

1 Die Befruchtung findet typischerweise in der Gebärmutter statt.
2 Eine beidseitige Eileiterentzündung kann zur Sterilität führen.
3 Die Gebärmutter wird auch als Portio bezeichnet.
4 Ein Gebärmuttermyom muß immer operativ entfernt werden, da eine stark erhöhte Gefahr für eine maligne Entartung besteht.
5 Verstärkte und verlängerte Monatsblutungen können ihre Ursache nicht in einem Gebärmuttermyom haben.
6 Gebärmutterkrebs macht typischerweise schon in einem frühen Stadium Beschwerden.
7 Damm ist das Gebiet zwischen Kitzler und Scheide.

16.72 Kreuzen Sie die zutreffenden Aussagen über Prolaktin und Oxytocin an!

1 Prolaktin regt die Milchbildung an.
2 Prolaktin wird im Hypophysenvorderlappen gebildet.
3 Prolaktin regt das Brustdrüsenwachstum an.
4 Oxytocin wird im HHL gebildet.
5 Oxytocin wird im Hypothalamus gebildet und im HHL gespeichert.
6 Oxytocin regt die Milchausschüttung an.
7 Oxytocin wirkt wehenfördernd.

16.73 Kreuzen Sie die zutreffenden Aussagen an!

1 FSH und LH stammen aus den Eierstöcken.
2 FSH und LH kommen nur bei der Frau vor, beim Mann fehlen sie.
3 Progesteron heißt noch Follikelhormon.
4 Progesteron heißt noch Gelbkörperhormon.
5 FSH löst den Eisprung aus.
6 LH löst den Eisprung aus.
7 Zu den gonadotropen Hormonen des HVL gehören FSH, LH und Oxytocin.
8 Bei der Oligomenorrhö handelt es sich um ein Ausbleiben der monatlichen Regel.

17 Atmungssystem

Bildfragen

17.1 Darstellung der Mündungsstellen der Nasennebenhöhlen und des Tränennasenganges

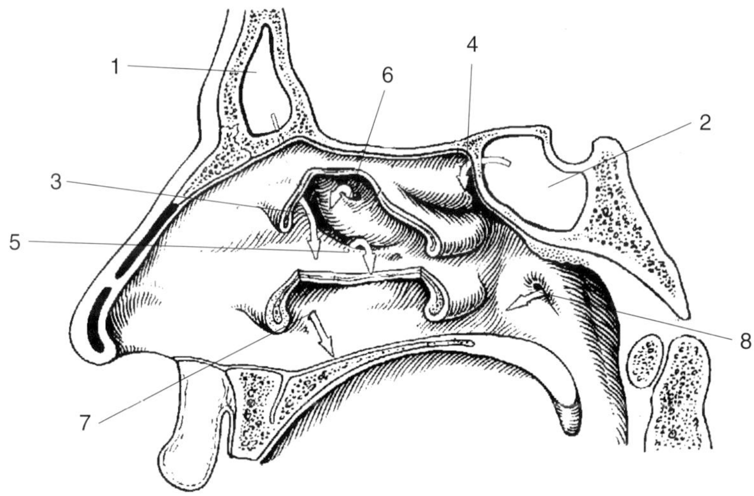

Abb. 17.1

Bezeichnen Sie!

1 ____________________	5 ____________________
2 ____________________	6 ____________________
3 ____________________	7 ____________________
4 ____________________	8 ____________________

17.2 Darstellung des Kehlkopfgerüstes von links. Der Schildknorpel ist nur in Umrissen dargestellt

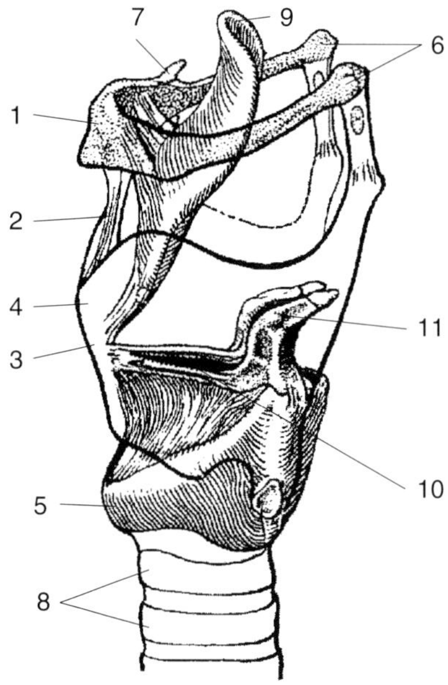

Abb. 17.2

Bezeichnen Sie!

1 ______________________________

2 ______________________________

3 ______________________________

4 ______________________________

5 ______________________________

6 ______________________________

7 ______________________________

8 ______________________________

9 ______________________________

10 ______________________________

11 ______________________________

17.3 Luftröhre und Kehlkopf von vorn

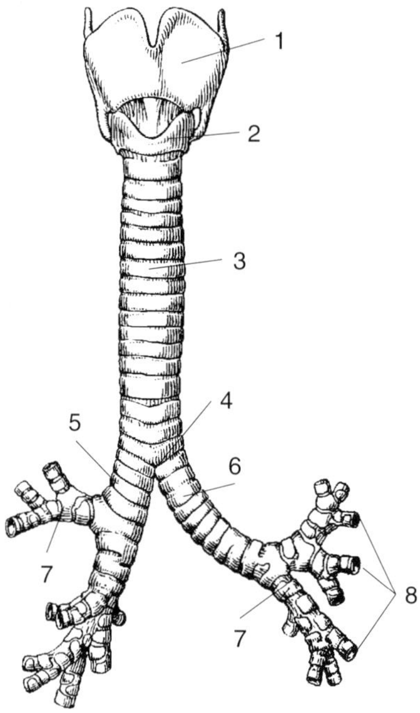

Abb. 17.3

Bezeichnen Sie!

1 ______________________________

2 ______________________________

3 ______________________________

4 ______________________________

5 ______________________________

6 ______________________________

7 ______________________________

8 ______________________________

17.4 Übersicht über die Atmungsorgane

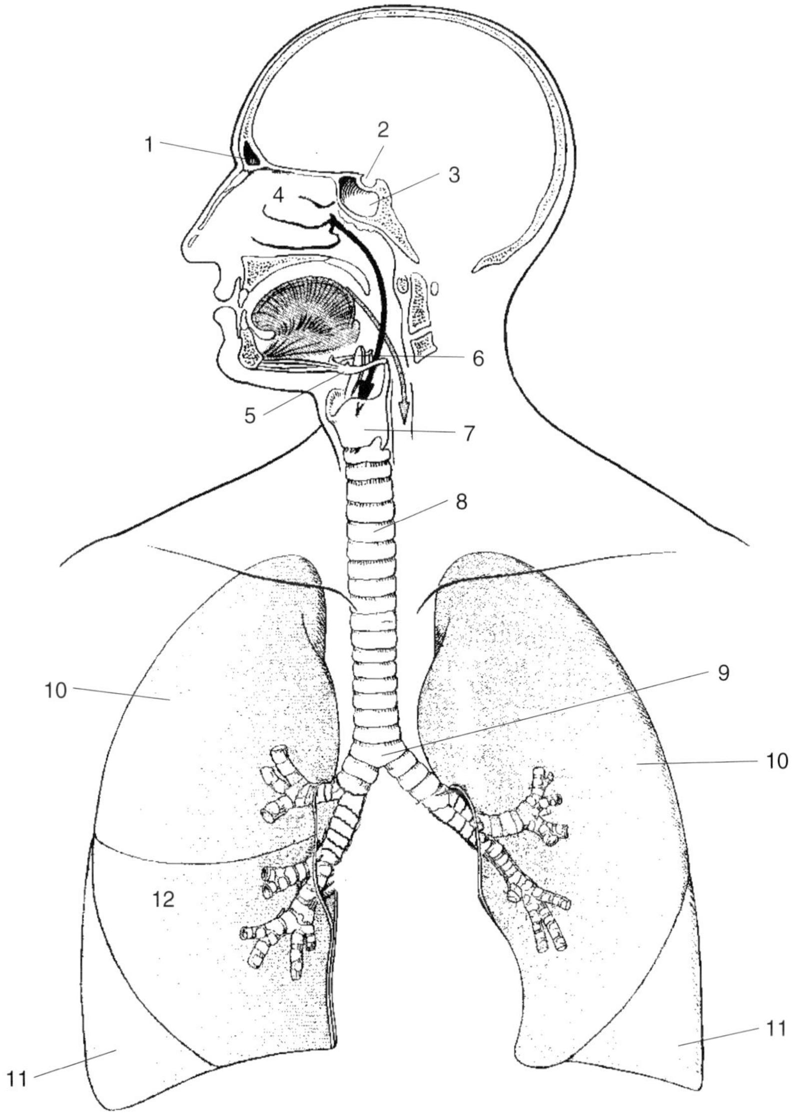

Abb. 17.4

Bezeichnen Sie!

1 ____________________

2 ____________________

3 ____________________

4 ____________________

5 ____________________

6 ____________________

7 ____________________

8 ____________________

9 ____________________

10 ____________________

11 ____________________

12 ____________________

Fragen ohne Antwortauswahl

17.5 Was zählt zu den oberen Atemwegen?

17.6 Was zählt zu den unteren Atemwegen?

17.7 Sind die Bronchien und Bronchiolen zur Aufnahme von Sauerstoff aus der Luft befähigt?

17.8 Wo liegt die Riechregion?

17.9 Wie heißen die Nervenfasern, die hier entspringen und zum Riechhirn ziehen?

17.10 Was weist die Nasenschleimhaut für eine Besonderheit auf?

17.11 In welche Abschnitte wird der Rachen (Pharynx) eingeteilt? Geben Sie an, von wo bis wo sich diese Abschnitte jeweils erstrecken!

17.12 Welche Abschnitte des Rachens zählen zum Atemtrakt?

17.13 Welche Abschnitte des Rachens zählen zum Speiseweg?

17.14 Was ist der Adamsapfel?

17.15 Geben Sie an, wo sich der Ringknorpel des Kehlkopfes befindet, und was er für eine Form hat!

17.16 Wird das Zungenbein zum Kehlkopf gerechnet?

17.17 Wie sind die Stimmbänder aufgebaut?

17.18 Welche Aufgabe haben die Stimmbänder?

17.19 Wodurch unterscheidet sich die Wand der Bronchien von der der Bronchiolen?

17.20 Erklären Sie, warum die Luftröhre nicht ein einfacher Muskelschlauch sein kann, ähnlich wie die Speiseröhre!

17.21 Warum gelangen verschluckte Fremdkörper weitaus häufiger in den rechten Stammbronchus als in den linken?

17.22 Geben Sie die anatomische Lage der Lungen an!

17.23 Was ist ein Hilus (Hilum)?

17.24 Wie ist die Pleura aufgebaut?

17.25 Wie ist ein Lungenläppchen aufgebaut?

17.26 Wie heißt der eigentliche Ort des Gasaustausches?

17.27 Wie heißt der Nerv, der den Impuls vom Atemzentrum im verlängerten Mark zum Zwerchfell bringt?

17.28 Nennen Sie die wichtigsten Atemmuskeln!

17.29 Wo sitzen wichtige periphere arterielle Chemorezeptoren, die ein Ansteigen des arteriellen Kohlendioxids bzw. ein Absinken des arteriellen Sauerstoffes an das Atemzentrum melden?

17.30 Welche einfachen Untersuchungsmöglichkeiten kann ein Heilpraktiker durchführen, um sich einen Überblick über das Atmungsystem zu verschaffen?

17.31 Geben Sie den Perkussionsschall für die folgenden Stellen an!

Gesunde Lunge
Emphysemblasen
Lungenkavernen (leer, abgehustet)

17.32 Sie stellen bei einem Bewußtlosen eine Kussmaul-Atmung fest. An welche zugrundeliegende Ursache denken Sie?

17.33 Geben Sie das Atemgeräusch an, das man bei einer Auskultation über einer gesunden Lunge hören kann!

17.34 Geben Sie das Atemgeräusch an, das man beim Gesunden über der Trachea und dem Kehlkopf mittels eines Stethoskops hören kann!

17.35 Bei der Auskultation stellen Sie über der Lunge ein Bronchialatmen fest. Tritt dieses Geräuschphänomen über einer gesunden Lunge auf? Falls nicht, welche Lungenveränderung liegt in dem Falle vor?

17.36 Wie führen Sie eine Prüfung des Stimmfremitus durch?

17.37 Was wird bei einer Blutgasanalyse gemacht?

17.38 Geben Sie an, womit die Vitalkapazität gemessen werden kann! Darf ein Heilpraktiker eine solche Untersuchung durchführen?

17.39 Was wird bei einer Bronchoskopie gemacht?

17.40 Was wird bei einer Bronchographie gemacht?

17.41 Was bedeuten die folgenden Begriffe?

Pharynx
Larynx
Rhinitis
Sinusitis
Laryngitis
Pharyngitis
Bronchitis

17.42 Darf ein Heilpraktiker eine Rhinitis behandeln?

17.43 Zählen Sie Ursachen für Rhinitis auf!

17.44 Ein Patient mit einer schweren, akuten, eitrigen Sinusitis kommt zu Ihnen in die Praxis. Wie therapieren Sie?

17.45 Wie kann eine chronische Sinusitis naturheilkundlich therapiert werden?

17.46 Ein Patient berichtet Ihnen, daß er seit ungefähr drei Wochen heiser ist. Welche Erkrankung liegt vermutlich zugrunde?

17.47 Erklären Sie die Begriffe echter Krupp und Pseudokrupp!

17.48 Geben Sie Ursachen für Laryngitis an!

17.49 Wird eine akute Bronchitis häufiger durch Viren oder durch Bakterien ausgelöst?

17.50 Wieso verordnet der Arzt bei akuter Bronchitis oft Antibiotika, wenn doch meist Viren die auslösende Ursache sind?

17.51 Wann spricht man von chronischer Bronchitis?

17.52 Welche zwei Krankheitsstadien unterscheidet man bei der chronischen Bronchitis?

17.53 Was versteht man unter einer Obstruktion der Atemwege?

17.54 Zählen Sie typische naturheilkundliche Therapien der chronischen Bronchitis auf!

17.55 Ein Patient mit chronischer Bronchitis raucht uneinsichtig weiter. Mit welchen Folgen ist hier zu rechnen?

17.56 Worum handelt es sich bei Asthma bronchiale?

17.57 Was meint man mit Intrinsic-Asthma?

17.58 Was bezeichnet man bei einem Asthmaanfall als „silent-lung"?

17.59 Wie würden Sie einen Status asthmaticus behandeln?

17.60 Ordnen Sie die folgenden Begriffe zu!

1 Pneumonie	1__________
2 Bronchiektasen	2__________
3 Lungenemphysem	3__________
4 Lungenfibrosen	4__________
5 Sarkoidose	5__________
6 Pleuritis	6__________

A M. Boeck
B Lungenentzündung
C Nicht mehr rückbildungsfähige Erweiterung der Bronchien
D Lungenblähung
E Brustfellentzündung
F Verstärkung des Lungengerüstes durch neugebildetes Bindegewebe

17.61 Bei einem Patienten stellen Sie einen faßförmigen Thorax fest. Welche Erkrankung liegt dem vermutlich zugrunde?

17.62 Bei einem Kleinkind stellen Sie fest, daß der Brustkorb faßförmige Gestalt hat. Welche Erkrankung liegt dem vermutlich zugrunde?

17.63 Welche zwei Typen kann man bei den Emphysematikern aufgrund ihrer Konstitution, der vorliegenden Beschwerden und der Schwere des Krankheitsbildes unterscheiden?

17.64 Wie therapieren Sie beim Lungenemphysem?

17.65 Ein Patient klagt darüber, daß er vor allem morgens nach dem Aufstehen große Mengen eines eitrigen Sputums aushusten muß. Danach fühlt er sich besser. Welche Erkrankung liegt vermutlich vor?

17.66 Wie therapieren Sie bei Bronchiektasen?

17.67 Lungenentzündungen können nach verschiedenen Gesichtspunkten eingeteilt werden. Geben Sie für die folgenden Gesichtspunkte die Unterteilung an!

- Einteilung nach der Vorerkrankung
- Einteilung nach dem Verlauf
- Einteilung nach der Entstehung
- Einteilung nach den Erregern
- Einteilung nach der Lokalisation
- Einteilung nach der Ausdehnung

17.68 Kommt es häufiger zur bakteriellen oder zu atypischen Pneumonie?

17.69 Geben Sie die Leitsymptome der bakteriellen Pneumonie an!

17.70 Bei einem bettlägerigen Patienten haben Sie Verdacht auf Bronchopneumonie. Welche einfachen Untersuchungsmöglichkeiten können Sie anschließen, um Ihren Verdacht zu erhärten?

17.71 Bei einem bettlägerigen Patienten stellen Sie eine Bronchopneumonie fest, die allerdings nur geringfügige Beschwerden verursacht: geringe Temperaturerhöhung auf 37,7 °C Husten mit schleimig-eitrigem Auswurf. Die Perkussion ergibt eine Dämpfung! Wie behandeln Sie?

17.72 Ein Patient leidet an einer sehr heftigen Pneumonie, die vom Arzt mittels Antibiotika behandelt wird. Der Patient möchte nun von Ihnen unterstützend behandelt werden. Ihnen erscheint im vorliegenden Fall eine Behandlung mittels Bach-Blüten angezeigt. Dürfen Sie diese einsetzen?

17.73 Welcher Krankheit ähnelt von den Beschwerden her dem Lungenabzeß?

17.74 Was ist die Silikose?

17.75 Wer ist gefährdet, an einer Silikose zu erkranken?

17.76 Wodurch kann es zur Asbestose kommen?

17.77 Zwei Arbeitskollegen sitzen im gleichen Raum und atmen Asbestfasern ein. Der eine ist Raucher, der andere nicht. Wie sieht es mit dem Krebsrisiko des Rauchers gegenüber dem des Nichtrauchers aus?

17.78 Mit welcher anderen Erkrankung weist die Sarkoidose von Beschwerdebild und Ablauf her große Ähnlichkeit auf?

17.79 An welchem Organ spielt sich die Sarkoidose in erster Linie ab, und welche Veränderungen ruft sie hier hervor?

17.80 Welche Hautveränderungen ruft eine Hautsarkoidose typischerweise hervor?

17.81 Geben Sie Symptome eines interstitiellen Lungenödems an!

17.82 Welchen Befund erheben Sie bei der Auskultation eines interstitiellen Lungenödems?

17.83 Wie lagern Sie einen Patienten mit Lungenödem?

17.84 Geben Sie jeweils ein Beispiel für den kleinst- und den größtmöglichen Ausprägungsgrad einer Lungenembolie!

17.85 Was sind rezidivierende Lungenembolien?

17.86 Wie können Sie von der Vorgeschichte des Patienten her oft einen Hinweis erhalten, ob es sich um eine Lungenembolie oder um einen Herzinfarkt handelt?

17.87 Bei einem Kind ist es durch einen zähen Schleimpfropf, der nicht abgehustet werden konnte, zu einem völligen Verschluß eines Bronchus gekommen. Mit welcher Lungenveränderung muß nun gerechnet werden?

17.88 Welche Symptome können bei Atelektasen auftreten?

17.89 Eine Mutter stellt Ihnen ihr Kind mit einem keuchhustenähnlichen Reizhusten vor. Im Zuge der Untersuchung haben Sie den Verdacht, daß es sich um Mukoviszidose handeln könnte. Welche Fragen stellen Sie nun der Mutter?

17.90 Warum kommt es bei mukoviszidosekranken Kindern immer wieder zu Pneumonien?

17.91 Dürfen Sie Mukoviszidose behandeln?

17.92 Ein Patient sucht wegen eines länger bestehenden Hustens Ihre Praxis auf. Er teilt Ihnen mit, daß er „schon alles versucht“ habe, den Husten loszuwerden, aber nichts habe geholfen. Was würden Sie nun in diesem Fall machen, um dem Patienten zu helfen?

17.93 Bei einem Patienten haben Sie eine Sputumuntersuchung zum Nachweis von Tumorzellen vornehmen lassen, mit dem Ergebnis „o.B.“. Kann eine Krebserkrankung nun mit Sicherheit ausgeschlossen werden?

17.94 Ein Patient kommt zu Ihnen und teilt Ihnen mit, daß wegen seines chronischen Hustens vor einigen Monaten eine Bronchoskopie durchgeführt wurde, die einen negativen Befund ergeben habe. Können Sie nun sicher sein, daß in diesem Falle keine Krebserkrankung vorliegt?

17.95 Wodurch kann ein nephrotisches Syndrom zu einem Pleuraerguß führen?

17.96 Wodurch kann es bei einer Brustfellentzündung zu einem Pleuraerguß kommen?

17.97 Ein Patient leidet an einem Pleuraerguß mit nur geringer Ergußflüssigkeit (weniger als 200 ml). Mit welchen Beschwerden ist hier zu rechnen?

17.98 Was ist eine Pleuraschwarte?

17.99 Geben Sie die deutschen Bezeichnungen für Pleuritis sicca und Pleuritis exsudativa an!

17.100 Bei welcher Form der Brustfellentzündung kommt es zum Pleurareiben?

17.101 Geben Sie mögliche Komplikationen der Pleuritis an!

17.102 Können Sie sich vorstellen, daß ein Heilpraktiker durch einen Behandlungsfehler einen Pneumothorax verursachen könnte? Falls ja, wie?

17.103 Bei einem Patienten ist es zur Ruptur einer Emphysemblase gekommen. Welches Krankheitsbild kann sich nun entwickeln?

17.104 Wieso bilden sich bei Tuberkulose Tuberkel?

17.105 Geben Sie die Inkubationszeit der Lungentuberkulose an!

17.106 Jemand hat sich mit dem Tuberkulose-Erreger infiziert. Wovon hängt es nun ab, ob die Erkrankung zum Ausbruch kommt?

Multiple-choice-Fragen

17.107 Kreuzen Sie an, was für die Nase zutrifft!

1 Man unterscheidet einen inneren und einen äußeren Anteil der Nase.
2 Die Nasenscheidewand teilt die Nase in einen rechten und linken Anteil.
3 Jede Nasenhöhle wird durch zwei Nasenmuscheln (Conchae) in einen oberen und einen unteren Gang unterteilt.
4 Die Nasenhöhle steht mit **allen** Nasennebenhöhlen in Verbindung.
5 Die Nasenhöhle schließt sich direkt an den Hypopharynx an.
6 Die Nasenhöhlen stehen über die Eustachi-Röhre direkt mit dem Innenohr in Verbindung.

17.108 Kreuzen Sie an, welche Aufgaben die Nasennebenhöhlen haben, bzw. was für ihren Aufbau stimmt!

1 Verminderung des Schädelgewichts
2 Prüfung der Atemluft, da sich hier die Riechregion befindet
3 Sie sind mit Schleimhaut ausgekleidet.
4 Bilden von Tränenflüssigkeit
5 Anwärmen der Atemluft
6 Bildung eines Teils des Verdauungsweges
7 Anfeuchten der Atemluft

17.109 Kreuzen Sie an, wenn es sich um Anteile des Rachens handelt!

1 Mesopharynx
2 Pars laryngea
3 Hypolarynx
4 Nasen-Rachen-Raum
5 Pars pharyngea
6 Pars trachealis
7 Kehlkopf-Rachen-Raum
8 Pars spongiosa

17.110 Kreuzen Sie an, was für den Rachen stimmt!

1 Gehört ausschließlich zum Atmungstrakt
2 Gehört ausschließlich zum Verdauungstrakt
3 Gehört sowohl zum Atmungs- als auch zum Verdauungstrakt
4 Gehört weder zum Atmungs- noch zum Verdauungstrakt

17.111 Kreuzen Sie an, was zum Kehlkopf gehört!

1 Pharynx
2 Ringknorpel
3 Epiglottis
4 Adamsapfel
5 Siebbeinzellen
6 Aryknorpel
7 Pflugscharbein
8 Stimmbänder
9 Zungenbein

17.112 Kreuzen Sie an, was zum Aufbau der Luftröhre gehört!

1 Knorpelringe
2 Knorpelspangen
3 Knochenspangen
4 Flimmerepithel
5 Lieberkühn-Drüsen
6 Brunner-Drüsen
7 Belegzellen
8 Becherzellen
9 Nebenzellen

17.113 Kreuzen Sie an, welche Aussagen über den Aufbau der Bronchien stimmen!

1 Die Wand der Stammbronchien weist eine Verstärkung aus Knorpel auf.
2 Die Wand der Bronchien weist eine Verstärkung aus Knorpel auf.
3 Die Wand der Bronchiolen weist eine Verstärkung aus Knorpel auf.
4 Bronchien bestehen ausschließlich aus quergestreifter Muskulatur.
5 Bronchiolen bestehen ausschließlich aus quergestreifter Muskulatur.
6 Bronchien sind innen mit Flimmerepithel ausgekleidet.

17.114 Kreuzen Sie an, aus wievielen Lappen die rechte und linke Lunge bestehen!

1 An den Lungen unterscheidet man überhaupt keine Lappen, sondern nur Segmente.
2 Rechte Lunge aus drei Lappen
3 Rechte Lunge aus zwei Lappen
4 Linke Lunge aus drei Lappen
5 Linke Lunge aus zwei Lappen

17.115 Kreuzen Sie an, was durch den Lungenhilum (Lungenhilus) tritt!

1 Harnleiter
2 Pfortader
3 A. lienalis
4 Lungenarterien
5 Lymphgefäße
6 Lungenvenen
7 Bronchiolen
8 Stammbronchien
9 Alveolen

17.116 Kreuzen Sie an, welche Anteile man am Brustfell unterscheidet!

1 Pleura pulmonalis
2 Pleura visceralis
3 Rippenfell
4 Lungenfell
5 Omentum majus
6 Peritoneum
7 Perikard
8 Pleura parietalis
9 Mesenterium

17.117 Kreuzen Sie an, wo der eigentliche Gasaustausch stattfindet!

1 Bronchien
2 Bronchiolen
3 Alveolen
4 Pleura
5 Lungenbläschen
6 Stammbronchien

17.118 Kreuzen Sie an, wie der in den Lungen aufgenommene Sauerstoff zu seinem Bestimmungsort transportiert wird!

1 Gebunden an das Hämoglobin der Leukozyten.
2 Gebunden an das Hämoglobin der Thrombozyten.
3 Gebunden an das Hämoglobin der Erythrozyten.
4 Er wird vor allem als H_2CO_3 im Blutplasma transportiert.
5 Er wird ausschließlich als O_2 im Blutplasma transportiert.

17.119 Kreuzen Sie nur den Punkt an, der am genauesten für die Steuerung der Atembewegung zutrifft!

1 Die Atembewegung wird ausschließlich von der Großhirnrinde aus gesteuert.
2 Die Atembewegung kann ausschließlich vom verlängerten Mark aus gesteuert werden.
3 Die Atembewegung kann sowohl von der Großhirnrinde als auch vom verlängerten Mark aus gesteuert werden.

17.120 Kreuzen Sie die zutreffende Aussage an!

1 Unter Vitalkapazität versteht man das Volumen an Luft, das man nach einer tiefsten Einatmung vollständig ausatmen kann, zuzüglich der Luft, die noch in den Lungen und den Atemwegen zurückbleibt.
2 Das inspiratorische Reservevolumen ist die Luftmenge, die man nach einer normalen Ausatmung noch maximal ausatmen kann.

3 Das Atemminutenvolumen berechnet man aus dem Volumen des normalen Atemzugs, multipliziert mit der Anzahl der Atemzüge pro Minute.

17.121 Kreuzen Sie an, welche Aussage über die folgenden Atemtypen zutrifft!

1 Die Cheyne-Stokes-Atmung kommt sowohl bei Gesunden als auch Kranken vor.
2 Die Cheyne-Stokes-Atmung ist gekennzeichnet durch regelmäßige, vertiefte Atemzüge ohne Atempausen.
3 Die Cheyne-Stokes-Atmung tritt typischerweise im Coma diabeticum auf.
4 Die Biot-Atmung ist durch kräftige, gleichmäßige Atemzüge gekennzeichnet, die von Atempausen unterbrochen werden.

17.122 Kreuzen Sie die Aussagen über Untersuchungsmethoden des Atmungstraktes an, die richtig sind!

1 Bei der Auskultation achtet man auf Bläschen- und auf Röhrenatmen.
2 Bei der Perkussion hört man über der gesunden Lunge einen tympanitischen Klopfschall.
3 Pleurareiben hört man typischerweise bei der trockenen Brustfellentzündung.

17.123 Kreuzen Sie an, welche Aussage über den Schnupfen richtig ist!

1 Die Fachbezeichnung lautet Pharyngitis.
2 Schnupfen wird fast immer durch Bakterien verursacht.
3 Die Ansteckung erfolgt durch Tröpfchen- und Kontaktinfektion.
4 Typische Beschwerden sind Fieber, Niesen und vermehrtes Nasensekret.

17.124 Kreuzen Sie an, welche Aussagen zur Therapie des Schnupfens richtig sind!

1 Der Heilpraktiker darf einen Schnupfen grundsätzlich nicht behandeln, da es sich hierbei um das katarrhalische Vorstadium einer Infektionskrankheit mit Behandlungsverbot für den Heilpraktiker handeln könnte.
2 Der Heilpraktiker darf eine Kneipp-Heilanwendung verordnen.
3 Der Heilpraktiker darf zur Behandlung des Schnupfens keine Eigenblutbehandlung vornehmen, da er nicht intramuskulär spritzen darf.
4 Der Heilpraktiker darf ein pflanzliches Mittel zur Abwehrsteigerung verordnen.

17.125 Kreuzen Sie die Beschwerden an, die aufgrund einer Kehlkopfentzündung auftreten können!

1 Schnupfen
2 Husten
3 Heiserkeit
4 Atemnot
5 Schmerzen hinter dem Brustbein
6 Häufiges Niesen

17.126 Kreuzen Sie die Beschwerden an, die bei akuter oder chronischer Bronchitis auftreten können!

1 Schnupfen
2 Husten
3 Heiserkeit
4 Atemnot
5 Schmerzen hinter dem Brustbein
6 Häufiges Niesen

17.127 Kreuzen Sie typische Ursachen für chronische Bronchitis an!

1 Rauchen
2 Häufiger Kaffeegenuß
3 Staubinhalation
4 Schilddrüsenüberfunktion
5 Vieles Sprechen und Singen bei Rednern und Sängern

17.128 Kreuzen Sie an, welche Asthma-bronchiale-Formen es gibt!

1 Chronisch-nichtobstruktives Asthma
2 Extrinsic-Asthma
3 Intrinsic-Faktor-Asthma
4 Extrinsic-intrinsic-mixed-Asthma
5 Psychogenes Asthma
6 Entspannungsasthma

17.129 Kreuzen Sie die Symptome an, die typischerweise während eines Asthmaanfalls auftreten!

1 Unstillbarer Harndrang
2 Einatmung deutlich erschwert
3 Atemnot
4 Zuhilfenahme der Atemhilfsmuskulatur
5 Heftige Hustenanfälle
6 Ständig „maulvolle Expektoration"
7 Bradykardie

17.130 Kreuzen Sie an, worum es sich bei einem Lungenemphysem handelt!

1 Nicht mehr rückbildungsfähige Erweiterung von Bronchien.
2 Dauernde Erweiterung und Verschmelzung von Alveolarräumen.
3 Entzündung von Bereichen in der Lunge.
4 Eiterbildung in der Lunge.
5 Neubildung von Bindegewebe, das zu einer restriktiven Ventilationsstörung führt.
6 Die Erkrankung spielt sich in den Lungenlymphknoten ab.
7 Die Erkrankung spielt sich in den Lungenarterien ab, wo es zu einer Verlegung des Lumens kommt.

17.131 Kreuzen Sie mögliche Ursachen für ein Lungenemphysem an!

1 Cor pulmonale
2 Rechtsherzinsuffizienz
3 Pfortaderstauung
4 Asthma bronchiale
5 Chronische Bronchitis
6 Morbus Osler

17.132 Kreuzen Sie an, welche Therapien Sie bei Bronchiektasen durchführen dürfen!

1 Überhaupt keine, da Behandlungsverbot für den Heilpraktiker besteht.
2 Den Patienten zum morgendlichen Abhusten anregen.
3 Atemübungen
4 Verordnen eines pflanzliches Tees zur Behandlung des Hustenreizes.
5 Akupunktur ist in diesem Fall verboten, da es sich um eine organische Veränderung handelt und daher Akupunktur keinen Erfolg haben kann.

17.133 Kreuzen Sie an, welche Einteilungen man bei Pneumonie typischerweise vornimmt!

1 Primär – sekundär
2 Superior – inferior
3 Akut – chronisch
4 Bakteriell – atypisch
5 Reifzellig – unreifzellig
6 Lobär- und Bronchopneumonie
7 Karzinogen – non-karzinogen
8 Myeloische – lymphatische
9 Chronisch persistierend – chronisch progredient

17.134 Kreuzen Sie an, was für die Therapie bei Pneumonie zutrifft!

1 Es besteht wegen der Gefährlichkeit der Erkrankung absolutes Behandlungsverbot für den Heilpraktiker.
2 Der Heilpraktiker darf begleitend zum Arzt behandeln.
3 Wenn es sich der Heilpraktiker zutraut, darf er auch ohne Arzt behandeln. Geht bei der Behandlung etwas schief, kann der Heilpraktiker, wegen Fehlen eines ausgesprochenen Behandlungsverbotes, nicht belangt werden.

17.135 Kreuzen Sie an, was für die Lobärpneumonie zutrifft!

1 Die Krankheit greift typischerweise von den Bronchiolen auf die Alveolen über.
2 Ohne Antibiotikagabe kommt es meist nach zwei bis drei Tagen zum kritischen Fieberabfall mit drohendem Kreislaufschock.
3 Typisch sind die heftigen Hustenanfälle mit sehr viel Schleim und erschwerter Ausatmung.
4 Typisch ist das Nachschleppen der erkrankten Lungenseite bei der Atmung.

5 Von der akuten Lobärpneumonie, mit hohem Fieber, sind in erster Linie Bettlägerige und alte Menschen betroffen.

17.136 Kreuzen Sie an, was für die Bronchopneumonie zutrifft!

1 Kann sich aufgrund einer chronischen Bronchitis entwickeln.
2 Kann sich bei Bettlägerigen entwickeln.
3 Der Krankheitsbeginn ist typischerweise heftig, mit hohem Fieber.
4 Abhusten eines eitrigen, gelben Sputums.
5 BSG ist typischerweise beschleunigt, und im Blut kommt es zur Leukozytose.
6 Ein letaler Ausgang der Erkrankung ist nicht möglich, da es sich um keine schwere Erkrankung handelt.

17.137 Kreuzen Sie an, was für den Lungenabszeß stimmt!

1 Subfebrile Temperatur
2 Hohes Fieber
3 Blutig-schaumiger Auswurf
4 Eitriger Auswurf
5 Gefahr der Sepsis
6 Entwickelt sich typischerweise aufgrund eines Extrinsic-Asthmas

17.138 Kreuzen Sie an, was bei einer Lungenfibrose für Veränderungen vor sich gegangen sind!

1 Neubildung von Alveolen
2 Neubildung von lymphatischem Gewebe
3 Neubildung von Bindegewebe
4 Neubildung von Bronchien

17.139 Kreuzen Sie typische Ursachen für Lungenfibrosen an!

1 Komplikation einer akuten Lobärpneumonie
2 Anhaltende Staubinhalation
3 Chronische Entzündungsprozesse im Bronchial- und Lungensystem
4 Röntgenbestrahlung

17.140 Was stimmt für die Silikose?

1 Andere Krankheitsbezeichnung lautet Morbus Boeck.
2 Es handelt sich um eine Allgemeinerkrankung, bei der, neben anderen Organen, auch die Lungen befallen werden können.
3 Sie wird typischerweise durch langjähriges Einatmen von quarzhaltigem Staub hervorgerufen.
4 Wird kein quarzhaltiger Staub mehr eingeatmet, so kommt die Krankheit sogleich zum Stillstand.

17.141 Kreuzen Sie typische Symptome und Komplikationen von Silikose an!

1 Linksherzbelastung
2 Lungenfibrose
3 Husten
4 Cor pulmonale
5 Tuberkulose
6 Elephantiasis der Beine

17.142 Kreuzen Sie von den folgenden Punkten nur den an, der die häufigste und zutreffendste Ursache des Lungenödems darstellt!

1 Lobärpneumonie
2 Bronchopneumonie
3 Rechtsherzversagen
4 Linksherzversagen
5 Cor pulmonale

17.143 Kreuzen Sie die zutreffenden Aussagen über Lungenembolie an!

1 Verläuft immer tödlich.
2 Der Thrombus stammt meist aus dem linken Herzen.
3 Es kann zu Husten, auch zu Bluthusten kommen.
4 Es kommt zu atemabhängigen Schmerzen.
5 Es kommt zu Schüttelfrost und hohem Fieber.

17.144 Kreuzen Sie *Erst*symptome des Bronchialkarzinoms an!

1 Auskultatorisch hört man feuchte Rasselgeräusche.

2 Trockener Reizhusten
3 Es wird massenhaft eitriges Sputum entleert.
4 Schmerzen hinter dem Brustbein oder im Rücken

17.145 Kreuzen Sie *Spät*symptome von Bronchialkarzinom an!

1 Beschleunigte BSG
2 Hohes Fieber
3 Auskultatorisch hört man feuchte Rasselgeräusche.
4 Gewichtsverlust
5 Lymphknotenschwellungen
6 Eisenmangelanämie
7 Kachexie
8 Heiserkeit
9 Knochenschmerzen

17.146 Kreuzen Sie Ursachen für Pleuritis an!

1 Tumorkrankheit bei älteren Menschen
2 Hypothyreose
3 Pneumonie
4 Virushepatitis A
5 LE

17.147 Kreuzen Sie an, welche Formen von Pleuritis man unterscheidet!

1 Akute und chronische Pleuritis
2 Pleuritis interior und Pleuritis exterior
3 Pleuritis sicca und Pleuritis transsudativa
4 Pleuritis sicca und Pleuritis exsudativa
5 Feuchte und trockene Brustfellentzündung

17.148 Kreuzen Sie mögliche Ursachen eines Pneumothorax an!

1 Rippenbrüche
2 Unsachgemäße Neuraltherapie
3 Unsachgemäße Homöopathie
4 Unsachgemäße Akupunktur
5 Geplatzte Emphysemblase
6 Laryngitis
7 Sinusitis

17.149 Kreuzen Sie den Erreger von Tuberkulose an!

1 Chlamydien
2 Virus tuberculosis
3 Bakterium
4 Protozoen
5 Wird überhaupt nicht durch Mikroorganismen hervorgerufen, sondern durch Inhalation von quarzhaltigem Staub.

17.150 Kreuzen Sie mögliche Übertragungswege von Tuberkulose an!

1 Einatmen von erregerhaltigem Staub
2 Verseuchte Kuhmilch
3 Stich der Anophelesmücke
4 Anhusten, Anniesen, Ansprechen
5 Biß von Läusen, Zecken oder Milben
6 Der Übertragungsweg ist noch nicht bekannt

17.151 Kreuzen Sie typische Symptome der chronischen Lungentuberkulose im Anfangsstadium an!

1 Beginnt heftig mit schwerer Atemnot
2 Viel Auswurf mit hellroter Blutbeimengung
3 Kontinua-Fieber
4 Nachtschweiß
5 Husten mit spärlichem Auswurf
6 Leukozytose
7 Erniedrigte BSG
8 Hämaturie
9 Bauchtenesmen

18 Nervensystem

Bildfragen

18.1 Medianschnitt durch das Gehirn

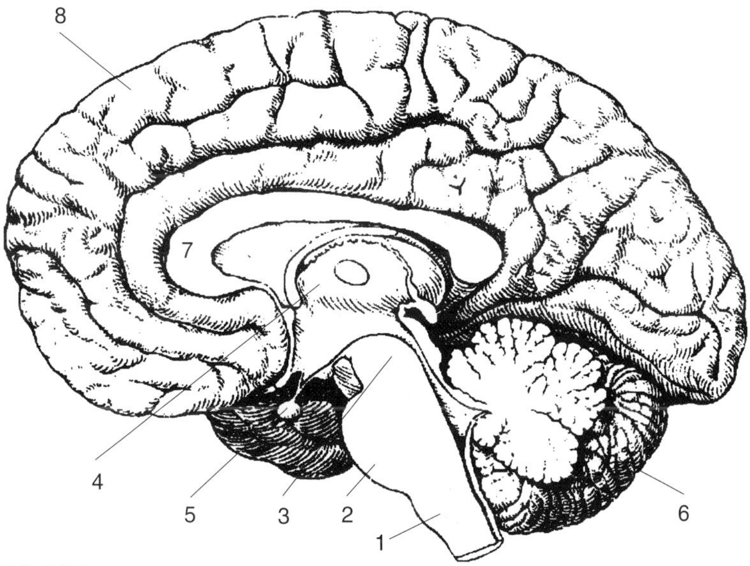

Abb. 18.1

Bezeichnen Sie!

1 ______________________ 5 ______________________

2 ______________________ 6 ______________________

3 ______________________ 7 ______________________

4 ______________________ 8 ______________________

18.2 Seitenansicht des Großhirns

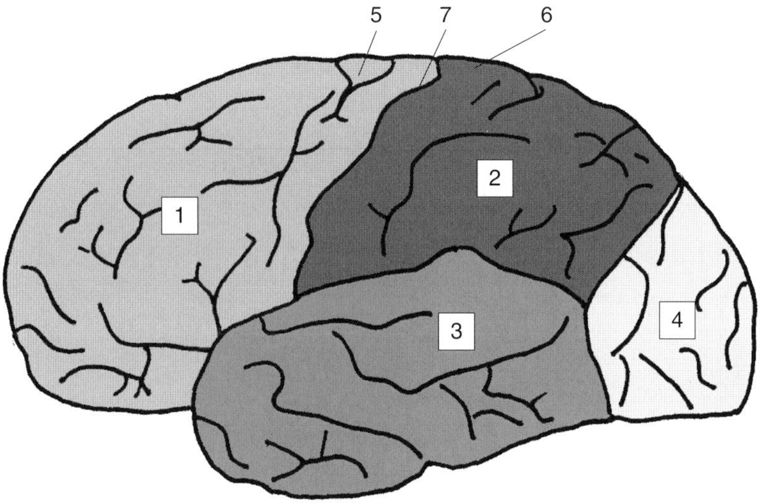

Abb. 18.2

Bezeichnen Sie die anatomischen Strukturen und geben Sie für die Hirnlappen 1 bis 4 jeweils mindestens eine wichtige Funktion an, die in diesem Lappen lokalisiert ist!

1 ____________________

2 ____________________

3 ____________________

4 ____________________

5 ____________________

6 ____________________

7 ____________________

18.3 Hirnhäute

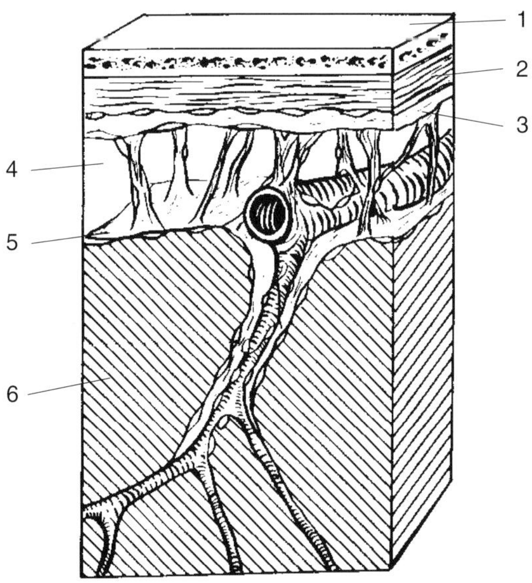

Abb. 18.3

Bezeichnen Sie!

1 ____________________

2 ____________________

3 ____________________

4 ____________________

5 ____________________

6 ____________________

18.4 Querschnitt durch das Rückenmark

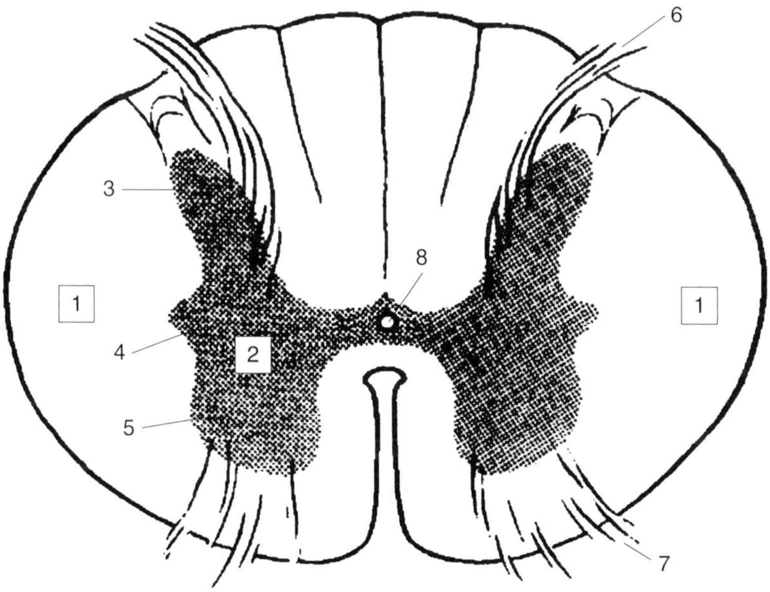

Abb. 18.4

Bezeichnen Sie!

1 ______________________ 5 ______________________

2 ______________________ 6 ______________________

3 ______________________ 7 ______________________

4 ______________________ 8 ______________________

Fragen ohne Antwortauswahl

18.5 In welche beiden Hauptanteile wird das Nervensystem im Hinblick auf seine anatomische Lage unterteilt?

18.6 Welche beiden Anteile kann man am Nervensystem in funktioneller Hinsicht unterscheiden?

18.7 Wo liegt das verlängerte Mark (Medulla oblongata)?

18.8 Woraus besteht die graue Substanz?

18.9 Woraus besteht die weiße Substanz?

18.10 Geben Sie die Hauptaufgaben des verlängerten Marks an!

18.11 Was ist die Formatio reticularis?

18.12 Geben Sie die Lage der Brücke (Pons) an!

18.13 Geben Sie die wichtigsten Aufgaben des Mittelhirns an!

18.14 Was ist der „Aquädukt“ des Mittelhirns?

18.15 Aus welchen Hirnteilen setzt sich der Hirnstamm zusammen?

18.16 In welchem Hirnteil liegt ein wichtiges Kontrollzentrum, wo der Ablauf von Bewegungen koordiniert wird und wo außerdem der Muskeltonus eingestellt wird? Des weiteren wird hier die Körperhaltung kontrolliert.

18.17 Was hat eine Verletzung größerer Teile des Kleinhirns zur Folge?

18.18 In welchem Hirnteil liegen Thalamus und Hypothalamus?

18.19 Geben Sie die deutsche Bezeichnung für Thalamus an!

18.20 Was meint man damit, daß der Thalamus das „Tor zum Bewußtsein" ist?

18.21 Geben Sie an, welche vegetativen Funktionen der Hypothalamus koordiniert!

18.22 Welche Hormone produziert der Hypothalamus?

18.23 Wohin gibt der Hypothalamus seine Hormone ab, und wo wirken diese Hormone jeweils?

18.24 Was ist das Corpus callosum, und welche Aufgaben hat es?

18.25 Wie heißt die Längsspalte, die das Großhirn in eine rechte und eine linke Hälfte teilt?

18.26 Was ist ein Gyrus, was ein Sulcus?

18.27 Geben Sie für die folgenden Hirnlappen jeweils eine wichtige Aufgabe an!

Stirnlappen
Scheitellappen
Hinterhauptslappen
Schläfenlappen

18.28 Geben Sie für Liquor die deutsche Bezeichnung an!

18.29 Wo befindet sich Liquor?

18.30 Was hat der Liquor für eine Aufgabe?

18.31 Wo wird der Liquor gebildet, und wo wird er wieder resorbiert?

18.32 Wieviele große Hirnkammern, in denen Liquor zirkuliert, gibt es?

18.33 Wodurch kann es zur Ausbildung eines „Wasserkopfes" (Hydrozephalus) kommen?

18.34 Was hat ein „Wasserkopf" für Auswirkungen auf die Intelligenz und warum ist das so?

18.35 Was ist die Dura mater?

18.36 Was ist die Pia mater?

18.37 Was ist die Arachnoidea?

18.38 Von wo bis wo erstreckt sich das Rückenmark?

18.39 Was ist der Pferdeschweif (Cauda equina)?

18.40 Beschreiben Sie das Rückenmark bei einer Betrachtung seines Querschnitts!

18.41 Geben Sie zu den folgenden Anteilen des grauen Rückenmarks jeweils an, welche Aufgaben die hier liegenden Nervenzellen haben!

Vorderhorn
Hinterhorn
Seitenhorn

18.42 Geben Sie die Aufgaben des Rückenmarks an!

18.43 Wonach werden die Spinalnerven bezeichnet?

18.44 Was wissen Sie über den Unterschied zwischen Ursprung und Austrittsstelle der Spinalnerven?

18.45 Welche Nervenfasern (afferent oder efferent) treten über die Hinterwurzel ins Rückenmark ein?

18.46 Woraus besteht das Spinalganglion (Ganglion spinale), und wo liegt es?

18.47 Sind Spinalganglien und Grenzstrang das gleiche? Falls nein, wie unterscheiden sie sich von ihrer Lage und von ihrer Aufgabe her?

18.48 Was meint man mit Hautsegmenten (Dermatomen)?

18.49 Ordnen Sie zu!

1 Steißbeinnerven 1 = ___ = ___
2 Lendennerven 2 = ___ = ___
3 Halsnerven 3 = ___ = ___
4 Kreuzbeinnerven 4 = ___ = ___
5 Brustnerven 5 = ___ = ___

A Lumbalnerven
B Sakralnerven
C Coccygealnerven
D Zervikalnerven
E Thorakalnerven

V Th_1–Th_{12}
W Co_1
X C_1–C_8
Y L_1–L_5
Z S_1–S_5

18.50 Geben Sie zu den folgenden Hirnnerven die wichtigsten Aufgaben an!

N. olfactorius
N. opticus
N. trigeminus
N. facialis
N. vestibulocochlearis

18.51 Was ist der Nervus vagus, und welche Aufgaben hat er?

18.52 Wo entspringt der Sympathikus?

18.53 Nennen Sie die verschiedenen Anteile, aus denen sich der Sympathikus zusammensetzt!

18.54 Geben Sie für die folgenden Vorgänge jeweils an, ob diese im wesentlichen vom Sympathikus oder vom Parasympathikus gesteuert werden!

Anregung der Drüsentätigkeit
Miosis
Erweiterung der Herzkranzgefäße
Blutdruckanstieg
Bradykardie
Blasen- und Darmentleerung

18.55 Ordnen Sie die folgenden Begriffe zu!

1 Parasympathikus 1 = _____
2 Sympathikus 2 = _____

A Kraniosakrales System
B Thorakolumbales System

18.56 Wie nennt man die Nervengeflechte, die in der Wand der Hohlorgane liegen?

18.57 Warum spricht man von einem Reflex„bogen“?

18.58 Wodurch unterscheiden sich Eigen- und Fremdreflexe?

18.59 Zählen Sie wichtige Eigenreflexe auf!

18.60 Zählen Sie wichtige Fremdreflexe auf!

18.61 Was haben die Muskeleigenreflexe für eine Aufgabe?

18.62 Bei einer Patientin stellen Sie fehlende Bauchdeckenreflexe fest. Was kann die Ursache sein?

18.63 Was wird bei der Konvergenzreaktion geprüft?

18.64 Wodurch unterscheiden sich reflektorische und absolute Pupillenstarre?

18.65 Wie prüfen Sie den Bizepsreflex?

18.66 Wie prüfen Sie den Bauchdeckenreflex?

18.67 Wie prüfen Sie den epigastrischen Reflex?

18.68 Wie erfolgt die Prüfung des Quadrizepsreflexes am sitzenden Patienten?

18.69 Wie prüfen Sie den Achillessehnenreflex?

18.70 Beschreiben Sie, wie ein positives Babinski-Zeichen aussieht!

18.71 Worauf weist ein positives Babinski-Zeichen hin?

18.72 Was wird bei der Elektroneurographie (ENG) geprüft?

18.73 Was ist ein EEG? Was registriert es?

18.74 Worin liegt die Ursache eines Horner-Symptomenkomplexes?

18.75 Ein Patient klagt Ihnen Schmerzen, die vom Gesäß in den dorsalen Teil des Beines ausstrahlen. Worum handelt es sich vermutlich?

18.76 Was sind die Valleix-Punkte, und welche Rolle spielen sie bei einer Reizung des N. ischiadicus?

18.77 Wie behandeln Sie beim Ischias-Syndrom?

18.78 Nennen Sie die Inkubationszeit von Poliomyelitis!

18.79 Jemand hat sich mit dem Polio-Virus infiziert. Kommt es in jedem Fall zu Krankheitserscheinungen?

18.80 Wenn jemand an Poliomyelitis verstirbt, was ist dann meist die eigentliche Todesursache?

18.81 In welchem Fall besteht bei Poliomyelitis Meldepflicht?

18.82 Eine 20jährige Patientin klagt über ein Schwächegefühl und über ein Gefühl wie „Ameisenlaufen" in den Beinen. Als Sie die Anamnese erheben, stellen Sie fest, daß sich die Gemütslage der Patientin verändert hat. Es wechseln sich Phasen von Depression mit Euphorie ab. Welchen Verdacht haben Sie, und wie können Sie die Verdachtsdiagnose weiter erhärten?

18.83 Was meint man mit Nystagmus?

18.84 Worauf kann Nystagmus hinweisen?

18.85 Wodurch unterscheiden sich Intentions- und Ruhetremor? Geben Sie wichtige Erkrankungen an, bei denen diese Tremorformen auftreten können!

18.86 Darf ein Heilpraktiker Multiple Sklerose behandeln? Begründen Sie Ihre Meinung!

18.87 Was liegen der multiplen Sklerose für organische Veränderungen im ZNS zugrunde?

18.88 Geben Sie die wichtigsten Beschwerden beim Parkinson-Syndrom an, und beschreiben Sie diese näher!

18.89 Was für eine organische Veränderung geht bei der Parkinson-Krankheit im Gehirn vor sich?

18.90 Wodurch kann ein sekundärer Parkinsonismus ausgelöst werden?

18.91 Darf der Heilpraktiker einen Patienten behandeln, der an Morbus Parkinson erkrankt ist?

18.92 Was ist eine Apoplexie?

18.93 Was ist die Ursache eines Gehirnschlages?

18.94 Was ist ein Hirninfarkt?

18.95 Welche Ausfallserscheinungen können sich nach einem Hirninfarkt einstellen?

18.96 Wie kann es zu Hirnblutungen kommen?

18.97 An welchen äußerlichen Kennzeichen können Sie eine Hirnblutung erkennen?

18.98 Wie verhalten Sie sich bei Verdacht auf Apoplexie?

18.99 Ein Patient sucht wegen Kopfschmerzen und epileptischen Anfällen, die sich in der letzten Zeit bei ihm eingestellt haben, Ihre Praxis auf. Worum handelt es sich vermutlich? Was machen Sie?

18.100 Was sind Stauungspapillen?

18.101 In welchem Lebensalter tritt typischerweise die Alzheimer-Krankheit auf? Mit welchen Gehirnveränderungen geht sie einher?

18.102 Was kann die Alzheimer-Krankheit für den Betroffenen für Folgen haben?

18.103 Bei der Untersuchung stellen Sie einen Ausfall des Achillessehnenreflexes fest. Was kann die Ursache sein?

18.104 Grenzen Sie die Begriffe Parese und Paralyse gegeneinander ab!

18.105 Unterscheiden Sie zwischen einer zentralen und einer peripheren Lähmung!

18.106 Wie verhält es sich mit den Muskeleigenreflexen und mit Muskelatrophie bei spastischen und schlaffen Lähmungen?

18.107 Geben Sie grundsätzlich mögliche Ursachen für schlaffe Lähmungen an!

18.108 Nennen Sie die wichtigste Infektionsquelle der primären Virus-Enzephalitis!

18.109 Zählen Sie typische Symptome der primären Virus-Enzephalitis auf!

18.110 Was ist ein Opisthotonus?

18.111 Bei welchen meldepflichtigen Krankheiten kann es zum Opisthotonus kommen?

18.112 Was ist ein Kahnbauch und bei welcher meldepflichtigen Infektionskrankheit kann er auftreten?

18.113 Darf ein Heilpraktiker Meningitis behandeln? Begründen Sie Ihre Meinung!

18.114 Was ist ein Status epilepticus?

18.115 Was ist die Ursache von Epilepsie?

18.116 Darf ein Heilpraktiker Epilepsie behandeln?

Multiple-choice-Fragen

18.117 Kreuzen Sie gebräuchliche Unterteilungen an, die am Nervensystem vorgenommen werden!

1 Oberes und unteres Nervensystem
2 Zentralnervensystem und peripheres Nervensystem
3 Sympathikus und Parasympathikus
4 Willkürliches und unwillkürliches Nervensystem

18.118 Kreuzen Sie an, was zum Gehirn gehört!

1 Pons
2 Kleinhirn
3 Hypothalamus
4 Rückenmark
5 Medulla spinalis
6 Medulla oblongata
7 Sympathikus

18.119 Kreuzen Sie an, was für die Medulla oblongata zutrifft!

1 Länge ungefähr 10 cm
2 Hier liegt die Pyramidenbahnkreuzung.
3 Sie besteht ausschließlich aus weißer Substanz.
4 Hier liegen lebenswichtige Zentren für Stoffwechsel, Atmung, Herzschlag, Blutgefäßweite und bestimmte Reflexe.

18.120 Kreuzen Sie an, was für die Brücke zutrifft!

1 Sie wird noch Pons bezeichnet.
2 Sie ist ein wichtiges Kontrollzentrum für Bewegung.
3 Sie besteht überwiegend aus grauer Substanz.
4 Sie besteht überwiegend aus weißer Substanz.
5 Sie besteht aus einer Durchflechtung von grauer und weißer Substanz.

18.121 Kreuzen Sie an, was für das Mittelhirn stimmt!

1 Am Mittelhirn unterscheidet man Thalamus und Hypothalamus.
2 Hier gibt es die schwarze Substanz und rote Kerne. Außerdem zieht die Wasserleitung durch das Mittelhirn.
3 Das Mittelhirn bildet zusammen mit der Brücke und dem verlängerten Mark den Hirnstamm.
4 Hier entspringen der III. und der IV. Hirnnerv.
5 Das Mittelhirn wird noch Formatio reticularis genannt.

18.122 Kreuzen Sie die zutreffenden Aussagen an!

1 Das Zwischenhirn bildet die wichtigste Schaltstelle zum Kleinhirn.
2 Der Hypothalamus heißt noch Sehhügel.
3 Der Thalamus ist gewissermaßen das „Tor zum Bewußtsein".
4 Der Thalamus ist ein Integrationszentrum für die Sensibilität, die Seh- und Riechfunktion.
5 Der Hypothalamus ist ein Koordinationszentrum für verschiedene vegetative Funktionen.
6 Der Thalamus wird sowohl zum Nervensystem als auch zum Hormonsystem gerechnet, weil er nicht nur Aufgaben des Nervensystems erfüllt, sondern auch Hormone produziert, und zwar Adiuretin und Oxytocin.

18.123 Kreuzen Sie an, was für das Großhirn zutrifft!

1 Das Großhirn besteht aus einer inneren grauen und einer äußeren weißen Substanz.
2 Das Großhirn heißt noch Enzephalon oder Cerebellum.
3 Das Großhirn wird durch eine tiefe Längsfurche in zwei Hälften geteilt.
4 Die beiden Hälften des Großhirns sind an ihrer Unterfläche durch ein blutgefülltes Ventrikelsystem verbunden.

18.124 Kreuzen Sie die zutreffende Aussage über die Hirnlappen an!

1 Der Hinterhauptlappen enthält das Hörzentrum.
2 Im Scheitellappen liegt die sensible Rinde.
3 Im Scheitellappen liegt die motorische Rinde.
4 Die sensible Rinde ist zuständig für die willkürliche Motorik.

18.125 Kreuzen Sie an, was für das Ventrikelsystem des Gehirns zutrifft!

1 Im Gehirn befinden sich die sechs Hirnkammern.
2 In den Hirnventrikeln zirkuliert sauerstoffreiches Blut zur Versorgung des Gehirns.
3 Der Liquor wird von Adergeflechten, die sich in den Hirnkammern befinden, gebildet.
4 Über Zotten (Granulationen) der Spinnwebenhaut wird der Liquor später wieder dem venösen Blutkreislauf zugeführt.

18.126 Kreuzen Sie die richtigen Aussagen an!

1 Die weiche Hirnhaut liegt dem Schädelknochen von innen her an und erfüllt daher die Aufgaben der Knochenhaut (Periost).
2 Die Spinnwebenhaut heißt noch Arachnoidea.
3 Im Hirnwasserraum (Subarachnoidalraum) zirkuliert die Hirn-Rückenmark-Flüssigkeit.

4 Alle Substanzen, die sich im Blut befinden, gelangen auch zu den einzelnen Nervenzellen.
5 Es gibt eine Blut-Hirn-Schranke, die bestimmte Substanzen, die sich im Blut befinden, nicht zu den Nervenzellen lassen.

18.127 Kreuzen Sie an, was für das Rückenmark zutrifft!

1 Das Rückenmark wird auch als Corpus callosum bezeichnet.
2 Ein Querschnitt durch das Rückenmark zeigt eine Schmetterlingsform, wobei außen die graue und innen die weiße Substanz liegt.
3 Das Rückenmark erstreckt sich von der Medulla oblongata bis hinunter zum Steißbein.
4 Das Vorderhorn der grauen Substanz des Rückenmarks enthält die sensiblen Nervenzellen.

18.128 Kreuzen Sie die richtigen Aussagen an!

1 In den Seitenhörnern des Rückenmarks liegen die Ursprungszentren des Sympathikus.
2 Das Rückenmark hat die Aufgabe eines Leitungsapparates.
3 Das Rückenmark dient dem Zustandekommen von Reflexen.
4 Im Rückenmark können sensible Reize aus der Peripherie bewußt werden.
5 Das Rückenmark ist eine wichtige Schaltstelle für verschiedene Reize.
6 Das Rückenmark ist, ebenso wie das Gehirn, von bindegewebigen Häuten umgeben, zwischen denen Liquor zirkuliert.

18.129 Kreuzen Sie an, was für die Spinalnerven zutrifft!

1 Es gibt zwölf Spinalnervenpaare.
2 Die Spinalnerven werden nach ihrem Austritt aus kleinen Öffnungen (Foramina) im Schädel bezeichnet.
3 Zu den Spinalnerven gehören insgesamt sieben Halsnervenpaare.
4 Zu den Spinalnerven gehören zwölf Brustnervenpaare.
5 Es gibt fünf Lendennervenpaare.
6 Es gibt ein Kreuzbeinnervenpaar.
7 Es gibt ein Steißbeinnervenpaar.
8 Die Spinalnerven sind mit dem Rückenmark über eine vordere und hintere Wurzel verbunden.

18.130 Kreuzen Sie an, was für die Hirnnerven zutrifft!

1 Der Nervus opticus steuert die Augenbewegung.
2 Der Drillingsnerv innerviert in erster Linie die Gesichtsmuskulatur.
3 Der Hör- und Gleichgewichtsnerv wird N. vestibulocochlearis (früher: N. statoacusticus) genannt.
4 Der X. Hirnnerv ist der N. vagus. Er hat ausschließlich parasympathische Aufgaben.
5 Der N. facialis besteht aus drei Hauptästen: Augenhöhlen-, Oberkiefer- und Unterkiefernerv.

18.131 Kreuzen Sie die zutreffende Aussage an!

1 Ein bewußter Impuls entspringt im Thalamus.
2 Das willkürliche Nervensystem wird auch als Innenweltsystem bezeichnet.
3 Der Sympathikus entspringt im Hinterhorn des Rückenmarks.
4 Der Sympathikus verursacht an der Pupille eine Pupillenverengung (Miosis).
5 Der Sympathikus regt die Darmbewegung an.
6 Der Sympathikus wird noch als kraniosakrales System bezeichnet.
7 Die Spinalganglien werden auch als Grenzstrang bezeichnet.
8 Die einzelnen Ganglien des Grenzstranges sind durch kleine Nervenstränge (Rami) miteinander verbunden. Des weiteren sind sie durch Nervenstränge mit dem Rückenmark verbunden.

18.132 Kreuzen Sie an, was für den Parasympathikus stimmt!

1 Der N. vagus ist gleichbedeutend mit dem Parasympathikus.
2 Der wichtigste Nerv des Parasympathikus ist der N. vagus.
3 Der Parasympathikus wird auch als thorakolumbales System bezeichnet.
4 Ursprungszentren des Parasympathikus liegen im Kreuzbeinbereich des Rückenmarks und in den Kernen des Hirnstamms.
5 Wichtige Ganglien des Parasympathikus liegen im Grenzstrang.
6 Der Parasympathikus regt die Blasen- und Darmentleerung an.

18.133 Kreuzen Sie an, was für Reflexe zutrifft!

1 Ein Reflex ist eine willkürliche Reaktion auf einen Reiz.
2 Ein Fremdreflex wird im allgemeinen mit dem Reflexhammer geprüft.
3 Bei einem Fremdreflex liegen Reizort und Effektor im gleichen Organ.
4 Bei einer Reflexprüfung kommt es zu einem Klonus. Darunter versteht man eine vollständige Lähmung des Muskels.
5 Der Reflexbogen eines Fremdreflexes setzt sich aus den folgenden Anteilen zusammen: Rezeptor, Afferenz, Schaltneuron, Efferenz, Effektor.
6 Der Bizepsreflex ist ein Fremdreflex.
7 Beim Lichtreflex der Pupille handelt es sich um einen Eigenreflex.

18.134 Kreuzen Sie an, was für Untersuchungen des Nervensystems zutrifft!

1 Prüft man den Fußsohlenreflex beim gesunden Erwachsenen, so kann man das Babinski-Zeichen auslösen.
2 Die Elektroneurographie wird auch als EEG bezeichnet.
3 CCT ist die kraniale Computertomographie.
4 Eine Computertomographie ist ein Ultraschallverfahren.

18.135 Kreuzen Sie an, was für die folgenden Nervenerkrankungen zutrifft!

1 Beim Horner-Symptomenkomplex kommt es zu Ptosis, Miosis und Exophthalmus.
2 Wird in der Neuraltherapie eine Stellatumblockade durchgeführt, so kann es auffolgend für eine bestimmte Zeit zu einem Horner-Symptomenkomplex kommen.
3 Es ist dem Heilpraktiker grundsätzlich verboten, einen Patienten mit sehr starken Schmerzen aufgrund eines Ischiassyndroms zu behandeln.
4 Genußgifte wie Alkohol und Tabak können eine Ischiasreizung auslösen.
5 Chronische Verstopfung kann zu einer Ischialgie führen.

18.136 Kreuzen Sie an, was für die Poliomyelitis stimmt!

1 Die Inkubationszeit beträgt drei bis vier Wochen.
2 Meldepflicht besteht bei Verdacht, Erkrankung und Tod.
3 Ist die Krankheit einmal ausgebrochen, so erreicht sie auch immer das Lähmungsstadium.
4 In der Reparationsphase kann es zum völligen Ausheilen der aufgetretenen Lähmungen kommen.
5 Die spinale Kinderlähmung tritt, wie der Name sagt, nur bei Kindern auf. Erwachsene können davon nicht betroffen werden.

18.137 Kreuzen Sie an, was typischerweise zum Krankheitsbild Multiple Sklerose gehört!

1 Ruhetremor
2 Sehstörungen (Doppeltbildersehen)
3 Nystagmus
4 Salbengesicht
5 Nackensteifigkeit
6 Lähmungen

18.138 Kreuzen Sie an, was typischerweise zum Krankheitsbild Parkinson-Syndrom gehört!

1 Auftreten meist bei Frauen zwischen dem 40. bis 50. Lebensjahr.
2 Eine andere Krankheitsbezeichnung ist Schüttellähmung.
3 Kann eine Folgeerscheinung von Neuroleptikaeinnahme (Antipsychotika) sein.
4 Es besteht erhöhte Unfallgefahr.
5 Symptomentrias: Hypokinese, Rigor, Tremor.

18.139 Kreuzen Sie an, was für Apoplexie zutrifft!

1 Ursachen können eine Hirnblutung oder eine Hirnembolie sein.
2 Risikofaktoren sind Bluthochdruck und Arteriosklerose.
3 Folge einer Hirnembolie kann ein Hirninfarkt sein.
4 Der Embolus, der eine Apoplexie verursacht, kann aus dem linken Herzen stammen.

18.140 Kreuzen Sie an, was für die Virus-Meningoenzephalitis zutrifft!

1 Erreger sind meist Meningokokken.
2 Inkubationszeit zwei bis drei Tage.
3 Es kann zu Krampfanfällen, bis hin zum Status epilepticus kommen.
4 Verlangsamung, Benommenheit bis Koma.
5 Kann durch Zecken übertragen werden.

18.141 Kreuzen Sie an, welche Beschwerden bei Meningitis auftreten können!

1 Opisthotonus
2 Kahnbauch
3 Nackensteifigkeit
4 Heftigste Kopfschmerzen
5 Hypästhesie
6 Hautausschläge
7 Hautblutungen

18.142 Kreuzen Sie an, was bei Meningitis/Enzephalitis auftreten kann!

1 Positives Babinski-Zeichen
2 Positives Brudzinski-Zeichen
3 Positives Lasègue-Zeichen
4 Schwerhörigkeit
5 Gesichtslähmung
6 Bewußtseinstrübung

18.143 Kreuzen Sie die zutreffenden Aussagen an!

1 Die progressive Paralyse ist die Rückenmarkschwindsucht.
2 Progressive Paralyse und Tabes dorsalis sind das Endstadium von Gonorrhö.
3 Das Endstadium der Alzheimer-Krankheit sind typischerweise Lähmungen.
4 Bei der Alzheimer-Krankheit kann es vorkommen, daß die nächsten Verwandten (Ehepartner, Eltern, Kinder) nicht mehr erkannt werden.
5 Bei der Alzheimer-Krankheit sind ein frühes und typisches Symptom Orientierungsstörungen.
6 Der Status epilepticus sind mehrere flüchtige Anfälle von Bewußtseinstrübung.
7 Ein Status epilepticus kann durch Alkoholabusus oder durch Absetzen von bestimmten Medikamenten ausgelöst werden.

18.144 Kreuzen Sie an, was bei einem Hirntumor auftreten kann!

1 Epileptische Anfälle
2 Kopfschmerzen
3 Stauungspapillen
4 Sprachstörungen
5 Sehstörungen
6 Gesichtslähmung
7 Hypästhesie eines bestimmten Gebietes
8 Plötzliches Erbrechen
9 Psychische Veränderungen

19 Auge

Bildfragen

19.1 Anatomische Darstellung des Auges

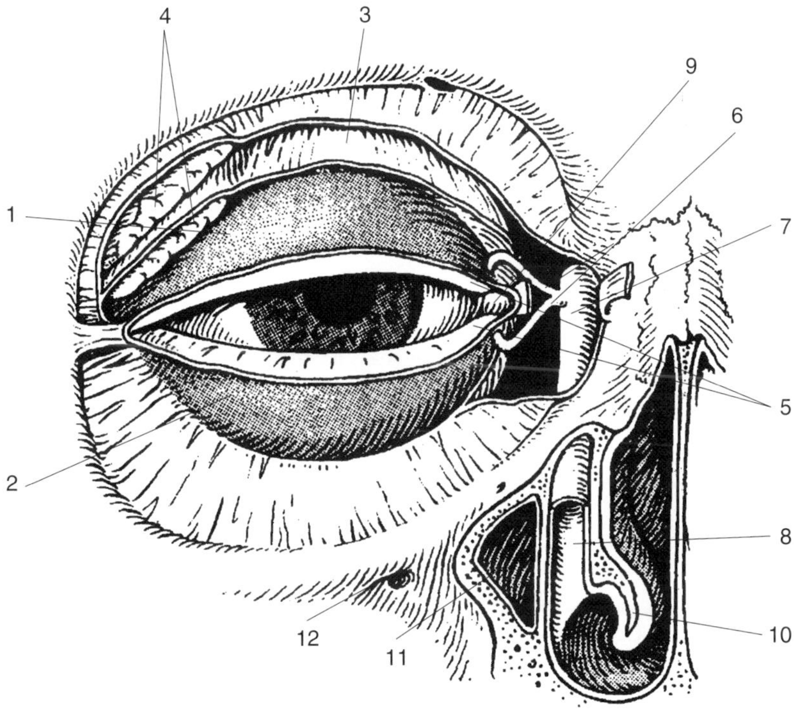

Abb. 19.1

Bezeichnen Sie!

1 ______________________

2 ______________________

3 ______________________

4 ______________________

5 ______________________

6 ______________________

7 ______________________

8 ______________________

9 ______________________

10 ______________________

11 ______________________

12 ______________________

19.2 Schematischer Schnitt durch den Augapfel

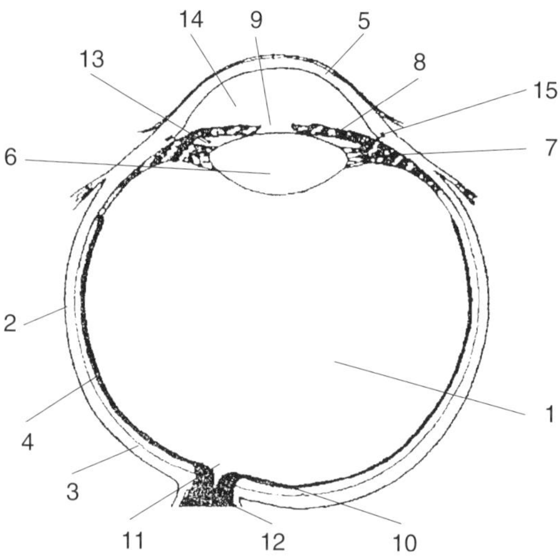

Abb. 19.2

Bezeichnen Sie!

1 ____________________

2 ____________________

3 ____________________

4 ____________________

5 ____________________

6 ____________________

7 ____________________

8 ____________________

9 ____________________

10 ____________________

11 ____________________

12 ____________________

13 ____________________

14 ____________________

15 ____________________

19.3 Schematische Darstellung der Netzhaut

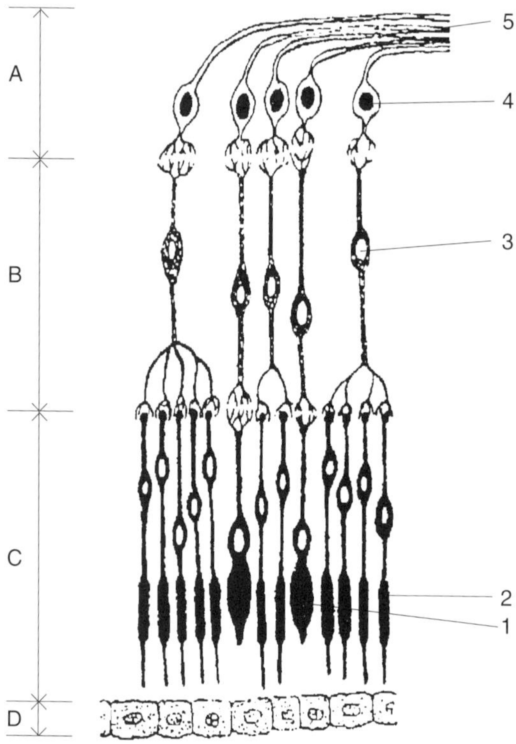

Abb. 19.3

Bezeichnen Sie!

A ____________________

B ____________________

C ____________________

D ____________________

1 ____________________

2 ____________________

3 ____________________

4 ____________________

5 ____________________

Fragen ohne Antwortauswahl

19.4 Was sind exterorezeptive Rezeptoren?

19.5 Was sind interorezeptive Rezeptoren?

19.6 Geben Sie an, welche Knochen an der Bildung der knöchernen Augenhöhle beteiligt sind!

19.7 Was ist der Tarsus des Ober- bzw. Unterlides?

19.8 Geben Sie an, welche Strukturen von der Augenbindehaut (Konjunktiva) überzogen sind!

19.9 Zählen Sie die drei Augenhäute auf, die dem Glaskörper anliegen!

19.10 Geben Sie von den folgenden Strukturen an, ob sie Blutgefäße besitzen: Leder-, Ader- und Netzhaut, Linse und Kornea!

19.11 Welcher Teil des Auges übt den größten Teil der Gesamtbrechkraft aus?

19.12 Wodurch erhält die Pupille ihr tiefschwarzes Aussehen?

19.13 Was liegt im Ziliarkörper, und welche Aufgaben hat er?

19.14 Welche Teile des Auges werden vom Kammerwasser ernährt?

19.15 Was ist der Schlemm-Kanal?

19.16 Was ist die eigentliche Aufgabe der Iris (Regenbogenhaut), und wie erfüllt sie diese?

19.17 Wofür sind die Stäbchen, und wofür sind die Zapfen der Netzhaut zuständig?

19.18 Schildern Sie stichpunktartig den Aufbau der Netzhaut!

19.19 Was ist der gelbe Fleck?

19.20 Kommen am blinden Fleck in erster Linie Stäbchen oder Zapfen vor? Begründen Sie Ihre Meinung!

19.21 Was ist das Chiasma opticum?

19.22 Geben Sie an, wieviele gerade und wieviele schräge äußere Augenmuskeln es pro Augapfel gibt! (Hier: „äußere“ Augenmuskeln im Gegensatz zu den „inneren“ Augenmuskeln.)

19.23 Geben Sie an, welche Augenfehler der Kurz- und der Weitsichtigkeit zugrunde liegen!

19.24 Welche Brillengläser gleichen die Kurz- bzw. die Weitsichtigkeit aus?

19.25 Was für einen Sehfehler hat eine Schwäche der äußeren Augenmuskulatur zur Folge?

19.26 Ein erwachsener Patient klagt Ihnen, daß er in letzter Zeit häufiger schielt. Welche Ursachen können dem zugrunde liegen?

19.27 Wie therapieren Sie in dem vorstehend geschilderten Fall?

19.28 Welchen Sehfehler hat eine unregelmäßig gekrümmte Hornhaut zur Folge?

19.29 Geben Sie die Fachbezeichnung für Augenzittern an!

19.30 Geben Sie an, ob von der Rot-Grün-Blindheit in erster Linie Frauen oder Männer betroffen sind!

19.31 Grenzen Sie das Gersten- und das Hagelkorn differentialdiagnostisch gegeneinander ab!

19.32 Geben Sie die Fachbezeichnungen für ein Hervortreten und für ein Zurücksinken des Augapfels an!

19.33 Bei einem Patienten stellen Sie einen zurückgesunkenen Augapfel, ein herabhängendes Augenlid und eine Pupillenverengung fest. Wie heißt diese Symptomentrias?

19.34 Woran können Sie mit großer Wahrscheinlichkeit erkennen, daß es sich bei einer Augenentzündung nur um eine Entzündung der Augenbindehaut handelt, und daß andere Strukturen am Auge nicht mit beteiligt sind?

19.35 Bei einem Patienten stellen Sie eine graue Pupille fest. Was liegt hier vermutlich für eine Erkrankung vor?

19.36 Wer ist in erster Linie gefährdet, am grauen Star zu erkranken?

19.37 Bei einem Patienten stellen Sie einen erhöhten Augeninnendruck fest. Wie heißt dieses Krankheitsbild?

19.38 Schildern Sie die Beschwerden eines akuten Glaukoms!

19.39 Schildern Sie die anfänglichen Beschwerden eines chronischen Glaukoms!

19.40 Welche Sehbeeinträchtigungen treten bei einer akuten Netzhautablösung auf?

19.41 Welche Sehbeeinträchtigungen treten bei einer allmählichen Netzhautablösung auf?

19.42 Wie heißt der Erreger des Trachoms?

19.43 Wie erfolgt die Übertragung bei Trachom?

19.44 Wo erfolgt der Nachweis bei Trachom?

19.45 Schildern Sie stichpunktartig den Verlauf des Trachoms!

Multiple-choice-Fragen

19.46 Welche Aussagen über die Tränenflüssigkeit sind zutreffend?

1 Sie wird von den Tränendrüsen gebildet, die oben und nasal in der Augenhöhle liegen.
2 Sie verbessert die optischen Eigenschaften der Hornhaut.
3 Sie schützt die Kornea vor dem Austrocknen und damit vor dem Trübwerden.
4 Sie dient als Schmierfilm für die Lider.

19.47 Kreuzen Sie an, was über den Glaskörper zutrifft!

1 Er besteht im wesentlichen aus elastischem Bindegewebe.
2 Er besteht im wesentlichen aus Wasser, in das ein Fibrillengerüst eingelagert ist. Außen wird er von einer Membran umgeben.
3 Dem Glaskörper schließt sich die Lederhaut an.
4 Dem Glaskörper schließt sich die Retina an.

19.48 Welche Aussage über die Lederhaut stimmt?

1 Die Lederhaut besteht aus Epithelgewebe.
2 Die Lederhaut besteht aus Bindegewebe.
3 Die Lederhaut bildet den Ziliarkörper.
4 Die Lederhaut bildet die Iris.
5 Die Lederhaut ist gefäßfrei.

19.49 Was trifft für das Kammerwasser zu?

1 Das Kammerwasser ernährt den Ziliarkörper.
2 Das Kammerwasser hilft mit bei der Formerhaltung des Augapfels.
3 Das Kammerwasser fließt von der vorderen Augenkammer in die hintere und wird dann vom Schlemm-Kanal dem venösen Blut zugeleitet.
4 Befindet sich im Schlemm-Kanal ein

Abflußhindernis, so kommt es zum grauen Star (Glaukom).
5 Aufgrund eines Glaukoms kann es zum Skotom (Gesichtsfeldeinschränkung) kommen.
6 Aufgrund eines Glaukoms kann es zur Erblindung kommen.

19.50 Was stimmt über die Iris?

1 Die Iris ist der vordere, sichtbare, farbige Teil des Auges. Sie wird von der Lederhaut gebildet.
2 Die unterste Schicht der Iris besteht aus einer Schicht Melaninzellen.
3 Der Parasympathikus ist für die Mydriasis verantwortlich.
4 Der Muskel in der Iris, der für die Pupillenerweiterung zuständig ist, liegt zirkulär um die Pupille.

19.51 Kreuzen Sie an, falls die Aussage zutrifft!

1 Die Linse übt den größten Teil der Brechkraft der Lichtstrahlen aus.
2 Je flacher die Linse ist, desto stärker bricht sie die durchtretenden Lichtstrahlen.
3 Die Stäbchen sind für das Farbensehen zuständig.
4 Die Zapfen kommen besonders reichlich am blinden Fleck vor.
5 Pro Auge gibt es vier äußere Augenmuskeln.
6 Der Sehnerv heißt Chiasma opticum.
7 Alle Sehbahnen kreuzen sich in der Sehnervenkreuzung. Die Fasern des rechten Auges laufen zur linken Gehirnhälfte, die Fasern des linken Auges zur rechten Gehirnhälfte.

19.52 Welche Aussage über Untersuchungsmethoden trifft zu?

1 Der Heilpraktiker darf eine Augenhintergrundspiegelung nicht vornehmen. Dies ist dem Augenarzt vorbehalten.
2 Der Augenspiegel heißt Otoskop.
3 Bei Stauungspapillen erscheint der gelbe Fleck vorgewölbt. Dies ist ein Zeichen für eine Hirndrucksteigerung.
4 Mit Hilfe des Augenspiegels können nicht nur bestimmte Augenleiden erkannt werden, sondern auch bestimmte Allgemeinerkrankungen.

19.53 Kreuzen Sie an, was über Kurz- und Weitsichtigkeit zutrifft!

1 Der Kurzsichtige hat Schwierigkeiten, nahe Gegenstände scharf zu sehen.
2 Weitsichtigkeit kann als Ursache einen zu kurzen Augapfel haben.
3 Weitsichtigkeit kann als Ursache eine zu starke Linsenkrümmung haben.
4 Bei der Kurzsichtigkeit ist der Brennpunkt vor die Netzhaut verlagert.
5 Im Alter kommt es typischerweise zu einer Kurzsichtigkeit.

19.54 Welche Aussage über das Schielen stimmt?

1 Schielen wird auch als Astigmatismus bezeichnet.
2 Schielen tritt als Folge einer Schwäche der Augenmuskulatur auf.
3 Da Schielen eine Schwäche der Augenmuskeln ist, tritt sie bevorzugt bei älteren Menschen auf, wenn die Muskelkraft insgesamt nachläßt.
4 Als Folge des Schielens kommt es typischerweise zu einem verschwommenen Sehen.
5 Wenn ein Kind in den ersten Lebensjahren schielt, so wird ausschließlich das kranke Auge mit einem Pflaster zugeklebt, so daß es in Ruhe ausheilen kann.

19.55 Kreuzen Sie an, was für den grauen Star zutrifft!

1 Der graue Star wird noch als Linsentrübung bezeichnet.
2 Der graue Star wird noch als Katarakt bezeichnet.
3 Der graue Star wird noch Glaukom bezeichnet.
4 Der graue Star kann zum Erblinden führen.
5 Der graue Star führt zum Regenbogenfarbensehen.
6 Der graue Star führt zum Doppelbildersehen.

19.56 Kreuzen Sie an, welche Beschwerden bei grünem Star auftreten können!

1 Es müssen überhaupt keine Beschwerden auftreten.
2 Plötzliche, starke Schmerzen am Auge
3 Übelkeit und Erbrechen
4 Stark gerötetes Auge
5 Doppelbilder
6 Regenbogenfarbensehen
7 Gesichtsfeldausfälle
8 Sehnervenatrophie

19.57 Kreuzen Sie die zutreffenden Aussagen an!

1 Eine Netzhautablösung kann zu Gesichtsfeldausfällen führen.
2 Eine Netzhautablösung kann zu einer nachlassenden Sehschärfe führen.
3 Eine Konjunktivitis führt zu geröteten Skleren, Brennen und Jucken der Augenlider, vermehrter Sekretbildung und zu einer verschwommenen Sicht.
4 Ist die Bindehaut des Auges entzündet, so kann diese Entzündung auch auf andere Teile des Auges übergreifen.
5 Bei einem Gerstenkorn handelt es sich um eine Zyste, bei der es zu einem Sekretstau der Meibom-Drüse gekommen ist.

20 Ohr

Bildfragen

20.1 Anatomische Darstellung des Ohres

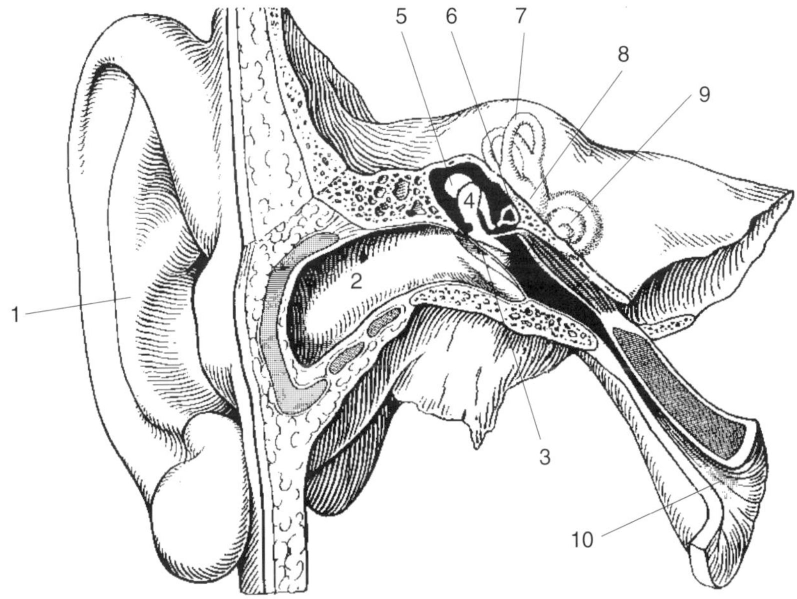

Abb. 20.1

Bezeichnen Sie!

1 ______________________ 6 ______________________

2 ______________________ 7 ______________________

3 ______________________ 8 ______________________

4 ______________________ 9 ______________________

5 ______________________ 10 ______________________

Fragen ohne Antwortauswahl

20.2 Geben Sie den anatomischen Aufbau des Ohres an!

20.3 Wo verläuft die Eustachi-Röhre, und was für eine Aufgabe hat sie?

20.4 Was hat das Trommelfell für eine Aufgabe?

20.5 Was ist der schalleitende Apparat?

20.6 Geben Sie die Membranen an, die die Grenzen des Mittelohres zum äußeren Ohr und zum Innenohr darstellen!

20.7 Wieso kann es aufgrund einer Rachenentzündung zu Ohrenschmerzen kommen, ohne daß es im Ohr selbst zu entzündlichen Veränderungen kommt?

20.8 Geben Sie die Lage des Innenohres im Schädel an!

20.9 Wo liegt das Corti-Organ?

20.10 Welche Aufgabe hat das Corti-Organ?

20.11 Wo befindet sich Endolymphe?

20.12 Befindet sich volumenmäßig betrachtet mehr Perilymphe oder mehr Endolymphe im Innenohr?

20.13 Wo befindet sich Perilymphe?

20.14 Welche Aufgabe hat die Perilymphe?

20.15 Geben Sie stichpunktartig den Aufbau des Corti-Organs an!

20.16 Aus welchen Anteilen setzt sich das Gleichgewichtsorgan zusammen?

20.17 Was sind die Statolithen?

20.18 Geben Sie an, auf welche Art von Bewegungsänderung die folgenden Strukturen jeweils ansprechen:

Großes Vorhofsäckchen
Kleines Vorhofsäckchen
Bogengänge

20.19 Wie heißt das Gerät, mit dem man Gehörgang und Trommelfell von außen betrachten kann?

20.20 Wozu dient der Weber-Test?

20.21 Wie wird der Weber-Test durchgeführt?

20.22 Wozu dient der Rinne-Test?

20.23 Wie wird der Rinne-Test durchgeführt?

20.24 Ein Patient berichtet Ihnen, daß ein Sekret aus seinem Gehörgang austritt. Was kann die Ursache sein? Wie gehen Sie in diesem Fall therapeutisch vor?

20.25 Was spielt sich bei einer Mastoiditis ab?

20.26 Geben Sie mögliche Komplikationen der Mastoiditis an!

20.27 Kann es aufgrund einer Mittelohrentzündung zu Hörstörungen kommen? Begründen Sie Ihre Meinung!

20.28 Ein Patient berichtet Ihnen, daß er störende Ohrgeräusche hört. Welche Möglichkeiten ziehen Sie als Ursachen in Betracht?

20.29 Bei einem Patienten ist es zur Zerstörung der Gehörknöchelchen Hammer, Amboß und Steigbügel gekommen. Kommt es nun zur völligen Taubheit oder nur zu Schwerhörigkeit? Begründen Sie Ihre Meinung!

20.30 Was ist eine Schalleitungsstörung?

20.31 Was ist eine Schallempfindungsstörung?

20.32 Geben Sie für die folgenden Fälle Ihre Verdachtsdiagnose an:

Anhaltender Drehschwindel
Anfallsartiger Schwankschwindel

20.33 Ein Patient klagt Ihnen die folgenden Beschwerden: anfallsweise auftretender, sehr heftiger Drehschwindel, Übelkeit, Erbrechen, Schwerhörigkeit eines Ohres und Ohrgeräusche. Worum handelt es sich? Wie gehen Sie therapeutisch vor?

20.34 Welches Lebensalter und welches Geschlecht sind bevorzugt von der Otosklerose betroffen?

20.35 Was liegt der Otosklerose für eine Veränderung im Ohr zugrunde?

20.36 Welche Beschwerden treten bei Otosklerose auf?

Multiple-choice-Fragen

20.37 Unter Ohr versteht man

1 nur das Hörorgan,
2 das Hör- und Gleichgewichtsorgan,
3 das Hör- und Gleichgewichtsorgan zusammen mit dem Propriorezeptoren.

20.38 Zum äußeren Ohr gehören

1 Ohrmuschel, Gehörgang und Mastoidzellen
2 Ohrmuschel und Gehörgang
3 Ohrmuschel, Gehörgang und Paukenhöhle
4 Nur die Ohrmuschel

20.39 Kreuzen Sie die zutreffenden Aussagen an!

1 Das Trommelfell fängt Schallwellen auf und leitet sie weiter zum Mittelohr.
2 Am Trommelfell findet das eigentliche Hören statt.
3 Das Trommelfell zählt zum äußeren Ohr.
4 Das Trommelfell bildet die Grenze zwischen äußerem und Mittelohr.
5 Das Mittelohr liegt im Felsenbein.

20.40 Kreuzen Sie die zutreffenden Aussagen an!

1 Die Gehörknöchelchen liegen im Innenohr.
2 Die Gehörknöchelchen heißen Hammer, Amboß und Steißbein.
3 Die Gehörknöchelchen verstärken die Schallwellen um das 52fache.
4 Der Hammer ist teilweise mit dem Trommelfell verwachsen.
5 Der Steigbügel ist mit dem runden Fenster verwachsen.
6 Die Paukenhöhle gehört zum Mittelohr.
7 Die Eustachi-Röhre verbindet den Rachen mit dem Innenohr.
8 Bei einer völligen Zerstörung der Gehörknöchelchen kommt es zur Taubheit.

20.41 Kreuzen Sie die Aussagen an, die für das Innenohr zutreffen!

1 Das Innenohr liegt im Felsenbein.
2 Das Innenohr liegt im Schläfenbein.
3 Das Innenohr wird auch als Labyrinth bezeichnet.
4 Das Hörorgan besteht aus der Schnecke und den drei Bogengängen.
5 Die Sinneszellen in den Ampullen der Bogengänge registrieren eine Änderung der geradlinigen Bewegung.
6 Die Sinneszellen der Vorhöfe des Gleichgewichtsorganes registrieren, mit welcher Geschwindigkeit man sich gerade **gleichbleibend** fortbewegt.

20.42 Was trifft für das Labyrinth zu?

1 Am Labyrinth unterscheidet man einen knöchernen und einen häutigen Anteil.
2 Unter Labyrinth versteht man nur den knöchernen Anteil des Innenohres.
3 Am Labyrinth unterscheidet man Schnecke, Vorhöfe und Bogengänge.
4 Zwischen knöchernem und häutigem Labyrinth befindet sich die Endolymphe.
5 Innerhalb des häutigen Labyrinths liegen das Corti-Organ und die Sinneszellen der Ampullen der Bogengänge und die Sinneszellen der Vorhöfe.
6 Das Corti-Organ ist das eigentliche Gleichgewichtsorgan.
7 Das Corti-Organ besteht aus einer Basilarmembran, einer Deckmembran, aus Sinnes- und Stützzellen.

20.43 Was trifft für die Untersuchungsmethoden des Ohres zu?

1 Der äußere Gehörgang und das Trommelfell können mittels eines Ophthalmoskops betrachtet werden.
2 Beim Weber-Test wird die Stimmgabel auf den Processus mastoideus aufgesetzt.
3 Beim Weber-Test wird die Stimmgabel auf die Schädelmitte aufgesetzt.
4 Der Rinne-Test dient zum Auffinden einer Schalleitungsschwerhörigkeit.
5 Bei einer Schalleitungsschwerhörigkeit liegt der Defekt im äußeren Ohr oder im Mittelohr.
6 Bei einer Schallempfindungsschwerhörigkeit liegt der Defekt im Innenohr oder am VIII. Hirnnerv.

20.44 Kreuzen Sie die zutreffenden Aussagen an!

1 Ein Pfropf aus Ohrenschmalz im äußeren Gehörgang kann zu Schwerhörigkeit führen.
2 Ein Pfropf aus Ohrenschmalz im äußeren Gehörgang kann **nicht** zur Schwerhörigkeit führen, sondern **nur** zu einem dumpfen Gefühl.
3 Ohrenlaufen (Otorrhö) kann seine Ursache nur im äußeren Ohr haben.
4 Ohrenlaufen kann seine Ursache nicht nur im äußeren Ohr haben, sondern auch im Mittelohr.
5 Bei der akuten Mittelohrentzündung kann es zu Hörstörungen kommen.
6 Bei der akuten Mittelohrentzündung kann es nicht zu Hörstörungen kommen.
7 Eine akute Mittelohrentzündung betrifft in erster Linie ältere Menschen.

20.45 Kreuzen Sie die zutreffenden Aussagen an!

1 Beim Morbus Menière kommt es zu folgender Symptomentrias: Drehschwindel, Mittelohrschwerhörigkeit und subjektive Ohrgeräusche.
2 Beim Morbus Menière gehen die Beschwerden immer innerhalb einiger Minuten von selbst vorbei.
3 Objektive Ohrgeräusche können vom Patienten und vom Behandler wahrgenommen werden.
4 Objektive Ohrgeräusche können nur vom Patienten gehört werden.
5 Objektive Ohrgeräusche können bei Aneurysmen und Stenosen von ohrnahen Gefäßen sowie bei offenstehender Eustachi-Röhre vorkommen.
6 Subjektive Ohrgeräusche können unter anderem durch Blutdruckanomalien hervorgerufen werden.

20.46 Welche Aussagen über Schwindel und Hörsturz treffen zu?

1 Ein Schwindel, der seine Ursache im Gehörorgan hat, ist fast immer ein Schwankschwindel.
2 Ein psychisch bedingter Schwindel tritt meist als Schwankschwindel auf.
3 Ein psychisch bedingter Schwindel tritt meist als Drehschwindel auf.
4 Gerade bei älteren Menschen kann ein Schwindelgefühl infolge von einer zerebralen Arteriosklerose auftreten.
5 Ein Hörsturz tritt meist beidseitig auf.
6 Da ein Hörsturz meist psychisch bedingt ist, kann er vom Heilpraktiker gut mit pflanzlichen Mitteln behandelt werden. Er kann auch Vitaminpräparate und gefäßerweiternde Mittel einsetzen.

21 Haut

Bildfragen

21.1 Schematische Darstellung der Haut

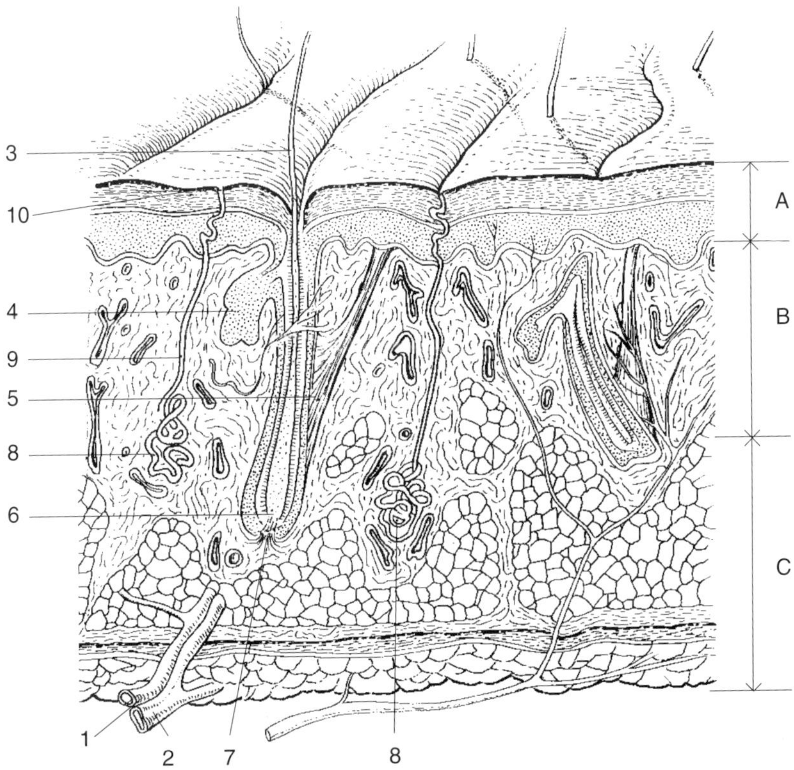

Abb. 21.1

Bezeichnen Sie!

A ______________________

B ______________________

C ______________________

1 ______________________

2 ______________________

3 ______________________

4 ______________________

5 ____________________ 8 ____________________

6 ____________________ 9 ____________________

7 ____________________ 10 ____________________

21.2 Hautschichten und Mechanorezeptoren (links unbehaarte Haut, rechts behaarte Haut)

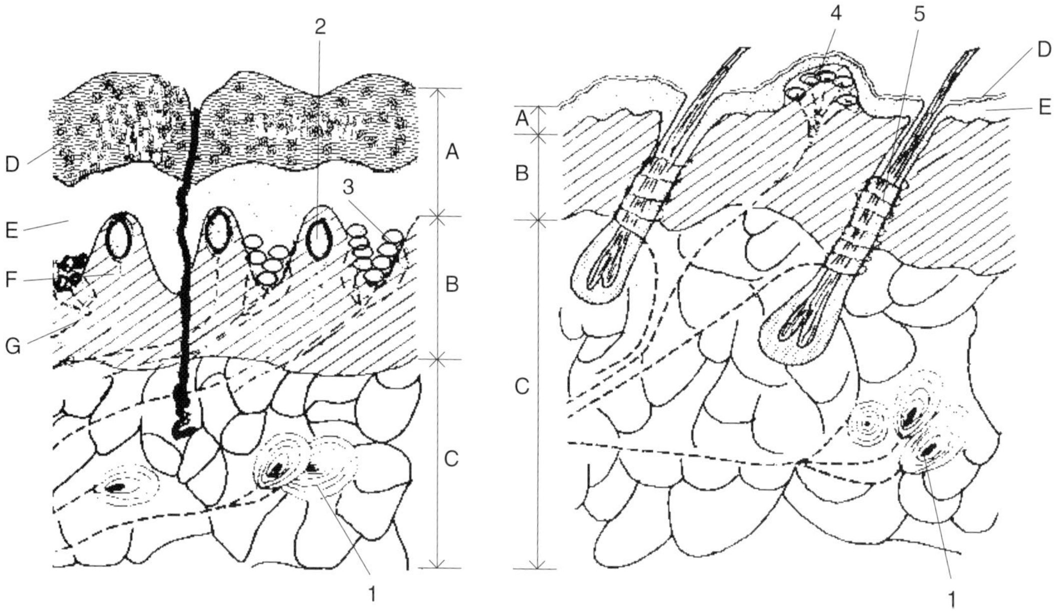

Abb. 21.2

Geben Sie an, um welche Hautschichten es sich handelt!

A ____________________

B ____________________

C ____________________

D ____________________

E ____________________

F ____________________

G ____________________

Geben Sie an, um welche Mechanorezeptoren es sich handelt, und wofür diese zuständig sind!

1 ____________________

2 ____________________

3 ____________________

4 ____________________

5 ____________________

21.3 Haar

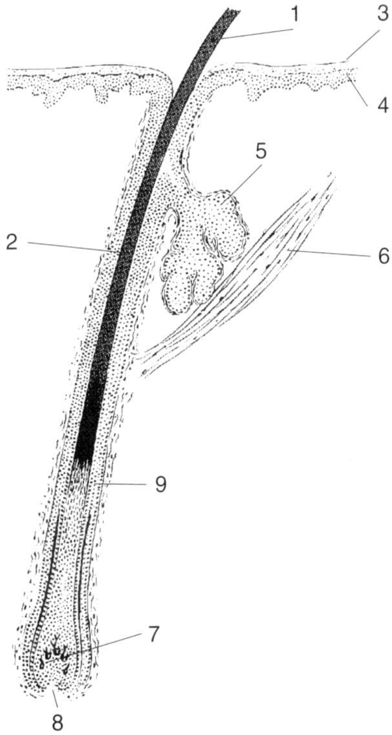

Abb. 21.3

Bezeichnen Sie!

1 ____________________

2 ____________________

3 ____________________

4 ____________________

5 ____________________

6 ____________________

7 ____________________

8 ____________________

9 ____________________

Fragen ohne Antwortauswahl

21.4 Nennen Sie die drei Schichten, aus der die Haut aufgebaut ist, und geben Sie dazu jeweils die Gewebeart an, aus der die betreffende Schicht im wesentlichen besteht!

21.5 Was sind Melaninzellen (Melanozyten), und welche Aufgabe haben sie?

21.6 In welcher Hautschicht befinden sich Melaninzellen?

21.7 Was ist die Keimschicht (Mutterschicht, Stratum germinativum)?

21.8 Wie kommen die Hautrillen zustande?

21.9 In welchen der folgenden Schichten kommen Blutgefäße vor: Oberhaut, Lederhaut, Unterhaut?

21.10 Was ist die Netzschicht der Lederhaut?

21.11 Klären Sie kurz die folgenden Begriffe:

Haarwurzel
Haarschaft
Haarzwiebel
Haarpapille

21.12 Was hat das Möndchen (Lunula) des Nagels für eine Aufgabe?

21.13 Wodurch werden weiße Nagelflecken hervorgerufen?

21.14 Worum handelt es sich bei der Pore, die man auf der Hautoberfläche sehen kann?

21.15 Zählen Sie mindestens drei Mechanorezeptoren auf!

21.16 Welche Rezeptoren werden durch gewebsschädigende Reize aktiviert?

21.17 Was ist ein Granulationsgewebe, und welche äußerlichen Kennzeichen hat es?

21.18 Wovon hängt es ab, ob nach einer Wundheilung eine deutliche oder eine kaum sichtbare Narbe zurückbleibt?

21.19 Was hat Albinismus für äußerliche Kennzeichen?

21.20 Was liegt dem Albinismus für eine Störung zugrunde?

21.21 Zu welchen Hautveränderungen kommt es bei der Fischhaut (Ichthyosis vulgaris)?

21.22 Was hat die Fischhaut für eine Ursache?

21.23 Was ist das Auspitz-Phänomen (Zeichen des blutigen Taus, Tautropfenphänomen) bei Psoriasis?

21.24 Welche Ursachen liegen der Psoriasis zugrunde?

21.25 Was liegt der Pityriasis versicolor für eine Ursache zugrunde?

21.26 Was hat Pityriasis versicolor für ein Erscheinungsbild?

21.27 Geben Sie die Prädilektionsstellen von Pityriasis versicolor an!

21.28 Wodurch wird das Schuppenröschen (Pityriasis rosea) typischerweise ausgelöst?

21.29 Wodurch kommt es typischerweise zu einem nicht-allergischen Kontaktekzem?

21.30 Wie entwickelt sich ein nicht-allergisches Kontaktekzem häufig weiter, wenn es nicht behandelt wird und der schädigende Reiz weiter einwirken kann?

21.31 Geben Sie die Prädilektionsstelle eines nicht-allergischen Kontaktekzems an!

21.32 Geben Sie die Ursache eines mikrobiellen Ekzems an!

21.33 Schildern Sie das Erscheinungsbild bei Neurodermitis!

21.34 Schildern Sie das Erscheinungsbild bei Urtikaria!

21.35 Welches Lebensalter und welches Geschlecht sind in erster Linie von Borkenflechte betroffen?

21.36 Wie therapieren Sie bei Borkenflechte?

21.37 Ein Patient zeigt Ihnen ein Muttermal, das in letzter Zeit an Größe zugenommen hat und das begonnen hat zu nässen. Worum handelt es sich vermutlich? Wie behandeln Sie?

21.38 Was meint man damit, daß das Basaliom eine semimaligne Hauterscheinung ist?

21.39 Von welcher Hautschicht nimmt das Basaliom seinen Ausgang?

21.40 Von welcher Hautschicht nimmt das Spinaliom seinen Ausgang?

21.41 Was begünstigt die Bildung eines Spinalioms?

21.42 Welche Hautveränderungen lassen Sie an ein malignes Melanom denken?

21.43 Wie heißen die Zellen, von denen ein Melanom seinen Ausgang nimmt?

21.44 Woran erkennt man typischerweise als erstes, daß ein Kind von Kopfläusen befallen ist?

21.45 Darf ein Heilpraktiker einen Patienten behandeln, der von Kopfläusen befallen ist?

Multiple-choice-Fragen

21.46 Kreuzen Sie an, welche Schichten der Oberhaut es gibt!

1 Keimschicht (Mutterschicht)
2 Stachelzellschicht
3 Hornschicht
4 Lederhaut
5 Corium
6 Basalzellschicht
7 Netzschicht
8 Papillarkörper

21.47 Kreuzen Sie an, woraus die Oberhaut anatomisch besteht!

1 Bindegewebe
2 Muskelgewebe
3 Epithelgewebe
4 Nervengewebe
5 Sie besteht aus Epithelgewebe und Bindegewebe.

21.48 Kreuzen Sie an, welche Hautveränderungen es bei starker mechanischer Beanspruchung der Haut geben kann!

1 Vitiligo
2 Schwielen
3 Weinflecken
4 Blasen

21.49 Kreuzen Sie an, woraus die Lederhaut zusammengesetzt ist! Bitte nur den *zutreffendsten Punkt* ankreuzen!

1 Epithelgewebe
2 Muskelgewebe
3 Bindegewebe
4 Nervengewebe
5 Bindegewebe, in dem Nerven und Blutgefäße verlaufen

21.50 Kreuzen Sie die Anhangsorgane der Haut an!

1 Fettzellen
2 Barthaare
3 Elastische Fasern
4 Zehennägel
5 Melaninzellen
6 Schweißdrüsen
7 Talgdrüsen
8 Papillarkörper (Stratum papillare)

21.51 Kreuzen Sie das Gebiet an, von dem aus das Haar wächst! Nur den *zutreffendsten Punkt* ankreuzen.

1 Haarschaft
2 Talgdrüse
3 Haarpapille
4 Haarzwiebel
5 Hornfaden

21.52 Kreuzen Sie an, was sich im Schweiß befindet!

1 Chymotrypsin
2 Wasser
3 Harnstoff
4 Kochsalz
5 Sterkobilinogen
6 Harnsäure

21.53 Kreuzen Sie die Thermorezeptoren an!

1 Meißner-Körperchen
2 Schmerzrezeptoren
3 Krause-Endkolben
4 Vater-Pacini-Lamellenkörperchen
5 Ruffini-Körperchen
6 Merkel-Tastscheiben

21.54 Was trifft für die sekundäre Wundheilung zu?

1 Geringer Gewebeverlust
2 Erheblicher Gewebeverlust
3 Wundränder liegen dicht beieinander.
4 Wundränder klaffen auseinander.
5 Es bleibt nur eine strichförmige Narbe zurück.
6 Es bleibt eine deutlich sichtbare Narbe zurück.

21.55 Kreuzen Sie die Ursache für Albinismus an!

1 Überreichliche Bindegewebsfasern in der Lederhaut
2 Mangel an Melaninbildung
3 Überschuß an Histamin

21.56 Kreuzen Sie an, welche Symptome typischerweise bei Albinismus auftreten!

1 Gangunsicherheit
2 Lichtscheu
3 Schwachsichtigkeit
4 Intelligenzdefekt
5 Helle Körperbehaarung
6 Rötliche oder hellblaue Iris
7 Übermäßiges Schwitzen

21.57 Kreuzen Sie mögliche Ursachen für eine örtliche Pigmentierungszunahme der Haut an!

1 Melaninmangel
2 Verhornungsstörung
3 Photodynamische Substanzen
4 Orale Kontrazeptiva
5 Lokale Hyperämie
6 Lokale Hypoämie
7 Schwangerschaft

21.58 Kreuzen Sie an, was für Vitiligo stimmt!

1 Leberfleck
2 Die deutsche Bezeichnung lautet Linsenfleck.
3 Die deutsche Bezeichnung lautet Scheckhaut.
4 Es handelt sich um eine örtliche Zunahme der Durchblutung.
5 Es handelt sich um eine örtliche Abnahme der Pigmentierung.
6 Prädilektionsstellen sind Hände und Gesicht.

21.59 Kreuzen Sie an, was als mögliche Ursachen für Pigmentierungsstörungen in Betracht gezogen werden kann!

1 Oft keine Ursache erkennbar
2 Hypothyreose
3 Hyperthyreose
4 Gicht
5 Rheuma
6 Diabetes mellitus

21.60 Kreuzen Sie an, was für die Fischhaut (Ichthyosis vulgaris) stimmt!

1 Es handelt sich um eine erworbene Krankheit.
2 Es handelt sich um eine Erbkrankheit.
3 Es besteht eine flammende Rötung.
4 Es liegt eine Verhornungsstörung mit einer Verdickung der Hornschicht vor.
5 Es treten überall am Körper Pusteln auf.

21.61 Kreuzen Sie an, was für das Erscheinungsbild von Psoriasis vulgaris am genauesten zutrifft!

1 Bildung zahlreicher Quaddeln, die groß oder klein, rot oder weiß sein können.
2 Unscharf begrenzte Flecken mit deutlichen Kratzspuren.
3 Scharf begrenzte, rötliche Flecken mit silberweißen Schüppchen.
4 Bildung zahlreicher Knötchen.

21.62 Kreuzen Sie die Prädilektionsstellen der Psoriasis vulgaris an!

1 Ellenbeugengegend
2 Ellenbogengegend
3 Zwischenfingerfalten
4 Behaarter Kopf
5 Analgenitalgegend
6 Hände

21.63 Kreuzen Sie an, was für Pityriasis versicolor zutrifft!

1 Die erkrankte Haut kann sich von der Umgebungshaut deutlich heller abheben.
2 Die erkrankte Haut kann sich von der Umgebungshaut deutlich dunkler abheben.
3 Es besteht ein fast unerträglicher Juckreiz mit ausgesprochenen nächtlichen Juckkrisen.
4 Es handelt sich um eine Erbkrankheit.
5 Es handelt sich um eine Hefepilzerkrankung.

21.64 Kreuzen Sie an, was für Pityriasis rosea zutrifft!

1 Es kommt zu einer flächenhaft ausgedehnten Quaddelbildung.
2 Es kommt zu rundlichen, rosafarbenen Flecken, auf denen kleine Schüppchen stehen.
3 Die Krankheit besteht im allgemeinen chronisch über mehrere Jahre.
4 Die Krankheit klingt nach Wochen im allgemeinen von alleine ab.

5 Es handelt sich typischerweise um eine Unverträglichkeit bestimmter Nahrungsmittel.
6 Sie tritt typischerweise nach dem Tragen von neuen Kleidungsstücken auf.

21.65 Kreuzen Sie an, was für das Ekzem stimmt!

1 Es besteht Juckreiz.
2 Es besteht grundsätzlich kein Juckreiz.
3 Scharf begrenzte Hauterscheinungen.
4 Unscharf begrenzte Hauterscheinungen.
5 Erreger sind typischerweise Staphylokokken.
6 Die Ursache kann in schädigenden Reizen liegen, die auf die Haut einwirken, und in Allergien.

21.66 Kreuzen Sie an, was für Neurodermitis zutrifft!

1 Kommt meist im Alter zum Ausbruch.
2 Kann schon im Säuglingsalter auftreten.
3 Es besteht kaum Juckreiz.
4 Es besteht heftiger Juckreiz.
5 Prädilektionsstelle ist der behaarte Kopf.
6 Prädilektionsstellen sind die Ellenbeugen.
7 Es kommt typischerweise zur Lichenifikation.

21.67 Was stimmt für die Nesselsucht?

1 Typische Hauterscheinung ist die Rhagade.
2 Juckreiz fehlt.
3 Heftiger Juckreiz
4 Hautschädigende Substanzen spielen bei der Auslösung die wichtigste Rolle.

21.68 Kreuzen Sie weitere mögliche Krankheitsbezeichnungen für die Borkenflechte an!

1 Urtikaria
2 Impetigo contagiosa
3 Impetigo vulgaris
4 Juckflechte
5 Schuppenflechte
6 Grindflechte
7 Grindblasen
8 Allergische Flechte

21.69 Kreuzen Sie die Ursache der Borkenflechte an!

1 Bakterien
2 Viren
3 Allergische Reaktion auf bestimmte Reize

21.70 Kreuzen Sie die Prädilektionsstelle der Borkenflechte an!

1 Rumpf
2 Behaarter Kopf
3 Ellenbeuge
4 Gesicht und Hände

21.71 Kreuzen Sie die Meldepflicht der Borkenflechte an!

1 Bei Verdacht, Erkrankung und Tod.
2 Bei Erkrankung und Tod.
3 Nur bei Tod.
4 Bei Ausscheidertum.
5 Es besteht überhaupt keine Meldepflicht.

21.72 Ordnen Sie die folgenden Begriffe zusammen!

1 Rhagade	1 = ______
2 Geschwür	2 = ______
3 Erosion	3 = ______
4 Schuppen	4 = ______
5 Knötchen	5 = ______
6 Fleck	6 = ______
7 Quaddel	7 = ______
8 Bläschen	8 = ______
9 Pustel	9 = ______

A Mit Eiter gefüllter Hohlraum der Haut.
B Mit seröser Flüssigkeit gefüllter Hohlraum der Haut.
C Schmerzhafter Einriß der Haut, der bis in die Unterhaut reichen kann.
D Durch Vermehrung der Zellzahl gebildete Hautzunahme.
E Veränderung der Hautfarbe, ohne Veränderung des Hautniveaus.
F Umschriebene Volumenzunahme der Haut durch Ödem von kurzer Bestandsdauer (meist Stunden).
G Auflagerungen aus ablösbaren Hornzellbestandteilen.
H Oberflächlicher Substanzdefekt der Haut, der nicht tiefer als in die Epidermis reicht.
I Tiefer Substanzdefekt der Haut, der mindestens bis in die Lederhaut reicht und eine schlechte Heilungstendenz hat.

21.73 Kreuzen Sie an, bei welchen Hautveränderungen Sie an Hautkrebs denken!

1 Jeder Leberfleck, der bereits seit Jahren unverändert besteht.
2 Bei Leberflecken, die plötzlich an Größe zunehmen.
3 Angiome
4 Hämangiome
5 Geschwürige Hautveränderung in Augennähe, die sich allmählich verschlimmert.

21.74 Kreuzen Sie Hautveränderungen an, die als Präkanzerosen gelten!

1 Spinaliom
2 Malignes Melanom
3 Noduli
4 Hauthorn (Cornu cutaneum)
5 Leukoplakien (Weißschwielenkrankheit)

21.75 Ordnen Sie die passenden Begriffe zusammen!

1 Zyste 1 = ________
2 Fistel 2 = ________
3 Abszeß 3 = ________

A Eiteransammlung in einer nicht vorgebildeten Körperhöhle
B Sackartige Geschwulst mit eigener Kapsel
C Abnormer Gang mit eigener Wandung

21.76 Kreuzen Sie die Ursache der Krätze an!

1 Bakterien
2 Viren
3 Milben
4 Chlamydien

21.77 Kreuzen Sie die typische Hauterscheinung bei Krätze an!

1 Roseolen
2 Kreisrunde rötliche Flecken mit silberweißen Schüppchen
3 Ekzemähnliche Hauterscheinungen mit Kratzspuren
4 Quaddeln

21.78 Kreuzen Sie die Prädilektionsstellen der Krätze an!

1 Behaarter Kopf
2 Rücken
3 Beugeseite der Handgelenke
4 Geschlechtsorgane
5 Brust
6 Zwischenfingerfalten

21.79 Kreuzen Sie die Meldepflicht bei Krätze an!

1 Bei Verdacht, Erkrankung und Tod.
2 Bei Erkrankung und Tod.
3 Nur bei Tod.
4 Bei Ausscheidertum.
5 Es besteht überhaupt keine Meldepflicht.

21.80 Kreuzen Sie an, was für die Kopfläuse zutrifft!

1 Befällt bevorzugt alte Menschen.
2 Befällt bevorzugt Kinder.
3 Tritt vor allem am Rumpf auf.
4 Tritt vor allem am behaarten Kopf auf.

21.81 Kreuzen Sie die Meldepflicht bei Lausbefall an!

1 Bei Verdacht, Erkrankung und Tod.
2 Bei Erkrankung und Tod.
3 Nur bei Tod.
4 Bei Ausscheidertum.
5 Es besteht überhaupt keine Meldepflicht.

22 Schock

Fragen ohne Antwortauswahl

22.1 Innerhalb welchen Zeitraumes kann sich ein Schock entwickeln?

22.2 Was ist ein dekompensierter Schock?

22.3 Erklären Sie, warum es bei einem dekompensierten Schock zur Bildung von Mikrothromben kommt!

22.4 Wieso kommt es im Verlauf eines Schocks zu einer erhöhten Blutungsneigung?

22.5 Welche Auswirkungen hat der abfallende Blutdruck auf die Nieren?

22.6 Geben Sie für die folgenden Schockarten an, wodurch sie typischerweise ausgelöst werden!

Hypovolämischer Schock
Septischer Schock
Anaphylaktischer Schock
Kardiogener Schock

22.7 Geben Sie für die folgenden Schockarten an, wie Sie den Patienten lagern!

Hypovolämischer Schock
Anaphylaktischer Schock
Kardiogener Schock

22.8 Woran können Sie einem Patienten äußerlich ansehen, daß es sich um einen hypovolämischen und nicht um einen kardiogenen Schock handelt?

22.9 Angenommen, Sie haben einem Patienten Procain gespritzt, und Sie stellen nun eine großflächige Hautrötung, Atemnot, Erbrechen und heftigen Juckreiz Ihres Patienten fest. Worum handelt es sich? Wie verhalten Sie sich?

22.10 Angenommen, in dem vorstehend geschilderten Fall haben Sie zufälligerweise verschreibungspflichtige Notfallmedikamente wie Adrenalin und ein Antihistaminikum zur Verfügung. Dürfen Sie diese Mittel nun einsetzen, wenn die Medikamente vom Arzt nicht für diesen Patienten verschrieben wurden, sondern für Ihren eigenen Gebrauch?

22.11 Wie bezeichnet man eine Wiederbelebung durch Erste-Hilfe-Maßnahmen bei einem Bewußtlosen nach Eintritt eines Atemstillstandes und/oder Herz-Kreislauf-Stillstandes?

22.12 Was müssen Sie zuerst machen, bevor Sie mit der eigentlichen Atemspende beginnen?

22.13 Wieviele Beatmungen werden bei einer Atemspende pro Minute gegeben?

22.14 Sie wollen bei einem bettlägerigen Patienten eine Herz-Lungen-Wiederbelebung durchführen. Was müssen Sie tun, bevor Sie mit der Herzmassage beginnen?

22.15 Sie haben bei einem Bewußtlosen eine Herz-Lungen-Wiederbelebung durchgeführt. Woran erkennen Sie, daß Ihre Maßnahmen erfolgreich waren?

22.16 Geben Sie Schweregrade von Bewußtseinsstörungen an!

22.17 In welchen Fällen wird ein Notfallpatient mit erhöhtem Oberkörper gelagert?

22.18 Wie lange dauert es, bis ein Kreislaufstillstand zu einem Bewußtseinsverlust und zum Atemstillstand führt?

Multiple-choice-Fragen

22.19 Kreuzen Sie an, was für die kompensierte Phase eines Schocks zutrifft!

1 Tiefe Bewußtlosigkeit
2 Hautblässe
3 Tachykardie
4 Irreversible Störung innerer Organe
5 Hypotonie
6 Schockniere

22.20 Kreuzen Sie an, was für den Schockindex stimmt!

1 Normwert = 1,0
2 Normwert = 2,0
3 Normwert = 0,5
4 Schockindex: Pulsfrequenz pro Minute × systolischer Blutdruck
5 Schockindex: $\frac{\text{Pulsfrequenz pro Minute}}{\text{systolischer Blutdruck}}$
6 Schockindex: Pulsfrequenz pro Minute × diastolischer Blutdruck
7 Schockindex: $\frac{\text{Pulsfrequenz pro Minute}}{\text{diastolischer Blutdruck}}$

22.21 Kreuzen Sie bekannte Schockarten an!

1 Coma uraemicum
2 Anaphylaktischer Schock
3 Kardiovaskulärer Schock
4 Grand mal
5 Synkope
6 Septischer Schock
7 Coma hepaticum

22.22 Kreuzen Sie mögliche Ursachen eines hypovolämischen Schocks an!

1 Schwere Salmonellose
2 Hypertonie
3 Poliomyelitis
4 Ruptur eines Aortenaneurysmas
5 Abriß einer Extremität
6 Thrombozytopenie
7 Virusbedingtes hämorrhagisches Fieber

22.23 Kreuzen Sie mögliche Ursachen eines kardiogenen Schocks an!

1 Akuter Blutverlust
2 Herzflimmern
3 Herzinfarkt
4 Demenz
5 Lungenembolie
6 Schwere Rechtsherzinsuffizienz
7 Schwere Hirnblutung

22.24 Kreuzen Sie im folgenden an, welche Maßnahmen Sie bei einem kardiogenen Schock durchführen würden!

1 Betroffenen vor Unterkühlung schützen
2 Patienten flach lagern, Beine etwas anheben
3 Auffüllung des Kreislaufes mit isotonischer Kochsalzlösung
4 Notarzt verständigen
5 Externe Herzmassage bei Herzstillstand
6 Atemspende bei Atemstillstand

22.25 Angenommen, Sie haben einem Patienten Procain gespritzt. Welche der folgenden Erscheinungen würden Sie veranlassen zu meinen, daß sich nun bei dem Patienten ein anaphylaktischer Schock entwickeln könnte?

1 Starke Übelkeit mit Erbrechen
2 Starke Schmerzen, die dem Patienten peitschenhiebartig ins Bein schießen
3 Heftiger Juckreiz
4 Flush
5 Positives Homans-Zeichen
6 Doppelsehen

22.26 Kreuzen Sie an, was zu einem Koma führen kann!

1 Schwere Harnvergiftung
2 Ohnmacht aufgrund einer vasomotorischen Regulationsstörung
3 Hirnblutung
4 Schwere Alkoholvergiftung
5 Starkes Absinken der Blutzuckerwerte
6 Dekompensierte aktive Leberzirrhose

23 Onkologie

Fragen ohne Antwortauswahl

23.1 Definieren Sie den Begriff „Tumor“!

23.2 Geben Sie für die folgenden Tumoren an, aus welcher Gewebeart sie bestehen!

Adenom
Polyp
Fibrom
Lipom
Myom
Osteom
Chondrom
Angiom

23.3 Was ist ein Karzinom?

23.4 Was ist ein Sarkom?

23.5 Was ist ein semimaligner Tumor?

23.6 Zählen Sie einige mikroskopisch feststellbare Merkmale der Krebszelle auf!

Multiple-choice-Fragen

23.7 Ordnen Sie die zugehörigen Begriffe zusammen!

1	Angiom	1 = _______
2	Adenom	2 = _______
3	Chondrom	3 = _______
4	Polyp	4 = _______
5	Sarkom	5 = _______
6	Myom	6 = _______
7	Fibrom	7 = _______
8	Lipom	8 = _______
9	Karzinom	9 = _______

A Bösartiger Tumor, der vom mesenchymalen Gewebe ausgeht.
B Gutartiger Tumor aus Drüsengewebe
C Gutartiger Tumor aus Knorpelgewebe
D Gutartiger Tumor aus Schleimhaut
E Gutartiger Tumor aus Blutgefäßen
F Gutartiger Tumor aus Muskelgewebe
G Gutartiger Tumor aus Fettgewebe
H Gutartiger Tumor aus Bindegewebe
I Bösartiger Tumor, der vom Epithelgewebe ausgeht.

23.8 Kreuzen Sie typische Kennzeichen bösartiger Tumoren an!

1 Langsames Wachstum
2 Scharfe Begrenzung gegenüber den Nachbargeweben
3 Invasives Wachstum
4 Setzen von Metastasen
5 Gute Verschieblichkeit gegenüber Nachbarorganen

23.9 Kreuzen Sie an, welche Symptome in einem späten Stadium der Krebserkrankung typischerweise auftreten!

1 Generalisierte Lymphknotenschwellung
2 Hypertonie
3 Hypotonie
4 Beschleunigte BSG
5 Gewichtsabnahme
6 Kachexie
7 Demenz
8 Anämie
9 Sinusitis

23.10 Kreuzen Sie typische Früh- und Erstsymptome von Krebserkrankungen an!

1 Generalisierter Juckreiz und schmerzlose Schwellung von einzelnen Lymphknotengruppen
2 Hypotonie
3 Brennen beim Wasserlassen
4 Okkultes Blut im Stuhl
5 Gelbsucht ohne Fieber
6 Gelbsucht mit Fieber
7 Dysphagie
8 Chronische Heiserkeit
9 Fleischwasserfarbener Ausfluß

24 Allgemeine Infektionslehre

Fragen ohne Antwortauswahl

24.1 Was ist eine Infektion?

24.2 Ordnen Sie zu!

A Zwei Lebewesen nützen sich gegenseitig.
B Ein Lebewesen lebt auf Kosten eines anderen und schadet ihm dadurch.

1 Parasit
2 Symbionten

A ________
B ________

24.3 Ordnen Sie zu!

A Grundsätzliche Fähigkeit eines Mikroorganismus, krankhafte Zustände herbeizuführen.
B Ausprägungsgrad der Pathogenität bei einem bestimmten Bakterienstamm.

1 Virulenz
2 Pathogenität

A ________
B ________

24.4 Ordnen Sie zu!

A Geschützt sein gegen einen bestimmten pathogenen Erreger.
B Ein Krankheitserreger kann sich grundsätzlich im Menschen ansiedeln.
C Ein bestimmter Erreger kann bei keinem Individuum einer bestimmten Art Krankheitserscheinungen hervorrufen (Artmerkmal).

1 Resistenz
2 Immunität
3 Empfänglichkeit

A ________
B ________
C ________

24.5 Ordnen Sie zu!

A Ausgehend von der Eintrittspforte kommt es zu einer lokalen Ausbreitung des Erregers.
B Hier kommt es zu: Inkubationszeit, Generalisation und Organmanifestation.

1 Zyklische Infektionskrankheit
2 Lokalinfektionskrankheit

A ________
B ________

24.6 Geben Sie an, wodurch sich eine Zoonose von einer Anthroponose unterscheidet!

24.7 Ordnen Sie zu!

A Eitererreger sind von einem Infektionsherd aus in den Blutkreislauf gelangt und siedeln sich in anderen Organen ab. Die Folge sind eitrige Metastasen in Form von Abszeßen oder Empyemen.
B Es gelangen fortwährend oder zeitweise reichlich Erreger mit ihren Toxinen von einem Herd aus ins Blutkreislaufsystem.
C Bakterien sind ins Kreislaufsystem gelangt.

1 Sepsis
2 Bakteriämie
3 Pyämie

A ________
B ________
C ________

24.8 Ordnen Sie zu!

A Nach Ausheilung einer Erkrankung erfolgt eine erneute Ansteckung mit dem gleichen Erreger.
B Es kommt zu einer erneuten Infektion mit dem gleichen Erreger, mit dem bereits eine Infektion vorliegt.
C Zu einer bereits bestehenden Infektion kommt ein zweiter Erreger hinzu.

1 Superinfektion
2 Sekundärinfektion
3 Reinfektion

A ________
B ________
C ________

24.9 Ordnen Sie die passenden Begriffe zu!

A Dauerverseuchung eines bestimmten Gebietes
B Ausbreitung einer Infektionskrankheit über Länder und Kontinente, die dort zeitlich begrenzt besteht.
C Zeitlich begrenztes, gehäuftes Auftreten einer Infektionskrankheit in einem bestimmten Gebiet.

1 Epidemie
2 Endemie
3 Pandemie

A ________
B ________
C ________

24.10 Ordnen Sie die passenden Begriffe zu!

A Anzahl der Todesfälle, bezogen auf die an einer bestimmten Krankheit Erkrankten in Prozent
B Anzahl der Todesfälle, in einem bestimmten Zeitraum an einer bestimmten Erkrankung, bezogen auf die Gesamtbevölkerung oder auf bestimmte Bevölkerungsteile
C Zahl der Kranken, bezogen auf die Bevölkerungsgruppe, die innerhalb eines Jahres an einer bestimmten Krankheit leiden

1 Mortalität
2 Morbidität
3 Letalität

A ________
B ________
C ________

24.11 Ordnen Sie zu!

A Säureschutzmantel der Haut, antibakterielle Enzyme, Schleim, Flimmerhärchen
B Schutz gegen einen bestimmten Erregertyp. Hier spielen Antikörper eine wichtige Rolle.

1 Spezifische Immunität
2 Unspezifische Immunität

A ________
B ________

24.12 Ordnen Sie zu!

A Es werden abgeschwächte Erreger geimpft, so daß der Körper selber Antikörper produziert.
B Es werden spezifische Antikörper gespritzt. In diesem Fall muß der Organismus selbst keine Antikörper produzieren.

1 Aktive Impfung
2 Passive Impfung

A ________
B ________

24.13 Ordnen Sie zu!

A Desinfektion
B Sterilisation

1 Keimfrei machen
2 Vernichtung pathogener Keime

A ________
B ________

24.14 Ordnen Sie zu!

A Erhöhung der Temperatur durch Heraufsetzung des Sollwerts durch das Temperaturregulationszentrum im Hypothalamus.
B Überwärmung des Körpers durch unzureichende Wärmeabgabe oder durch vermehrte Wärmezufuhr.

1 Fieber
2 Hyperthermie

A ________
B ________

24.15 Ordnen Sie die folgenden Begriffe zu!

A Kontiuna-Fieber
B Intermittierendes Fieber
C Lytische Entfieberung
D Remittierendes Fieber
E Undulierendes Fieber

1 Hohes Fieber mit Tagesschwankungen unter 1 °C
2 Im Laufe eines Tages wechselnd hohe Temperaturen mit fieberfreien Intervallen.
3 Fieber mit Tagesschwankungen von 1 bis 1,5°C.
4 Wellenförmige Fieberkurve
5 Allmähliche Entfieberung

A ________
B ________
C ________
D ________
E ________

24.16 Was versteht man unter einer Schmierinfektion?

24.17 Geben Sie an, wie Infektionskrankheiten von ihrem zeitlichen Ablauf her unterteilt werden.

24.18 Was versteht man unter einer Titerbestimmung?

24.19 Zählen Sie wichtige Krankheitserreger auf!

24.20 Wie heißen die kleinsten Krankheitserreger?

24.21 Was sind Anaerobier?

24.22 Welche beiden wesentlichen Arten von Bakteriengiften unterscheidet man?

24.23 Woher haben die Schimmelpilze ihren Namen?

24.24 Was sind häufige Soorerkrankungen des Säuglings?

24.25 Welche hier bei uns auftretenden Erkrankungen können durch Zecken übertragen werden?

24.26 Was ist das Komplementsystem?

24.27 Wie wird ein Stoff (z.B. Erreger oder Toxin) bezeichnet, der in der Lage ist, die Bildung von Antikörpern auszulösen?

24.28 Welche Gestalt haben – vereinfacht gesehen – Antikörper?

24.29 Wie heißen die wichtigsten antikörperproduzierenden Zellen?

24.30 Was versteht man unter dem Monozyten-Makrophagen-System?

Multiple-choice-Fragen

24.31 Kreuzen Sie die Faktoren an, die mit dazu beitragen können, ob eine Infektionskrankheit zum Ausbruch kommt!

1 Abwehrlage des Körpers
2 Virulenz der Erreger
3 Dauer der Exposition
4 Anzahl der aufgenommenen Erreger

24.32 Kreuzen Sie an, was für Lokalinfektionskrankheiten zutrifft!

1 Man unterscheidet Inkubationszeit, Generalisationsstadium und Organmanifestation.
2 Nach Durchlaufen der Erkrankung besteht meist lebenslange Immunität.
3 Bei der Virushepatitis handelt es sich um eine Lokalinfektionskrankheit.
4 Bei einer Lokalinfektionskrankheit kommt es ausschließlich zu Reaktionen am Ort des Erregereintritts. Fernwirkungen können nicht auftreten.
5 Bei einer Lokalinfektionskrankheit kommt es zwar zu örtlichen Reaktionen am Ort des Erregereintritts, aber über Fernwirkung von Toxinen können auch andere Organe in Mitleidenschaft gezogen werden.

24.33 Kreuzen Sie an, was man zur unspezifischen Immunität rechnet!

1 Antigen-Antikörper-Reaktion
2 Mundspeichel
3 Monozyten
4 Magensäure
5 Plasmazellen
6 Makrophagen
7 Mikrophagen
8 Antikörper

24.34 Kreuzen Sie an, wodurch es zur erworbenen Immunität kommen kann!

1 Durch die Antikörper, die die Mutter mit der Muttermilch auf den Säugling überträgt.
2 Durch das Überstehen einer Infektionskrankheit, bei der Symptome auftraten.
3 Durch das Überstehen einer Infektionskrankheit mit inapparentem Verlauf.
4 Durch aktive Impfung.
5 Durch passive Impfung.

24.35 Kreuzen Sie an, was für die Desinfektion zutrifft!

1 Der desinfizierte Gegenstand ist völlig keimfrei.
2 Eine Desinfektion wird typischerweise durch entsprechende chemische Mittel vorgenommen.
3 Von einer Desinfektion spricht man, wenn Räume oder Gegenstände von Ungeziefer befreit werden.
4 Eine Desinfektion kann nicht nur durch chemische Mittel vorgenommen werden, sondern je nach Erreger auch durch Austrocknung, Kälte, Sonnenbestrahlung, UV-Licht und anderes.

24.36 Ordnen Sie die zugehörigen Begriffe zusammen!

1 Bakteriostatisch 1 = _____
2 Fungistatisch 2 = _____
3 Virostatisch 3 = _____
4 Bakterizid 4 = _____
5 Fungizid 5 = _____
6 Virozid 6 = _____

A Wachstum und Vermehrung von Bakterien hemmend
B Bakterienabtötend
C Virenabtötend
D Wachstum und Vermehrung von Viren hemmend
E Pilzabtötend
F Wachstum und Vermehrung von Pilzen hemmend

24.37 Ordnen Sie die zugehörigen Begriffe zusammen!

1 Kontinua-Fieber 1 = _____
2 Remittierendes Fieber 2 = _____
3 Intermittierendes Fieber 3 = _____

4 Undulierendes Fieber 4 = ____

A Fieber, bei dem die Tagesschwankungen der Fieberhöhe unter 1 °C liegen.
B Im Tagesverlauf kommt es zu schwankenden Fieberschüben. Die Fieberkurve insgesamt zeigt einen wellenförmigen Fieberverlauf.
C Im Tagesverlauf kommt es zu wechselnd hohen Temperaturen mit fieberfreien Intervallen.
D Im Tagesverlauf kommt es zu Fieberschwankungen von 1,0 bis 1,5 °C.

24.38 Kreuzen Sie die folgenden Aussagen nur an, wenn sie richtig sind!

1 Von hohem Fieber spricht man ab 41 °C.
2 Mit subfebriler Temperatur bezeichnet man die normale Körpertemperatur.
3 Von Untertemperatur spricht man ab Werten unter 33 °C.
4 Mit lytischer Entfieberung bezeichnet man eine langsame, allmähliche Entfieberung.
5 Bevor Fieber hoch ansteigt, kommt es bei Erwachsenen typischerweise zu Fieberkrämpfen und bei Kindern zu Schüttelfrost.

24.39 Ordnen Sie die zugehörigen Begriffe über Übertragungsarten von Krankheitserregern zusammen!

1 Austausch von Körpersäften 1 = ____
2 Aerogene Ansteckung 2 = ____
3 Schmierinfektion 3 = ____
4 Tröpfcheninfektion 4 = ____
5 Verschleppung im Körper 5 = ____
6 Kontaktinfektion 6 = ____

A Ansteckung kann durch Anhusten, Ansprechen und Anniesen erfolgen.
B Ansteckung kann bei direktem Hautkontakt über Haut- und Schleimhautwunden und über Bluttransfusionen erfolgen.
C Ansteckung kann durch Händegeben erfolgen.
D Übertragung kann durch Stuhl erfolgen. Unsaubere Toilettenanlagen begünstigen diesen Übertragungsweg.
E Ansteckung erfolgt durch Einatmen von erregerhaltigem Staub.
F Die im Darm physiologisch vorkommenden Escherichia coli wandern in den Harnweg und rufen hier Krankheitserscheinungen hervor.

24.40 Kreuzen Sie an, was für Keimträger und Dauerausscheider nach der Definition des § 2 BSG stimmt!

1 Ein Keimträger hat auf jeden Fall Krankheitserscheinungen.
2 Ein Dauerausscheider hat auf jeden Fall Krankheitserscheinungen solange er den Erreger ausscheidet.
3 Ein Keimträger erkrankt in jedem Fall an den aufgenommenen Keimen, und zwar entweder sofort oder später.
4 Nach dem Bundesseuchengesetz sind die Dauerausscheider von Botulismus, Cholera und Shigellenruhr meldepflichtig.
5 Jemand kann Keimträger sein, während er sich noch in der Inkubationszeit befindet.

24.41 Kreuzen Sie Bakterienformen an!

1 Herpes simplex
2 Pasteurella
3 Spirillen
4 Spirochäten
5 Kokken
6 Adenoviren
7 Protozoen

24.42 Kreuzen Sie nur die kugelförmigen Bakterien an!

1 Corynebakterien
2 Diplokokken
3 Spirochäten
4 Arboviren
5 Staphylokokken
6 Streptokokken
7 Pasteurella

24.43 Kreuzen Sie die richtigen Aussagen über Endo- und Ektotoxine an!

1 Ektotoxine sind die Zerfallsgifte von Bakterien.
2 Endotoxine sind die Zerfallsgifte von Bakterien.
3 Ektotoxine sind Ausscheidungsgifte von Bakterien.
4 Endotoxine sind Ausscheidungsgifte von Bakterien.
5 Mit Ektotoxinen meint man, daß die Bakterien Stoffwechselprodukte abgeben, die das Krankheitsbild auslösen können.

24.44 Kreuzen Sie die richtige Aussage über Pilze und Pilzerkrankungen an!

1 Jeder Pilz ruft typischerweise Krankheitserscheinungen hervor.
2 Pilze können sich nur auf der Haut niederlassen, innerhalb des Körpers können sie keine Beschwerden verursachen.
3 Candida albicans ist ein wichtiger Hefepilz, der Krankheitsbeschwerden vor allem in Mundhöhle und Scheide verursachen kann.
4 Typisch für Hefepilzerkrankungen sind die leicht abwischbaren, weißlich-gelben Beläge. Hat man die befallenen Stellen mit einem Spatel oder ähnlichem abgewischt, so hat man damit auch die Pilzinfektion dieser Stelle entfernt.

24.45 Kreuzen Sie an, welche Parasiten typischerweise als Überträger anderer Krankheitserreger eine Rolle spielen!

1 Bandwürmer
2 Kleiderläuse
3 Madenwürmer
4 Zecken
5 Trichinen
6 Flöhe

24.46 Kreuzen Sie nur die Zellen an, die die Fähigkeit zur Phagozytose haben!

1 Gewebsmakrophagen
2 Retikulumzellen
3 Basophile
4 Erythrozyten
5 Histiozyten
6 Kupffersche Sternzellen
7 Plasmazellen

25 Infektionskrankheiten mit Meldepflicht und/oder Behandlungsverbot

Fragen ohne Antwortauswahl

25.1 Geben Sie die wichtigsten Symptome bei den folgenden Krankheiten mit Behandlungsverbot für den Heilpraktiker an!

25.1.1 Botulismus

25.1.2 Cholera

25.1.3 Enteritis infectiosa

25.1.4 Fleckfieber

25.1.5 Lepra

25.1.6 Milzbrand

25.1.7 Ornithose

25.1.8 Paratyphus

25.1.9 Pest

25.1.10 Pocken

25.1.11 Poliomyelitis

25.1.12 Rückfallfieber

25.1.13 Shigellenruhr

25.1.14 Tollwut

25.1.15 Tularämie

25.1.16 Typhus abdominalis

25.1.17 Virusbedingtes hämorrhagisches Fieber

25.1.18 Angeborene Zytomegalie

25.1.19 Angeborene Listeriose

25.1.20 Angeborene Lues

25.1.21 Angeborene Toxoplasmose

25.1.22 Rötelnembryopathie

25.1.23 Brucellose

25.1.24 Diphtherie

25.1.25 Gelbfieber

25.1.26 Leptospirose

25.1.27 Malaria

25.1.28 Meningokokken-Meningitis und andere bakterielle Meningitiden

25.1.29 Virus-Meningoenzephalitis

25.1.30 Q-Fieber

25.1.31 Rotz

25.1.32 Trachom

25.1.33 Trichinose

25.1.34 Tuberkulose

25.1.35 Virushepatitis:
Hepatitis A, Hepatitis B,
Hepatitis C

25.1.36 Anaerobe Wundinfektionen:
Gasbrand/Gasödem, Tetanus

25.1.37 Influenza

25.1.38 Keuchhusten

25.1.39 Masern

25.1.40 Puerperalsepsis

25.1.41 Scharlach

25.1.42 Borkenflechte

25.1.43 Röteln

25.1.44 Windpocken

25.1.45 Mumps

25.1.46 Krätze

25.1.47 Gonorrhö

25.1.48 Syphilis

25.1.49 Ulcus molle

25.1.50 Lymphogranuloma inguinale

25.2 Nennen Sie die Erreger der folgenden Krankheiten!

25.2.1 Botulismus

25.2.2 Cholera

25.2.3 Enteritis infectiosa

25.2.4 Fleckfieber

25.2.5 Lepra

25.2.6 Milzbrand

25.2.7 Ornithose

25.2.8 Paratyphus

25.2.9 Pest

25.2.10 Pocken

25.2.11 Poliomyelitis

25.2.12 Rückfallfieber

25.2.13 Shigellenruhr

25.2.14 Tollwut

25.2.15 Tularämie

25.2.16 Typhus abdominalis

25.2.17 Virusbedingtes hämorrhagisches Fieber

25.2.18 Angeborene Zytomegalie

25.2.19 Angeborene Listeriose

25.2.20 Angeborene Lues

25.2.21 Angeborene Toxoplasmose

25.2.22 Rötelnembryopathie

25.2.23 Brucellose

25.2.24 Diphtherie

25.2.25 Gelbfieber

25.2.26 Leptospirose

25.2.27 Malaria

25.2.28 Meningokokken-Meningitis und andere bakterielle Meningitiden

25.2.29 Virus-Meningoenzephalitis

25.2.30 Q-Fieber

25.2.31 Rotz

25.2.32 Trachom

25.2.33 Trichinose

25.2.34 Tuberkulose

25.2.35 Virushepatitis:
Hepatitis A, Hepatitis B,
Hepatitis C

25.2.36 Anaerobe Wundinfektionen: Gasbrand/Gasödem, Tetanus

25.2.37 Influenza

25.2.38 Keuchhusten

25.2.39 Masern

25.2.40 Puerperalsepsis

25.2.41 Scharlach

25.2.42 Borkenflechte

25.2.43 Röteln

25.2.44 Windpocken

25.2.45 Mumps

25.2.46 Krätze

25.2.47 Gonorrhö

25.2.48 Syphilis

25.2.49 Ulcus molle

25.2.50 Lymphogranuloma inguinale

25.3 **Geben Sie an, wo der Nachweis der folgenden Krankheit stattfindet!**

25.3.1 Botulismus

25.3.2 Cholera

25.3.3 Enteritis infectiosa

25.3.4 Fleckfieber

25.3.5 Lepra

25.3.6 Milzbrand

25.3.7 Ornithose

25.3.8 Paratyphus

25.3.9 Pest

25.3.10 Pocken

25.3.11 Poliomyelitis

25.3.12 Rückfallfieber

25.3.13 Shigellenruhr

25.3.14 Tollwut

25.3.15 Tularämie

25.3.16 Typhus abdominalis

25.3.17 Virusbedingtes hämorrhagisches Fieber

25.3.18 Angeborene Zytomegalie

25.3.19 Angeborene Listeriose

25.3.20 Angeborene Lues

25.3.21 Angeborene Toxoplasmose

25.3.22 Rötelnembryopathie

25.3.23 Brucellose

25.3.24 Diphtherie

25.3.25 Gelbfieber

25.3.26 Leptospirose

25.3.27 Malaria

25.3.28 Meningokokken-Meningitis und andere bakterielle Meningitiden

25.3.29 Virus-Meningoenzephalitis

25.3.30 Q-Fieber

25.3.31 Rotz

25.3.32 Trachom

25.3.33 Trichinose

25.3.34 Tuberkulose

25.3.35 Virushepatitis:
Hepatitis A, Hepatitis B,
Hepatitis C

25.3.36 Anaerobe Wundinfektionen:
Gasbrand/Gasödem, Tetanus

25.3.37 Influenza

25.3.38 Keuchhusten

25.3.39 Masern

25.3.40 Puerperalsepsis

25.3.41 Scharlach

25.3.42 Borkenflechte

25.3.43 Röteln

25.3.44 Windpocken

25.3.45 Mumps

25.3.46 Krätze

25.3.47 Gonorrhö

25.3.48 Syphilis

25.3.49 Ulcus molle

25.3.50 Lymphogranuloma inguinale

25.4 Geben Sie die Infektionskrankheiten an, für die schon im Verdachtsfall Meldepflicht besteht!

25.5 Geben Sie die Infektionskrankheiten an, für die im Erkrankungs- und Todesfall Meldepflicht besteht!

25.6 Für welche Infektionskrankheiten besteht im Todesfall Meldepflicht?

25.7 Für welche Infektionskrankheiten besteht zwar keine Meldepflicht, aber trotzdem Behandlungsverbot, aufgrund der §§ 30 und 45 BSG?

25.8 Zählen Sie die Geschlechtskrankheiten auf, die gemäß dem Gesetz zur Bekämpfung der Geschlechtskrankheiten nur von Ärzten behandelt werden dürfen!

25.9 Welche Ausscheider sind gemäß § 3 Absatz 4 BSG meldepflichtig?

25.10 Wenn ein Patient mit Hauterscheinungen sich von Ihnen behandeln lassen will, könnte es sich um eine Krankheit mit Behandlungsverbot für den Heilpraktiker handeln. Welche Krankheiten mit Behandlungsverbot haben Hauterscheinungen? Geben Sie dazu stichwortartig an, wie diese beschaffen sind!

25.11 Geben Sie die Infektionskrankheiten mit Behandlungsverbot für den Heilpraktiker an, bei denen es zu Durchfällen kommen kann. Schildern Sie kurz die Beschaffenheit der Durchfälle!

25.12 Bei welchen Infektionskrankheiten mit Behandlungsverbot für den Heilpraktiker kann es zum Ikterus kommen?

25.13 Bei welchen Infektionskrankheiten mit Behandlungsverbot für den Heilpraktiker kann es zu Lymphknotenschwellungen kommen?

25.14 Bei welchen Infektionskrankheiten mit Behandlungsverbot für den Heilpraktiker kann es zu Benommenheit kommen?

Multiple-choice-Fragen

25.15 Kreuzen Sie an, was für den Botulismus zutrifft!

1 Ansteckung erfolgt von Mensch zu Mensch durch Tröpfcheninfektion.
2 Inkubationszeit zwei bis vier Wochen.
3 Es handelt sich um eine Lebensmittelvergiftung.
4 Typische Beschwerden sind Durchfälle, Erbrechen und Benommenheit.
5 Sehstörungen (Doppelsehen) sind ein typisches Symptom.

25.16 Kreuzen Sie an, was für Cholera zutrifft!

1 Spielt sich vorwiegend im Dickdarm ab.
2 Typisch sind blutige Durchfälle.
3 Erreger ist das Virus Vibrio cholerae.
4 Die meisten Infektionen verlaufen als schwere Erkrankung.
5 Der Nachweis erfolgt im Blut.
6 Schwere Erkrankungen gehen mit hohem Fieber einher.

25.17 Kreuzen Sie die zutreffenden Aussagen über Enteritis infectiosa an!

1 Wird ausschließlich durch Salmonellen hervorgerufen.
2 Kann durch Bakterien oder Viren (z.B. Enteroviren) hervorgerufen werden.
3 Inkubationszeit Stunden bis Tage.
4 Die typischen Durchfälle sind dünnflüssig bis wäßrig. Sie können teilweise mit Schleim vermischt sein.
5 Es können auftreten: Darmtenesmen, Übelkeit, Erbrechen, eventuell Fieber.

25.18 Kreuzen Sie an, was für Fleckfieber stimmt!

1 Erreger sind Rickettsien, die durch Läuse, Flöhe, Zecken und Milben übertragen werden.
2 Es kommt zu hohem Fieber mit grippeähnlichen Symptomen und ab dem 5. Krankheitstag zu Roseolen.
3 Häufig enzephalitische Erscheinungen. Es besteht eine Neigung zu akutem Kreislaufversagen.
4 Bei uns hauptsächlich als Kriegsseuche bekannt.

25.19 Kreuzen Sie an, was für Lepra zutrifft!

1 Eine andere Krankheitsbezeichnung ist Blattern.
2 Erreger sind Chlamydien.
3 Inkubationszeit ein bis drei Wochen.
4 Das Ansteckungsrisiko ist sehr hoch.
5 Man unterscheidet eine lepromatöse und eine tuberkuloide Form.
6 Typisch sind Sensibilitätsstörungen und Lähmungen.
7 Ist die Krankheit ausgebrochen, so gibt es keine wirkungsvolle Therapie mehr.

25.20 Kreuzen Sie die richtigen Aussagen zum Milzbrand an!

1 Die häufigste Übertragung geschieht von Mensch zu Mensch.
2 Tritt bei uns als Berufskrankheit von Personen auf, die mit Tieren oder Tierprodukten Kontakt haben.
3 Man unterscheidet Haut-, Lungen- und Darmmilzbrand.
4 Der Lungenmilzbrand kann an dem typischen Karbunkel erkannt werden.
5 Der Lungenmilzbrand verläuft als atypische Bronchopneumonie.

25.21 Kreuzen Sie an, was für die Ornithose zutrifft!

1 Eine weitere Krankheitsbezeichnung ist Lyssa.
2 Erreger sind Protozoen.
3 Beim Krankheitsverlauf unterscheidet man ein Vorläuferstadium, ein Lähmungsstadium und eine Reparationsphase.
4 Der Nachweis erfolgt im Blut und Sputum.

25.22 Kreuzen Sie an, was für Paratyphus stimmt!

1 Ansteckung erfolgt in erster Linie durch infizierte Nahrungsmittel, aber auch Dauerausscheider können anstecken.
2 Der Krankheitsverlauf ist im allgemeinen milder als bei Typhus.
3 Typisch sind Darmtenesmen, Übelkeit, Erbrechen und Durchfälle.
4 Die Roseolen treten im allgemeinen schwächer auf als bei Typhus.
5 Die Krankheitsdauer beträgt im allgemeinen sechs bis acht Wochen.

25.23 Kreuzen Sie an, welche Aussagen über die Pest richtig sind!

1 Gilt heute durch die WHO als ausgerottet.
2 Man unterscheidet Beulen-, Haut-, Darm- und Pestsepsis.
3 Die Pestsepsis kann innerhalb von Tagen zum Tod führen.
4 Bei der Ausbreitung der Krankheit können Ratten, die an Pest erkrankt sind, eine Rolle spielen.
5 Es kann eine Ansteckung von Mensch zu Mensch erfolgen.
6 Die Ansteckung erfolgt *immer* aus dem Tierreich (Ratten oder andere Nager) auf den Menschen.

25.24 Kreuzen Sie an, was für die Pocken zutrifft!

1 Der Erreger ist ein Bakterium.
2 Man unterscheidet ein Vorläufer- und ein Ausschlagstadium.
3 Ansteckung über Tröpfcheninfektion möglich.
4 Ansteckung erfolgt hauptsächlich durch Schmierinfektion.
5 Das Eruptionsstadium zeigt nur ein Stadium des Hautausschlages.
6 Im Eruptionsstadium sieht man mehrere Entwicklungsstadien des Ausschlages nebeneinander.

25.25 Kreuzen Sie die Aussagen an, die bei Poliomyelitis zutreffen!

1 Eine andere Krankheitsbezeichnung ist spinale Kinderlähmung.
2 Von der Krankheit können nur Kinder betroffen werden.
3 Erreger sind Viren.
4 Übertragung meist durch Schmutz- und Schmierinfektion.
5 Die Erkrankung kann auch symptomlos verlaufen.

25.26 Was stimmt für das Rückfallfieber?

1 Die Erkrankung kommt bei uns häufig vor.
2 Die Erkrankung spielt in Mitteleuropa zur Zeit keine Rolle.
3 Es kommt zu hohem Fieber, das einige Tage hoch bleibt. Es können dann später erneute Fieberschübe folgen.
4 Die Erkrankung verläuft fast immer tödlich.
5 Erreger sind Borrelien, die durch Läuse und Zecken auf den Menschen übertragen werden können.

25.27 Kreuzen Sie an, was bei Shigellenruhr auftreten kann!

1 Fieber
2 Blutig-schleimige Durchfälle
3 Lähmungen
4 Darmtenesmen
5 Schock
6 Hämorrhagische Diathese

25.28 Kreuzen Sie an, was für Tollwut stimmt!

1 Erreger sind Chlamydien.
2 Die Krankheit kann nur durch den Biß eines tollwütigen Tieres übertragen werden. Die bloße Berührung eines an Tollwut verstorbenen Tieres kann nicht zu einer Infektion führen.
3 Typische Symptome sind Hydrophobie, Krämpfe und Lähmungen.
4 Jeder, der von einem tollwütigen Tier gebissen wird, erkrankt auch.

25.29 Kreuzen Sie die richtigen Aussagen über die Tularämie an!

1 Es handelt sich um die Hasenpest.
2 Die Erreger sind Bakterien.
3 Die Erkrankung kommt bei uns häufig vor.
4 Die Ansteckung erfolgt von erkrankten Nagetieren auf den Menschen.

25.30 Was stimmt bei Typhus?

1 Waschfrauenhände
2 Treppenförmiger Fieberanstieg
3 Undulierendes Fieber
4 Untertemperatur
5 Reiswasserartige Durchfälle
6 Erbsbreiartige Durchfälle
7 Roseolen
8 Benommenheit

25.31 Kreuzen Sie an, was bei virusbedingtem hämorrhagischem Fieber zutrifft!

1 Man unterscheidet Marburg-, Ebola- und Lassa-Fieber.
2 Erreger sind Viren.
3 Typische Symptome sind hohes Fieber und hämorrhagische Diathese.
4 Die Erkrankung verläuft immer gutartig.

25.32 Kreuzen Sie an, was zu den angeborenen Erkrankungen stimmt!

1 Jede angeborene Erkrankung ist meldepflichtig.
2 Die angeborene Listeriose ist schon im Verdachtsfalle meldepflichtig.
3 Die angeborene Syphilis kann beim Neugeborenen zu Hauterscheinungen und zu blutig-eitrigem Schnupfen führen.
4 Unter der Hutchinson-Trias versteht man das Auftreten von Hornhautentzündung des Auges, Innenohrschwerhörigkeit und Säbelscheidentibia.
5 Infiziert sich eine Frau während der Schwangerschaft mit dem Röteln-Virus, so kann das zu einem Abort oder zu einer Totgeburt führen.
6 Infiziert sich eine Frau während der Schwangerschaft mit dem Röteln-Virus, so kann das Neugeborene blind oder taub auf die Welt kommen.

25.33 Was stimmt über die Brucellose?

1 Sie gilt als Berufskrankheit von Personen, die mit Tieren zu tun haben.
2 Man unterscheidet die Weilsche Krankheit, das Kanikola-Fieber und das Feldfieber.
3 Erreger sind Chlamydien.
4 Es kann zu undulierendem Fieber kommen.

25.34 Kreuzen sie die richtigen Aussagen über Diphtherie an!

1 Der Erreger ist ein Virus.
2 Inkubationszeit ein bis drei Wochen.
3 Die häufigste Verlaufsform ist die Nasendiphtherie.
4 Die Pseudomembranen lassen sich leicht ablösen.
5 Eine gefürchtete Komplikation ist die toxische Herzschädigung.
6 Die Diphtherietoxine können die Nieren schädigen.

25.35 Kreuzen Sie an, was für das Gelbfieber stimmt!

1 Eine andere Krankheitsbezeichnung ist schwarzes Erbrechen.
2 Eine andere Krankheitsbezeichnung ist Balkangrippe.
3 Typische Beschwerden sind hohes Fieber, Gelbsucht und hämorrhagische Diathese.
4 Es kann zu Nasenbluten, Bluterbrechen oder Hämaturie kommen.

25.36 Kreuzen Sie die richtigen Aussagen über die Leptospirosen an!

1 Es handelt sich um Infektionskrankheiten, die durch verschiedene Virenarten hervorgerufen werden.
2 Die Ansteckung erfolgt durch Tröpfcheninfektion von Mensch zu Mensch.
3 Die Ansteckung erfolgt aus dem Tierreich auf den Menschen.
4 Man unterscheidet ein primäres Generalisationsstadium und ein sekundäres Stadium der Organschädigung.
5 Häufig sind die Hirnhäute, die Leber und die Nieren von der Erkrankung betroffen.

25.37 Welche Aussagen über Malaria stimmen?

1 Sie kann weltweit auftreten. Es ist allerdings eine äußerst seltene Erkrankung.
2 Der Erreger ist ein Bakterium.
3 Nach dem Erreger unterscheidet man drei Unterarten der Erkrankung: Malaria tertiana, Malaria quartana und Malaria tropica.
4 Malaria tertiana ist die gefährlichste Erkrankung.
5 Typische Beschwerden sind Schüttelfrost, mehrere Stunden dauerndes hohes Fieber, das dann unter Schweißausbruch wieder abfällt, und Anämie.

25.38 Kreuzen Sie an, welche Beschwerden bei Meningitis/Enzephalitis auftreten können!

1 Benommenheit
2 Hauterscheinungen
3 Hautblutungen
4 Opisthotonus
5 Risus sardonicus
6 Lähmungen
7 Krämpfe
8 Gerade beim Erwachsenen treten typischerweise Durchfälle, Übelkeit und Erbrechen auf.

25.39 Was trifft für das Q-Fieber zu?

1 Erreger sind Chlamydien.
2 Die Ansteckung kann durch Staubinhalation erfolgen.
3 Die Erkrankung verläuft meist als atypische Pneumonie.
4 Typischerweise kommt es zu Erbrechen, Durchfällen und zeitweise auftretenden Lähmungserscheinungen.

25.40 Kreuzen Sie an, was für Rotz richtig ist!

1 Eine andere Krankheitsbezeichnung ist Lyssa.
2 Die Krankheit wird durch Nagetiere auf den Menschen übertragen.
3 Die Erkrankung tritt bei uns noch häufig bei Kanalarbeitern auf.
4 Die Krankheit kann sich an den oberen Luftwegen zeigen (Nasenrotz) oder an der Haut (Hautrotz).
5 Ist die Haut betroffen, so kommt es vor allem im Gesicht und an den Händen zu Pusteln und Abszessen.

25.41 Kreuzen Sie an, was für Gasbrand/Gasödem zutrifft!

1 Erreger ist ein ubiquitär (überall) verbreitetes Bakterium.
2 Der Erreger entfaltet seine Giftigkeit, wenn er unter Luftabschluß auskeimt.
3 Es kommt zu Wundveränderungen wie Anschwellung, Blasenbildung, unangenehmer Geruch. Es folgen dann Schüttelfrost, hohes Fieber, ausgeprägte Tachykardie, Lähmungen, heftigste Durchfälle und schließlich Exsikkose.
4 An Sonderformen des Gasbrandes kennt man noch den Hospitalbrand, den Darmbrand (Lebensmittelvergiftung) und den traumatischen Uterus-Gasbrand (nach unsachgemäßen Aborten).
5 Inkubationszeit ein bis drei Wochen.

25.42 Welche Beschwerden können bei Tetanus auftreten?

1 Benommenheit
2 Kieferklemme
3 Trismus
4 Risus sardonicus
5 Schluckbeschwerden
6 Opisthotonus
7 Generalisierte Krämpfe
8 Übelkeit, Erbrechen und Durchfälle

25.43 Kreuzen Sie die richtigen Aussagen über das Trachom an!

1 Andere Krankheitsbezeichnungen sind Körnerkrankheit und ägyptische Augenkrankheit.
2 Sie kommt zwar weltweit vor, ist aber äußerst selten.
3 Die Ansteckung erfolgt durch Schmierinfektion. Fliegen können die Krankheit auch übertragen.
4 An der Augenbindehaut bilden sich Trachomkörner.
5 Die Krankheit heilt immer komplikationslos aus.

25.44 Kreuzen Sie die Beschwerden an, die bei Trichinose auftreten können!

1 Übelkeit, Erbrechen und Durchfälle
2 Darmtenesmen
3 Hohes Fieber
4 Aufgedunsenes Gesicht
5 Hämorrhagische Diathese
6 Allergische Reaktionen

25.45 Was stimmt für Tuberkulose?

1 Erreger ist ein Bakterium.
2 Die Übertragung kann durch Tröpfcheninfektion und durch Staubinhalation erfolgen.
3 Der Primärkomplex in der Lunge besteht aus einem Primärherd und aus einem oder mehreren befallenen Lymphknoten.
4 Bei chronischer Lungentuberkulose kommt es zu heftigen Kopf- und Gliederschmerzen mit Benommenheit.
5 Von Tuberkulose können nicht nur die Lungen betroffen sein, sondern auch andere Organe wie Nieren, Leber und Milz.

25.46 Kreuzen Sie die richtigen Aussagen über die Virushepatitis an!

1 Bei Hepatitis A, B und Non-A-Non-B ist jeweils die wichtigste Ansteckungsgefahr durch infiziertes Blut gegeben.
2 Hepatitis B kann durch Schmierinfektion übertragen werden.
3 Von der Hepatitis B sind meist Kinder und Jugendliche betroffen.
4 Die Hepatitis B kann in eine chronische Verlaufsform übergehen und sich zu einer Leberzirrhose weiterentwickeln.
5 Kommt es zu einer Hepatitis, so kommt es auch immer zu einem Ikterus.
6 Sowohl gegen Hepatitis A als auch gegen Hepatitis B kann man sich impfen lassen.

25.47 Welche Beschwerden können bei Virushepatitis auftreten?

1 Uncharakteristische Beschwerden wie Abgeschlagenheit, Übelkeit und Widerwille gegen bestimmte Speisen
2 Hautausschlag
3 Widerwille gegen Nikotin
4 Lehmfarbener Urin
5 Gelbfärbung der Haut
6 Subfebrile Temperaturen
7 Hepatomegalie
8 Hepatosplenomegalie

25.48 Was stimmt für Influenza?

1 Es handelt sich um die Grippe, die durch unterschiedliche Erreger übertragen werden kann, und zwar sowohl durch Viren als auch durch Bakterien.
2 Die Übertragung erfolgt durch Schmierinfektion.
3 Wegen der unterschiedlichen Erreger ist keine Impfung möglich.
4 Es handelt sich immer um eine harmlose Erkrankung.
5 Es kommen auch tödliche Verläufe vor.
6 Die Erkrankung kann inapparent verlaufen.

25.49 Kreuzen Sie an, was für Keuchhusten zutrifft!

1 Von der Erkrankung können ausschließlich Kinder betroffen werden.
2 Säuglinge können von der Krankheit nicht betroffen werden, da sie durch mütterliche Antikörper geschützt sind.
3 Inkubationszeit zwei bis drei Tage.
4 Ansteckung erfolgt durch Tröpfcheninfektion.
5 Erreger ist ein Virus.
6 Keuchhusten spricht im allgemeinen gut auf die üblichen Hustenmittel an.

25.50 Kreuzen Sie die Beschwerden an, die bei Masern auftreten können!

1 Himbeerzunge
2 Zweiphasiger Fieberverlauf
3 Katarrhalische Erscheinungen
4 Konjunktivitis
5 Koplik-Flecken
6 Petechien
7 Kleieförmige Hautabschilferung in der Rekonvaleszenzphase
8 Großflächige Schuppung der Handflächen und Fußsohlen in der Rekonvaleszenzphase

25.51 Was stimmt für die Puerperalsepsis?

1 Erreger sind typischerweise Viren.
2 Eine andere Krankheitsbezeichnung ist Wochenbettfieber.
3 Es kann zu Schüttelfrost mit hohem Fieber kommen.
4 Kreislaufversagen möglich.

25.52 Kreuzen Sie die Aussagen an, die für Scharlach richtig sind!

1 Erreger sind Bakterien.
2 Die Krankheitsschwere hat in den letzten Jahren deutlich zugenommen.
3 Es kommt typischerweise zu einem katarrhalischen Vorstadium.
4 Der Hautausschlag ist zunächst kleinfleckig, wird dann großfleckig und konfluiert. Er hebt sich deutlich von der Haut ab.
5 Es kann zur perioralen Blässe kommen.
6 Komplikationen der Krankheit sind äußerst selten.

25.53 Welche Aussagen über die Borkenflechte stimmen?

1 Andere Krankheitsbezeichnungen sind Grindflechte und Grindblasen.
2 Andere Krankheitsbezeichnungen sind Impetigo contagiosa und Impetigo vulgaris.
3 In erster Linie sind Kinder von der Erkrankung betroffen.
4 Erreger sind Bakterien.
5 Prädilektionsstelle ist der Rumpf. Gesicht und Extremitäten bleiben im allgemeinen frei.

25.54 Was stimmt für Krätze?

1 Erreger sind Bakterien.
2 Ansteckung erfolgt durch Schmierinfektion.
3 Typischerweise kommt es zu heftigem Juckreiz.
4 Es kann zu ekzemähnlichen Hauterscheinungen kommen.
5 Prädilektionsstellen sind die Zwischenfingerfalten, die Beugeseite der Handgelenke, Geschlechtsorgane und die Achselfalten.

25.55 Kreuzen Sie die richtigen Aussagen über Läuse an!

1 Läusebefall stellt eine Krankheit im Sinne des BSG dar.
2 Grundsätzlich befallen alle Läusearten den Menschen.
3 Ein erstes Symptom für einen Befall bei Kopfläusen ist, daß sich die Betroffenen häufig am Kopf kratzen.
4 Als Folge von Kopflausbefall kann es zu eitrigen Hautausschlägen kommen.
5 Bei Lausbefall besteht für den Heilpraktiker grundsätzlich Behandlungsverbot.

25.56 Kreuzen Sie an, was für Röteln zutrifft!

1 Erreger sind Bakterien.
2 Der Rötelnausschlag hebt sich typischerweise nur undeutlich von der Haut ab, ist blaß-rosa und konfluiert.
3 Nachweis erfolgt im Stuhl.
4 Es kommt zu druckschmerzhaften Lymphknotenschwellungen.

25.57 Welche Aussagen sind richtig für Windpocken?

1 Der Erreger gehört zu den Herpes-Viren.
2 Erreger ist ein Bakterium.
3 Es kommt zu Fieber, Lymphknotenschwellungen im Hals- und Nackenbereich und einem Hautausschlag.
4 Beim Abheilen des Exanthems bleiben typischerweise Narben zurück.
5 Der behaarte Kopf und die Mundschleimhäute können von dem Hautausschlag nicht betroffen werden.

25.58 Kreuzen Sie an, was bei Mumps stimmt!

1 Bei Mädchen besteht ein höheres Komplikationsrisiko als bei Jungen.
2 Erreger ist ein Bakterium.
3 Die Übertragung erfolgt durch Tröpfcheninfektion.
4 Typischerweise fehlt Fieber.
5 Es können auch die Speicheldrüsen, das Pankreas, bei Jungen die Hoden und bei Mädchen die Eierstöcke betroffen werden.

6 An Komplikationen ist besonders die Endokarditis gefürchtet.

25.59 Kreuzen Sie an, was für Syphilis richtig ist!

1 Eine andere Krankheitsbezeichnung ist weicher Schanker.
2 Erreger sind Treponema pallidum (Spirochäten).
3 Übertragung ausschließlich durch Geschlechtsverkehr.
4 Im Primärstadium kommt es zur regionalen, nicht-schmerzhaften Lymphknotenschwellung.
5 Im Sekundärstadium kommt es zur nicht-schmerzhaften, generalisierten Lymphknotenschwellung.
6 Die Inkubationszeit beträgt ein bis drei Tage.
7 Im Sekundärstadium kann es zu einem makulopapulösen Ausschlag an Handflächen und Fußsohlen kommen.
8 Im Tertiärstadium können Gummen auftreten.
9 Im Stadium der Neurosyphilis kann es zur Demenz kommen.

25.60 Kreuzen Sie die Aussagen an, die für Gonorrhö stimmen!

1 Eine andere Krankheitsbezeichnung ist Tripper.
2 Die Krankheit kann als Lokalinfektionskrankheit verlaufen, allerdings kann es auch zu einer Sepsis kommen.
3 Erreger sind Chlamydien.
4 Mögliche Komplikationen sind Augenentzündungen, Arthritis und Hauterscheinungen in Form von Bläschen oder Pusteln, die vor allem an den Extremitäten auftreten.
5 Nach durchstandener Krankheit besteht Immunität.

25.61 Welche Beschwerden können bei Ulcus molle auftreten?

1 Typischerweise treten mehrere, schmerzhafte Primäraffekte auf.
2 Einseitige, schmerzhafte Leistenlymphknotenschwellung.
3 Die betroffenen Leistenlymphknoten können aufbrechen.
4 Übelkeit, Erbrechen und Durchfälle
5 Benommenheit

25.62 Was stimmt bei Lymphogranulomatosis inguinalis?

1 Eine andere Krankheitsbezeichnung ist Morbus Hodgkin.
2 Der Erreger ist ein Virus.
3 Die Erkrankung kommt bei uns häufig vor.
4 Typischerweise ist die Primärläsion sehr schmerzhaft, wird eitrig und bricht nach außen auf.
5 Vor allem bei Männern kann es zur Schwellung der Leistenlymphknoten kommen, die auch nach außen aufbrechen können.
6 Bei Frauen sind meist die tiefen Beckenlymphknoten befallen.

25.63 Kreuzen Sie an, welche Aussagen für AIDS zutreffen!

1 Es besteht nur im Erkrankungs und Todesfall Meldepflicht.
2 Die Übertragung erfolgt vor allem über Austausch von Körpersäften.
3 Nach der Infektion kommt es zu einer Monate bis Jahre dauernden Latenzphase.
4 In der Prä-AIDS-Phase kommt es typischerweise zu Lymphknotenschwellungen und zur zunehmenden Zerstörung der T-Helfer-Zellen.
5 AIDS-Kranke erkranken im vierten Stadium der Erkrankung oft an Tuberkulose, Toxoplasmose und Gürtelrose.
6 Häufige Todesursachen bei AIDS sind Lungenentzündungen, Krebs und maligne Lymphome.

26 Sonstige Infektionskrankheiten

Fragen ohne Antwortauswahl

26.1 An welchen Organen spielt sich die Lyme-Krankheit bevorzugt ab?

26.2 Geben Sie die Inkubationszeit der Lyme-Krankheit an!

26.3 Was versteht man unter der „Wanderröte"?

26.4 Ist es für die Lyme-Arthritis typisch, daß von den paarig vorkommenden Gelenken beide betroffen sind?

26.5 Existiert gegen die Lyme-Krankheit ein wirksamer Impfstoff?

26.6 Mit welcher anderen Erkrankung, die ebenfalls durch Spirochäten ausgelöst wird, hat die Lyme-Krankheit gewisse Ähnlichkeiten?

26.7 Geben Sie den Fieberverlauf der FSME an!

26.8 Wird die aktive Impfung gegen FSME generell empfohlen?

26.9 Ist der Mensch bei der Echinokokkose Wirt oder Zwischenwirt?

26.10 Welche beiden Verlaufsformen unterscheidet man bei der Echinokokkose, und welche ist die schwerer verlaufende Erkrankung?

26.11 Geben Sie an, zu welcher typischen Blutbildveränderung es bei der Echinokokkose kommt!

26.12 Darf ein Heilpraktiker eine Echinokokkose behandeln?

26.13 Zählen Sie wichtige Krankheitserreger auf, die zur Gruppe der Herpes-Viren gehören, und nennen Sie die von ihnen verursachten Erkrankungen!

26.14 In welchem Lebensalter erfolgt meist die Ansteckung mit dem Herpes-simplex-Virus?

26.15 Eine Patientin präsentiert Ihnen einen ausgeprägten Herpes labialis. Sie möchte nun von Ihnen wissen, ob sie mit Narbenbildung rechnen muß!

26.16 Zählen Sie Faktoren auf, die bei der Reaktivierung des Herpes-simplex-Virus eine Rolle spielen können!

26.17 Zählen Sie auf, welche Beschwerden bei einem Zoster ophthalmicus auftreten können!

26.18 Geben Sie die Beschwerden bei Zoster oticus an!

26.19 Ein Patient mit leichter Gürtelrose möchte sich von Ihnen behandeln lassen. Wie therapieren Sie?

26.20 Geben Sie die Fachbezeichnung für Pfeiffer-Drüsenfieber an!

26.21 Geben Sie die Leitsymptome des Pfeiffer-Drüsenfiebers an!

26.22 Beschreiben Sie die Rachenveränderungen beim Pfeiffer-Drüsenfieber!

26.23 Geben Sie mögliche Verlaufsformen der Zytomegalie an!

26.24 An welchen Organen kann sich die Zytomegalie abspielen?

26.25 Geben Sie an, welche Stadien man bei AIDS unterscheidet!

Multiple-choice-Fragen

26.26 Kreuzen Sie an, was für den Erreger der Lyme-Borreliose zutrifft!

1 Gehört zur Gruppe der Herpes-Viren
2 Spirochäten
3 Treponema pallidum
4 Hauptüberträger sind Zecken
5 Virus
6 Bakterien
7 Protozoen

26.27 Welche Symptome gehören zur FSME?

1 Wanderröte
2 Beginn mit grippeähnlichen Beschwerden
3 Heftige Kopfschmerzen und Nackensteifigkeit
4 Reizhusten
5 Schlaffe Lähmung, vor allem im Schulterbereich

26.28 Kreuzen Sie an, was zur Echinokokkose paßt!

1 Leberegel
2 Hunde- und Fuchsbandwurm
3 Kann durch den Verzehr von kontaminierten Waldbeeren verursacht werden.
4 Heilt stets von alleine aus.

26.29 Was stimmt für Herpes simplex?

1 Der Erreger gehört zur Gruppe der Herpesviren.
2 Erreger ist das Epstein-Barr-Virus.
3 Übertragung durch Tröpfcheninfektion oder durch Geschlechtsverkehr.
4 Typische Hauterscheinungen sind Quaddeln.

26.30 Kreuzen Sie an, was für Herpes zoster stimmt!

1 Die Hauterscheinungen treten immer im Gürtelbereich auf.
2 Erkrankung verläuft schmerzlos
3 Der Bläscheninhalt kann keinesfalls andere infizieren.
4 Erreger ist das Varicella-Zoster-Virus.

26.31 Kreuzen Sie die richtigen Aussagen über die Mononucleosis infectiosa an!

1 Leitsymptome sind Angina und Lymphknotenschwellung.
2 Hochansteckend (sog. fliegende Infektion)
3 Erkrankung läßt sich nicht im Blutbild nachweisen.
4 In der Schulmedizin wird grundsätzlich mit Breitbandantibiotika behandelt.

26.32 Kreuzen Sie die richtige Aussage über AIDS an!

1 Erreger ist ein Bakterium.
2 Übertagung durch Tröpfcheninfektion
3 Prä-AIDS ist durch die dauernde Zerstörung der T-Helfer-Zellen und die Lymphknotenschwellung gekennzeichnet.
4 Typisch ist das Auftreten von sekundären Infektionskrankheiten und Krebserkrankung.

27 Allergie

Fragen ohne Antwortauswahl

27.1 Wie heißt der Mediator, der bei Allergien eine zentrale Rolle spielt?

27.2 Wo ist Histamin gespeichert?

27.3 Wie werden Allergien im Hinblick auf die Zeit eingeteilt, die zwischen dem Kontakt mit dem Antigen und dem Auftreten erster Reaktionen vergeht?

27.4 Welche Immunglobulinklasse spielt bei der Typ-I-Allergie (anaphylaktischer Typ) die entscheidende Rolle?

27.5 Zählen Sie typische Erkrankungen der Typ-I-Allergie auf!

27.6 Geben Sie an, welcher Mechanismus der Typ-II-Allergie (zytotoxischer Typ) zugrunde liegt, der zur Zellschädigung führt!

27.7 Was sind Atopien?

27.8 Aufgrund einer Anaphylaxie kommt es bei einem Patienten zu einer Kontraktion der glatten Muskulatur. Mit welcher Beschwerde ist zu rechnen?

27.9 Bei einem Patienten ist es aufgrund einer Anaphylaxie zur Gefäßerweiterung und zum Austreten von Plasma ins Zwischenzellgewebe gekommen. Welches sind nun typische Krankheitszeichen?

27.10 Sind Nahrungsmittelallergie und Nahrungsmittelintoleranz Synonyme?

27.11 An welchem Organ zeigen sich in erster Linie Medikamenten-Allergien?

27.12 Was ist ein Provokationstest?

27.13 Wie wird ein Prick-Test durchgeführt?

27.14 Geben Sie positive Befunde eines Hauttests an!

27.15 Wie heißen die Antikörper, die bei der Hashimoto-Thyreoiditis gefunden werden können?

27.16 Wie heißt der Antikörper, der bei der Basedow-Erkrankung hauptsächlich gefunden werden kann?

Multiple-choice-Fragen

27.17 Was trifft für Histamin zu?

1 Spielt bei Allergien eine wichtige Rolle.
2 Ist vor allem in den neutrophilen Granulozyten enthalten.
3 Verengt die kleinen Gefäße (Vasokonstriktion).
4 Bewirkt eine Eosinopenie.
5 Erhöht die Gefäßdurchlässigkeit.

27.18 Kreuzen Sie an, was für Allergien zutrifft!

1 Bei Anaphylaxien spielen IgE-Antikörper eine wichtige Rolle.
2 Das Quincke-Ödem ist eine Allergie vom Sofort-Typ.
3 Allergien haben in den letzten Jahren stark abgenommen.
4 Bei Allergien vom verzögerten Typ spielen sensibilisierte T-Lymphozyten die entscheidende Rolle und nicht die Immunglobuline.

27.19 Kreuzen Sie an, wenn der Erkrankung ein Autoimmungeschehen zugrunde liegt, bzw. liegen kann!

1 Typ-I-Diabetes
2 Morbus Basedow
3 Myxödem
4 Puerperalsepsis
5 Lupus erythematodes

28 Psychische Erkrankung

Fragen ohne Antwortauswahl

28.1 Was ist die Psychopathologie?

28.2 Was versteht man unter Affekt?

28.3 Was ist eine Depression?

28.4 Was ist eine Manie?

28.5 Was ist ein Pschosyndrom?

28.6 Was ist ein hirnorganisches Psychosyndrom?

28.7 Was kennzeichnet eine Neurose?

28.8 Wodurch unterscheidet sich die Charakter- von der Symptomneurose?

28.9 Was sind psychosomatische Erkrankungen?

28.10 Zählen Sie die Kennzeichen der schizophrenen Psychose auf!

28.11 Was versteht man unter einer akustischen Halluzination?

28.12 Was ist Wahn?

28.13 Was versteht man unter Suchtverhalten?

Multiple-choice-Fragen

28.14 Kreuzen Sie an, was für einen Affekt zutrifft!

1 Es handelt sich um eine heitere Verstimmtheit.
2 Es handelt sich um eine traurige Verstimmtheit.
3 Es handelt sich um eine starke, kurze Gefühlsregung, die zum Fortfall von Hemmungen führen kann.

28.15 Welche Aussage über das Psychosyndrom triffft zu?

1 Eine psychische Störung ruft eine organische Veränderung hervor.
2 Eine organische Veränderung ruft eine psychische Störung hervor.

28.16 Was trifft für eine Psychose zu?

1 Es handelt sich um eine leichtere Persönlichkeitsstörung.
2 Es handelt sich um eine schwere Persönlichkeitsstörung.
3 Hier kann der Heilpraktiker gut mit naturheilkundlichen Mitteln behandeln.
4 Kennzeichen können Denkstörungen, Halluzinationen, Wahn und Ich-Störungen sein.

28.17 Für ein apallisches Syndrom gilt:

1 Es liegt ein Funktionsausfall des Mittelhirns vor.
2 Die Betroffenen reagieren hellwach auf alle Umweltreize.
3 Es kann durch Schädelverletzungen (z.B. durch einen Motorradunfall) verursacht werden.

29 Phytotherapie (Pflanzenheilkunde)

Fragen ohne Antwortauswahl

29.1 Geben Sie für die folgenden Begriffe jeweils die deutsche Bezeichnung an!

Bacca
Folium
Flos
Fructus
Herba
Cortex
Semen
Radix
Rhizoma
Bulbus

29.2 Wie wird eine Augenspülung durchgeführt?

29.3 Was ist ein Pflanzenextrakt?

29.4 Wodurch unterscheidet sich eine Salbe von einer Creme?

29.5 In welchen Fällen werden bevorzugt Bitterstoffe eingesetzt?

29.6 Nennen Sie einige Heilpflanzen, die Flavonoide enthalten!

29.7 Was sind Antisklerotika?

29.8 Wozu dienen Aromatika?

29.9 Was sind Diaphoretika?

29.10 Nennen Sie bekannte pflanzliche, hustenstillende Mittel!

Multiple-choice-Fragen

29.11 Kreuzen Sie die richtigen Zuordnungen an!

1 Fol. = Blatt
2 Rhiz. = Wurzelstock
3 Hb. = Frucht
4 Bulb. = Zwiebel
5 Stip. = Stengel
6 Rad. = Wurzelstock
7 Cort. = Rinde

29.12 Kreuzen Sie die zutreffenden Zuordnungen an!

1 Unguentum = Salbe
2 Linimentum = Paste
3 Extrakt = Mazeration
4 Extrakt = Pflanzenauszug
5 Infus = Kaltauszug
6 Infus = Abkochung
7 Infus = Aufguß
8 Absud = Aufguß

29.13 Kreuzen Sie die zutreffenden Aussagen an!

1 Gerbstoffe werden in erster Linie als herzwirksame Therpeutika eingesetzt.
2 Gerbstoffe werden oft äußerlich als Gurgelmittel, für Umschläge und für medizinische Heilbäder verwendet.
3 Alkaloide werden vor dem Essen eingenommen, da sie magensaftfördernd sind.
4 Bittermittel fördern den Appetit.
5 Ätherische Öle wirken entzündungshemmend und krampflösend.
6 Bitterstoffe fördern den Appetit, die Magen- und Gallensaftproduktion.
7 Flavonoide sind typischerweise in den grünen Pflanzenteilen enthalten.

29.14 Kreuzen Sie die zutreffenden Aussagen an!

1 Obstipantia werden bei Verstopfung eingesetzt.
2 Karminativa sind herzstärkende Mittel.
3 Aloe und Sennesblätter wirken laxierend.
4 Amara sind Bittermittel. Sie erhöhen die Magensaftproduktion. Bekannte Amara sind Enzian und Tausendgüldenkraut.
5 Bei Asthma werden Anthelmintika eingesetzt.
6 Kamille wirkt antiphlogistisch.
7 Weißdorn wird typischerweise als Hustenmittel eingesetzt, da es eine beruhigende Wirkung hat.
8 Lindenblüten haben eine schweißtreibende Wirkung.

29.15 Kreuzen Sie die zutreffenden Aussagen an!

1 Fenchel gehört zu den Karminativa. Er kann schon in der Säuglingsheilkunde eingesetzt werden.
2 Fenchel kann ebenso wie Augentrost zu Augenspülungen verwendet werden.
3 Gerbstoffe werden oft äußerlich eingesetzt. Deshalb werden sie auch zu Augenspülungen verwendet (aber nur bei Bindehautreizungen, nicht bei Entzündungen tieferer Schichten des Auges).
4 Baldrian und Hopfen können als Tee bei Patienten mit zu hohem Blutdruck eingesetzt werden.
5 Odermennig und Artischocke können eingesetzt werden, wenn man die Gallensaftproduktion des Patienten steigern will.
6 Knoblauch gehört zu den Antisklerotika.
7 Rohe Möhren haben sich bei Kindern mit mäßigem Madenwurmbefall bewährt.
8 Mariendistel ist ein wichtiges Lebertherapeutikum.

30 Untersuchungsgang

Fragen ohne Antwortauswahl

30.1 Was versteht man unter einer Anhiebsdiagnose?

30.2 Zählen Sie auf, was zu einer umfassenden Untersuchung gehört!

30.3 Bei einem Patienten stellen Sie deutliche Zeichen einer Überdosierung eines Digitalispräparates fest. Wie verhalten Sie sich in dem Fall?

30.4 Wie wird ein Intrakutan-Test durchgeführt?

30.5 Was versteht man unter Palpation?

30.6 Was ist eine Perkussion?

30.7 Über welchem Gewebe tritt Schenkelschall auf?

30.8 Zu was für einem Perkussionsschall kommt es über gesundem Lungengewebe?

30.9 Wann kommt es zum tympanitischen Klopfschall?

30.10 Was versteht man unter Auskultation?

30.11 Was versteht man bei der Untersuchung unter dem „Kopf-bis-Fuß-Schema"?

Multiple-choice-Fragen

30.12 **Kreuzen Sie die zutreffende Aussage über das Auftreten der absoluten Herzdämpfung an!**

1 Herz wird von Lungengewebe überlagert
2 Herz liegt direkt an der Brustwand an.

31 Blutentnahme und Injektionstechniken

Fragen ohne Antwortauswahl

31.1 Geben Sie an, was man mit den folgenden Abkürzungen meint: i.v., i.m., i.c., s.c.!

31.2 Sie wollen bei einem Patienten Blut entnehmen. Worauf achten Sie beim Anlegen der Staubinde?

31.3 Wie kann der optimale Staudruck ermittelt werden?

31.4 Sie wollen bei einem Patienten Blut für Laboruntersuchungen entnehmen. Wählen Sie nun einen größeren oder kleineren Kanülenquerschnitt?

31.5 Geben Sie wichtige Punkte an, die vor einer intravenösen Injektion zu beachten sind.

31.6 Geben Sie an, was man unter „Aspirieren" versteht, und warum es durchgeführt wird!

31.7 Geben Sie an, nach welcher Methode bei einem erwachsenen, normalgewichtigen Patienten der Injektionsort für die intramuskuläre Injektion in den Gesäßmuskel gewählt wird!

31.8 Geben Sie stichpunktartig an, wie der Injektionsort nach VON HOCHSTETTER bestimmt wird.

31.9 Geben Sie die Stichrichtung bei der Methode nach VON HOCHSTETTER an!

31.10 Bei einem stark übergewichtigen Patienten konnten Sie nicht die Methode nach VON HOCHSTETTER für eine beabsichtigte i.m. Injektion anwenden, sondern Sie wählten als Injektion den oberen äußeren Quadranten. Wie ist hier die Stichrichtung?

31.11 Geben Sie Kontraindikationen der intramuskulären Injektion an!

31.12 Während einer i.m. Injektion gibt der Patient starke, ins Bein schießende Schmerzen an. Worum handelt es sich vermutlich?

31.13 Ein Behandler hat vor der i.m. Injektion auf die vorschriftsmäßige Desinfektion verzichtet. Zu welcher Komplikation könnte es kommen?

31.14 Sie wollen eine subkutane Injektion verabreichen. Muß desinfiziert werden?

31.15 Geben Sie an, zu welcher Hauterscheinung es nach einer gelungenen intrakutanen Injektion kommt!

31.16 Wie werden die gebrauchten Kanülen vorschriftsmäßig entsorgt?

Multiple-choice-Fragen

31.17 Kreuzen Sie an, was für die i.v. Injektion stimmt!

1 Gleich nach der Injektion Staubinde lösen.
2 Erst Nadel herausziehen, dann Staubinde lösen.
3 Erst Staubinde öffnen, dann Nadel herausziehen.
4 Bei einer i.v. Injektion muß nicht desinfiziert werden, da das Blut aus der Vene herausläuft, und es deshalb nicht zu einer Infektion kommen kann.
5 Eine vorschriftsmäßige Desinfektion ist nötig.

31.18 Kreuzen Sie an, wann nicht i.m. gespritzt werden darf!

1 Dem Heilpraktiker ist die i.m. Injektion gesetzlich verboten.
2 Ein Patient lehnt eine i.m. Injektion aus Angst ab. Sie betrachten die Injektion jedoch als unbedingt notwendig für seine Gesundung.
3 Kreislaufversagen
4 Einnahme von Marcumar®
5 Unsicherheit des Therapeuten über den richtigen Injektionsort
6 Furunkel am Injektionsort

Antwortteil

A 1 Gesetzeskunde

A 1.1 Die rechtliche Grundlage zur Ausübung der Heilkunde durch Nichtärzte ist in dem **„Gesetz über die berufsmäßige Ausübung der Heilkunde ohne Bestallung“ (Heilpraktikergesetz)** vom **17. 2. 1939** geregelt.

A 1.2 Nach dem Heilpraktikergesetz ist Ausübung der Heilkunde **jede berufs- oder gewerbsmäßig vorgenommene Tätigkeit zur Feststellung, Heilung oder Linderung von Krankheiten, Leiden oder Körperschäden bei Menschen, auch wenn sie im Dienste von anderen ausgeübt wird.**

A 1.3 Im § 3 des HPG wird festgelegt, daß der Erlaubnisschein **nicht** zum Ausüben der Heilkunde **im Umherziehen** berechtigt.

A 1.4 Der § **5a** des **HPG** sagt, daß es sich um eine **Ordnungswidrigkeit** handelt, wenn ein Heilpraktiker die Heilkunde im Umherziehen ausübt. Diese Ordnungswidrigkeit kann mit einer **Geldbuße** bis zu **5000 DM** geahndet werden.

A 1.5 Der § **5** des **HPG** sagt aus, daß in diesem Fall eine **Freiheitsstrafe bis** zu **einem Jahr** oder eine **Geldstrafe** verhängt werden kann.

A 1.6 **Heilpraktikergesetz § 6**
Das HPG sagt aus, daß die Ausübung der Zahnheilkunde nicht unter die Bestimmungen dieses Gesetzes fällt. Die Heilpraktikererlaubnis umfaßt daher **nicht** die Ausübung der Zahnheilkunde. Diese ist nur im Gesetz über die Ausübung der Zahnheilkunde geregelt und ist danach den Zahnärzten vorbehalten.

Gesetz über die Ausübung der Zahnheilkunde
Wer ... die Zahnheilkunde dauernd ausüben will, bedarf einer Bestallung als Zahnarzt ...
Berufsordnung Art. 2 Berufspflichten Abs. 3
... Soweit ihm (*dem Heilpraktiker*) gesetzlich die Untersuchung oder Behandlung einzelner Leiden und Krankheiten sowie andere Tätigkeiten untersagt sind, sind die Beschränkungen zu beachten.

A 1.7 **Nichts.**

A 1.8 **Erste Durchführungsverordnung zum HPG**
Die Ausübung der Heilkunde durch den Heilpraktiker darf keine Gefahr für die Volksgesundheit darstellen.

Berufsordnung Art. 2 Berufspflichten Abs. 1 und 2
... Bei seinen Patienten wendet er stets diejenigen Heilmethoden an, die nach seiner Überzeugung einfach und kostengünstig zum Heilerfolg oder zur Linderung der Krankheit führen können.
Der Heilpraktiker hat sich der Grenzen seines Wissens und Könnens bewußt zu sein.

Sorgfaltspflicht (§ 276 BGB)
... Fahrlässig handelt, wer die im Verkehr erforderliche Sorgfalt außer acht läßt ... Das heißt, daß ein Heilpraktiker nur die Therapieform wählen darf, die er beherrscht.

A 1.9 Ein Antrag zur Ausübung der Heilkunde muß an **die untere Verwaltungsbehörde** gerichtet werden. Das ist zumeist in Stadtkreisen das **Bürger-**

meisteramt, für kreisangehörige Gemeinden das **Landratsamt**. Die Zuständigkeit ergibt sich grundsätzlich aus **§ 3** der **Ersten Durchführungsverordnung** zum HPG, ist jedoch in den einzelnen Bundesländern unterschiedlich geregelt.

A 1.10 Die Erlaubnis wird nur erteilt, wenn der Antragsteller die folgenden Voraussetzungen erfüllt:

Vollendung des 25. Lebensjahres

Mindestens abgeschlossene Volksschulbildung

Sittliche Zuverlässigkeit
Die sittliche Zuverlässigkeit ist insbesondere nicht gegeben, wenn schwere strafrechtliche oder sittliche Verfehlungen vorliegen. Es reicht also nicht jedes Fehlverhalten aus, um eine sittliche Zuverlässigkeit anzuzweifeln. Entscheidend ist, ob eine ausreichende Gewähr für eine zukünftige ordnungsgemäße Berufsausübung besteht.

Eignung
Ein Antragsteller muß frei sein von körperlichen Leiden und von Schwächen seiner geistigen und körperlichen Kräfte und von Sucht, aufgrund der er für die Berufsausübung nicht geeignet wäre.

Keine Gefahr für die Volksgesundheit
Der Antragsteller muß in einer Überprüfung vor dem Gesundheitsamt darlegen, daß die Ausübung der Heilkunde durch ihn, aufgrund seiner Kenntnisse und Fähigkeiten keine Gefahr für die Volksgesundheit darstellt.

A 1.11 **Geburtsurkunde**
Durch die Geburtsurkunde erfolgt der Nachweis über die Vollendung des 25. Lebensjahres.

Zeugnis
Durch Vorlage des letzten Zeugnisses wird die abgeschlossene Volksschulbildung nachgewiesen.

Polizeiliches Führungszeugnis
Im allgemeinen gilt das polizeiliche Führungszeugnis als ausreichender Nachweis über die sittliche Zuverlässigkeit. Es können aber im Einzelfall darüber hinausgehende Darlegungen gefordert werden.

Ärztliches Attest
Der Arzt muß in einem Attest bestätigen, daß der Antragsteller frei ist von körperlichen Leiden und Schwächen seiner geistigen oder körperlichen Kräfte und von Sucht, die ihn für die Berufsausübung nicht geeignet erscheinen lassen.

Kenntnisüberprüfung durch das Gesundheitsamt
Das Gesundheitsamt ist verpflichtet, in einer Überprüfung festzustellen, ob die Ausübung der Heilkunde durch den Antragsteller eine Gefahr für die Volksgesundheit darstellt oder nicht.

A 1.12 Gegen einen ablehnenden Bescheid kann man binnen **eines Monats** nach Bekanntgabe des ablehnenden Bescheides Widerspruch einlegen.
Das ist in der **Ersten DVO** zum HPG in **§ 3 Abs. 3** in Verbindung mit den §§ 77, 68 ff. Verwaltungsgerichtsordnung geregelt.

A 1.13 Über den Widerspruch entscheidet nach Anhörung eines Gutachterausschusses die **höhere Verwaltungsbehörde**, je nach Landesrecht z.B. das Regierungspräsidium, die Bezirksregierung, in Berlin der Polizeipräsident und im übrigen die Oberste Landesbehörde.
Das ist in der **Ersten DVO** zum HPG in **§ 3 Abs. 3** in Verbindung mit den §§ 68 ff. Verwaltungsgerichtsordnung geregelt.

A 1.14 Der Gutachterausschuß setzt sich aus **zwei Heilpraktikern, zwei Ärzten** und einem **Vorsitzenden**, der weder Arzt noch Heilpraktiker sein darf, zusammen.

A 1.15 Die Erste DVO zum HPG regelt in § 7 Abs. 1, daß die Erlaubnis immer dann entzogen werden kann, wenn **nachträglich Tatsachen eintreten oder bekannt werden, die eine Versagung der Erlaubnis nach § 2 Abs. 1 Erste DVO rechtfertigen würden,** das heißt, wenn eine der Voraussetzungen nach der Ersten DVO (25. Lebensjahr vollendet, mindestens abgeschlossene Volksschulbildung, sittliche Zuverlässigkeit, Eignung, keine Gefahr für die Volksgesundheit) nicht oder nicht mehr gegeben sind.

A 1.16 Es könnte sich während der Berufsausübung herausstellen, daß die Tätigkeit des Heilpraktikers doch eine Gefahr für die Volksgesundheit darstellt, wenn er beispielsweise gefährliche Therapien ausübt, ohne diese wirklich zu beherrschen.
Ein Heilpraktiker könnte sich Patienten gegenüber so verhalten haben, daß seine sittliche Zuverlässigkeit nicht mehr als gegeben betrachtet wird.
Es stellt sich heraus, daß der Heilpraktiker ein schwerer Alkoholiker ist. Damit fehlt ihm die für die Berufsausübung notwendige Eignung.

A 1.17 **Nein.** Es handelt sich um ein „berufsmäßiges Ausüben der Heilkunde", das erlaubnispflichtig ist.

A 1.18 **Ja,** denn in diesem Fall tritt er nicht als Heilpraktiker in Erscheinung, der Krankheiten behandelt, sondern als Ernährungsberater, der allgemeine Richtlinien für eine gesunde Ernährung aufstellt.

A 1.19 **Ja.** Der Begriff des Umherziehens hat seine Wurzeln im Gewerberecht (Wandergewerbe). Dem entspricht heute das Recht des Reisegewerbes (§ 55 ff GewO). Danach bedeutet „Umherziehen", daß der Betroffene außerhalb seiner Niederlassung, d.h. seiner Wohnung oder Praxis, aus der ihn Mitteilungen erreichen können, oder ohne eine solche zu haben, gewerbliche oder freiberufliche Leistungen anbietet oder erbringt, **ohne** vorher **bestellt** worden zu sein.

Übrigens sind auch nach der Berufsordnung Art. 6 angeforderte Hausbesuche ausdrücklich erlaubt.

A 1.20 **Nein,** denn es handelt sich in diesem Fall um eine unzulässige Bestellung in eine „Sammelunterkunft" (s. auch Art. 6 und 14 der Berufsordnung).

A 1.21 **Nein.** Wenn er als Heilpraktiker arbeitet, muß er unbedingt die Berufsbezeichnung Heilpraktiker führen. Er kann als Therapieverfahren „Massagen" auf seinem Praxisschild angeben. Wenn er allerdings ausschließlich in seinem Beruf als Masseur arbeitet, also Patienten vom Arzt zugewiesen bekommt, kann er natürlich auf sein Praxisschild Masseur schreiben. Er darf dann aber keinesfalls als Heilpraktiker tätig werden, also beispielsweise darf er keine Diagnosen stellen. In jedem Fall muß für den Patienten ganz klar sein, ob er nun zu einem Heilpraktiker oder zu einem Masseur geht.

A 1.22 Das Überprüfungsverfahren und die Anforderungen werden von den **einzelnen Bundesländern** in **Richtlinien** (Leitlinien) und **Durchführungsverordnungen** geregelt. Um eine stärkere Vereinheitlichung zu ereichen, hat 1991 ein Sachverständigengremium den Entwurf einer **Leitlinienempfehlung** vorgelegt. Dieser wurde aber noch nicht von allen Bundesländern umgesetzt.

A 1.23 Es werden **60 Fragen** gestellt, mindestens **45** müssen richtig beantwortet werden.

A 1.24 Das BSG ist das **Bundesseuchengesetz,** also das **Gesetz zur Verhütung und Bekämpfung übertragbarer Krankheiten beim Menschen.**

A 1.25 Krank ist eine Person im Sinne des BSG, wenn sie an einer **übertragbaren Krankheit** erkrankt ist.

A 1.26 Eine übertragbare Krankheit ist eine durch **Krankheitserreger** verursachte Krankheit, die **unmittelbar** oder **mittelbar** auf den **Menschen übertragen** werden kann.

A 1.27 Krankheitsverdächtig ist eine Person, wenn **Erscheinungen** bestehen, die das Vorliegen einer bestimmten übertragbaren Krankheit **vermuten** lassen.

Bei einem Patienten bestehen starke Kopfschmerzen, Nackensteifigkeit, Hauterscheinungen und Opisthotonus. Aufgrund dieser Erscheinungen besteht der Krankheitsverdacht Meningitis.

A 1.28 Ansteckungsverdächtig ist eine Person, von der **anzunehmen** ist, daß sie **Krankheitserreger** aufgenommen hat **ohne krank, krankheitsverdächtig** oder **Ausscheider** zu sein.
Ein Kind ist an Windpocken erkrankt. Sein Geschwisterchen hat bis unmittelbar zum Krankheitsausbruch mit ihm gespielt. Es ist anzunehmen, daß dieses Geschwisterchen den Krankheitserreger aufgenommen hat, zur Zeit aber noch nicht erkrankt ist (Inkubationszeit läuft noch). Damit gilt es als ansteckungsverdächtig.

A 1.29 Ausscheider ist eine Person, die **Krankheitserreger ausscheidet, ohne krank** oder **krankheitsverdächtig** zu sein.
Eine Person hat Typhus abdominalis durchlaufen. Die Krankheitsbeschwerden sind abgeklungen, trotzdem können nach über zehn Wochen nach Durchstehen der Krankheit noch Salmonella typhi im Stuhl nachgewiesen werden. Damit gilt der Betreffende als Ausscheider.

A 1.30 Dieser Krankheitsverdacht muß dem **Gesundheitsamt** unverzüglich **gemeldet** werden. Der Krankheitsverdächtige darf vom Heilpraktiker nicht behandelt werden, sondern muß an den **Arzt** verwiesen werden. Bis zur Übernahme der Behandlung durch den Arzt darf der Heilpraktiker jedoch **Maßnahmen** zur **Linderung** einleiten.

A 1.31 Der **Notarzt** wird verständigt. Bis zu seinem Eintreffen werden **Maßnahmen** zur **Linderung** ergriffen, die gemäß § 30 Abs. 2 BSG erlaubt sind. Es wird eine Verweilkanüle gelegt, ein kreislaufstützendes Medikament gegeben, Flüssigkeit ersetzt und ständig Atmung und Herzschlag überwacht. Sollten Atmung oder Herzschlag aussetzen, muß mit Wiederbelebungsmaßnahmen begonnen werden. Nach Eintreffen des Notarztes wird sich der Heilpraktiker vergewissern, daß der Arzt die Meldung an das Gesundheitsamt vornimmt.

A 1.32 Im **Todesfalle.**

A 1.33 Es darf **nicht** behandelt werden. Der § **30** des **BSG** sagt, daß alle Personen, „die an einer der in den §§ 3, 8 oder 45 genannten übertragbaren Krankheiten erkrankt oder dessen **verdächtig** sind“ … nur von Ärzten behandelt werden dürfen.

A 1.34 **Gar nicht.** Ausscheider sind in § 3 Abs. 4 des BSG aufgeführt. Für diese Krankheiten besteht nach § 30 BSG Behandlungsverbot.

A 1.35 **Nein.** Nach § 30 BSG Abs. 1 ist die **„Behandlung** von **Personen,** die an einer der in den §§ 3, 8 oder 45 genannten übertragbaren Krankheiten erkrankt oder dessen verdächtig sind“ … Ärzten vorbehalten.

A 1.36 Der **Arzt** ist zur Meldung verpflichtet. Der § **4 Abs. 3 BSG** sagt: Die Meldepflicht besteht für die in Absatz 1 Nr. 2 bis 5 bezeichneten Personen nur, wenn eine in der Reihenfolge des Absatzes 1 **vorher** genannte Person **nicht vorhanden** oder an der Meldung **verhindert** ist.

A 1.37 Der Krankheitsverdacht muß unverzüglich an das zuständige **Gesundheitsamt** in **Berlin** erfolgen. Dies ist festgelegt in § **5 BSG.**

A 1.38 **Ja.** Der § **7** Abs. 1 des **BSG** sagt, daß der Bundesminister für Jugend, Familie, Frauen und Gesundheit ermächtigt wird, durch Rechtsverordnung mit Zustimmung des Bundesrates die Meldepflicht für die in § 3 genannten Krankheiten aufzuheben, einzuschränken oder zu erweitern …

A 1.39 **Ja.** Der § **7** Abs. 3 **BSG** sagt, daß die **Landesregierungen** die Meldepflicht auf andere Infektionskrankheiten **ausdehnen** können.

A 1.40 **Nein.** Der § **7** Abs. 3 **BSG** sagt nur, daß die **Landesregierungen** die Meldepflicht auf andere Infektionskrankheiten **ausdehnen** können. Er **schließt** ausdrücklich **aus,** daß die Meldepflicht für die bereits bestehenden Infektionskrankheiten von den einzelnen Landesregierungen **eingeschränkt** oder **aufgehoben** werden darf.

A 1.41 Aufgrund der §§ **8 und 3 BSG** besteht in diesem Fall **Meldepflicht,** da es sich einerseits um einen Ausbruch handelt und darüber hinaus Verdacht auf Salmonellose besteht.
Des weiteren darf der Säugling nicht vom Heilpraktiker behandelt werden, da aufgrund des § **30** in Verbindung mit den §§ **3** und **8 BSG Behandlungsverbot** für den Heilpraktiker besteht.

A 1.42 **Nein.** Nach § **10** Abs. 2 **BSG** hat das Gesundheitsamt das Recht, zur Durchführung von Ermittlungen Grundstücke, Räume, Anlagen und Einrichtungen zu betreten und diese zu untersuchen und Proben zur Untersuchung zu entnehmen. Das Grundrecht der Unverletzlichkeit der Wohnung ist insoweit eingeschränkt.

A 1.43 Der § **30** Abs. 1 **BSG.**
Es besteht für alle Krankheiten Behandlungsverbot, die in den §§ **3, 8** oder **45** genannt werden.

A 1.44 Nach § **8 BSG:**
Wenn es sich um einen durch Krankheitserreger verursachten **Ausbruch** in Krankenhäusern, Entbindungsheimen, Säuglingsheimen, Säuglingstagesstätten oder Einrichtungen zur vorübergehenden Unterbringung von Säuglingen handelt.

Nach § **45 BSG:**
Bei **Borkenflechte** (Impetigo contagiosa), **Krätze, Mumps, Röteln** und **Windpocken.**

A 1.45 Nach § **67** des **BSG** kann in dem genannten Fall mit **Freiheitsstrafe** bis zu **einem Jahr** oder mit einer **Geldstrafe** bestraft werden.

A 1.46 Nach § **69** Abs. 3 kann diese **Ordnungswidrigkeit** mit einer **Geldbuße bis** zu **50000 DM** geahndet werden.

A 1.47 Der Heilpraktiker darf **freiverkäufliche** und **apothekenpflichtige Arzneimittel** verordnen.

A 1.48 Der Heilpraktiker darf keine verschreibungspflichtigen Medikamente verordnen, weil sowohl im **Arzneimittelgesetz** § **48** als auch in der **Verordnung** über **verschreibungspflichtige Arzneimittel** § **1** geregelt ist, daß ausschließlich Ärzte, Tierärzte und Zahnärzte verschreibungspflichtige Medikamente verordnen dürfen.

A 1.49 Man kann in der **Roten Liste** nachschlagen. Verschreibungspflichtige Medikamente sind hier mit der Abkürzung Rp gekennzeichnet. Ein anderes bekanntes Nachschlagewerk ist die **Gelbe Liste Pharmaindex.** Auch hier sind verschreibungspflichtige Medikamente mit Rp gekennzeichnet. Kann man das gesuchte Medikament nicht finden, kann man sich auch an eine Apotheke des Niederlassungsortes wenden und den **Apotheker** um **Rat** fragen.

A 1.50 Die D_4 hebt die Verschreibungspflicht eines Medikamentes auf. Dies ist im § 6 der **Verordnung über verschreibungspflichtige Arzneimittel** geregelt.

A 1.51 **Nein,** homöopathische Mittel müssen lediglich registriert werden.
Das ist im **Arzneimittelgesetz** § 38 geregelt.

A 1.52 Ein mit BtM gekennzeichnetes Mittel kann der Heilpraktiker **grundsätzlich nicht verordnen.**
Bei Medikamenten, die unter das Betäubungsmittelgesetz fallen, hebt auch die homöopathische Aufbereitung die Verschreibungspflicht nicht auf. Eine Ausnahme hiervon bilden allerdings die Zubereitung von Papaver somniferum (Schlafmohn) und Opium. Bei Papaver somniferum hebt die D_4 und bei Opium die D_6 die Verschreibungspflicht auf.

A 1.53 **Nein.** Nur im Notfall (wie jedermann).

A 1.54 **Syphilis** (Lues)
Tripper (Gonorrhö)
Weicher Schanker (Ulcus molle)
Venerische Lymphknotenentzündung (Lymphogranulomatosis inguinalis Nicolas und Favre)

A 1.55 Der Heilpraktiker darf **keine Geschlechtsorgane untersuchen**, er darf nicht auf **Geschlechstkrankheiten** hin **untersuchen**, und er darf keine Geschlechtskrankheiten **behandeln.**

A 1.56 Der Heilpraktiker muß dies **ablehnen.** Eine solche Untersuchung hat vor Gericht nur eine Beweiskraft, wenn sie von einem Arzt vorgenommen wurde.

A 1.57 **Nein**

A 1.58 Im **Heilmittelwerbegesetz** § 3, Satz 2, Nr. 2a.

A 1.59 Im **Gesetz** gegen den **unlauteren Wettbewerb** § 1 (Generalklausel).

A 1.60 Der vorschriftsmäßig **sterilisierte** Schröpfschnäpper muß bis zu seinem Einsatz in einer **keimdichten Verpackung** aufbewahrt werden (Richtlinien für Krankenhaushygiene und Infektionsprävention).

A 1.61 Der Sterilisator sollte **mindestens halbjährlich** mittels **Bioindikatoren** überprüft werden. Zusätzliche Prüfungen sind nach Reparaturen erforderlich. Über das Ergebnis der Prüfung ist Buch zu führen.

A 1.62 **Nein.** Eine Praxis kann nur in einem allgemeinen Wohngebiet oder in einem Kern- oder Gewerbegebiet eröffnet werden.

A 1.63 Jeder Betrieb, der **wenigstens einen Mitarbeiter**, z.B. eine Putzhilfe beschäftigt.

A 1.64 Es wird zum **Hausmüll** gegeben.

A 1.65 **Ja,** nicht aber vor Gericht (z.B. als Zeuge).

A 1.66 **Nein.** Ein Heilpraktiker muß zu einer Diagnosestellung alle **notwendigen** Befunde erheben. Die Iris-Diagnose kann hierbei nur ergänzend zu anderen anerkannten Diagnosemethoden herangezogen werden. Soweit der Heilpraktiker zu den erforderlichen Diagnosen nicht selbst in der Lage ist, muß er den Patienten insoweit an einen Kollegen, einen Arzt oder an die Klinik verweisen. Dies richtet sich im einzelnen nach der zugrundeliegenden Störung.

A 1.67 **Nein**

A 1.68 Dies hängt von den **Versicherungsbedingungen** der privaten Krankenversicherung ab; die meisten übernehmen allerdings die Kosten für allgemein anerkannte Therapien und medizinische Hilfsmittel.

A 1.69 **Seit 14.6.98**

A 1.70 Mindestens alle **2 Jahre**, d.h., 2 Jahre nach Ablauf des Kalenderjahres, in dem das Blutdruckmeßgerät zuletzt geeicht wurde.

A 1.71 Anzukreuzen ist 2
Anmerkung:
Punkt 1: Es fehlt berufs- oder gewerbsmäßig. Im Gesetzestext steht nicht „Tiere".

A 1.72 Anzukreuzen ist 2
Anmerkung:
Punkt 1: Es handelt sich nicht um eine Ordnungswidrigkeit, sondern eine Straftat.

A 1.73 Anzukreuzen ist 2
Anmerkung:
Punkt 1: Das Heilpraktikergesetz verbietet nicht die Ausübung der Zahnheilkunde, sondern läßt sie ungeregelt.

A 1.74 Anzukreuzen ist 2
Anmerkung:
Punkt 1: Die Forderung im Gesetzestext, daß der Antragsteller Deutscher sein muß, wurde aufgehoben. Es heißt nicht frei von Sucht, sondern, daß er für den Beruf **geeignet** sein muß.

A 1.75 Anzukreuzen ist 3

A 1.76 Anzukreuzen ist 2
Anmerkung:
Punkt 1: Der Gutachterausschuß entscheidet nicht, sondern wird „gehört".

A 1.77 Anzukreuzen ist 1

A 1.78 Anzukreuzen sind 1, 5
Anmerkung:
Punkt 2: Eine Person ist ansteckungsverdächtig, wenn anzunehmen ist, daß sie Erreger einer übertragbaren Krankheit aufgenommen hat, **ohne** selber krank oder krankheitsverdächtig zu sein.
Punkt 3: Gelbfieber hat Meldepflicht im Erkrankungs- und Todesfalle.
Punkt 4: Bei Windpocken besteht **keine** Meldepflicht, aber Behandlungsverbot.
Punkt 6: Salmonellenerkrankungen sind im **Verdachts-,** Erkrankungs- und Todesfalle meldepflichtig.

A 1.79 Anzukreuzen ist 4
Anmerkung:
Punkt 1: Ist ein Arzt anwesend, so ist er in jedem Falle zur Meldung verpflichtet.
Punkt 2: Die Meldung muß an das Gesundheitsamt des Aufenthaltsortes des Betroffenen gehen.
Punkt 3: Die Meldung muß unverzüglich erfolgen.

A 1.80 Anzukreuzen ist 3

A 1.81 Anzukreuzen sind 1, 2, 3

A 1.82 Anzukreuzen sind 1, 2, 6, 8
Anmerkung:
Punkt 3: Es handelt sich um die Herstellung eines Arzneimittels, was dem Heilpraktiker nicht erlaubt ist.
Punkt 4: Betäubungsmittel kann der Heilpraktiker in keinem Fall verordnen.
Punkt 6: Grundsätzlich kann der Heilpraktiker auch homöopathische Betäubungsmittel nicht verordnen. Es gibt nur die Ausnahme: Papaver somniferum ab D_4 und Opium ab D_6.
Punkt 7: Homöopathische Mittel müssen nur registriert werden.

A 1.83 Anzukreuzen ist 1

A 1.84 Anzukreuzen sind 1, 2, 5
Anmerkung:
Punkt 3: Die Gaumenmandeln liegen im Gaumen und deshalb nicht mehr in der Mundhöhle. Sie dürfen vom Heilpraktiker behandelt werden.

Punkt 4: Regulierung von Zahnfehlstellungen dürfen vom Heilpraktiker nicht vorgenommen werden.

A 1.85 Anzukreuzen sind 2, 4
Anmerkung:
Punkt 1: AIDS fällt nicht unter das Gesetz zur Bekämpfung von Geschlechtskrankheiten.
Punkt 3: Für Geschlechtskrankheiten, **egal** an welchem Körperteil sie sich zeigen, besteht für den Heilpraktiker Behandlungsverbot.

A 1.86 Anzukreuzen sind 1, 3, 4
Anmerkung:
Punkt 5: In dem geschilderten Fall könnte es sich um Geburtswehen handeln.

A 1.87 Anzukreuzen ist 2

A 2 Zelle

A 2.1 Übersicht über die Zelle

1 Kernkörperchen (Nukleolus): Bildung und Sammlung der RNS
2 Rauhes endoplasmatisches Retikulum: Eiweißherstellung
3 Golgi-Apparat: Stoffspeicherung und -transport
4 Sekretkörnchen: z.B. Verdauungsenzym
5 Zentralkörpcherchen (Zentriol): Bildet bei der Zellteilung den Spindelapparat aus
6 Glattes endoplasmatisches Retikulum: Stofftransport
7 Mitochondrium: Energiegewinnung, -bevorratung und -abgabe (Kraftwerk der Zelle)
8 Zellmembran: Abgrenzung. Läßt selektiv Stoffe durchtreten.
9 Mikrotubuli: Zellskelett
10 Lysosom: Enthält eiweißauflösendes Enzym
11 Glykogenpartikel: Speicherform der Glukose
12 Rauhes endoplasmatisches Retikulum, das direkt einem Teil des Zellkerns angelagert ist: Eiweißherstellung

A 2.2 Kennzeichen des Lebendigen sind:

Stoffwechsel
Wachstum
Reizbarkeit (Erregbarkeit)
Leitfähigkeit
Beweglichkeit
Anpassungsfähigkeit
Neubildung
Fortpflanzung

A 2.3 Katabolismus ist der **Abbaustoffwechsel.** Die mit der Nahrung aufgenommenen Kohlenhydrate, Eiweiße und Fette werden in ihre einfachen Bestandteile zerlegt, und zwar in Glukose, Aminosäuren, Fettsäuren und Glyzerin. Im engeren Sinne versteht man unter Katabolismus nur den Eiweißabbau.

A 2.4 Anabolismus ist der **Aufbaustoffwechsel.** Aus den einfachen Bestandteilen wird körpereigene Substanz gebildet. In einem engeren Sinn versteht man darunter nur den Eiweißaufbau.

A 2.5 Die Zellmembran besteht aus einer **Schicht Doppelmoleküle.** Diese sind so angeordnet, daß ihre **wasserabstoßenden Schwänze** gegeneinander gerichtet im Inneren der Zellmembran liegen. Dagegen zeigen ihre **wasserverträglichen Köpfchen** nach außen.

A 2.6 **Mitochondrien**
Sie werden als die Energiezentrale betrachtet, da sie zuständig sind für Energiegewinnung, Energiebereitstellung und die Energieabgabe.

Rauhes endoplasmatisches Retikulum
Es handelt sich um das endoplasmatische Retikulum, das außen mit Ribosomen besetzt ist. Es spielt eine wichtige Rolle bei der Eiweißherstellung.

Glattes endoplasmatisches Retikulum
Es handelt sich um das endoplasmatische Retikulum, das außen nicht mit Ribosomen besetzt ist. Es erfüllt vor allem in der quergestreiften Muskulatur eine wichtige Aufgabe beim Stofftransport. Des weiteren tritt es zahlreich in Zellen auf, die Steroidhormone produzieren.

Ribosomen
Sie enthalten RNS und sind der eigentliche Ort der Eiweißherstellung.

Lysosomen
Sie enthalten Enzyme, die Eiweiße auflösen können.

Golgi-Apparat
Der Golgi-Apparat wirkt bei der Sekretbildung mit, speichert und transportiert Stoffe, weshalb er besonders häufig in Drüsenzellen auftritt.

Zentriol
Es bildet bei der Kernteilung den Spindelapparat aus.

Mikrotubuli
Sie gehören zum Zellskelett und helfen mit, die Zellform aufrechtzuerhalten.

A 2.7 Von den genannnten Strukturen befinden sich **Nukleolus, Chromatin** und **Chromosomen** im Zellkern.

A 2.8 Bei dem Chromatin handelt es sich um die **Arbeitsform** der **Chromosomen,** wie sie während der Arbeitsphase (Interphase) im Zellkern vorliegt. Das Chromosom ist eine Gerüstsubstanz, die aus langen, dünnen, vielfach gewundenen Fäden besteht, die ein Netzwerk innerhalb des Zellkerns bilden.
Die Bezeichnung Chromatin stammt daher, weil sie sich mit bestimmten basischen Farbstoffen gut anfärben läßt.

A 2.9 Es gibt **46** Chromosomen in der menschlichen Zelle.

A 2.10 **Männer:** XY-Chromosomen
Frauen: XX-Chromosomen

A 2.11 **Interphase**
Die Zelle geht ihrer Arbeit nach, die Chromosomen liegen als Chromatin vor.

Prophase
Die Chromosomen werden als Fäden sichtbar. Das Zentriol bildet den Spindelapparat aus. Die Kernmembran und das Kernkörperchen lösen sich auf.

Metaphase
Der Spindelapparat wird fertig ausgebildet. Die Chromosomen heften sich mit ihrem Zentromer an der Äquatorialebene fest.

Anaphase
Von den aufgespaltenen Chromosomen wandert je eine Hälfte (Chromatid) zum entgegengesetzten Pol.

Telophase
Der Spindelapparat löst sich auf. Die Kernmembran wird neu gebildet.

A 2.12 In allen Körperzellen ist das **Chromosom** Nummer **21 dreifach** statt zweifach vorhanden.

A 2.13 Beim Klinefelter-Syndrom besteht die Chromosomenabweichung **XXY.**

A 2.14 Das Erscheinungsbild ist geprägt durch eine häufig bestehende **geistige Minderentwicklung,** durch auffallend **kleine Geschlechtsorgane,** durch **spärliche** bis **fehlende Körperbehaarung,** durch **Gynäkomastie,** durch auffallend **lange Extremitäten** und durch eine starke Faltenbildung im Alter. Häufig bestehen **Unfruchtbarkeit,** und es liegt eine **Osteoporose** vor.

A 2.15 Beim Turner-Syndrom liegt die Chromosomenabweichung **X0** vor.

A 2.16 Das Erscheinungsbild ist geprägt durch **Minderwuchs** und **sexuellen Infantilismus.** Des weiteren kommt es häufig zu **Amenorrhö** und **Unfruchtbarkeit,** häufig bestehen weitere Fehlbildungen, beispielsweise am Herz.

A 2.17 **X0:** Ja
Y0: Nein
XXX: Ja
XXY: Ja
XYY: Ja

A 2.18 Anzukreuzen ist 3
Anmerkung:
Punkte 1 und 2:
Die kleinste Einheit des Lebendigen ist

die Zelle und nicht das Atom oder ein Molekül.
Punkt 5:
Falsch ist hier „Vorliegen von Molekülverbindungen".

A 2.19 Anzukreuzen sind 1, 3, 4, 5

A 2.20 1 zu C
2 zu E
3 zu D
4 zu F
5 zu A
6 zu B

A 2.21 Anzukreuzen sind 3, 4, 5
Anmerkung:
Punkt 1: Zellkern heißt Nukleus. Kernkörperchen heißt Nukleolus.
Punkt 2: Der Zelleib ist das Speicher- und Arbeitsgebiet.
Punkt 7: Reife Geschlechtszellen enthalten 23 Chromosomen (keine 23 Chromosomen**paare**).

A 2.22 Anzukreuzen sind 1, 3
Anmerkung:
Punkt 2: Klinefelter-Syndrom hat die Kombination XXY.
Punkt 4:
Geschlechtschromosomenkombination Y0 ist nicht lebensfähig!

A 3 Gewebearten

A 3.1 Epithelgewebe

A Einschichtiges Plattenepithelgewebe
B Einschichtiges kubisches Epithelgewebe
C Einschichtiges zilientragendes Zylinderepithel
1 Basalmembran
2 Bindegewebe
3 Zilien (Flimmerhärchen)

A 3.2 Aufbau eines Röhrenknochens

A Oberarmknochen
→ Humerus
1 Endstück (Gelenkstück)
→ Epiphyse
2 Mittelstück
→ Diaphyse
3 Bälkchenwerk
→ Spongiosa
4 Knochenmantel (Kompakta)
→ Substantia compacta
5 Markhöhle
→ Cavitas medullaris
6 Kopf des Oberarmknochens
→ Caput humeri
7 Rolle des Oberarmknochens
→ Trochlea humeri
8 Köpfchen des Oberarmknochens
→ Capitulum humeri

A 3.3 Aufbau einer Nervenzelle

1 Neurit
→ Axon
2 Zelleib
→ Soma
3 Dendrit
4 Nissl-Schollen
5 Zellkern
→ Nukleus
6 Kernkörperchen
→ Nukleolus
7 Markscheide
→ Schwann-Zelle
8 Ranvier-Schnürring
9 Endknöpfchen
→ Synapse

A 3.4 Es gibt vier Gewebearten, und zwar **Epithel-, Binde-, Muskel-** und **Nervengewebe.**

A 3.5 Die Kennzeichen des Epithelgewebes sind:
Es handelt sich um einen **dichten Zellverband,** der auch als **Deckgewebe** bezeichnet wird. Die Zellen sitzen einer **Basalmembran** auf. Epithelgewebe ist **gefäßfrei** und wird durch Diffusion vom darunterliegenden Bindegewebe aus ernährt.

A 3.6 Epithelgewebe kommt vor allen Dingen in der äußeren Haut, in der **Epidermis** vor, und in der **Schleimhaut** als äußerste Schicht. Des weiteren kommt es in den **Darmzotten** vor und in **hochspezialisierten Sinnesrezeptoren**, beispielsweise Stäbchen- und Zapfenzellen der Netzhaut. Außerdem kommt es im **Drüsengewebe** und im **Bauchfell** vor.

A 3.7 Epithelgewebe kann nach der **Anzahl der Schichten** in ein- und mehrschichtiges Epithelgewebe unterteilt werden. Nach der **Oberflächenbildung** unterscheidet man verhornendes und zilientragendes Epithelgewebe. Nach der **Form** wird unterschieden in Platten-, Zylinder- und kubisches Epithel.

A 3.8 Übergangsepithel kommt im **Nierenbecken,** in den **Harnleitern,** in der **Harnblase** und im Anfangsteil der Harnröhre vor.

A 3.9 Übergangsepithel hat die Aufgabe, **Schleim abzusondern**, um die darunterliegenden Zellen vor dem konzentrierten Harn zu schützen. Außerdem hat es die Fähigkeit, sich den **unterschiedlichen Füllungszuständen** der Hohlorgane anzupassen.

A 3.10 Bindegewebe besteht aus **Zellen, Fasern** und **Grundsubstanz.**

A 3.11 Die eigentlichen Bindegewebszellen heißen **Fibrozyten.**

A 3.12 Man unterscheidet folgende Bindegewebsfasern: **Retikulinfasern, kollagene** und **elastische Fasern.**

A 3.13 Die Grundsubstanz besteht aus **Wasser, Nährstoffen** wie Glukose, Aminosäuren und Fettsäuren, aus **Abbauprodukten** wie Kreatinin und Harnstoffen und in der Grundsubstanz befinden sich **Vitamine, Hormone** und **Salze.**

A 3.14 **Elastischer** Knorpel, **hyaliner** Knorpel und **Faserknorpel.**

A 3.15 **Chondrozyt:** Knorpelzelle

Osteozyt: Knochenzelle

Osteoklast: Knochenfreßzelle. Große Zelle, die die Fähigkeit hat, Knochengrundsubstanz aufzulösen.

Osteoblast: Knochenaufbauzelle. Sie wandelt sich später in einen Osteozyten um.

Epiphyse: Endstück (Gelenkstück) der langen Röhrenknochen. Des weiteren wird auch die Zirbeldrüse als Epiphyse bezeichnet.

Diaphyse: Das Mittelstück der Röhrenknochen, das die beiden Epiphysen miteinander verbindet.

Kompakta: Kurzbezeichnung für Substantia compacta, die eigentliche dichte und feste Knochensubstanz.

Periost: Knochenhaut, die den Knochen außen umschließt und die für seinen Aufbau (Dickenwachstum) und seine Ernährung zuständig ist.

Havers-Kanal: Es handelt sich um Kanäle, die inmitten der Knochenlamellen liegen, und die Blutgefäße zur Ver- und Entsorgung des Knochengewebes enthalten.

Desmale Ossifikation: Es handelt sich um eine bindegewebige Verknöcherung. Das heißt, daß das Bindegewebe direkt in Knochengewebe umgewandelt wird, ohne die Zwischenstufe Knorpelgewebe zu durchlaufen.

Chondrale Ossifikation: Es handelt sich um die knorpelige Verknöcherung. Das heißt, Bindegewebe wird erst in Knorpelgewebe umgewandelt, bevor es zu Knochengewebe wird.

Histiozyt: Beim Histiozyten handelt es sich um einen Monozyten, der ins Bindegewebe ausgewandert ist und der wichtige Abwehrfunktionen als Phagozyt hat.

Lymphozyt: Der Lymphozyt gehört zu den Leukozyten. Er hält sich bevorzugt im lymphatischen Gewebe auf, kommt aber auch in der Grundsubstanz und im Blut vor.

Granulozyt: Es handelt sich um eine kleine Freßzelle, die Granula (Körnchen) enthält. Er kommt in erster Linie im Blut vor, er kann jedoch auch auswandern und sich dann in der Grundsubstanz aufhalten.

A 3.16 Man unterscheidet die Hauptgruppen **glatte** Muskulatur und **quergestreifte** Muskulatur.

A 3.17 Sie arbeitet **autonom, langsam** und **rhythmisch.**

A 3.18 Die Verkürzung der Muskelzelle ist auf die **Myofibrillen** zurückzuführen. Diese Myofibrillen, und zwar die **Aktin-** und **Myosinfilamente, schieben** sich **ineinander.**

A 3.19 Der Eindruck der Querstreifung der quergestreiften Muskulatur kommt durch die **regelmäßige Anordnung** der Aktin- und Myosinfilamente innerhalb der Zelle zustande.

A 3.20 Die Herzmuskulatur nimmt eine **Zwischenstellung** zwischen der glatten und quergestreiften Muskulatur ein. Einerseits zeigt sie Merkmale der quergestreiften Muskulatur wie schnelles Arbeiten und Querstreifung unter dem Mikroskop. Andererseits hat sie Merkmale der glatten Muskulatur wie unwillkürliches, eigengesetzliches und rhythmisches Arbeiten.

A 3.21 Mitochondrien

A 3.22 Die Dendriten sind **meist** kurze, baumartige Verzweigungen. Insofern bilden die afferenten Nervenfasern eine Ausnahme, da sie sehr lange Dendriten besitzen. **Eindeutig** lassen sich Dendriten und Axone jedoch von ihrer **Aufgabe** her unterscheiden:

Die **Dendriten** nehmen die ankommende Erregung auf und **leiten** sie zum Körper der Nervenzelle **hin**. Die **Axone** dagegen **leiten** die Nervenerregung vom Zellkörper **weg**.

A 3.23 Synapse

A 3.24 **Acetylcholin, Noradrenalin, Adrenalin,** Dopamin, Serotonin und GABA.

A 3.25 Diese Überträgerstoffe werden **in** der **Nervenzelle** selber hergestellt.

A 3.26 Unter Membranpotential versteht man einen **Spannungsunterschied,** der ausgelöst wird durch einen Unterschied in der Konzentration der Elektrolytlösungen, wie sie **innerhalb** und **außerhalb** der **Zelle** bestehen.

A 3.27 Gliazellen haben die Aufgabe, die eigentlichen Nervenzellen zu **stützen** und zu **ernähren**. Des weiteren haben sie wichtige **Phagozytoseaufgaben**.

A 3.28 Gliazellen kommen im **Zentralnervensystem** vor, also im Gehirn und im Rückenmark.

A 3.29 Als Ranvier-Schnürring bezeichnet man die **Einschnürungen** markhaltiger Nerven zwischen zwei **Schwann-Zellen.** Die Schwann-Zellen umhüllen die peripheren Nervenfasern.

A 3.30 Die Zellkörper der sensiblen afferenten Nervenfasern sitzen in den **Spinalganglien** (Ganglion spinale), das sich kurz vor der Durchtrittsstelle des Nervs in das Rückenmark befindet.

A 3.31 Der Nervenimpuls läuft die Afferenz **von** der **Peripherie** in **Richtung** des **Zentralnervensystems** hin.

A 3.32 Der Zellkörper der motorischen efferenten Nervenfasern sitzt im **Vorderhorn** des **Rückenmarks** (Motoneuron).

A 3.33 Der Nervenimpuls, der die Efferenz entlangläuft, geht **vom Zentralnervensystem** in die **Peripherie.**

A 3.34 Eine **elektrische** Weiterleitung des Nervenimpulses findet **entlang** der **Nervenfaser** statt. Eine **chemische** Weiterleitung findet an den **Synapsen** statt.

A 3.35 Alles-oder-Nichts-Gesetz

A 3.36 Refraktärzeit

A 3.37 Motorische Endplatte

A 3.38 Ein Reflex ist ein **unwillkürlich** und nach bestimmten **Regeln** ablaufender Vorgang als **Antwort** auf einen **Reiz.**

A 3.39 Man spricht von einem Reflex„bogen“, weil der Nervenimpuls gewissermaßen einen „Bogen“ entlangläuft: vom Ort der Reizung zum Rückenmark und wieder zurück zum Ort der Reaktion. Folglich liegen der **Ort** der **Reizung** und der **Ort** der **Reaktion** nahe beieinander.

A 3.40 Anzukreuzen sind 1, 3, 4
Anmerkung:
Punkt 2: Epithelgewebe ist gefäßfrei.
Punkt 5: Knochenzellen gehören zum Bindegewebe.
Punkt 6: Muköse Drüsen produzieren ein dickflüssiges Sekret.

A 3.41 Anzukreuzen sind 1, 3, 4
Anmerkung:
Punkt 2: Bindegewebe ist von Gefäßen durchzogen.
Punkt 5: Die Myofibrillen sind die kleinsten kontraktilen Einheiten innerhalb der Muskelzelle und nicht der Bindegewebszelle. Die Myofibrillen sind die Aktin- und Myosinfilamente.

A 3.42 Anzukreuzen sind 1, 3, 5, 6
Anmerkung:
Punkt 2: Die Herzinnenhaut besteht aus Epithelgewebe.
Punkt 4: Die Lungenbläschenzellen gehören zum Epithelgewebe.

A 3.43 Anzukreuzen sind 1, 2, 5
Anmerkung:
Punkt 3: Die Rippenenden, die mit dem Brustbein verbunden sind, bestehen aus hyalinem Knorpel.
Punkt 4: Die Gelenkenden sind mit hyalinem Knorpel überzogen.
Punkt 6: Knorpel ist gefäßfrei. Er wird durch Diffusion ernährt.
Punkt 7: Die Knorpelzellen heißen Chondrozyten. Osteozyten sind die Knochenzellen.

A 3.44 Anzukreuzen sind 2, 3, 4, 5, 6
Anmerkung:
Punkt 1: Das verdickte Ende des Röhrenknochens heißt Epiphyse. Mit Diaphyse bezeichnet man den Knochenschaft.
Punkt 6: Chondrodystrophie: angeborene Störung der Knorpelwachstumszonen. Es kommt zum disproportionierten Minderwuchs.
Punkt 7: Für den Knochenabbau sind die Osteoklasten zuständig.

A 3.45 Anzukreuzen sind 2, 3, 4, 5, 6
Anmerkung:
Punkt 1: Man unterscheidet quergestreifte und glatte Muskulatur.

A 3.46 Anzukreuzen sind 3, 5
Anmerkung:
Punkt 1: Die Arbeitsweise ist autonom und unwillkürlich.
Punkt 2: Die Arbeitsweise ist rhythmisch und schnell.
Punkt 4: Unter dem Mikroskop ist eine **Quer**streifung zu sehen.

A 3.47 Anzukreuzen sind 3, 4, 5
Anmerkung:
Punkt 1: Die Nervenzelle besitzt in hohem Ausmaß die Fähigkeit zur Leitfähigkeit.
Punkt 2: Es darf nicht heißen retikuläre Fasern, sondern Dendriten.

A 3.48 Anzukreuzen sind 1, 5
Anmerkung:
Punkt 2: Die Einschnürung zwischen zwei Schwann-Zellen heißt Ranvier-Schnürring. Nissl-Schollen sind die Teile des Zelleibes, die man unter dem Mikroskop betrachten kann. Es handelt sich um Ergastoplasma.
Punkt 3: Beschrieben sind die markhaltigen Fasern.
Punkt 4: Es muß Efferenz heißen.

A 3.49 Anzukreuzen sind 3, 5
Anmerkung:
Punkt 1: Beschrieben ist die relative Refraktärzeit.
Punkt 2: Die motorische Endplatte ist die Verbindungsstelle eines **efferenten** Neurons mit einem Muskel.
Punkt 4: Die Erregungsübertragung erfolgt an der motorischen Endplatte durch einen chemischen Botenstoff.

A 4 Bewegungsapparat

A 4.1 Seitenansicht eines Schädels

1 Unterkiefer
→ Mandibula
2 Oberkiefer
→ Maxilla
3 Jochbein
→ Os zygomaticum
4 Siebbein
→ Os ethmoidale
5 Tränenbein
→ Os lacrimale
6 Nasenbein
→ Os nasale
7 Stirnfortsatz des Oberkiefers
→ Maxilla
8 Keilbein
→ Os sphenoidale
9 Stirnbein
→ Os frontale
10 Scheitelbein
→ Os parietale
11 Hinterhauptsbein
→ Os occipitale
12 Schläfenbein
→ Os temporale
13 Warzenfortsatz
→ Processus mastoideus

A 4.2 Fontanellen

1 Vordere (große) Fontanelle
→ Fonticulus anterior
2 Hintere (kleine) Fontanelle
→ Fonticulus posterior
3 Vordere Seitenfontanelle
→ Fonticulus sphenoidalis
→ Fonticulus anterolateralis
4 Hintere Seitenfontanelle
→ Fonticulus mastoideus
→ Fonticulus posterolateralis
5 Stirnbein
→ Os frontale
6 Scheitelbein
→ Os parietale
7 Hinterhauptsbein
→ Os occipitale
8 Schläfenbein
→ Os temporale
9 Jochbein
→ Os zygomaticum
10 Keilbein
→ Os sphenoidale
11 Nasenbein
→ Os nasale

A 4.3 Wirbel von oben

A Halswirbel III – VI
→ Vertebrae cervicales III – VI
B Siebter Halswirbel (Prominens)
→ Vertebra prominens
1 Dornfortsatz
→ Processus spinosus
2 Querfortsatz
→ Processus transversus
3 Wirbelkörper
→ Corpus vertebrae
4 Wirbelloch
→ Foramen vertebrale
5 Querfortsatzloch
→ Foramen processus transversi
→ Foramen processus vertebrale

Wirbelsäulenabschnitte:

7 Halswirbel
→ Vertebrae cervicales
12 Brustwirbel
→ Vertebrae thoracicae
5 Lendenwirbel
→ Vertebrae lumbales
1 Kreuzbein
→ Os sacrum
1 Steißbein (4 – 6 Steißbeinwirbel)
→ Os coccygis

A 4.4 Darstellung des Brustbeins von vorn

1 Handgriff des Brustbeins
→ Manubrium sterni
2 Körper des Brustbeins
→ Corpus sterni
3 Schwertfortsatz des Brustbeins
→ Processus xiphoideus
4 Gelenkflächen der Brustbein-Schlüsselbein-Gelenke
→ Articulatio sternoclavicularis
5 Gelenkflächen der Brustbein-Rippen-Gelenke
→ Articulationes sternocostales

A 4.5 Rechtes Schulterblatt von hinten

1 Schulterblatt
→ Scapula
2 Schulterblattgräte
→ Spina scapulae
3 Schulterhöhe
→ Acromion
4 Rabenschnabelfortsatz
→ Processus coracoideus
5 Pfanne des Schultergelenks
→ Cavitas glenoidalis

A 4.6 Finger- und Handknochen der rechten Hand von dorsal

1 14 Fingerknochen (Phalanges)
→ Ossa digitorum
2 5 Mittelhandknochen (Metacarpalia)
→ Ossa metacarpi
3 8 Handwurzelknochen (Carpalia)
→ Ossa carpi

Handwurzelknochen:
Kahnbein
→ Os scaphoideum
Mondbein
→ Os lunatum
Dreieckbein
→ Os triquetrum
Erbsenbein
→ Os pisiforme
Großes Vieleckbein
→ Os trapezium
Kleines Vieleckbein
→ Os trapezoidum
Kopfbein
→ Os capitatum
Hakenbein
→ Os hamatum

A 4.7 Becken von hinten

1 Darmbeinkamm
→ Crista iliaca
2 Schambeinfuge
→ Symphyse
3 Sitzbein
→ Os ischii
4 Steißbein
→ Os coccygis
5 Hüftgelenkpfanne
→ Acetabulum
6 Kreuzbeinloch
→ Foramen sacralis
7 Verstopftes Loch (Hüftloch)
→ Foramen obturatum
8 Lendenwirbel (4.)
→ Vertebra lumbalis IV
9 Kreuzbein-Darmbein-Gelenk, (KDG, Iliosakralgelenk)
→ Articulatio sacroiliaca

A 4.8 Becken

Es handelt sich um ein männliches Becken.

Begründung:
a Die Darmbeinschaufeln sind nicht so ausladend.
b Engere Durchtrittsstelle ins kleine Becken.
c Spitzer Schambeinwinkel.

Bezeichnungen:
1 Darmbein (Ilium)
→ Os ilium
2 Schambein (Pubis)
→ Os pubis
3 Lendenwirbel (5.)
→ Vertebra lumbalis V
4 Kreuzbein (Sakrum)
→ Os sacrum
5 Steißbein
→ Os coccygis
6 Verstopftes Loch (Hüftloch)
→ Foramen obturatum
7 Hüftgelenkpfanne
→ Acetabulum
8 Kreuzbein-Darmbein-Gelenk, (KDG, Iliosakralgelenk)
→ Articulatio sacroiliaca

A 4.9 Schnitt durch ein Gelenk

1 Gelenkkopf
2 Gelenkpfanne
3 Hyaliner Knorpel
4 Äußere Faserschicht der Gelenkkapsel
5 Knochenhaut (Periost)
6 Gelenkspalt mit Gelenkschmiere (Synovia)
7 Synovialhaut

Aus welchen beiden Anteilen setzt sich die Gelenkkapsel zusammen?
a Innere Synovialhaut
b Äußere Faserschicht

Geben Sie die Aufgabe der Gelenkschmiere (Synovia) an!
a Erleichtert das Gleiten der Knochen gegeneinander
b Ernährung des hyalinen Gelenkknorpels

A 4.10 Kniegelenk, Seitenansicht in Streckstellung

1 Oberschenkelknochen
→ Femur
2 Schienbein
→ Tibia
3 Wadenbein
→ Fibula
4 Kniescheibe
→ Patella
5 Kniescheibenband, Patellarsehne
→ Lig. patellae
6 Inneres Seitenband
→ Lig. collaterale tibiale
7 Äußeres Seitenband
→ Lig. collaterale fibulare

A 4.11 Kniegelenk in Beugestellung, Vorderansicht

1 Oberschenkelknochen
→ Femur
(Gelenkfläche des inneren Gelenkknorrens)
2 Schienbein
→ Tibia
3 Wadenbein
→ Fibula
4 Hinteres Kreuzband
→ Lig. cruciatum posterius
5 Zwischenscheibe
→ Meniscus
6 Vorderes Kreuzband
→ Lig. cruciatum anterius

A 4.12 Brust- und Schultermuskulatur von vorn

1 Deltamuskel
→ M. deltoideus
2 Großer Brustmuskel
→ M. pectoralis major
3 Kleiner Brustmuskel
→ M. pectoralis minor
4 Armbeuger (Bizeps)
→ M. biceps brachii
5 Scheide des geraden Bauchmuskels (Rektusscheide)
→ Vagina musculi recti abdominis
6 Trapezmuskel
→ M. trapezius
7 Kopfwender
→ M. sternocleidomastoideus
8 Vorderer Sägemuskel
→ M. serratus anterior
9 Äußerer schräger Bauchmuskel
→ M. obliquus externus abdominis

A 4.13 Oberarmmuskeln von hinten

1 Deltamuskel
→ M. deltoideus
2 Armstrecker (Trizeps)
→ M. triceps brachii
3 Ellenbogen
→ Olecranon

A 4.14 Unterschenkelmuskulatur von hinten

1 Zwillingswadenmuskel
→ M. gastrocnemius
2 Schollenmuskel
→ M. soleus
3 Achillessehne
→ Tendo calcaneus
4 Fersenbein
→ Calcaneus

Wie heißt der Muskel, den die Nummern 1 und 2 zusammen bilden?
Dreiköpfiger Wadenmuskel
→ M. triceps surae

A 4.15 10 Kilogramm

A 4.16 Aktiver Bewegungsapparat: **Muskulatur**

Passiver Bewegungsapparat: **Skelett**

A 4.17 Sesambeine sind **meist kleine, rundliche Knochen,** die in **Sehnen eingelagert** sind. Die Sesambeine bilden mit dem darunterliegenden Knochen ein Gelenk, in dem sich Gelenkschmiere (Synovialflüssigkeit) befindet. Diese Sesambeine dienen der Minderung der Reibung von Sehnen. Das größte Sesambein ist die Kniescheibe. Ein weiteres bekanntes Sesambein ist das Erbsenbein, das zu den Handwurzelknochen gehört und das an der Kleinfingerseite liegt.

A 4.18 Die Knochen des Gesichtsschädels sind: Ober- und Unterkiefer, Stirnbein, Teile des Schläfenbeins, Keilbein, Siebbein, Nasenbein, Tränenbein, Pflugscharbein, Jochbein, Gaumenbein, Zungenbein, mittlere und untere Nasenmuschel und Gehörknöchelchen.

A 4.19 Das Siebbein bildet einen **Teil** der **Augenhöhlendächer.** Die Siebbeinplatte hat auf jeder Seite etwa 20 Löcher, die dem Riechnerv und den Blutgefäßen, die zur Schleimhaut laufen, **Durchtritt** gewähren.

A 4.20 Das Zungenbein liegt **zwischen Unterkiefer** und **Kehlkopf.**

A 4.21 Die Wirbelsäule besteht aus **einzelnen Wirbeln,** die durch faserknorpelige **Zwischenwirbelscheiben** miteinander **verbunden** sind. Die Wirbel des Kreuzbeins und des Steißbeins sind miteinander verwachsen.

A 4.22 Die Zwischenwirbelscheiben dienen einerseits als **Puffer,** andererseits geben sie der Wirbelsäule ein großes Maß an **Bewegungsfreiheit.** Ihre Pufferfunktion (Federungsaufgabe) schützt in erster Linie das empfindliche Gehirn vor Erschütterungen.

A 4.23 Das Wirbelloch (Foramen vertebrale) ist eine **Öffnung** im **Wirbel,** in dem das Rückenmark verläuft.

A 4.24 Der Wirbelkanal ist die **Summe** aller **Wirbellöcher.** In ihm verläuft das Rückenmark und der Pferdeschweif (Cauda equina).

A 4.25 Das Zwischenwirbelloch gewährt den **Rückenmarknerven** den **Durchtritt** durch den Wirbelkörper ins Rückenmark. Außerdem liegen in den Zwischenwirbellöchern die Spinalganglien.

A 4.26 Die einzelnen Wirbelsäulenabschnitte lauten:
Halswirbelsäule (sieben Halswirbel)
Brustwirbelsäule (zwölf Brustwirbel)
Lendenwirbelsäule (fünf Lendenwirbel)
Kreuzbein (ein Kreuzbein = Verschmelzung von fünf Kreuzbeinwirbeln)
Steißbein (drei bis sechs Steißbeinwirbel)

A 4.27 Erster Halswirbel: **Atlas** (Träger)
Zweiter Halswirbel: **Axis** (Dreher)
Siebter Halswirbel: **Prominens** (Vertebra prominens)

A 4.28 Das Steißbein besteht aus drei bis sechs verkümmerten Steißbeinwirbeln. Hierbei handelt es sich, entwicklungsgeschichtlich betrachtet, um einen **Rest** des **Schwanzes** der **Wirbeltiere**.

A 4.29 Das Brustbein steht mit den **echten Rippen** und mit dem **Schlüsselbein** in unmittelbarer Verbindung.

A 4.30 Es gibt **sieben** echte, **drei** falsche und **zwei** frei endigende Rippenpaare.

A 4.31 **Nein.**
Die **erste** (eventuell auch sechste und siebte) Rippe ist durch Knorpelhaft mit dem Brustbein verbunden.

A 4.32 1. **Schlüsselbein** (Clavicula)
2. **Schulterblatt** (Scapula)

A 4.33 Das **Brustbein-Schlüsselbein-Gelenk** ist die eigentliche gelenkige Verbindung des Schultergürtels mit dem Rumpf. Das Schulterhöhen-Schlüsselbein-Gelenk ist eine gelenkige Verbindung **innerhalb** des Schultergürtels.

A 4.34 **Oberarm:** **Humerus** (Oberarmknochen)

Unterarm: a. **Ulna** (Elle)
b. **Radius** (Speiche)

Hand: a. 8 **Carpalia** (Handwurzelknochen)
b. 5 **Metacarpalia** (Mittelhandknochen)
c. 14 **Phalanges** (Fingerknochen)

A 4.35 Die Handwurzelknochen heißen Kahn-, Mond-, Dreieck-, Erbsen-, großes und kleines Vieleck-, Kopf- und Hakenbein.

A 4.36 Sakrum, Schambein, Sitzbein und Kreuzbein.

A 4.37 Das weibliche Becken hat folgende Kennzeichen:
- breite, ausladende Beckenschaufeln;
- das kleine Becken ist tiefer und breiter und die Durchtrittsstelle vom großen ins kleine Becken ist größer;
- der Schambeinwinkel bildet einen stumpfen Winkel (beim Mann: spitzer Winkel)

A 4.38 **Zwei Kreuzbein-Darmbein-Gelenke** (KDG, Iliosakralgelenke)
Zwei Hüftgelenke (Articulatio coxae)
Ein Lenden-Kreuzbein-Gelenk (Lumbosakralgelenk)
Symphyse
Die **Nähte** zwischen **Scham-, Sitz-** und **Darmbein**

A 4.39 **Oberschenkelknochen:** Femur
Schienbein: Tibia
Wadenbein: Fibula
Oberarmknochen: Humerus
Elle: Ulna
Speiche: Radius
Schlüsselbein: Clavicula
Schulterblatt: Scapula
Brustbein: Sternum
Unterkiefer: Mandibula
Oberkiefer: Maxilla

A 4.40 Kniegelenk, Sattelgelenk, Hüftgelenk und Kugelgelenk.

A 4.41 Zwischenscheiben (Disci, Menisci) dienen einerseits als **Gelenkpuffer,** andererseits dienen sie dem **Ausgleich** von **Inkongruenzen** (Deckungsungleichheiten).

4

A 4.42 Straffes kollagenes **Bindegewebe**

A 4.43 Kennzeichen sind die **diskontinuierliche, bewegliche Knochenverbindung,** der **Gelenkspalt,** die **Synovialflüssigkeit** und die Tatsache, daß Knochen **gegeneinander** bewegt werden.

A 4.44 **Oberschenkelknochen** (Femur),
Schienbein (Tibia),
Kniescheibe (Patella),
Menisken

A 4.45 Die Menisken sind **Faserknorpelscheiben.** Sie dienen als **Gelenkpuffer** und helfen mit, eine Gelenkpfanne für den Oberschenkelkopf zu bilden. Die Verschieblichkeit der Menisken ermöglicht die **Drehbewegung** bei gebeugtem Knie.

A 4.46 Die Seitenbänder sitzen an der **rechten** und **linken Knieseite**. Sie haben die Aufgabe, beim durchgestreckten Knie **Drehbewegungen** zu **verhindern.**

A 4.47 Die Kreuzbänder sitzen **im Kniegelenk** zwischen Oberschenkelknochen und Menisken. Sie haben die Aufgabe, die **Menisken** zu **befestigen** und eine **Überstreckung** des Gelenks zu **verhindern.**

A 4.48 **Muskelbauch,**
Muskelursprung (Muskelbefestigung, die näher zur Körpermitte liegt),
Muskelansatz (Muskelbefestigung, die weiter entfernt von der Körpermitte liegt).

A 4.49 1 **Kaumuskel** (M. masseter)
2 **Schläfenmuskel** (M. temporalis)
3 **Äußerer Flügelmuskel** (M. pterygoideus lateralis)
4 **Innerer Flügelmuskel** (M. pterygoideus medialis)

A 4.50 Die mimische Ringmuskulatur **entspringt nicht** am **Knochen,** sondern liegt im **Unterhautfettgewebe.** Des weiteren **bewegt** sie **Haut** und nicht Knochen.

A 4.51 M. sternocleidomastoideus, Kopfwendermuskel.
Anmerkung:
M. buccinator ist ein Wangenmuskel (Trompetermuskel).
M. sternocleidomastoideus ist die Fachbezeichnung für den Kopfwendermuskel.

A 4.52 Es handelt sich um den **breiten** (breitesten) **Rückenmuskel** (M. latissimus dorsi).

A 4.53 **Schulter:**
Deltamuskel (M. deltoideus)
Oberarm:
zweiköpfiger Oberarmmuskel (Bizeps, M. biceps brachii)
dreiköpfiger Oberarmmuskel (Trizeps, M. triceps brachii)

A 4.54 1 = D
2 = B
3 = A
4 = C

A 4.55 Großer Gesäßmuskel, M. glutaeus minimus.
Anmerkung:
M. quadriceps femoris ist der vierköpfige Schenkelstrecker.
M. gastrocnemius ist der dreiköpfige Wadenmuskel.

A 4.56 **Spondylitis:** meist bakteriell bedingte Entzündung der Wirbel.

Spondylose (Spondylosis deformans): Arthrose der Wirbelkörper.

Spondylarthrose: Arthrose der kleinen Wirbelgelenke.

Spondylodiszitis: Entzündung der Bandscheiben und der angrenzenden Wirbelknochen.

Spondylolyse: Lockerung und Lösung eines Wirbels infolge einer Spaltbildung im Bereich des Wirbelbogens.

Spondylolisthesis: Wirbelgleiten.

Spondylomalazie: Degenerative Wirbelerkrankung, bei der es zur Erweichung der Wirbelsäule kommt. Sie tritt meist im Zusammenhang mit Osteomalazie auf.

A 4.57 Beim Bandscheibenvorfall kommt es zum **Heraustreten** des **Gallertkerns** durch den beschädigten, **degenerierten Faserknorpelring** der Zwischenwirbelscheiben über die Wirbelränder hinaus.

A 4.58 Ungefähr 95% aller Bandscheibenvorfälle ereignen sich an der **4. oder 5. Lendenwirbelbandscheibe.**

A 4.59 **Rückenschmerzen, schnelle Ermüdbarkeit** des **Rückens, Kyphose**. Es kann jedoch auch sein, daß Beschwerden **fehlen.**

A 4.60 Ruhigstellung, entzündungshemmende Mittel, Akupunktur, Homöopathie, Phytotherapie (Roßkastanie, Beinwell).

A 4.61 Der Bruch wird **fixiert, geschient** und **keimfrei abgedeckt.** Dann wird der Betroffene dem **Krankenhaus** zur weiteren Behandlung zugeführt.

A 4.62 Es handelt sich vermutlich um eine **Epikondylitis.**
Die Behandlung kann mittels Akupunktur, Neuraltherapie, Homöopathie und anderem erfolgen. Des weiteren können entzündungshemmende Mittel verordnet werden. Bewegungen beim Tennisspiel bzw. bei der Arbeit, die die Erkrankung ausgelöst haben, müssen korrigiert werden.

A 4.63 Beim „Studentenellenbogen" ist es zu einer **Schleimbeutelentzündung** (Bursitis) gekommen, und zwar ist der Schleimbeutel zwischen der Spitze des Ellenbogens und der Haut betroffen.

A 4.64 **Distorsion:** Verstauchung, Zerrung

Luxation: Verrenkung

Bursitis: Schleimbeutelentzündung

Ganglion: Überbein. Hierbei handelt es sich um Kapselgeschwülste, die von Gelenken oder Sehnen ausgehen können. Man bezeichnet damit aber auch **Nervenknoten.** Hierbei handelt es sich um Anhäufungen von Nervenzellen, die außerhalb des ZNS liegen, und die der Reizübertragung von einer Nervenzelle auf die andere dienen.

Tendovaginitis: Sehnenscheidenentzündung

Rheuma: Schmerzen im Bewegungsapparat, die oft zu Bewegungseinschränkungen führen. Rheuma ist eine Erkrankung des Bindegewebes.

A 4.65 Rheumatisches Fieber, chronische Polyarthritis, Morbus Bechterew, Kollagenosen (Sklerodermie, Lupus erythematodes, Panarteriitis nodosa).

A 4.66 Hüft-, Knie-, Wirbelsäulen- und Fingerpolyarthrosen, aber auch alle anderen Arthrosen, die sich an weiteren Gelenken abspielen können.

A 4.67 **Kinder**

A 4.68 **Endokarditis** (selten auch Myokarditis und Perikarditis). Die gefürchtetste Komplikation ist die Endokarditis mit Veränderungen an den Herzklappen (Stenoseinsuffizienzen).

A 4.69 Der Patient muß unbedingt an den **Arzt** verwiesen werden, da verschreibungspflichtige Medikamente gegeben werden müssen.

A 4.70 Besonders gefährdet sind **Frauen** zwischen dem **35.** bis **45.** Lebensjahr.

A 4.71 Der Rheumafaktor kann in ungefähr **80%** der an PCP Erkrankten, aber auch bei manchen Patienten mit chronischen Infektionskrankheiten nachgewiesen werden.
Beim Rheumafaktor handelt es sich um einen **Antikörper,** genaugenommen um einen Antikörper, der sich gegen einen bereits im Körper vorher fehlgebildeten Antikörper richtet.

4

A 4.72 Der Beginn ist typischerweise **schleichend** mit **Müdigkeit, subfebrilen Temperaturen, Parästhesien, Morgensteifigkeit** und **Gelenkschmerzen.** Meist sind zuerst die **Fingermittel-** und **Fingergrundgelenke** betroffen.

A 4.73 Im weiteren Krankheitsverlauf werden **erst kleinere, später** dann auch **größere** Gelenke in den Krankheitsprozeß mit einbezogen.

A 4.74 Es können **weitere Gelenke** in den Krankheitsprozeß einbezogen werden. Außerdem kann es zu **Gelenkversteifungen** kommen, was unter anderem auch zur Gehunfähigkeit führen kann.

A 4.75 **Männer** zwischen **20** und **30** Jahren.

A 4.76 Es handelt sich um das Antigen **HLA-B 27**. Dieses kann bei 90% der an Morbus Bechterew Erkrankten nachgewiesen werden, jedoch auch bei **6%** der **Normalbevölkerung.**

A 4.77 Bei den Kollagenosen kommt es zu **entzündlichen Veränderungen** im **kollagenen Bindegewebe. Autoimmunvorgänge** spielen eine wichtige Rolle.

A 4.78 Zu den Kollagenosen im engeren Sinne rechnet man **Sklerodermie, Lupus erythematodes** und **Panarteriitis nodosa.** Im weiteren Sinne zählt man noch das rheumatische Fieber, den Morbus Bechterew und die chronische Polyarthritis dazu.

A 4.79 Die progressive Sklerodermie **beginnt** mit **teigigen Ödemen** der **Fingerspitzen** und **Morbus-Raynaud-Anfällen.** Später kommt es dann zu **Hautatrophien,** rattenbißartigen **Nekrosen,** die Knochenendglieder können sich auflösen. Es können auch **innere Organe** betroffen werden. Es kann zur **Zungenbandverkürzung** kommen, die zu Sprach- und Eßstörungen führt. Die Krankheit kann sich auf die Speiseröhre ausdehnen, so daß diese zu einem „starren Rohr" wird, und sie kann an weiteren inneren Organen zur **Fibrose** führen.

A 4.80 Anzukreuzen ist 2

A 4.81 Anzukreuzen sind 1, 2, 3, 6, 7, 8, 9

A 4.82 Anzukreuzen sind 1, 2, 5

A 4.83 Anzukreuzen sind 2, 3, 4, 5, 6, 7, 8
Anmerkung:
Punkt 5: Oberkiefer
Punkt 6: Unterkiefer
Punkt 8: Schläfenbein
Punkt 9: Hinterhauptsbein

A 4.84 Anzukreuzen sind 3, 5
Anmerkung:
Zungenbein = Os hyoideum
Punkt 1: Os coccygis = Steißbein
Punkt 2: Processus xiphoideus = Schwertfortsatzspitze
Punkt 7: Es liegt im Halsbereich zwischen **Unter**kiefer und **Kehlkopf.**

A 4.85 Anzukreuzen sind 1, 2, 3, 4
Anmerkung:
Punkt 5: Einen **inneren** Gallertkern und einen **äußeren** Faserknorpelring.

A 4.86 Anzukreuzen sind 2, 3, 5, 6
Anmerkung:
Punkt 1: Hinterhauptsloch
Punkt 4: Gallertkern der Bandscheibe
Punkt 7: Handwurzelknochen
Punkt 8: Großer Rollhügel des Oberschenkelknochens

A 4.87 Anzukreuzen sind 3, 4, 5
Anmerkung:
Punkt 1: 7
Punkt 2: 1
Punkt 6: 1; Promontorium = der am meisten nach vorn in das Becken ragende Punkt zwischen Lendenwirbelsäule und Kreuzbein.

A 4.88 Anzukreuzen sind 2, 3, 4, 5, 6, 7
Anmerkung:
Punkt 1: Vertebrae cervicales

A 4.89 Anzukreuzen sind 5, 6
Anmerkung:
Punkt 1: Handgriff, Körper, Schwertfortsatzspitze.
Punkt 2: Gelenkige Verbindung.
Punkt 3: Gelenkige Verbindung.
Punkt 4: Es gibt nur zwei frei endigende Rippen pro Körperseite.
Punkt 7: Der größte Knochen des Körpers ist der Femur.

A 4.90 Anzukreuzen sind 1, 2, 4
Anmerkung:
Punkt 3: Es gibt drei falsche Rippenpaare.

A 4.91 Anzukreuzen sind 3, 5
Anmerkung:
Punkt 1: Der Schultergürtel besteht aus Schlüsselbein und Schulterblatt.
Punkt 2: Eine Gelenkverbindung.
Punkt 4: Der Rabenschnabelfortsatz ist eine Ausziehung des Schulterblattes.

A 4.92 Anzukreuzen sind 3, 4
Anmerkung:
Punkt 1: Der Oberarmknochen heißt Humerus.
Punkt 2: Die Unterarmknochen heißen Ulna und Radius.
Punkt 5: Das Keilbein gehört zu den Fußwurzelknochen.
Punkt 6: Es gibt 14 Phalangen.

A 4.93 Anzukreuzen sind 1, 2, 4, 5
Anmerkung:
Punkt 3: Das Darmbein bildet die obere Beckenschaufel.

A 4.94 Anzukreuzen sind 1, 2, 3, 4, 5

A 4.95 Anzukreuzen ist 1
Anmerkung:
Punkt 2: Nur echte Gelenke besitzen einen Gelenkspalt.
Punkt 3: Schulter- und Hüftgelenk sind Kugelgelenke.
Punkt 4: Gelenkflächen sind mit hyalinem Knorpel überzogen.

A 4.96 Anzukreuzen sind 2, 3
Anmerkung:
Punkt 1: Das Wadenbein (Fibula) ist nicht an der Bildung des Kniegelenks beteiligt.
Punkt 4: Bei gestrecktem Knie tritt die Kniescheibe deutlich tastbar nach vorne.
Punkt 5: Die Kreuzbänder befinden sich innerhalb des Kniegelenks. Die Seitenbänder sind außerhalb des Kniegelenks.
Punkt 6: Die Kreuzbänder sind mit den Menisken verwachsen.

A 4.97 Anzukreuzen sind 2, 3, 4, 6
Anmerkung:
Punkt 1: Die Sehne ist das Endstück eines Muskels.
Punkt 5: Verstärkungsbänder bestehen im wesentlichen aus straffem, kollagenem Bindegewebe und nicht aus retikulärem.

A 4.98 Anzukreuzen sind 1, 2, 5, 6
Anmerkung:
Punkt 2: Musculus temporalis = Schläfenmuskel
Punkt 5: Musculus masseter = Kaumuskel

A 4.99 Anzukreuzen sind 1, 2, 3, 5
Anmerkung:
Punkt 4: Musculus sternocleidomastoideus = Kopfwender

A 4.100 Anzukreuzen sind 1, 2
Anmerkung:
Punkt 3: Man unterscheidet die äußeren und die inneren Zwischenrippenmuskeln.
Punkt 4: Der Bizeps ist der Armbeuger, der Trizeps ist der Armstrecker.
Punkt 5: Der untere Teil des Rückens wird vom breiten Rückenmuskel bedeckt.
Punkt 6: Der Musculus glutaeus ist der Gesäßmuskel.
Punkt 7: Der große Schenkelstrecker ist vierköpfig und nicht dreiköpfig.

A 4.101 Anzukreuzen sind 1, 2, 4, 5
Anmerkung:
Punkt 3: Beim Bandscheibenprolaps können die Schmerzen auch ganz plötzlich auftreten.

A 4.102 Anzukreuzen sind 1, 4
Anmerkung:
Punkt 2: In einem frühen Stadium ist die Erkrankung schwer zu diagnostizieren.
Punkt 3: Betroffen ist in erster Linie die Brustwirbelsäule.
Punkt 5: Die Wirbeldegeneration kommt typischerweise mit dem 18. Lebensjahr zum Stillstand.
Punkt 6: Die Betroffenen sollen keine schweren Gegenstände heben.

A 4.103 Anzukreuzen sind 2, 3, 5
Anmerkung:
Punkt 1: Bei einer Muskelzerrung ist es zum übermäßigen Dehnen, aber nicht zum Abriß eines Muskels gekommen.
Punkt 4: Eine Luxation ist eine Verrenkung.
Punkt 6: Bei einem geschlossenen Bruch kann es schwierig sein, den Bruch von einer anderen Verletzung abzugrenzen.
Punkt 7: Bei Verrenkungen muß es nicht immer zu deutlichen Deformierungen kommen.

A 4.104 Anzukreuzen sind 3, 5
Anmerkung:
Punkt 1: Rheuma ist ein übergeordneter Begriff. Man versteht darunter im weiteren Sinne Schmerzen im Bewegungsapparat, deren Ursache im Bewegungsapparat liegt. Die chroni-

sche Polyarthritis dagegen ist ein festumschriebenes Krankheitsbild.
Punkt 2: Beim rheumatischen Fieber handelt es sich um eine Antigen-Antikörper-Reaktion auf Streptokokkentoxine.
Punkt 4: Es sind bevorzugt schulpflichtige Kinder betroffen.
Punkt 6: Der Patient muß an einen Arzt überwiesen werden, da in diesem Fall verschreibungspflichtige Medikamente eingesetzt werden müssen.

A 4.105 Anzukreuzen sind 1, 2, 5, 6
Anmerkung:
Punkt 3: Bei dem beschriebenen Krankheitsbild handelt es sich um das rheumatische Fieber. Die Ursachen der chronischen Polyarthritis sind nicht bekannt.
Punkt 4: Das Zellantigen HLA-B 27 kann häufig bei Morbus Bechterew nachgewiesen werden, aber nicht bei Polyarthritis.

A 4.106 Anzukreuzen sind 1, 4
Anmerkung:
Punkt 2: Panarteriitis nodosa ist eine Arterienentzündung.
Punkt 5: Mit Bechterew-Haltung meint man eine ausgeprägte Kyphose der BWS.

A 4.107 Anzukreuzen sind 1, 2, 3, 4, 5

A 4.108 Anzukreuzen sind 1, 2, 3, 4
Anmerkung:
Punkt 4: Beim Lupus erythematodes kommt es typischerweise im Gesicht zu einem Hautausschlag.
Punkt 5: Der Hautausschlag ist häufig nicht „schmetterlingsförmig“.

A 4.109 Anzukreuzen sind 1, 2, 3
Anmerkung:
Punkt 4: Die Ursachen der Sklerodermie sind unbekannt. Man vermutet aber in erster Linie ein Autoimmungeschehen, aber auch Stoffwechselstörungen des Bindegewebes und Störungen der neurovaskulären Regulation. Streptococcus scleroides gibt es gar nicht.

A 4.110 Anzukreuzen sind 1, 2, 5, 7

A 4.111 Anzukreuzen sind 1, 4

A 5 Herz

A 5.1 Lage des Herzens im Mediastinum

1 Herz
→ Cor
2 Lunge
→ Pulmo
3 Aortenbogen
→ Arcus aortae
4 Zwerchfell
→ Diaphragma
5 Stamm der Lungenschlagader
→ Truncus pulmonalis
6 Lungenvenen
→ Vv. pulmonales
7 Bauchaorta
→ Aorta abdominalis
8 Obere Hohlvene
→ V. cava superior
9 Untere Hohlvene
→ V. cava inferior
10 Speiseröhre → Oesophagus
11 Luftröhre → Trachea

A 5.2 Schichtaufbau des Herzens

1 Herzinnenhaut (Endokard)
→ Endocardium
2 Herzmuskelschicht (Myokard)
→ Myocardium
3 Herzbeutel (Perikard)
→ Pericardium
4 Inneres Blatt des Herzbeutels (Epikard)
→ Epicardium,
→ viszerales Blatt
5 Äußeres Blatt des Herzbeutels (Perikard) → Pericardium,
→ parietales Blatt
6 Gleitspalt

A 5.3 Anatomische Darstellung eines aufgeschnittenen Herzens

1 Obere Hohlvene
→ V. cava superior
2 Untere Hohlvene
→ V. cava inferior
3 Rechter Vorhof
→ Atrium dextrum
4 Rechte Kammer
→ Ventriculus dexter
5 Sammelstelle der Herzvenen (Kranzbucht)
→ Sinus coronarius
6 Herzscheidewand (Septum)
→ Septum interventriculare
7 Linker Vorhof
→ Atrium sinistrum
8 Linke Kammer
→ Ventriculus sinister
9 Aufsteigende Aorta
→ Aorta ascendens
10 Aortenbogen
→ Arcus aortae
11 Arm-Kopf-Schlagaderstamm
→ Truncus brachiocephalicus
12 Gemeinsame Halsschlagader
→ A. carotis communis
13 Schlüsselbeinschlagader
→ A. subclavia
14 Stamm der Lungenschlagader
→ Truncus pulmonalis
15 Aortenklappe
→ Valva aortae
16 Papillarmuskel
→ M. papillaris
17 Sehenenfaden der Klappe
→ Chorda tendinea

A 5.4 Klappenebene des Herzens

1 Zweizipfelige Klappe (Mitralklappe, Bikuspidalklappe)
→ Valva bicuspidalis
2 Dreizipfelige Klappe (Trikuspidalklappe)
→ Valva tricuspidalis
3 Aortenklappe
→ Valva aortae

4 Pulmonalklappe
→ Valva trunci pulmonalis

Wie heißen die beiden Segelklappen?
Zweizipfelige Klappe
(Mitralklappe, Bikuspidalklappe)
→ Valva bicuspidalis
Dreizipfelige Klappe
(Trikuspidalklappe)
→ Valva tricuspidalis

Wie heißen die beiden Taschenklappen?
Aortenklappe
→ Valva aortae
Pulmonalklappe
→ Valva trunci pulmonalis

Zu welchem Klappentyp (Segel- oder Taschenklappen) gehören die Sehnenfäden und die Papillarmuskeln?
Zu den **Segelklappen.**

A 5.5 **Endokard** aus **Plattenepithel.**

Myokard aus **Herzmuskelgewebe.**

Die beiden Blätter des **Perikards** bestehen aus elastischem und kollagenem **Bindegewebe,** das einen Überzug aus **Epithelgewebe** besitzt.

A 5.6 Das Perikard besteht aus einem **viszeralen** und einem **parietalen Blatt**. Zwischen diesen beiden besteht ein **Gleitspalt,** in dem sich etwas Flüssigkeit befindet.

A 5.7 1 = C
2 = B
3 = A

A 5.8 Die Herzkranzgefäße entspringen aus dem Bereich der **Aortenklappe** und münden über eine Sammelvene (Kranzbucht, Sinus coronarius) in den **rechten Vorhof.**

A 5.9 **Systole**
Die Zusammenziehung (Kontraktion) des Herzmuskels, die dem Blutauswurf dient.
Diastole
Erschlaffung (Erweiterung) des Herzmuskels, die der Blutfüllung dient.

Vena cava superior
Obere Hohlvene, die das sauerstoffarme Blut aus dem Kopf und den Armen zum Herzen zurückbringt.

Atrium sinistrum
Linker Vorhof des Herzens

Truncus pulmonalis
Ungefähr 5 cm lange Lungenschlagader, die aus der rechten Herzkammer abgeht und sich dann in eine rechte und eine linke Lungenschlagader (Arteria pulmonalis dexter et sinister) aufteilt.

Ventriculus dexter
Rechte Herzkammer

A 5.10 Die **zweite** Aussage ist richtig.

A 5.11 Unter der autonomen Steuerung versteht man, daß das Herz die für seine Muskelkraft notwendigen **elektrischen Erregungen selber bildet.** Die hierzu am besten befähigte Struktur ist der Sinusknoten (Schrittmacher). Aber auch tiefere Abschnitte des elektrischen Erregungsleitungssystems, und zwar AV-Knoten, His-Bündel, Tawara Schenkel und Purkinje-Fasern sind in der genannten Reihenfolge mit abnehmender Wirksamkeit dazu in der Lage.

A 5.12 **60** bis **80** Schläge pro Minute.

A 5.13 Purkinje-Fasern, Atrioventrikularknoten und His-Bündel.

A 5.14 Das Alles-oder-Nichts-Gesetz des Herzens besagt, daß es auf einen Reiz hin **entweder** zu einer **vollständigen Herzkontraktion** kommt, **oder** die Kontraktion **ganz unterbleibt**. Ist ein Reiz zu schwach oder erfolgt er zu schnell auf einen vorausgegangenen Reiz hin, so erfolgt keine Herzaktion.

A 5.15 Unter dem Herzminutenvolumen versteht man die **pro Minute ausgeworfene Blutmenge** des Herzens. Es errechnet sich aus dem Schlagvolumen des Her-

zens (ca. 60 bis 90 ml) multipliziert mit der Anzahl der Herzschläge pro Minute.
Das Herzminutenvolumen beträgt durchschnittlich 4 bis 5 Liter. Bei Sportlern kann es gesteigert werden auf 20 oder sogar 30 Liter!

A 5.16 Zyanotische Verfärbung, Hautblässe, Mitralbäckchen, Halsvenenstauung.

A 5.17 **Herztöne** sind **physiologisch** und können am gesunden Herzen gehört werden. **Herzgeräusche** dagegen haben **Krankheitswert.** Sie können beispielsweise aufgrund von Septumdefekten oder Herzklappenfehlern auftreten.

A 5.18 **Aortenklappe**
2. ICR parasternal rechts

Pulmonalklappe
2. ICR parasternal links

Trikuspidalklappe
4. ICR parasternal rechts

Mitralklappe
5. ICR etwas links der MCL

A 5.19 Die **Auskultation** (lat. auscultare = aufmerksam hören) dient der **Funktionsprüfung** des Herzens. Bei der Auskultation unterscheidet man die (meist physiologischen) Herztöne von den (meist pathologischen) Herzgeräuschen. Letztere werden durch Strömungsturbulenzen verursacht und sind – wie gesagt – meist pathologisch, gelegentlich aber akzidentell oder funktionell. Pathologische Herzgeräusche treten vor allen Dingen bei **Klappenstenosen** und **-insuffizienzen**, aber auch bei **Septumdefekten** auf.

A 5.20 **Dumpfer**

A 5.21 Der zweite Herzton ist am besten über der **Herzbasis** zu hören.

Zur Erinnerung: Die Herzbasis liegt höher als die Herzspitze; letztere liegt dem Zwerchfell auf.

A 5.22 Der Patient soll durch die **Nase** atmen, da hierbei weniger störende Atemgeräusche zu hören sind.

A 5.23 **Leiser,** da die Herztöne durch **vermehrte Luftmassen gedämpft** werden.

A 5.24 Der Patient kann vom **Heilpraktiker** behandelt werden, da es sich offensichtlich um funktionelle Beschwerden handelt. Eine Spaltung des zweiten Herztons während der Einatmung, die nur im 2. ICR parasternal links zu hören ist, ist **physiologisch.**

A 5.25 Der **erste Herzton** ist auffallend **laut** (paukend).

A 5.26 Es handelt sich vermutlich um ein **funktionelles Herzgeräusch,** das durch die gesteigerte Blutströmungsgeschwindigkeit hervorgerufen wird, bedingt durch eine Schilddrüsenüberfunktion. Die Verdachtsdiagnose konnte gestellt werden aufgrund der Tachykardie und der auffallend großen Blutdruckamplitude.

A 5.27 Akzidentelle Herzgeräusche treten meist bei **Kindern** im **Vorschulalter** auf. Sie kommen aber auch bei sehr schlanken Personen, bei bestehendem Flachthorax und bei aufgeregten Menschen vor.

A 5.28 **Perikardreiben,** ein ohrnahes, hochfrequentes Reiben, das meist im 3. ICR links parasternal zu hören ist.

A 5.29 **Anlegen** der **Blutdruckmanschette** um den Oberarm des Patienten, so daß noch zwei Finger zwischen Manschette und Arm des Patienten Platz haben. **Aufblasen** der Manschette bis ungefähr 20 bis 30 mmHg oberhalb des Wertes, bei dem die Pulsationen der A. brachialis in der Ellenbeuge aufhören. Danach wird der **Druck langsam** abgelassen, wobei auf der Manometerskala abgelesen wird, wo die Pulsationen beginnen; dies entspricht dem **systolischen** Blutdruck

(Beginn der Pulsationen) und wo sie aufhören, dies entspricht dem **diastolischen** (Ende der Pulsationen) Blutdruck.

A 5.30 **Nein.** Dieser systolische Wert liegt bereits im **Grenzbereich.**

A 5.31 **Frequenz, Regelmäßigkeit, Unterdrückbarkeit** (Härte) und **Größe** (Höhe der Blutdruckamplitude).

A 5.32 Es handelt sich um das **Elektrokardiogramm,** bei dem die Herzströme (Herzaktionspotentiale) registriert und aufgezeichnet werden.

A 5.33 Bei einer Herzkatheteruntersuchung wird eine **Sonde** von einem **peripheren Gefäß** (Arterie oder Vene) aus ins Herz vorgeschoben, wo dann bestimmte **Untersuchungen** vorgenommen werden können, wie z.B. Ermittlung des intrakardialen Blutdruckes oder Sauerstoffmessungen des Blutes in verschiedenen Herzbereichen. Des weiteren kann durch eine Sonde auch ein Röntgenkontrastmittel verabreicht werden.

A 5.34 Eine Koronarangiographie ist eine **Röntgenkontrastdarstellung** der **Herzkranzgefäße** (Koronararterien). Dazu wird ein Katheter – meist entweder über die A. brachialis oder die A. femoralis – so weit vorgeschoben, daß ein Kontrastmittel in die Herzkranzgefäße eingebracht werden kann. Auffolgend wird geröntgt.

Die Koronarangiographie wird durchgeführt, um bei koronaren Herzkrankheiten Stenosen und Kollateralkreisläufe festzustellen. Sie dient auch dazu, verschiedene Schweregrade der Koronarsklerose zu ermitteln. Sie wird bevorzugt bei **Herzinfarktpatienten** eingesetzt, und zwar vor **Revaskularisationsmaßnahmen** wie Bypass-Operationen oder Ballondilatation.

A 5.35 Unter einem **Vorwärtsversagen** des Herzens versteht man eine **ungenügende Förderleistung,** das heißt, das Herz ist nicht mehr in der Lage, die vom Körper benötigte Blutmenge in die Peripherie zu pumpen.

Beim **Rückwärtsversagen** dagegen kann die zum Herzen **zurücktransportierte Blutmenge nicht** mehr ausreichend **aufgenommen** werden.

A 5.36 **Klappenstenosen** und/oder **Klappeninsuffizienzen, Herzmuskelerkrankungen** (entzündliche und nicht-entzündliche), **Perikarditis, Rhythmusstörungen** (extreme Tachy- und Bradykardien), **koronare Durchblutungsstörungen, Herzinfarkt, angeborene Herzfehler** (z.B. offener Ductus Botalli).

A 5.37 **Bluthochdruck, Anämie, Drucksteigerung im Lungenkreislauf, Sauerstoffmangel, Schilddrüsenüberfunktion und Schock.**

A 5.38 Die **linke** Herzhälfte.

A 5.39 **Atemnot, Zyanose, Tachypnoe, Stauungsbronchitis, Orthopnoe, Asthma cardiale** und **Lungenödem.**

A 5.40 Bei einer Stauungsbronchitis ist es aufgrund einer **Druckzunahme** im **Lungenkreislauf** im Rahmen einer chronischen Linksherzinsuffizienz zu einer **chronischen Bronchitis** mit hartnäckigem **Husten** gekommen.

A 5.41 Zum Lungenödem kommt es durch **schwerste Fälle** von **Linksherzinsuffizienz.**

A 5.42 Bei körperlicher Anstrengung müssen die **Lungen vermehrt Arbeit** leisten, um dem angestiegenen Sauerstoffbedarf nachkommen zu können. Bei einer **Linksherzinsuffizienz** kommt es jedoch zum Blutstau vor dem linken Herzen und damit zum **Rückstau** in die **Lungen.** Die Folge ist, daß die

Lungen die geforderte **Mehrarbeit nicht** leisten können. Es kommt zur Atemnot.

A 5.43 Mit Orthopnoe bezeichnet man die **Luftnot,** die in **horizontaler Lage** auftritt und die durch **Aufrichten gebessert** wird. Orthopnoe tritt typischerweise bei bestehender Linksherzinsuffizienz auf.

A 5.44 Mit „durchgestauter" Rechtsherzinsuffizienz meint man, daß zuerst eine **Insuffizienz** der **linken Herzhälfte** vorlag, die dann zu **Stauungserscheinungen** im **kleinen Kreislauf** und schließlich zur **Rechtsherzinsuffizienz** geführt hat.

A 5.45 Bei Asthma cardiale kommt es nachts zu **Anfällen** von **Atemnot,** die mit **starkem Herzklopfen** und **großem Lufthunger** einhergehen. Der Betroffene richtet sich auf, meist öffnet er noch das Fenster, um einige tiefe Atemzüge zu nehmen. Dadurch verschwinden im allgemeinen die Beschwerden prompt.

A 5.46 Eine Lungenerkrankung hat zu einer Drucksteigerung im Lungenkreislauf und somit zu einer **erhöhten Druckbelastung** des **rechten Herzens** geführt. Dies mündet schließlich in eine Rechtsherzhypertrophie und später eventuell in eine -dilatation mit nachfolgender **Rechtsherzinsuffizienz.**

Übrigens: Von Cor pulmonale spricht man **nicht,** wenn zuerst eine Linksherzinsuffizienz auftrat, die zur Lungenbelastung und letztendlich zur „durchgestauten" Rechtsherzinsuffizienz geführt hat.

A 5.47 Die Gewichtszunahme könnte durch eine **Rechtsherzinsuffizienz** bedingt sein. Dabei hat das **Rückwärtsversagen** des Herzens dazu geführt, daß die Zwischenzellflüssigkeit nicht richtig abtransportiert werden kann. Die typischsten Beschwerden, über die der Patient in diesem Zusammenhang klagt, sind abendlich geschwollene Knöchelödeme und Nykturie.

Dabei ist allerdings zu beachten, daß erst ab einer Gewichtszunahme von 5 kg äußerlich sichtbare Ödeme auftreten.

A 5.48 Durch die Linksherzinsuffizienz kommt es zu Stauungserscheinungen im Lungenkreislauf. Dies führt zum Austritt von **Flüssigkeit** in die **Alveolen,** wodurch es zu spätinspiratorischen, diskontinuierlichen Nebengeräuschen (feuchten Rasselgeräuschen) kommt.

A 5.49 Zum einen kann es durch ein Rückwärtsversagen des rechten Herzens zu einer **stauungsbedingten Lebervergrößerung** und damit zu einer **eingeschränkten Funktionsleistung** kommen. Zum anderen könnte die Leber aber auch durch ein Vorwärtsversagen des linken Herzens bereits geschädigt sein, da es dadurch zu einer **Minderversorgung** der Leber mit Sauerstoff und Nährstoffen kommt.

A 5.50 Grundsätzlich **ja.** Allerdings müssen **schwere Formen** von Herzinsuffizienz vom **Arzt** behandelt werden, da hier die naturheilkundlichen therapeutischen Maßnahmen nicht ausreichen. Leichtere Formen von Herzinsuffizienz können aber naturheilkundlich gut behandelt werden (z.B. phytotherapeutisch, hydrotherapeutisch oder durch Atemtherapie).

A 5.51 Grundsätzlich können sich **alle drei** Schichten des Herzens entzünden: das Endokard, das Myokard und das Perikard.

A 5.52 Aufgrund einer abgelaufenen Endokarditis kann es an den Herzklappen zu **Klappenstenosen** und/oder **Klappeninsuffizienzen** kommen.

A 5.53 Bei der **bakteriellen** Endokarditis besteht eine größere Emboliegefahr als bei der abakteriellen Form. Bei der abakteriellen (meist also rheumatischen Endokarditis) kommt es zwar auch zur thrombotischen Auflagerung an den Herzklappen, diese sind aber mit dem Endokard „fester verwachsen" als bei der bakteriellen Endokarditis.

A 5.54 Die häufigste Ursache der rheumatischen Endokarditis ist das **rheumatische Fieber.** Außerdem kann sie aber auch bei anderen rheumatischen Erkrankungen (z.B. LE) auftreten.

A 5.55 Es handelt sich um eine **subakut,** also langsam verlaufende **Endokarditis** (lat. lenta = langsam, langandauernd). Das bedeutet, daß der Krankheitsverlauf weniger dramatisch ist als bei der akuten Form.

A 5.56 **Fieber** um **38 °C, Herz-** und **Gelenkbeschwerden, Appetitmangel, auch Gewichtsabnahme, Petechien** (punktförmige Hautblutungen) an Rumpf, Extremitäten und Augenhintergrund. Eventuell kommt es durch das Auftreten von **arteriellen Embolien** zu ungefähr linsengroßen, roten, druckschmerzhaften **Knötchen in der Haut,** die vor allen Dingen an Fingern und Zehen auftreten. Entwickelt sich eine Herzinsuffizienz, so bildet sich eine **Zyanose** aus. Es kann zum Ikterus (Gelbsucht) und zur Milzschwellung kommen.

A 5.57 Bei der Entstehung der Endokarditis lenta spielen **Streuherde** eine wichtige Rolle, zum Beispiel chronisch vereiterte Mandeln, Zähne oder Nebenhöhlen. Betroffen sind in der Mehrzahl der Fälle Patienten mit vorgeschädigtem Klappenapparat (z.B. künstlichen Herzklappen).

A 5.58 Man unterscheidet:

1. Rheumatische Myokarditis (rheumatisches Fieber, LE, Sklerodermie, Morbus Bechterew und Periarteriitis nodosa, Dermatomyositis)

2. Infektiöse Myokarditis (Viren, Bakterien, Pilze, Protozoen)

3. Allergische Myokarditis (Medikamente: Penizillin, Zytostatika, Reserpin u.a.)

A 5.59 Zu den Beschwerden der Grunderkrankung (z.B. Rheuma) treten nun eine relative **Tachykardie** und **Herzrhythmusstörungen.** Des weiteren kann sich eine **Herzinsuffizienz** mit Kurzatmigkeit und Abgeschlagenheit entwickeln. In schweren Fällen kann es zum kardiogenen Schock kommen.

A 5.60 Bei der Perikarditis (Herzbeutelentzündung) können sich das **viszerale** und/oder das **parietale Blatt** entzünden.

A 5.61 Nach der Ergußbildung unterscheidet man

a) **Pericarditis exsudativa** (mit Ergußbildung)
b) **Perikarditis sicca** (ohne Ergußbildung)

Vom Verlauf her unterscheidet man eine **akute,** eine **chronische** und eine **chronisch-konstriktive** Form.

A 5.62 Eine Perikarditis kann **idiopathisch,** d.h., ohne erkennbare äußere Ursache entstehen. Häufiger entwickelt sie sich aber **sekundär** aus einer anderen, ihr zugrundeliegenden Krankheit. Hier kommen in Betracht: **Infektionen** (Bakterien, Pilze, Viren, Protozoen), **rheumatisches Fieber** und andere Erkrankungen des rheumatischen Formenkreises (z.B. LE, PCP), **Herzinfarkt, Stoffwechselerkrankungen** (diabetische Ketoazidose, Myxödem, Urämie), **Allergien** (Medikamente), **Verletzungen** des Brustraumes (z.B. nach herzchirurgischen Eingriffen), **Entzündungen** der **Nachbarorgane** (Pneumonie, Tuberkulose, Pleuritis), **Tumoren** (Perikard-, Bronchial-, Brustdrüsen- und Speiseröhrenkrebs, Morbus Hodgkin).

A 5.63 Zur chronisch-konstriktiven Perikarditis kann es kommen, wenn es bei der **Ausheilung** einer Herzbeutelentzündung zu **narbigen Schrumpfungen** des Herzbeutels kommt oder zu **Verwachsungen** des inneren mit dem äußeren Blatt.

A 5.64 Wird bei einer chronisch-konstriktiven Perikarditis noch zusätzlich **Kalk** in den Herzbeutel **eingelagert,** so spricht man von einem Panzerherz.

A 5.65 Es handelt sich um eine **trockene Herzbeutelentzündung** (Pericarditis sicca).

A 5.66 Die Schmerzen **nehmen** (zumindest zunächst) **ab.**

A 5.67 Man unterscheidet:

1. Klappeninsuffizienzen,
d.h., die Klappe schließt nicht dicht, was zur Bildung von **Pendelblut** führt.

2. Klappenstenose,
d.h., durch Verwachsungen der Klappenränder kommt es zu einer Verengung der Durchlaßöffnung. Dies führt zum **Blutstau** vor der Klappe.

A 5.68 Da der **linke Vorhof** mehr Arbeit leisten muß, **hypertrophiert** er. Gelangt durch die verengte Mitralklappe trotz der Vorhofhypertrophie nicht genug Blut, so kann es zur **Atrophie** der **linken Kammer** kommen.

A 5.69 Beim Mitralgesicht sind die **Wangen** und meist auch die **Lippen zyanotisch** verfärbt. Außerdem sieht man **Teleangiektasien** (erweiterte Hautgefäße) **schmetterlingsförmig** über den Wangen und über dem Nasenrücken. Frei von Teleangiektasien sind das Nasen-Mund-Dreieck, die Stirn und das Gebiet vor den Ohren.

A 5.70 Bei einer Mitralinsuffizienz kommt es zum Pendelblut. Durch die dadurch geforderte Mehrarbeit vergrößert sich die **linke Kammer (hypertrophiert).** Der **linke Vorhof** kann dem erhöhten Druck durch das zurückströmende Blut im allgemeinen nicht standhalten und **dilatiert.**

A 5.71 Ein solcher Patient würde aufgrund der Blutstauung vor dem linken Herzen sicherlich über **Atemnot** klagen, die sich bei flachem Liegen verstärkt. Des weiteren könnte es sein, daß er klagt, daß er nachts mehrmals aus dem Schlaf hochschreckt, Atemnot hat, sich aufrichten muß und eventuell zum Fenster geht, um hier ein paar tiefe Atemzüge zu tun. Ist es bereits zur durchgestauten Rechtsherzinsuffizienz gekommen, könnte der Patient über weitere Beschwerden wie häufiges nächtliches Wasserlassen und abendlich geschwollene Knöchelödeme klagen.

A 5.72 **Mitralklappenprolaps** (Mitralprolaps)

A 5.73 Die eigentliche Ursache ist **unbekannt;** man konnte allerdings eine **familiäre Häufung** beoachten. Außerdem vermutet man, daß ein **Autoimmungeschehen** zu der Klappenveränderung führen kann.

A 5.74 **Nein.** Meist besteht Beschwerdefreiheit. Gelegentlich werden jedoch Schmerzen hinter dem Brustbein, Herzklopfen, Arrhythmien, Schwächegefühle, leichte Ermüdbarkeit, Atemnot, Lufthunger, selten auch Schwindel und Angstgefühle mit Kollapsneigung angegeben.

A 5.75 Es kommt zur **Linksherzhypertrophie.**

A 5.76 Durch den Druckanstieg in der linken Kammer kommt es zu einer Erweiterung (Dilatation) und einer **Hypertrophie** der linken Kammer.

A 5.77 Aortenklappenstenose: **kleine** Blutdruckamplitude

Aortenklappeninsuffizienz: **große** Blutdruckamplitude

A 5.78 Bei den angeborenen Herzfehlern spielen exogene und endogene Faktoren eine Rolle. Im einzelnen kommen in Betracht: **Rötelnembryopathie, Medikamente** (Thalidomid, Zytostatika, Immunsuppressiva), Erkrankungen der Mutter (Diabetes mellitus, LE). Außerdem Chromosomenabweichungen wie z.B. Down-Syndrom und Turner-Syndrom.

A 5.79 Mit Links-rechts-Shunt meint man bei einem Herzfehler, daß das Blut einen verkürzten falschen Weg nimmt, **vom linken ins rechte Herz.** Dabei ist die Fließrichtung des Blutes jeweils vom Ort des höheren zum Ort des niedrigeren **Druckes.**

A 5.80 **Vorhof-** und **Kammerseptumdefekt** und **offener Ductus Botalli.**

A 5.81 **Pulmonal-, Aorten-** und **Aortenisthmusstenose** sowie **Aortenbogenanomalien.**

A 5.82 Vorgeburtlich besteht eine Öffnung zwischen dem rechten und dem linken Vorhof zur Umgehung des Lungenkreislaufes. Bei einem **Foramen-ovale-Defekt** hat sich diese Öffnung nachgeburtlich **nicht richtig geschlossen.**

A 5.83 **Nein.** Ob Beschwerden auftreten, hängt von der **Größe** des **Defekts** ab. Da oft nur geringe Defekte bestehen, liegt meist Beschwerdefreiheit vor. In ausgeprägten Fällen können Blässe (eventuell Zyanose), Abgeschlagenheit und Atemnot auftreten. Nur in schweren Fällen kommt es zur pulmonalen Hypertonie und zur Rechtsherzinsuffizienz.

A 5.84 Beim offenen Ductus Botalli hat sich **nach** der **Geburt** (über die ersten drei Lebensmonate hinaus) der **vorgeburtliche Shunt** (Ductus Botalli) zwischen dem Truncus pulmonalis und der Aorta **nicht geschlossen.**

A 5.85 Bei der Fallot-Tetralogie kommt es zu:
- **Kammerseptumdefekt**
- **Pulmonalklappenstenose**
- **Rechtsherzhypertrophie**
- **„reitende“ Aorta** (Verlagerung der Aorta nach rechts), so daß diese über dem Septemdefekt „reitet“.

A 5.86 Bei einer Pulmonalstenose kommt es durch den Blutstau in der **rechten Kammer** hier zu einer **Hypertrophie.** Später kann die Hypertrophie in eine **Dilatation** der Herzkammer übergehen und so zu einer nachfolgenden Rechtsherzinsuffizienz führen.

A 5.87 Es handelt sich um eine **Aortenisthmusstenose,** also um einen angeborenen Herzfehler.

A 5.88 **Aneurysmabildung** der Aorta, **arteriosklerotische Ablagerungen, Linksherzinsuffizienz** und **Bluthochdruck** in der **obereren Körperhälfte,** bei **niedrigem Blutdruck** in der **unteren Körperhälfte** (warme Hände, kalte Füße).

A 5.89 **1. Extrasystolen** (spontan auftretende Herzerregungen, die in den normalen Grundrhythmus eingestreut sind).
2. Tachykardien (Herzschlagfrequenz über 100 Schläge in der Minute)
3. Bradykardien (Herzschlagfrequenz unter 60 Schläge in der Minute)

A 5.90 Aufgrund der Herzrhythmusstörungen kann es zur **Sauerstoffunterversorgung** kommen. Das Organ, das darauf am sensibelsten reagiert, ist das **Gehirn.** Deshalb sind die ersten Störungen, die ein Patient schildert, typischerweise auf diese zerebrale Minderversorgung zurückzuführen.

A 5.91 **Psychische Faktoren, Schilddrüsenüberfunktion,** Kaffee, Myokarditis, Herzinfarkt, Herzinsuffizienz, Koronarinsuffizienz, Panzerherz, Cor pulmonale, Medikamente (Digitalis), Stoffwechselstörungen (Elektrolytstörungen)

A 5.92 Man rechnet pro Grad Celsius Temperaturerhöhung 10 Schläge pro Minute mehr. Hat also ein Patient 40 °C Fieber, so muß man 30 Herzschläge pro Minute dazurechnen. Damit ergibt sich, daß der Betroffene 70 + 30, also einen **Puls** von **100** haben müßte.

A 5.93 Die primäre Tachykardie hat **keine andere (erkennbare) Krankheitsursache** wie z.B. Schilddrüsenüberfunktion oder Anämie, sondern sie entsteht aus sich selbst heraus, d.h. idiopathisch.

A 5.94 Es handelt sich um **anfallsweises** Herzjagen. Die Tachykardie setzt hierbei aus voller Gesundheit meist mit 130 bis 220 Schlägen pro Minute ein.

A 5.95 1. **Bulbusdruckversuch** (Druck auf die Augäpfel)

2. **Karotissinus-Druckversuch** (Druck auf eine der beiden Halsschlagadern)

A 5.96 Die Herzkranzgefäße sind **nicht** mehr in der Lage, den **Herzmuskel ausreichend** mit Sauerstoff und Nährstoffen zu **versorgen.**

A. 5.97 Frauen, die **rauchen** und gleichzeitig orale Kontrazeptiva (**„Pille“**) nehmen. Selbstverständlich erhöht sich das Risiko noch weiter, wenn auch andere übliche Risikofaktoren vorliegen, wie Streß, Bluthochdruck, Erhöhung der Blutfettwerte, Diabetes, Gicht und Übergewicht.

A 5.98 1. **Arteriosklerose** (Ablagerungen von Fetten und Kalk in der Gefäßwand)

2. **Gefäßspasmen** (Gefäßkrämpfe).

A 5.99 Unter Angina pectoris versteht man auftretende **Schmerzen** (eventuell nur ein Enge- und/oder Druckgefühl) im **Brustbereich**, die in bestimmte andere Körperregionen (z.B. in die linke Kleinfingerseite) ausstrahlen können. Ursache ist eine Unterversorgung des Herzmuskels. Allerdings führt die Unterversorgung nicht zum Absterben von Herzmuskelgewebe (im Unterschied zum Herzinfarkt).

A 5.100 Der Patient **irrt** sich offensichtlich in seiner Diagnose. Es muß davon ausgegangen werden, daß kein schwerer Angina-pectoris-Anfall vorliegt, sondern daß es zu einem **Herzinfarkt** gekommen ist. Der Patient muß umgehend in die Klinik eingewiesen werden.

A 5.101 Grundsätzlich **ja.** Leichtere Angina-pectoris-Anfälle eignen sich sehr gut für eine naturheilkundliche Behandlung (Bischofskraut bei Angina-pectoris-Anfällen, Knoblauch gegen Arteriosklerose und Bluthochdruck, Ginkgo biloba gegen periphere und zentrale Durchblutungsstörungen). **Schwere Fälle** müssen allerdings an den **Arzt** verwiesen werden!

A 5.102 Bei einer Bypass-Operation wird ein **Gefäßverschluß umgangen,** indem eine Vene (z.B. aus dem Ober- oder Unterschenkel) entnommen wird, um damit eine Verbindung von der Aorta zu den Koronararterien zu legen. (Bei einer Bypass-Operation kann die Umgehung auch mittels der inneren Brustkorbschlagader erfolgen. Die Verschlußraten sind hierbei geringer).

A 5.103 **Nitroglycerin**

A. 5.104 **Roemheld-Syndrom**

A 5.105 Es ist zu einer **akuten Unterversorgung** des **Herzmuskels** gekommen, wodurch der betroffene Bereich **abstirbt.**

A 5.106 Unter Resorptionsfieber versteht man, daß es ungefähr ein bis zwei Tage **nach** einem abgelaufenen Herzinfarkt für ungefähr **eine Woche** zu einem **Anstieg** der **Körpertemperatur** von meist nicht über 38 °C kommen kann. Ursache ist der Anfall von pyrogenen (fiebererzeugenden) Eiweißzerfallsprodukten.

A 5.107 Die Schmerzen werden meist als sehr starkes Druck- und Vernichtungsgefühl **hinter** dem **Brustbein** angegeben. Sie können in die linke Schulter und in die **Kleinfingerseite** des **linken Armes** ausstrahlen. Eventuell treten auch im linken **Halsbereich,** dem linken **Unterkiefer,** dem **Oberbauch,** dem **Rücken,** manchmal sogar in der **rechten Schulter** und gleichzeitig im **linken** und **rechten Arm** Schmerzen auf.

A 5.108 **1. CK,** Creatinkinase, maximale Konzentration im Serum nach 18 Stunden

2. SGOT, Lebertransaminase, maximale Konzentration im Serum nach 24 Stunden

3. LDH, maximale Konzentration im Serum nach 36 Stunden

A 5.109 Durch intramuskuläre Injektionen kann die **Enzymdiagnostik verfälscht** werden.

A 5.110 **Vor** der Verabreichung muß unbedingt der **Blutdruck kontrolliert** werden. Nur wenn der systolische Wert über 120 mmHg liegt, darf das Präparat verabreicht werden.

A 5.111 **Herzglykoside** (Digitalisglykoside)

A 5.112 Der Patient darf **kein Kalzium** verabreicht bekommen, da es dadurch zu schweren Herzrhythmusstörungen kommen könnte (Kalzium verstärkt die Digitaliswirkung!)

A. 5.113 **Betablocker** (Betarezeptorenblocker)

A 5.114 Durch ein **plötzliches Absetzen** von Betablockern kann es zu **gefährlichen Komplikationen** kommen, wie lebensbedrohliche Tachykardien, Herzinfarkt, Angina-pectoris-Anfall und Blutdruckanstieg.

A 5.115 Bei **Bluthochdruck** und **Angina pectoris**

A 5.116 Der Patient muß darauf hingewiesen werden, daß es durch die **Diuretika** zu einer **Bluteindickung** und damit zu einer **erhöhten Thromboseneigung** kommt. Die **Antikoagulanzien müssen genommen werden,** um die Fließeigenschaft des Blutes wieder zu verbessern, da er sonst damit rechnen muß, beispielsweise einen Herzinfarkt oder einen Hirnschlag zu erleiden.

A 5.117 ACE-Hemmer werden zur **Blutdrucksenkung** eingesetzt. Sie verhindern die Bereitstellung von Angiotensin und damit eine Verengung der Blutgefäße. Zum anderen verhindern sie die Freisetzung von Aldosteron. Auf diesen Eigenschaften beruht ihre **blutdrucksenkende Wirkung.**

A 5.118 Anzukreuzen sind 1, 5
Anmerkung:
Punkt 2: Die Herzinnenschicht heißt Endokard.
Punkt 3: Die Atrioventrikularklappen sind Segelklappen.
Punkt 4: Falsch ist Ventriculus coronarius, da es ihn überhaupt nicht gibt.
Punkt 6: Die Herzklappen werden von der Herzinnenschicht gebildet.

A 5.119 Anzukreuzen sind 2, 3
Anmerkung:
Punkt 1: Die Mitralklappe liegt zwischen linkem Vorhof und linker Kammer.
Punkt 4: Die Atrioventrikularklappen sind die Mitral- und die Trikuspidalklappe.
Punkt 5: Nur die Segelklappen sind durch Sehnenfäden über Papillarmuskeln mit der Kammerwand verbunden.

A 5.120 Anzukreuzen sind 1, 4
Anmerkung:
Punkt 2: Es kontrahieren gleichzeitig beide Vorhöfe. Auffolgend kontrahieren sich die beiden Kammern.
Punkt 3: Der Klappenschlußton ist der zweite helle Herzton.

A 5.121 Anzukreuzen sind 1, 3, 5, 6
Anmerkung:
Punkt 2: Atrioventrikularklappen gehören zum Klappensystem.
Punkt 4: Koronarien dienen der Herzversorgung.

A 5.122 Anzukreuzen sind 1, 2, 3, 4, 5, 6

A 5.123 Anzukreuzen ist 2
Anmerkung:
Punkt 1: Herzinsuffizienz ist eine Schwäche des Myokards.
Punkt 3: Eine Rechtsherzinsuffizienz kann auch aus sich heraus entstehen, z.B. aufgrund eines Trikuspidalfehlers.
Punkt 4: Meist ist zuerst eine Linksherzinsuffizienz da, der dann eine Rechtsherzinsuffizienz folgt.
Punkt 5: Eine Globalinsuffizienz bedeutet, daß der gesamte Herzmuskel insuffizient ist.

A 5.124 Anzukreuzen sind 1, 2, 3, 5, 6, 7, 8

A 5.125 Anzukreuzen sind 1, 3, 4, 6
Anmerkung:
Punkte 2 und 7: Es handelt sich um Beschwerden der Rechtsherzinsuffizienz.
Punkt 5: Asthma **bronchiale** darf nicht mit Asthma cardiale verwechselt werden.

A 5.126 Anzukreuzen sind 4, 5, 6
Anmerkung:
Punkt 1: Es können sich auch zwei oder alle drei Schichten entzünden.
Punkt 2: Klappenfehler bleiben aufgrund einer Endokarditis zurück.
Punkt 3: Rheumatisches Fieber kann sich am Endokard, am Myokard und am Perikard zeigen.

A 5.127 Anzukreuzen sind 1, 2, 3, 4, 5

A 5.128 Anzukreuzen sind 1, 2
Anmerkung:
Punkt 3: Herzklappenfehler entwickeln sich typischerweise aufgrund einer Endokarditis.
Punkt 4: Folge einer Klappenstenose ist ein Blutstau vor der Stenose. Zum Pendelblut kommt es aufgrund einer Klappeninsuffizienz.
Punkt 5: Am häufigsten ist die Mitralklappe betroffen.
Punkt 6: Bei Aortenklappenstenose kommt es zu einer schwachen Pulswelle.

A 5.129 Anzukreuzen sind 1, 2
Anmerkung:
Punkt 3: Nicht Linksherz-, sondern Rechtsherzhypertrophie, da eine Pulmonalklappenstenose vorliegt.
Punkt 4: Aortenisthmusstenose ist eine Verengung in der Aorta.

A 5.130 Anzukreuzen sind 3, 4

A 5.131 Anzukreuzen sind 1, 5

Anmerkung:
Punkt 3: Angina-pectoris-Schmerz strahlt in die Kleinfingerseite aus.
Punkt 4: Es gibt auch stumme Infarkte.

A 5.132 Anzukreuzen sind 2, 3, 4, 5, 6
Anmerkung:
Punkt 1: Digitalis wirkt positiv inotrop und negativ chronotrop.

A 6 Kreislaufsystem und Gefäßapparat

A 6.1 Die Aorta und ihre wichtigsten Abgänge

1 Aortenklappe
→ Valva aortae
2 Aufsteigende Aorta
→ Aorta ascendens
3 Aortenbogen
→ Arcus aortae
4 Brustaorta
→ Aorta thoracica
5 Arm-Kopf-Schlagaderstamm
→ Truncus brachiocephalicus
6 Gemeinsame Halsschlagader
→ A. carotis communis
7 Schlüsselbeinschlagader
→ A. subclavia
8 Magen-Leber-Milz-Schlagader-stamm
→ Truncus coeliacus
9 Gemeinsame Beckenschlagader
→ A. iliaca communis
10 Äußere Beckenschlagader
→ A. iliaca externa
11 Innere Beckenschlagader
→ A. iliaca interna

A 6.2 Schematische Darstellung der wichtigsten Arterien

1 Aufsteigende Aorta
→ Aorta ascendens
2 Aortenbogen
→ Arcus aortae
3 Absteigende Aorta
→ Aorta descendens
4 Brustaorta
→ Aorta thoracica
5 Zwerchfell
→ Diaphragma
6 Magen-Leber-Milz-Schlagader-stamm
→ Truncus coeliacus
7 Obere Gekröseschlagader
→ A. mesenterica superior
8 Nierenschlagader
→ A. renalis
9 Untere Gekröseschlagader
→ A. mesenterica inferior
10 Bauchaorta
→ Aorta abdominalis
mit der Teilungsstelle der Aorta
→ Bifurcatio aortae
11 Hodenschlagader
→ A. testicularis
12 Gemeinsame Beckenschlagader
→ A. iliaca communis
13 Innere Beckenschlagader
→ A. iliaca interna
14 Äußere Beckenschlagader
→ A. iliaca externa
15 Oberschenkelschlagader
→ A. femoralis
16 Kniekehlenschlagader
→ A. poplitea
17 Vordere Schienbeinschlagader
→ A. tibialis anterior
18 Hintere Schienbeinschlagader
→ A. tibialis posterior
19 Wadenbeinschlagader
→ A. fibularis
20 Fußrückenschlagader
→ A. dorsalis pedis
21 Bogenschlagader
→ A. arcuata
22 Schlüsselbeinschlagader
→ A. subclavia
23 Achselschlagader
→ A. axillaris
24 Oberarmschlagader
→ A. brachialis
25 Ellenschlagader
→ A. ulnaris
26 Speichenschlagader
→ A. radialis
27 Arm-Kopf-Schlagaderstamm
→ Truncus brachiocephalicus
28 Gemeinsame Halsschlagader
→ A. carotis communis

29 Äußere Halsschlagader
→ A. carotis externa
30 Innere Halsschlagader
→ A. carotis interna
31 Wirbelschlagader
→ A. vertebralis

A 6.3 Die Arterienwand der mittleren und kleinen Gefäße besitzt in ihrer Mittelschicht reichlich Muskelfasern. Diese, vorwiegend ringförmig angeordneten Muskelfasern, können den Durchmesser des Gefäßes verändern und damit die Durchblutungsgröße steuern. **Thermische Reize** können die **Gefäßweite verändern.** So **erschlaffen** die **Gefäßmuskeln** aufgrund eines **äußeren Wärmereizes,** wie es beispielsweise bei einem warmen Fußbad geschieht. Durch die größere Gefäßweite strömt mehr Blut durch das Gefäß. Schon äußerlich sieht man eine **Hautrötung,** da die roten Blutkörperchen durch die Haut schimmern. Andererseits wirkt ein **Kältereiz** auf die Blutgefäße **zusammenziehend,** worauf die **Haut erblaßt.**

A 6.4 **a) Intima** (innere Schicht)
Sie besteht aus **einschichtigem Plattenepithel,** das einer Basalmembran aufsitzt. Zwischen dem Epithelgewebe und der Media befindet sich etwas Bindegewebe.

b) Media (mittlere Schicht)
Bei mittelgroßen und kleinen Arterien besteht diese Schicht aus **ringförmigen Muskelfasern.** Bei sehr großen Arterien wie z.B. der Aorta und den Ästen des Aortenbogens besteht diese mittlere Schicht im wesentlichen aus **elastischen Bindegewebsfasern.**

c) Adventitia (äußere Schicht)
Sie besteht aus **Bindegewebe.**

A 6.5 Die **zweite Aussage** ist richtig.
Begründung: Die Wand der Arteriolen und Venolen ist zu dick, als daß hier Stoffe durchtreten können.

A 6.6 Die Venenklappen **verhindern** ein **Zurückströmen** des **Blutes.**
Die Klappen legen sich beim Strömen des Blutes in Richtung Herz der Wand an. Kommt es zum **Strömungsstillstand** oder zur **Strömungsumkehr, blähen** sie sich **auf** und legen sich aneinander. Dadurch **verlegen** sie die **Lichtung** des Gefäßes und verhindern ein Zurückströmen des Blutes.

A 6.7 **a) Obere Hohlvene** (V. cava superior)
b) Untere Hohlvene (V. cava inferior)

A 6.8 Die Drosselvene (Vena jugularis) verläuft im **Halsbereich.**
Bei den Venen des Halsbereiches unterscheidet man:

1. Hautvenen
Sie verlaufen unabhängig von den Arterien im Unterhautfettgewebe des Halses. Man unterscheidet:

a) Äußere Drosselvene
(V. jugularis externa)
Sie steigt vom Unterkieferwinkel über die Außenfläche des Kopfwenders in die große Unterschlüsselbeingrube ab. Sie wird nur von dem breiten, aber sehr dünnen Hautmuskel (Platysma) bedeckt. Sie ist vor allem bei Rechtsherzinsuffizienz deutlich zu sehen. Aber auch beim Gesunden schimmert sie oft durch die Haut.

b) Vordere Drosselvene
(V. jugularis anterior)
Sie steigt vom Mundboden in die Drosselgrube ab und mündet in die äußere Drosselvene. Die vordere Drosselvene ist meist wesentlich schwächer als die äußere Drosselvene.

2. Tiefe Venen
Innere Drosselvene
(V. jugularis interna)
Sie verläuft ähnlich wie die gemeinsame und die innere Kopfschlagader (A. carotis communis und A. carotis interna).

A 6.9 Die Pfortader ist ein **Blutgefäß** von ungefähr 5 cm Länge, das durch die Leberpforte in die **Leber** eintritt. Sie wird durch den Zusammenfluß der drei Wurzelvenen gebildet, und zwar der Milz-, der oberen und der unteren Gekrösevene. In den Stamm der Pfortader münden die rechte und linke Magenvene und die Gallenblasenvene. An der Leberpforte teilt sich die Pfortader, wie die Leberschlagader, in einen rechten und linken Ast.
Die Pfortader bekommt ihr Blut aus den **unpaaren Bauchorganen:** Magen, Milz, Gallenblase, Bauchspeicheldrüse und Darm (Ausnahme: Canalis analis).

A 6.10 Eine Pulstastung sollte **mindestens** eine **halbe Minute,** besser noch eine Minute lang erfolgen.
Werden kürzere Zeiten gewählt, so kann es sein, daß eventuell bestehende **Arrhythmien** und Extrasystolen **nicht festgestellt** werden können.

A 6.11 Das Ultraschall-Doppler-Verfahren wird eingesetzt, um **arterielle** und **venöse Gefäßerkrankungen** zu erkennen und zu beurteilen.

A 6.12 Eine Angiographie ist eine **Gefäßdarstellung.** In einem engeren Sinn meint man damit eine Darstellung der Arterien (Arteriographie), in einem weiteren Sinn bezeichnet man damit auch die Darstellung der Venen (Phlebogramm) und der Lymphgefäße (Lymphangiographie).
Zur Durchführung wird ein Röntgenkontrastmittel injiziert und auffolgend wird geröntgt.

A 6.13 **Hypotonie**
Es besteht eine Blässe, von der auch die Stirn und die Nasenspitze betroffen sind. Die Lippen sind ausreichend rot.

Nierenerkrankungen
Durch die Einengung der präkapillaren Gefäßabschnitte sollen die entzündeten Kapillaren geschützt werden. Bei der *Glomerulonephritis* besteht eine fahl-weißliche Blässe von Haut und Schleimhaut durch eine spastische Einengung der präkapillaren Gefäßabschnitte (Vasokonstriktion). Die Ursache liegt darin, daß bei der Glomerulonephritis nicht nur die Glomeruli entzündet sind, sondern auch andere Kapillaren im Körper. Grundsätzlich kommt es bei Nierenerkrankungen oft zu Blutungen, und zwar entweder zu Blut im Urin oder zu Sickerblutungen ins Nierengewebe. Dadurch kann es zur Eisenmangelanämie kommen. Darüber hinaus kann die Blässe durch Hautödeme verstärkt werden.

Bei der *Niereninsuffizienz* kann es zu einer mangelnden Ausschüttung von Erythropoetin kommen und damit zu einer mangelhaften Bildung der roten Blutkörperchen.

Die *Pyelonephritis* geht häufig mit Eisenmangelanämie einher.

Anämie
Bei den Anämien besteht meist nicht nur eine Blässe der Haut, sondern auch der Schleimhaut.
Als Anämieformen kommen die Eisenmangelanämie, die perniziöse Anämie, die hämolytische und die aplastische Anämie in Betracht.
Es muß jedoch auch an andere Erkrankungen gedacht werden, die typischerweise zur Anämie führen, wie beispielsweise die *Leukämie.*

Myxödem
Es handelt sich um eine schwere Schilddrüsenunterfunktion, bei der es zur ödematös-teigigen Infiltration von Haut, Unterhaut und Muskelgewebe kommt.
Die ödematöse Schwellung tritt vor allem im Gesicht und an den Extremitäten auf. Es kommt zum Bild des „aufgeschwemmten Patienten“. Die Zunge ist ausreichend rot.
Die Blässe bei Myxödem hat mehrere Gründe. Zum einen kommt es zur Einlagerung einer schleimartigen Substanz (proteingebundene Polysaccharide) in

das Unterhautgewebe. „Myx“ als Wortteil bedeutet Schleim, vom griechischen myxa. Es handelt sich also nicht um ein echtes Ödem im Sinne einer Flüssigkeitsansammlung im Gewebe.
Zum anderen kommt es beim Myxödem durch einen verlangsamten Stoffwechsel zu Resorptionsstörungen von Eisen und/oder Vitamin B_{12}. Dies wiederum führt zur Eisenmangel- und/oder Vitamin-B_{12}-Mangelanämie.

Ödeme
Hautödeme können das Durchschimmern des Hämoglobins der Hautgefäße und das Durchschimmern des Melanins verhindern.
Mögliche Ursachen hierzu sind Herzinsuffizienz, Natrium- und Wasserretention, Cushing-Syndrom, Hypoproteinämie (nephrotisches Syndrom, Hunger), Leberzirrhose, Glomerulonephritis und Lymphabflußstörungen.

A 6.14 Die Pulstastung gibt Aufschluß über die **Herzfrequenz,** die **Herzkraft,** die **Regelmäßigkeit** oder **Unregelmäßigkeit** des **Herzschlages** und über die **Durchgängigkeit** der **Arterien.**

A 6.15 **Fußrückenschlagader** (Arteria dorsalis pedis)
Die Palpationsstelle liegt auf dem **Fußrücken, lateral vom 1. Strahl**, das heißt, zwischen den Sehnen von Großzehe und zweiter Zehe. Manchmal kann diese Schlagader auch seitlich des 2. Strahls, noch seltener seitlich des 3. Strahls getastet werden.

Hintere Schienbeinschlagader (Arteria tibialis posterior)
Die Palpationsstelle liegt **zwischen** der **Achillessehne** und dem **inneren Fußknöchel.**

A 6.16 Der Schellong-Test dient dem Auffinden **hypotoner Kreislaufregulationsstörungen.**

A 6.17 Der Patient legt sich zehn Minuten auf die Liege. Auffolgend werden **im Liegen Blutdruck** und **Puls** gemessen.

Stehbelastung
Der Patient stellt sich zehn Minuten lang in entspannter Haltung hin. Danach werden Blutdruck und Puls gemessen.

Treppensteigen
Der Patient steigt 25 Stufen zweimal auf und ab. Danach werden wiederum Blutdruck und Puls gemessen.

A 6.18 **Stehbelastung**
Beim Kreislaufgesunden steigt der Blutdruck aufgrund der Stehbelastung nur wenig an; der Blutdruck erhöht sich bei ihm um maximal 15 mmHg.
Bei hypotonen Kreislaufregulationsstörungen sinkt vor allem der systolische Blutdruckwert.

Treppensteigen
Beim Kreislaufgesunden kann der systolische Blutdruckwert um 30 bis 80 mmHg ansteigen, wohingegen der diastolische Wert weitgehend konstant bleibt. Der Puls kann sich um 20 bis 30 Schläge pro Minute steigern, steigt aber nicht über 100 Schläge pro Minute. Nach spätestens zwei Minuten erreicht der Kreislaufgesunde wieder seine Ausgangswerte.
Abweichungen von diesen genannten Werten sind Zeichen einer Kreislaufregulationsstörung. Hier spielen vor allem ein zu starkes Ansteigen des Pulses und ein zu stark erhöhter Blutdruck eine Rolle. Auch kann es sein, daß es zu lange dauert, bis die Ausgangswerte wieder erreicht werden.

A 6.19 Die Kreislauffunktionsprüfung nach Ratschow dient der Erkennung **arterieller Durchblutungsstörungen** der **Beine.**

A 6.20 Der Patient liegt auf der Liege und hebt die **Beine senkrecht** an, wobei das Gesäß auf der Liege bleibt. Patient oder Untersucher stützen die Beine mit den Händen. Der Patient **rollt** nun **zwei** bis **fünf Minuten** lang die **Füße,** und zwar **einmal** pro **Sekunde.**

A 6.21 Der Gehversuch dient der Erkennung **arterieller Durchblutungsstörungen** der **Beine.**

A 6.22 Der Patient wird aufgefordert, mit rascher Schrittfolge soweit zu **gehen, bis Schmerzen** auftreten. Es werden die Entfernung und die Zeit bis zum Auftreten der Schmerzen gemessen.

A 6.23 Die Faustschlußprobe dient dem Auffinden **arterieller Durchblutungsstörungen** der **Arme.**

A 6.24 Der Patient wird gebeten, die **Arme senkrecht** über den Kopf anzuheben. Nun muß er die **Fäuste** innerhalb von **zwei Minuten 60mal** öffnen und schließen.

A 6.25 Von Hypotonie spricht man bei **Männern** bei systolischen Blutdruckwerten kleiner als **110 mmHg**; bei **Frauen** bei systolischen Blutdruckwerten kleiner als **100 mmHg.**

A 6.26 Hormonelle Erkrankungen, die mit Hypotonie einhergehen, sind der **Morbus Addison** und der **Hypopituitarismus** (Simmonds-Krankheit).

A 6.27 Einteilung der Hypertonie nach der WHO aufgrund der eingetretenen Organveränderungen:
I Kein Organschaden
II Linksherzhypertrophie
III Organschäden
Schäden an Herz (Herzhyperplasie, Herzdilatation, Angina pectoris, Herzinfarkt), **Nieren** (Niereninsuffizienz, Urämie), **Gehirn** (Hirnarteriosklerose, Hirnschlag) und **arteriellen Gefäßen** (Arteriosklerose, intermittierendes Hinken, Gangrän).

A 6.28 **Streß, Vererbung,**
Nierenerkrankungen (Glomerulonephritis, Pyelonephritis, Nierenarterienstenosen),
Herz-Kreislauf-Erkrankungen (Arteriosklerose, Aortenisthmusstenose, hyperkinetisches Herzsyndrom), **hormonelle Erkrankungen** (M. Cushing, Conn-Syndrom, Phäochromozytom, Einnahme von Antikonzeptiva, selten: Schilddrüsenüberfunktion).

A 6.29 Bei ungefähr 1% der Hypertoniker kommt es zu **sehr hohen Blutdruckwerten.** Typischerweise sind vor allem die **diastolischen Werte** auf 120 bis 140 mmHg erhöht. Da die maligne Hypertonie auf die üblichen **blutdrucksenkenden Medikamente nicht** gut anspricht, kommt es sehr schnell zu Organschäden, vor allem zu einer schnell fortschreitenden Niereninsuffizienz.

A 6.30 Möglicherweise klagt ein Patient mit Hypertonie **Unruhegefühl, Kopfschmerzen, Ohrensausen, unangenehmes Herzklopfen** oder **Atemnot.** Man muß aber bedenken, daß in einem frühen Stadium **oft keine Beschwerden** geklagt werden.

A 6.31 Es muß immer versucht werden, die **Ursache** herauszufinden und diese zu beheben. Symptomatisch können **Entspannungsübungen** und ähnliche beruhigend wirkende Dinge vorgeschlagen werden. Des weiteren können beruhigend wirkende Tees eingesetzt werden wie Hopfen, Melisse und Baldrian. Eine direkt blutdrucksenkende Wirkung wird der **Mistel** zugeschrieben, die als Tee oder Fertigpräparat eingesetzt werden kann. In neuester Zeit gibt es Erkenntnisse darüber, daß auch **Knoblauch** eine blutdrucksenkende Wirkung hat. Somit kann Knoblauch nicht nur, wie bisher üblich, gegen Arteriosklerose eingesetzt werden, sondern auch gegen Hypertonie. Um das Herz zu schützen, kann zusätzlich Weißdorn empfohlen werden.

A 6.32 **Funktionelle Durchblutungsstörungen** werden durch **Spasmen** der mittleren und großen Arterien hervorgerufen. In den Arterien selbst liegt keine organische Veränderung vor.

Organische Durchblutungsstörungen sind durch eine **Veränderung** der **Gefäßwand** gekennzeichnet. Hier sind entzündlich bedingte Umbauten möglich oder eine Einlagerung von Fetten und Kalk, eventuell auch Thrombenbildung.

A 6.33 Beim Morbus Raynaud kommt es anfangs zu einer deutlichen **Blässe** der betroffenen Finger, die später meist in eine **blaurote Verfärbung** übergeht. Es kommt zu Kribbeln und zu heftigen, stechenden **Schmerzen** in der betroffenen Region.
Klassischerweise sind vom Morbus-Raynaud-Anfall alle Finger, mit Ausnahme des Daumens, betroffen.

A 6.34 **Männer, jenseits** des **40. Lebensjahres.**

A 6.35 Der Patient soll **Kälte meiden,** um **Erfrierungen** zu verhindern. Ein Kreislauftraining kann besser durch ansteigende Armbäder und ähnliches erreicht werden.

A 6.36 Bei Migräne kommt es typischerweise **zuerst** zu einem pulssynchronen, **stechenden Kopfschmerz,** dann zu einem **konstanten, dumpfen Schmerz.**

A 6.37 Die Behandlung der Migräne muß sich nach den zugrundeliegenden **Ursachen** richten.
Sehr bewährt hat es sich, sofort bei Beginn eines Anfalls ein **heißes Fußbad** zu machen. Vorbeugend können **Kneipp**-Güsse, kalte Ganzkörperwaschungen und Wassertreten gemacht werden. Abzuraten ist von Sauna, Sonnenbädern und abendlicher Bettlektüre (Anfall beginnt meist während des Schlafes oder beim Aufwachen).
Allgemeine lindernde Maßnahmen sind **Chiropraktik, Akupunktur, Neuraltherapie,** Schröpfen, Baunscheidtieren und Homöopathie.

A 6.38 Der Arteriosklerose liegt eine **degenerative Arterienveränderung** zugrunde. Sie beginnt als **Atheromatose** mit **Fetteinlagerungen** in die Gefäßwand und wird später durch **Kalkeinlagerungen** zur Arteriosklerose. Folge der Lumeneinengung durch die Arteriosklerose ist vermehrte **Thrombenbildung.**

A 6.39 In einem frühen Stadium der Erkrankung **fehlen meist** Symptome. Als erste Beschwerden kommt es zu **Parästhesien, Kältegefühl, Hautblässe** und **Schmerzen.** Später können sich Claudicatio intermittens, häufige Pilzerkrankungen, schlecht heilende Wunden und Ulcus cruris einstellen.

A 6.40 Claudicatio intermittens entsteht durch eine **arterielle Verschlußkrankheit** der Beine.
Durch **Laufen** kommt es zu einem **erhöhten Sauerstoffbedarf** der **Muskulatur.** Diesem können jedoch die verengten Arterien nicht gerecht werden, wodurch es zur **Unterversorgung** der Muskeln kommt, was **Schmerzen** auslöst.

A 6.41 Patienten mit Claudicatio intermittens klagen über **Schmerzen,** die nach dem Gehen einer bestimmten Wegstrecke auftreten, und zwar treten diese Schmerzen, wie bei der vorstehenden Frage beschrieben, dann auf, wenn der Muskel für seine Arbeit mehr Sauerstoff benötigt, als die verengten Gefäße transportieren können.

A 6.42 1: D
2: B
3: A
4: C

A 6.43 Es handelt sich um eine **neurologische Ausfallserscheinung.** Im **Gehirn** kam es aufgrund eines **Gefäßverschlusses** zu einer **Minderversorgung** des betroffenen Bereiches.
Der Patient muß sofort an den **Arzt** oder das Krankenhaus verwiesen werden, damit entsprechende Maßnahmen zur Verhütung eines vollständigen Gefäßverschlusses im Gehirn eingeleitet werden.

A 6.44 Es handelt sich vermutlich um eine **arterielle Embolie** der **Armarterie,** die aufgrund eines Thrombus entstanden ist.
Die Patientin muß sofort an das **Krankenhaus** überwiesen werden, damit entsprechende Maßnahmen eingeleitet werden können, wie beispielsweise Auflösung des Embolus durch Medikamente oder eine Embolektomie, da es sonst zum Absterben des Armes kommen kann.

A 6.45 Grundsätzlich kann der Thrombus in **jeder Arterie** des **Körpers** steckenbleiben. Häufige Lokalisationen sind das Gehirn (Gehirnschlag), die Herzkranzgefäße (Herzinfarkt), die Extremitäten (Gangränbildung) und die Gekrösegefäße (Mesenterialembolie).

A 6.46 In diesem Fall ist mit einer **Lungenembolie** zu rechnen. In seltenen Fällen, wenn ein Septumdefekt vorliegt, kann es auch zu einer arteriellen Embolie kommen (paradoxer Embolus).

A 6.47 Die Endangiitis obliterans heißt auch noch **Winiwarter-Buerger-Krankheit.** Es handelt sich um eine **Entzündung** von **Arterien.**

A 6.48 Zur typischen Risikogruppe gehören **rauchende Männer,** und **Frauen,** die sowohl **rauchen** als auch **Ovulationshemmer** einnehmen.

A 6.49 Die Krankheit spielt sich bevorzugt an den **Beinarterien** ab.

A 6.50 Das Krankheitsbild kann sich akut abspielen, so daß es bald zur **Gangränbildung** kommt. Sie kann aber auch subakut oder chronisch ablaufen. In diesem Fall pfropft sich auf die entzündeten Arterien eine **Arteriosklerose** mit all ihren gefürchteten Folgen auf, wie Claudicatio intermittens, häufige Pilzinfektionen, Ulcus cruris arteriosum, Gangränbildung u.a.

A 6.51 Eine arteriovenöse Fistel ist ein **Kurzschluß** zwischen einer **Arterie** und einer **Vene.** Es kommt zur Minderdurchblutung des ausgesparten Raumes.

A 6.52 Der Morbus Osler wird auch als hereditäre Teleangiektasie bezeichnet. Es gehört zum typischen Erscheinungsbild der Erkrankung, daß es vor allem im **Gesicht** und an der **Mundschleimhaut** zu **angiomatösen Teleangiektasien** kommt. Dabei handelt es sich um kleine, flache, rötliche Knötchen, die zusammen mit erweiterten Hautgefäßen auftreten.

A 6.53 Da diese angeborenen Gefäßerweiterungen nicht nur im Gesicht und an der Mundschleimhaut auftreten können, sondern auch an inneren Organen, kann es zur **hämorrhagischen Diathese** kommen. Die vermehrte Blutungsneigung kann sich als Nasenbluten, Bluthusten, Blut im Stuhl und anderes zeigen. Es besteht die Gefahr, daß die Blutungen so stark sind, daß es zum Verbluten kommt.

A 6.54 1: D
2: E
3: A
4: F
5: B
6: C

A 6.55 Bei den Faktoren, die die Bildung von Thromben begünstigen, kennt man die sogenannte **thrombogene Funktionstrias**:

Gefäßwandschaden (führt zur Bildung eines Abscheidungsthrombus).
Blutgerinnungsstörung (führt zur Bildung eines Gerinnungsthrombus).
Herabgesetztes Stromzeitvolumen (begünstigt sowohl die Bildung von Abscheidungs- als auch von Gerinnungsthromben).

A 6.56 Die oberflächliche und die tiefe Thrombophlebitis unterscheiden sich grundlegend hinsichtlich ihrer **Gefährlichkeit.** Des weiteren werden sie **völlig unterschiedlich behandelt.**

A 6.57 Die oberflächliche Thrombophlebitis ist von außen meist gut zu sehen und zu tasten. Sie macht deutliche Beschwerden.
Die tiefe Thrombophlebitis ist von außen oft nicht so gut zu erkennen, da oberflächlich keine entzündete oder verhärtete Vene zu tasten ist.
Das wichtigste **differentialdiagnostische Symptom** ist das **Ödem.** Bei der oberflächlichen Thrombophlebitis tritt kein Beinödem auf, da der venöse Abstrom, auch der Hautvenen, über die tiefen Beinvenen erfolgt. Dagegen bildet sich bei der tiefen Thrombophlebitis ein Ödem aus. Dieses kann jedoch auch nur diskret ausgebildet sein.

Zu beachten ist: Auch wenn eine gut festzustellende, oberflächliche Thrombophlebitis vorliegt, können natürlich auch zusätzlich die tiefen Beinvenen betroffen sein. Stellt man also eine oberflächliche Thrombophlebitis fest **und** liegt ein Ödem vor, so ist davon auszugehen, daß es sich um eine gemischte Entzündung handelt.
Treten am Bein Schmerzen auf und sind oberflächlich keine entzündeten Venen festzustellen, kann man das **Payr-Zeichen** und das **Homans-Zeichen** prüfen. Bei positivem Befund spricht es für eine Phlebothrombose.

A 6.58 Beim postthrombotischen Syndrom kommt es am Bein zu **Ödemen.** Diese sind typischerweise anfangs noch weich, später verhärten sie.
Des weiteren kommt es zur Bildung von **Krampfadern.** Die Ursache ist, daß durch die abgelaufene Thrombophlebitis Venenklappen geschädigt wurden. Darüber hinaus wird die Krampfaderbildung noch durch eine entsprechende angeborene Disposition verstärkt.
Beim postthrombotischen Syndrom kann es zu **Hautveränderungen** wie Ekzemen, Pigmentationen und Pilzbefall kommen.
Besonders gefürchtet ist die Bildung eines **Unterschenkelgeschwürs** (Ulcus cruris venosum).

A 6.59 Beim postthrombotischen Syndrom kann, **wie** bei **Krampfadern** auch, mit **pflanzlichen Mitteln** wie Roßkastanie, Steinklee, Gingko biloba und Hamamelis behandelt werden. Es können **äußerliche Umschläge** mit Heilerde, Quark, Arnikatinktur, Eichenrinde oder Kamille gemacht werden. Darüber hinaus versucht man die **Beindurchblutung** zu **verbessern,** beispielsweise durch Kneipp-Anwendungen, Hochlagern der Beine, Laufen, Schwimmen u.ä.
Man versucht, wenn es indiziert ist, eine **Gewichtsreduktion** zu erreichen und behandelt eine eventuell bestehende Obstipation. **Gefäßgifte** wie Nikotin sind zu **meiden.**

A 6.60 Anzukreuzen sind 4, 5
Anmerkung:
Punkt 1: Arterien führen das Blut vom Herzen weg. Im Lungenkreislauf führen sie sauerstoffarmes Blut.
Punkt 2: Übergangsepithel gibt es im Harnwegssystem.
Punkt 3: Die Media besteht aus glatter Muskulatur.
Punkt 6: Nur Venen und Lymphgefäße enthalten Klappen.

A 6.61 Anzukreuzen sind 3, 4, 5
Anmerkung:
Punkt 1: Aus dem Aortenbogen gehen drei Arterien ab.
Punkt 2: Die Aorta teilt sich im Bauchraum auf.

A 6.62 Anzukreuzen sind 2, 3
Anmerkung:
Punkt 1: Die obere Hohlvene mündet in den rechten Vorhof ein.
Punkt 4: In der Pfortader fließt sauerstoffarmes Blut.

A 6.63 Anzukreuzen sind 1, 3, 4
Anmerkung:
Punkt 2: Im Lungenkreislauf transportieren die Venen sauerstoffreiches Blut.

A 6.64 Anzukreuzen sind 1, 4, 5
Anmerkung:
Punkt 2: Beschrieben ist der Schellong-

Test. Beim Ratschow-Test liegt der Patient auf dem Rücken, hebt die Beine an und läßt die Füße kreisen.
Punkt 3: Die gebräuchlichste Stelle ist die Arteria radialis, nicht A. ulnaris.
Punkt 6: Die Faustschlußprobe dient dem Aufdecken von Durchblutungsstörungen in den Armen.

A 6.65 Anzukreuzen sind 1, 2
Anmerkung:
Punkt 3: Bei Hypotonie soll der Kreislauf trainiert werden.
Punkt 4: In erster Linie sind junge Frauen betroffen.

A 6.66 Anzukreuzen sind 1, 2, 3, 4
Anmerkung:
Punkt 6: Tachykardie tritt häufiger bei Hypotonie auf.
Punkt 7: Das Salbengesicht tritt bei M. Parkinson auf.

A 6.67 Anzukreuzen sind 1, 3, 4, 6
Anmerkung:
Punkt 1: Renale Hypertonie
Punkt 5: Betarezeptorenblocker werden gegen Tachykardie und zur Unterdrückung der Herzleistung eingesetzt.
Punkt 8: Hypersplenismus ist eine erhöhte Tätigkeit der Milz.

A 6.68 Anzukreuzen sind 1, 2, 3, 4, 5, 8

A 6.69 Anzukreuzen sind 1, 2, 3, 4, 5

A 6.70 Anzukreuzen sind 1, 2, 3, 4

A 6.71 Anzukreuzen sind 1, 2, 3, 4, 5, 6

A 6.72 Anzukreuzen sind 1, 2, 3, 5, 6, 8
Anmerkung:
Punkt 3: Eine Überfunktion der Nebenschilddrüse führt zum Anstieg von Parathormon, was wiederum zum Calciumanstieg im Blut führt. Zuviel Calcium im Blut kann eine Arteriosklerose verstärken.
Punkt 7: Morbus Menière ist eine Innenohrerkrankung mit Drehschwindel, Innenohrschwerhörigkeit und Tinnitus.

A 6.73 Anzukreuzen sind 1, 2, 5
Anmerkung:
Punkt 4: Die Betroffenen sollen viel laufen, damit die Bildung von Kollateralkreisläufen angeregt wird.

A 6.74 Anzukreuzen sind 1, 2, 3, 5, 6, 7, 8
Anmerkung:
Punkt 4: Venenthrombosen führen nicht typischerweise zu einer arteriellen Embolie sondern nur im Ausnahmefall als paradoxe Embolie.

A 6.75 Anzukreuzen sind 1, 2, 4, 5
Anmerkung:
Punkt 3: Die Aortenisthmusstenose ist eine Gefäßverengung.

A 6.76 Anzukreuzen sind 1, 3, 4, 5

A 6.77 Anzukreuzen sind 1, 2, 3, 4, 5

A 6.78 Anzukreuzen sind 1, 2, 3
Anmerkung:
Punkt 4: Nur bei der tiefen Thrombophlebitis bilden sich Beinödeme aus.
Punkt 5: Eine Ruhigstellung muß nur bei der tiefen Thrombophlebitis erfolgen.

A 6.79 Anzukreuzen sind 1, 3
Anmerkung:
Punkt 2: Positives Babinski-Zeichen als Pyramidenbahnzeichen.
Punkt 4: Positives Kernig-Zeichen bei Meningitis, Ischiassyndrom und Bandscheibenschaden.
Punkt 5: Positives Trömner-Zeichen oft bei vegetativer Übererregbarkeit. Bei starker, einseitiger Form auch als Pyramidenbahnzeichen.
Punkt 6: Positives Brudzinski-Zeichen bei Meningitis und Hirnblutung.

A 6.80 Anzukreuzen sind 1, 2, 3, 4

A 7 Blut

A 7.1 **Albumine**
Sie transportieren bestimmte Stoffe, und sie sind wichtig zur Aufrechterhaltung des osmotischen Druckes.

Globuline
Sie transportieren bestimmte Stoffe und bilden die Antikörper.

Fibrinogen und **Prothrombin**
Sie spielen eine wichtige Rolle bei der Blutgerinnung.

Transferrin
Transportiert Eisen.

Enzyme
Beispielsweise Plasminogen zur Fibrinolyse.

A 7.2 Im Blutserum sind enthalten:
Wasser, Nährstoffe, Abbaustoffe, Hormone, Vitamine, Elektrolyte, Spurenelemente und Bluteiweiße (Albumine und Globulin).
Bestandteile, die im Blut vorhanden sind und im **Serum fehlen:**
Erythrozyten, Leukozyten, Thrombozyten und **Fibrinogen.**

A 7.3 Am ungerinnbar gemachten Blut unterscheidet man:

a **Feste Bestandteile** (Blutzellen)
Erythrozyten, Leukozyten und Thrombozyten.

b **Flüssige Bestandteile**
Blutplasma, in dem noch alle Bestandteile des Blutes enthalten sind, mit Ausnahme der Blutzellen.

A 7.4 **Hämozytoblast** (pluripotente Knochenmarkzelle, indifferente Stammzelle)

A 7.5 **Aussehen:**
Runde, kernlose Scheiben mit einer zentralen Eindellung

Bildungsstätte:
Rotes Knochenmark

Lebensdauer:
120 Tage (4 Monate)

Hauptaufgabe:
Sauerstofftransport

Abbaustätten
Milz, Leber und Knochenmark

A 7.6 Hämoglobin ist ein **Eiweiß-Farbstoff-Gemisch,** das in den roten Blutkörperchen enthalten ist. Es setzt sich zusammen aus:

94% Globin (Eiweiß)
Globin besteht aus farblosen Eiweißen, die die Trägersubstanz des Häms sind.

6% Häm (Farbstoffanteil mit Eisen)
Häm ist der Farbstoffanteil des Hämoglobins, der nach Abtrennung des Globins zurückbleibt. In seiner Mitte befindet sich ein zweiwertiges Eisenatom.
Das Häm ist entscheidend wichtig für den Sauerstoff- und Kohlendioxidtransport.

A 7.7

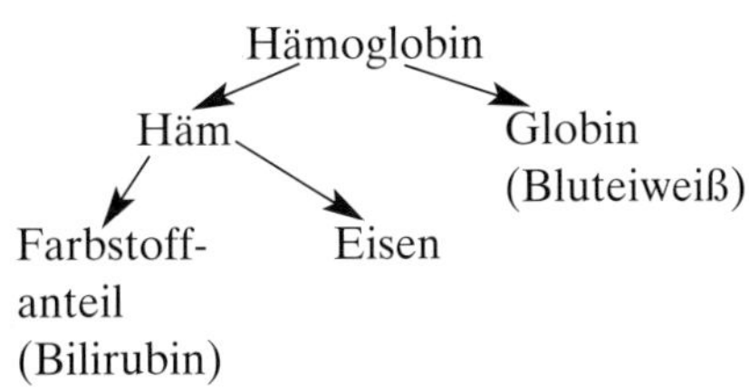

A 7.8 Nieren

A 7.9 Unter Blutgruppenindividualität versteht man die erblichen **Merkmale** auf der **Oberfläche** der **roten Blutkörperchen,** die die Träger der Blutgruppenantigene sind.

A 7.10 Blutgruppen **A, B, AB, 0**

A 7.11 Blutgruppe **AB**

A 7.12 Blutgruppe **0**

A 7.13 Es läuft eine Antigen-Antikörper-Reaktion ab mit der Folge einer **Blutagglutination** (Blutverklumpung). Je nach Ausmaß kommt es zu **Temperaturanstieg** bis hin zum schweren **Schock.**

A 7.14 Bei der wiederholten **Schwangerschaft** einer Rhesus-negativen Mutter mit Rhesus-positivem Vater.

A 7.15 Mit **keinen,** da das Kind die gleiche Blutgruppe wie die Mutter hat.

A 7.16 **Nein.** Es ist damit zu rechnen, daß die Mutter aufgrund der ersten Schwangerschaft Antikörper gebildet hat. Diese können nun die Plazentaschranke durchdringen und beim Kind zur Hämolyse führen. Je nach Ausmaß der Antikörperbildung kann es beim Kind zum Ikterus, zum Hirnschaden oder sogar zum Absterben kommen.

A 7.17 Sie erhält innerhalb 36 Stunden nach der Geburt ein **Anti-Rhesus-D-Gammaglobulin** gespritzt, damit die **Antikörperbildung** bei der Mutter möglichst **vermieden** wird.

A 7.18 Unter der Phagozytosefähigkeit der Freßzellen versteht man, daß sie in der Lage sind, Fremdkörper wie Zellbestandteile, Bakterien, Viren und Staub aufzunehmen, d.h., **aufzulösen,** gewissermaßen zu „fressen“.

A 7.19 Unter den amöboiden Bewegungen der Leukozyten versteht man ihre Art, sich ähnlich wie Amöben zu bewegen, wobei sie einen **Teil** ihres **Zelleibes füßchenförmig ausstülpen** und den restlichen Leukozytenkörper **nachziehen.**

A 7.20 **Chemische Substanzen** im Gewebe veranlassen die Leukozyten, sich in Richtung des chemischen Reizes **hin-,** bzw. von diesem **wegzubewegen.**

A 7.21 Die Lebensdauer liegt zwischen **wenigen Stunden** bis hin zu **mehreren Tagen.** Sie hängt im wesentlichen von der erbrachten Phagozytoseleistung ab.

A 7.22 Sie heißen so, weil das Zytoplasma der Granulozyten eine feine „Körnung“ enthält, die sogenannte **Granula** (lat. granula = Körnchen), die unter dem Mikroskop sichtbar ist. (Allerdings hat man in neuerer Zeit festgestellt, daß die Granula aber aus Bläschen besteht).

A 7.23 Die **segmentkernigen** Neutrophilen besitzen einen **voll ausgebildeten** (segmentierten) **Kern** im Gegensatz zu den **stabkernigen** (unreifen) Neutrophilen, bei denen der Kern noch stabförmig, also noch **nicht** segmentiert ist.

A 7.24 Die Basophilen sind **keine** Freßzellen. Sie enthalten sowohl Heparin, einen gerinnungshemmenden Stoff, als auch Histamin, das bei allergischen Reaktionen vom Soforttyp freigesetzt wird.

A 7.25 Der größere Anteil, nämlich ungefähr 70%, befindet sich in den **lymphatischen Organen.** Im Blut zirkulieren nur ca. 4%. Der Rest hält sich im Knochenmark und anderen Geweben auf.

A 7.26 Die Lymphozyten können aus der **Blutbahn austreten,** ins Gewebe wandern, in die **Lymphbahn** eintreten und über die Lymphflüssigkeit wieder ins **Blut** zurückkehren.

A 7.27 Die Lymphozyten haben je nach ihrer Aufgabe eine unterschiedliche Lebensdauer. Sie liegt zwischen **sieben Tagen** bis hin zu **mehreren Jahren** (letzteres trifft für die Gedächtniszellen zu, von denen man bisher aber nur wenig weiß).

A 7.28 Der Thymus und das Bursa-fabricii-Äquivalent sind die **Prägungsstätten** für die **B-** und die **T-Lymphozyten.** Haben sie die Prägung durchlaufen, so können sie nun die sekundären lymphatischen Organe (Milz, Lymphknoten, Mandeln, Lymphfollikel) besiedeln, wo sie sich durch Zellteilung weiter vermehren.

A 7.29 B-Lymphozyten können sich in **Plasmazellen** und **Gedächtniszellen** (Memory-Zellen) ausdifferenzieren.

A 7.30 Die **Plasmazellen**

A 7.31 Ein B-Lymphozyt kann **identische Abbilder** von sich herstellen.

A 7.32 Gedächtniszellen sind in der Lage, **Informationen** über **Erreger** zu **speichern.** Dringt der gleiche Erreger zu einem späteren Zeitpunkt erneut in den Körper ein, so kann nun dank dieser Gedächtniszellen sofort mit einer wirkungsvollen Antikörperproduktion begonnen werden.

A 7.33 Im **Thymus**

A 7.34 Lymphokine sind **Mittlersubstanzen,** die von **T-Lymphozyten** produziert werden und die Aufgabe haben, andere Zellen zu einer gesteigerten Abwehrtätigkeit anzuregen.

A 7.35 Differenzierungsformen von T-Lymphozyten sind **Helferzellen** (T-Helfer-Zellen, **Unterdrückerzellen**) (T-Suppressor-Zellen, **Gedächtniszellen** (T-Memory-Zellen) und **Killerzellen** (zytotoxische Zellen und natürliche Killerzellen).

A 7.36 Sie **unterdrücken** unnötige und zu heftige **Abwehrreaktionen.** Sie sind im wesentlichen dafür verantwortlich, daß eine einmal in Gang gekommene Immunantwort auch wieder zum Stillstand kommt, so daß nicht unentwegt Antikörper gegenüber einem bestimmten Erreger gebildet werden.

A 7.37 Man unterscheidet

a) zytotoxische Zellen (antigenspezifisch) und

b) natürliche Killerzellen (antigenunspezifisch)

A 7.38 Sie **zerstören** in erster Linie **virus-** und **krebsbefallene Zellen.** Sie arbeiten **antigenspezifisch,** d.h., sie reagieren auf antigene Strukturen auf der Oberfläche von Körperzellen, die durch Virusbefall derselben entstanden sind.

A 7.39 Natürliche Killerzellen greifen **virus-** und **krebsbefallene Zellen** an, allerdings arbeiten sie **nicht antigenspezifisch.**

A 7.40 Die **Monozyten**

A 7.41 **Megakaryozyt**

A 7.42 **Thrombozytose:** Erhöhung der Thrombozytenzahl im Blut auf über 380000/mm^3.

Thrombozytpenie: Absinken der Thrombozytenzahl im Blut unter 150000/mm^3.

A 7.43 Es kommt zu einer **vermehrten Blutungsneigung** mit Petechien (vereinzelte, winzige Blutpunkte), Purpura (dicht gesäte, punktförmige bis kleinfleckige Blutaustrittsstellen), Hämatomen, Blutergüssen oder sogar zu großflächigen Hautblutungen und inneren Blutungen.

A 7.44 Nährstoffe, Abbaustoffe, Hormone, Sauerstoff, Kohlendioxid, Enzyme, Antikörper u.a.m.

A 7.45 Die Blutstillung ist ein lebenswichtiger Vorgang, der zur **Beendigung** einer **Blutung** führt und somit das Verbluten verhindert.

A 7.46 Sobald ein Blutgefäß verletzt wird, **zieht** es sich **zusammen,** und zwar zunächst reflektorisch und nachfolgend durch die Wirkung gefäßaktiver Stoffe der Thrombozyten. Außerdem kann sich das **geschädigte Endothel zusammenrollen** und **verkleben.**

A 7.47 Unter der Thrombozytenaggregation versteht man die Bildung eines **Thrombozytenpfropfes.**

Die Bildung eines solchen Pfropfes wird durch den stark verlangsamten Blutstrom an der Verletzungsstelle ausgelöst, indem sich die Thrombozyten an deren „Rauhigkeit" anlagern. Außerdem spielt die Freisetzung bestimmter Stoffe aus der verengten Gefäßwand und aus den angelagerten Thrombozyten eine Rolle, wodurch deren Verklumpung wesentlich begünstigt wird.

A 7.48 Unter primärer Blutungszeit versteht man die Zeit der **Gefäßreaktionen** plus die Zeit der **Thrombozytenaggregation.** Sie liegt zwischen 1 bis 3 Minuten.

A 7.49 3 bis 11 Minuten

A 7.50 12 bis 13 (Faktor VI konnte in seiner Existenz nicht bestätigt werden, er ist wahrscheinlich mit Faktor V identisch).

A 7.51 Hier sollten Sie erwähnt haben: **Fibrinogen, Prothrombin,** und **Kalziumionen.** Weitere bekannte Blutgerinnungsfaktoren sind noch Gewebethromboplastin, Faktor X und die antihämophilen Faktoren A und B.

A 7.52 Das **Extrinsic-System** wird aktiviert, wenn es durch **Gefäßverletzungen** zu Einblutungen in das umliegende Gewebe kommt. Dagegen läuft das **Intrinsic-System** aufgrund einer **Verletzung** des **Gefäßendothels** ab, beispielsweise durch eine Entzündung der Intima.

A 7.53 **Natriumzitrat, Heparin, Acetylsalicylsäure** und **Cumarin.**

A 7.54 Bei einer Thrombolyse wird ein **Blutpfropf aufgelöst.** Dies kann durch das körpereigene Plasmin oder durch bestimmte Medikamente erfolgen.

A 7.55 Es kommt zu einer erhöhten **Blutungsneigung.**

A 7.56 Es besteht nun eine erhöhte **Thromboseneigung.**

A 7.57 Der Quick-Test dient der **Bestimmung** der **Blutgerinnungszeit.**

A 7.58 Ursachen können sein: angeborene Blutgerinnungsstörung (z.B. **Hämophilie**), **Antikoagulanzieneinnahme, Vitamin-K-Mangel** aufgrund von Lebererkrankungen oder Vitamin K-Resorptionsstörungen.

A 7.59 **Rubor** (Rötung)
Durch die Erweiterung kleiner Hautgefäße enthalten diese vermehrt rote Blutkörperchen, was als Rötung sichtbar wird.

Calor (Hitze)
Durch die gesteigerte Stoffwechseltätigkeit und die vermehrte Durchblutung im Entzündungsgebiet fällt vermehrt Wärme an.

Dolor (Schmerz)
Vermehrter Flüssigkeitsdruck im Gewebe und Entzündungsmediatoren reizen die Nervenendigungen.

Tumor (Schwellung)
Durch die gesteigerte Kapillardurchlässigkeit ist vermehrt Plasma in das Gewebe ausgetreten.

A 7.60 Durch das vermehrte Austreten des Plasmas **dickt** das Blut in den Kapillaren **ein,** d.h., es enthält pro Volumeneinheit mehr zelluläre Bestandteile als zuvor. Dies führt zu einer verschlechterten Fließeigenschaft. Außerdem ist durch die Weitstellung der Gefäße der Blutfluß verlangsamt und gerät so ins Stocken.

A 7.61 Im **Bindegewebe**

A 7.62 Das in den basophilen Granulozyten (Blut- und Gewebsmastzellen) und den Thrombozyten gespeicherte Histamin bewirkt bei Freisetzung:
- Gefäßerweiterung von Gefäßen mit einem Durchmesser < 80 µm
- Gefäßverengung von Gefäßen mit einem Durchmesser > 80 µm
- Zusammenziehung der Bronchialmuskulatur (Gefahr bei Asthma bronchiale)
- Adrenalinausschüttung (wirkt den meisten Kreislaufeffekten des Histamins entgegen)
- Endothelkontraktion und dadurch gesteigerte Permeabilität (Gewebsödem)
- Steigerung der Magensaftsäureproduktion
- Steigerung der Darmmotilität

Auf das Herz wirkt es:
positiv inotrop
positiv chronotrop
positiv bathmotrop
positiv dromotrop

A 7.63 **Neutrophile Granulozyten, eosinophile Granulozyten, Monozyten, B- und T-Lymphozyten**

A 7.64 Bei einer Zunahme der Leukozyten auf über **9 000 pro mm³** Blut.
Zu einer Leukozytose kommt es typischerweise bei **Infektionskrankheiten, lokalen Entzündungen und bei Leukämien.**
Physiologisch ohne Krankheitswert kann es zur Leukozytose während der Schwangerschaft, nach schwerer körperlicher Arbeit, nach dem Essen, bei Säuglingen und Kleinkindern kommen.

A 7.65 Bei einem weißen Differentialblutbild werden die **prozentuale Verteilung** der **weißen Blutkörperchen** und **krankhafte Zellformen** bestimmt. Dies erfolgt durch Auszählen von jeweils 100 Blutzellen (oder ein Vielfaches).

A 7.66 Die Retikulozyten (Proerythrozyten) sind **junge rote Blutkörperchen.**
Das rote Blutkörperchen wird im roten Knochenmark aus dem Hämozytoblasten (Stammzelle) gebildet und wandelt sich dann in den Erythroblasten um. Dieser verläßt das Knochenmark und tritt ins Blut über. Dabei stößt er seinen Kern aus. Diese **kernlose Zelle** im Blut wird als Retikulozyt bezeichnet. Dieser Retikulozyt reift nun im Blut zu seiner endgültigen Form als Erythrozyt aus.

A 7.67 **Rotes Differentialblutbild**
Bei einem roten Differentialblutbild werden die Erythrozyten nach **Qualität** (z.B. Kernreste), **Form, Größe** und **färberischem Verhalten** beurteilt.

Leukozytose mit Linksverschiebung
Die meisten bakteriellen Infektionskrankheiten führen zunächst zu einer Erhöhung der neutrophilen Granulozyten (Leukozytose). Im Differentialblutbild erscheinen sie als reife segmentkernige neutrophile Granulozyten. Wenn im Körper jedoch anhaltend segmentkernige neutrophile Granulozyten verbraucht werden, werden aus dem Knochenmark verstärkt die **unreifen stabkernigen neutrophilen Granulozyten** abgegeben. Man spricht beim Auftreten dieser jugendlichen Formen der neutrophilen Granulozyten im Blut von Linksverschiebung.

Leukopenie
Bei einer Leukopenie kommt es zu einem **Absinken** der **Leukozyten unter 5 000** pro mm³ Blut. Meist sind die neutrophilen Granulozyten vermindert.

7

A 7.68 Bei einer Infektionskrankheit ändert sich das weiße Differentialblutbild oft in der folgenden Weise:
Akute Kampfphase
Erhöhung der neutrophilen Granulozyten
Überwindungsphase
Erhöhung der Monozyten
Heilphase
Erhöhung der Lymphozyten
Postinfektiös
Erhöhung der eosinophilen Granulozyten

A 7.69 Zur verlangsamten BSG kann es kommen durch:
Medikamente (Senkungsblocker: Kortison, Acetylsalicylsäure)
Blutkrankheiten
(Polyzythämie, Polyglobulie, Sichelzellanämie)
Lebererkrankungen
Allergien
Vegetative Dystonie
(beim Jugendlichen)
Herzinsuffizienz

A 7.70 Bei der Blutgasanalyse werden meist im arteriellen, seltener im venösen oder kapillären **Blut** die **vorhandenen Gase** bestimmt. Dabei werden im allgemeinen **Sauerstoff** und **Kohlendioxid** im Blut ermittelt, seltener werden die pathologischen Blutgase Stickstoff, Kohlenmonoxid, Blausäure u.a. bestimmt.
Die Blutgasanalyse spielt im Krankenhaus eine wichtige Rolle zur Beurteilung des pulmonalen Gasaustauschs und wird deshalb vor allem bei der Narkoseüberwachung eingesetzt. Sie kann aber auch bei Lungenfunktionsprüfungen und zur Beurteilung einer respiratorischen Insuffizienz eingesetzt werden.

A 7.71 Bei der Knochenmarkbiopsie wird mittels einer Spezialkanüle **Gewebe aus** dem **Markraum** der **platten Knochen** (Beckenkamm, Brustbein) **entnommen.**

A 7.72 Das so gewonnene Material kann untersucht und beurteilt werden. Dadurch kann man **Aufschluß** auf eventuell zugrundeliegende **Blutbildungsstörungen** wie **aplastische Anämien** oder **Leukämie** gewinnen.

A 7.73 Eine Anämie ist eine **Blutarmut.**
Es kann ein **Mangel** an **Hämoglobin** (roter Blutfarbstoff) oder ein **Mangel** an **Erythrozyten** oder ein Mangel an beidem bestehen.

A 7.74 1 C
2 B
3 A

A 7.75 Gründe der renalen Anämie sind, daß es aufgrund einer Niereninsuffizienz zu einer **mangelhaften Ausschüttung** von **Erythropoetin** kommen kann und damit zu einer unzureichenden Anregung der Bildung der roten Blutkörperchen.
Darüber hinaus können entzündliche Erkrankungen der Niere zu **Blut** im **Urin** oder zu **Sickerblutungen** führen, wodurch es zur **Eisenmangelanämie** kommt.

A 7.76 Bei der Sichelzellanämie sind die **roten Blutkörperchen** bei abnehmendem Sauerstoffgehalt **sichelförmig.**

A 7.77 Bei der Kugelzellanämie erkennt die Milz die kugelförmigen roten Blutkörperchen aufgrund ihrer **herabgesetzten Verformbarkeit** als **fehlerhaft** und baut sie deshalb ab.
Dieses Erkennen von fehlerhaften roten Blutkörperchen in der Milz kann man sich folgendermaßen vorstellen: Die Erythrozyten müssen sich in der roten Pulpa durch ein enges Netzwerk von bindegewebigen Strängen zwängen. Dieses Hindurchzwängen gelingt nur den jungen, gut verformbaren Zellen. Fehlerhafte und überalterte Erythrozyten verfangen sich im Netzwerk und werden von den Freßzellen abgebaut.

A 7.78 **Frauen:** 12 – 16 g/dl (120 – 160 g/l)
Männer: 14 – 18 g/dl (140 – 180 g/l)

A 7.79 Der HB_E-Wert gibt den **Hämoglobingehalt** eines durchschnittlichen **Erythrozyten** an.
Der HB_E-Wert wird auch noch als mean corpuscular hemoglobin bezeichnet und dann MCH abgekürzt.

A 7.80 Eine Erhöhung des HB_E-Wertes wird als hyperchrome Anämie bezeichnet. Bei der hyperchromen Anämie besteht ein **Mangel** an **Erythrozyten.** Um diesen Mangel auszugleichen, ist der **Hämoglobingehalt** der einzelnen **Erythrozyten erhöht.**
Bei der zugrundeliegenden Störung handelt es sich typischerweise um eine **Vitamin-B_{12}-Mangelanämie** (perniziöse Anämie).

A 7.81 Wenn der HB_E-Wert erniedrigt ist, liegt eine hypochrome Anämie vor. Es besteht ein **Mangel** an **Hämoglobin** der Erythrozyten. Die roten Blutkörperchen selbst liegen in ausreichender Anzahl vor. Die hypochrome Anämie tritt typischerweise bei **Eisenmangelanämie** auf.

A 7.82 Typische Beschwerden bei Eisenmangelanämie sind **Hautblässe, Müdigkeit, Tachykardie, Schwindel, Kälteempfindlichkeit, schlechtes Gedächtnis, spröde Haut, brüchige Nägel, Mundwinkelrhagaden, Zungenbrennen** und Atrophie der Schleimhäute des Mundes, des Rachens, der Speiseröhre, des Magens und des Darms.

A 7.83 Ursachen der Eisenmangelanämie können **Blutungen** sein, die beispielsweise aus Magen- oder Zwölffingerdarmgeschwüren, von Zwerchfellhernien oder aus verstärkten Regelblutungen bei Frauen stammen. Weitere in Betracht kommende Ursachen sind **chronische Infektionskrankheiten, Tumorerkrankungen, erhöhter Bedarf** während der Wachstumsphase, der Schwangerschaft oder der Stillzeit oder eine **gestörte Eisenaufnahme** aufgrund von Magensäuremangel, Magenkrebs oder nach Magenentfernung. Selten wird zu wenig Eisen über die **Nahrung** zugeführt.

A 7.84 Es muß auf jeden Fall die **Ursache** des Eisenmangels herausgefunden werden und, soweit möglich, diese behandelt werden. Des weiteren wird **Eisen substituiert,** indem man ein zweiwertiges Eisenpräparat verordnet. Eventuell ist es sinnvoll, ein Eisenpräparat zusammen mit Vitamin C zu verordnen, da Vitamin C die Eisenaufnahme verbessert.

A 7.85 **Eisenmangelanämie**

A 7.86 Der perniziösen Anämie liegt eine **Resorptionsstörung** oder eine **unzureichende Zufuhr** von **Vitamin B_{12}** vor.

A 7.87 Die perniziöse Anämie tritt bevorzugt im **fortgeschrittenen Lebensalter** auf. Dies hat seinen Grund darin, daß die Ursache der perniziösen Anämie oft in einem Fehlen des Intrinsic-Faktors aufgrund einer schweren Gastritis, eines Magenkrebses oder einer Magenentfernung liegt. Alle diese Schädigungen treten typischerweise im fortgeschrittenen Lebensalter auf.

A 7.88 Typische Beschwerden bei perniziöser Anämie sind die **allgemeinen Anämiesymptome** wie Müdigkeit, Kopfschmerzen, Tachykardie und schlechtes Gedächtnis. Darüber hinaus kommt es noch zu **Haut- und Schleimhautbeschwerden** wie Zungenbrennen, Mundwinkelrhagaden, Lacklippen und Lackzunge. Häufig bestehen Beschwerden seitens des **Magen-Darm-Traktes** wie Völlegefühl und Appetitlosigkeit.
Da oft nicht nur Vitamin B_{12} fehlt, sondern auch noch andere Vitamine des B-Komplexes, kann es zu **Neuropathien** wie Parästhesien und Gangunsicherheit kommen. Oft besteht eine **fahle Blässe.**

A 7.89 Aufgrund des Vitamin-B_{12}-Mangels kommt es zu einer **Verzögerung** der **Zellteilung** bei sonst normalem Zellwachstum. Aufgrund dieser verzögerten Zellteilung entstehen abnorm große Erythrozyten. Diese vergrößerten roten Blutkörperchen werden in der Milz und der Leber als fehlerhaft erkannt und abgebaut. Die Folge ist, daß insgesamt vermehrt Erythrozyten abgebaut werden, wodurch es zu einem erhöhten Anfall von Bilirubin kommt, der für die fahl-gelbliche Hautverfärbung verantwortlich ist.

A 7.90 Es muß in jedem Fall sorgfältig nach der **Ursache** geforscht und soweit möglich behandelt werden. Hier muß vor allen Dingen an das Vorliegen eines Magenkrebses oder einer schweren Gastritis gedacht werden. Ersteres muß durch geeignete Untersuchungen ausdrücklich ausgeschlossen werden.
Um den schweren Schäden des Vitamin-B_{12}-Mangels entgegenzuwirken, muß das fehlende Vitamin **substituiert** werden.
Kann im Körper der Intrinsic-Faktor nicht ausreichend gebildet werden, so hat es keinen Sinn, Vitamin B_{12} oral zu verabreichen, da es nicht aufgenommen werden kann. Es muß **parenteral** (unter Umgehung des Verdauungskanals) verabreicht werden.

Liegt der Intrinsic-Faktor ausreichend vor, aber Vitamin B_{12} wurde über die Nahrung nicht ausreichend zugeführt, so kann eine orale Verordnung erfolgen. Hier haben sich gerade für Kinder **Trinkfläschchen** bewährt.

A 7.91 Bei der hämolytischen Anämie kommt es zu einem **vermehrten** und **verfrühten Untergang** der **roten Blutkörperchen.**

A 7.92 Zur angeborenen hämolytischen Anämie gehören die **Kugel-** und die **Sichelzellanämie.**

A 7.93 Die Ursachen der hämolytischen Anämie können **erblich** bedingt sein. Dies trifft für die Kugel- und die Sichelzellanämie zu.
Die Ursache kann aber auch **erworben** sein. Hier können **Autoantikörper** gegen Erythrozyten vorliegen, die sich im Zuge von Infektionskrankheiten oder Krebserkrankungen gebildet haben. Des weiteren können noch **Blutgifte** wie Blei oder Schlangengifte eine Rolle spielen. **Sulfonamide** können als unerwünschte Wirkung eine hämolytische Anämie auslösen.

A 7.94 Es handelt sich um die **aplastische Anämie.**

A 7.95 Bei der Polyglobulie treten im Blut **vermehrt rote Blutkörperchen** auf, um einen bestehenden **Sauerstoffmangel** auszugleichen.

A 7.96 Mögliche Ursachen für Polyglobulie sind **Lungenerkrankungen** wie Lungenemphysem oder Lungenfibrosen, **Herzfehler** mit **Shunt,** bei denen es zur Mischblutbildung kommt, Langzeiteinnahme von **Kortison, starkes Rauchen** und bestimmte **Gifte** wie Blausäure und Kohlenmonoxid. Es kann jedoch auch sein, daß sich aufgrund eines **Aufenthalts** in **großen Höhen** eine Polyglobulie eingestellt hat. Gelegentlich liegt der Krankheit auch eine **gesteigerte Erythropoetinfreisetzung** infolge einer Nierenerkrankung zugrunde.

A 7.97 Von einer Pseudopolyglobulie spricht man, wenn im Blut die Anzahl der roten Blutkörperchen nicht tatsächlich erhöht ist, sondern wenn es aufgrund eines **starken Flüssigkeitsverlustes** zu einer **Bluteindickung** gekommen ist.

A 7.98 **Ja.** Wegen der Schwere der Erkrankung, vor allem wegen des erhöhten Thromboserisikos, ist es sinnvoll, daß der Heilpraktiker nur **begleitend** zum **Arzt** behandelt.

Zur wirkungsvollen Behandlung ist es unabdingbar notwendig, die **Ursache** der Erkrankung festzustellen, und, falls möglich, diese zu beheben. Als **symptomatische Therapie** haben sich **Aderlässe** bewährt.

A 7.99 Bei der Leukämie handelt es sich um eine **maligne Entartung** der **weißen Blutkörperchen,** bei der es zu einer **qualitativen** und meist auch zu einer **quantitativen Veränderung** der Leukozyten kommt.

A 7.100 Bei den akuten Leukämien sind die Leukozyten in **50%** der Fälle **erhöht,** in **25%** der Fälle **erniedrigt** und in **25%** der Fälle liegen die Leukozyten in **normaler** Anzahl vor.

A 7.101 Kinder sind eher von der **akuten Leukämie** betroffen.

A 7.102 Bei der akuten Leukämie kann es zu ähnlichen Beschwerden wie bei einer **schweren Infektionskrankheit** kommen, nämlich zu **Schüttelfrost** mit **hohem Fieber** und **Ulzerationen** im **Mundbereich.**

Aber die akute Leukämie kann auch **schleichend** mit **unklarer Symptomatik** beginnen:

Anämie mit Hautblässe, Müdigkeit, Tachykardie, Kopfschmerzen, schlechtem Gedächtnis, Schwindel und Kälteempfindlichkeit.

Granulozytopenie (Abnahme der Granulozyten) mit der Folge Abwehrschwäche, Soor, Fieber, eitrige Hauterscheinungen. **Thrombozytopenie** (Abnahme der Thrombozyten) mit der Folge der hämorrhagischen Diathese mit Petechien, Hämatomen, Nasen- und Zahnfleischbluten.

A 7.103 Von der chronisch-lymphatischen Leukämie werden in erster Linie **Männer über 45 Jahre** befallen.

A 7.104 Die **chronisch-lymphatische Leukämie** hat eine **bessere Prognose** als die chronisch-myeloische.

A 7.105 Die gefürchteten Folgen der Leukämie sind die **Leukozytopenie** (Abnahme funktionstüchtiger Leukozyten) mit der daraus resultierenden **Abwehrschwäche.**
Durch Verdrängungen im Knochenmark kann es zur **Anämie** mit ihren typischen Anämiesymptomen kommen und zur **Abnahme** der **Thrombozyten,** die zur hämorrhagischen Diathese führt.

A 7.106 Die Verdachtsdiagnose Polyzythämie kann schon bei der Inspektion gestellt werden, wenn eine **zyanotische Verfärbung** in Kombination mit einer **Pseudokonjunktivitis** vorliegt.

A 7.107 Vermutlich wird der Patient über **Hautjucken** klagen, das vor allem nach einem warmen Bad auftritt.
Möglicherweise klagt er über **Druck im rechten Oberbauch,** der sich aufgrund einer Lebervergrößerung eingestellt hat. Oft bestehen noch eine Blutdruckerhöhung, Atem- und Kreislaufbeschwerden, gelegentlich auch Magen- oder Zwölffingerdarmgeschwüre.

A 7.108 Bei der Polyzythämie besteht eine erhöhte Thromboseneigung, weil es zur **Bluteindickung** gekommen ist.

A 7.109 Die Leber- und Milzvergrößerung ist auf den **vermehrten Abbau der Blutzellen** zurückzuführen.

A 7.110 Bei der Polyzythämie sind **alle drei Blutzellen** (Erythrozyten, Thrombozyten, Leukozyten) vermehrt. Bei der Polyglobulie dagegen sind nur die **Erythrozyten vermehrt.**

A 7.111 Zur Agranulozytose kann es wegen **Unverträglichkeit** auf bestimmte **Medikamente** kommen (z.B. Schmerz- und Beruhigungsmittel, Diuretika, Antibiotika, Sulfonamide). Sie kann sich aber auch bei entsprechender Disposition als Reaktion auf **Toxine** von **Krankheitserregern** einstellen.

A 7.112 Der Erbdefekt bei Hämophilie ist auf dem X-Chromosom lokalisiert. Da die Frau zwei X-Chromosomen besitzt, kann sie den Defekt des geschädigten Chromosoms mit ihrem zweiten Chromosom ausgleichen. Der Mann besitzt **nur ein X-Chromosom.** Trägt dieses Chromosom die falsche Information, so hat der Mann keine Möglichkeit des Ausgleichs.

A 7.113 Bei Bluterkranken kommt es typischerweise zu **wiederholten Gelenkblutungen.** Diese haben zur Folge, daß es zu **degenerativen Knorpel- und Knochendefekten** und Ablagerungen von Hämosiderin (eisenhaltige Eiweißkörper, Speicherform des Eisens) in die Gelenke kommt. Deshalb kommt es im fortgeschrittenen Stadium zu **Deformierungen, Bewegungseinschränkungen** und **Versteifungen** in **Fehlstellungen.**

A 7.114 Anzukreuzen sind 2, 3, 5

A 7.115 Anzukreuzen sind 1, 2, 4, 5, 6
Anmerkung:
Punkt 3: In den Diaphysen wird nur beim Kind Blut gebildet.

A 7.116 Anzukreuzen ist 2

A 7.117 Anzukreuzen sind 1, 2, 3, 5
Anmerkung:
Punkt 4 und 6: Erythrozyten und B-Lymphozyten zählen zu den Blutzellen und nicht zum Blutplasma.

A 7.118 Anzukreuzen sind 1, 3, 6

A 7.119 Anzukreuzen sind 2, 3, 4, 5

A 7.120 Anzukreuzen sind 1, 2, 4, 5, 6

A 7.121 Anzukreuzen ist 2

A 7.122 Anzukreuzen sind 1, 3, 4, 6, 8
Anmerkung:
Punkt 2: Typisch ist die Scheibchenform mit der zentralen Eindellung.

A 7.123 Anzukreuzen ist 2

A 7.124 Anzukreuzen sind 2, 3, 4, 5, 6, 7, 8, 9

A 7.125 Anzukreuzen sind 2, 4
Anmerkung:
Punkt 1: Sie werden unterteilt in neutrophile, eosinophile und basophile Granulozyten.
Punkt 3: Die Lebensdauer beträgt einige Stunden bis wenige Tage.

A 7.126 Anzukreuzen sind 2, 4, 5, 7
Anmerkung:
Punkt 1: Die Neutrophilen sind die größte Gruppe der Leukozyten.

A 7.127 Anzukreuzen ist 2

A 7.128 Anzukreuzen sind 1, 4, 5
Anmerkung:
Punkt 3: Die B-Lymphozyten sind wichtige Antikörperbildner.

A 7.129 Anzukreuzen ist 3

A 7.130 Anzukreuzen sind 1, 2, 4
Anmerkung:
Punkt 3: Im Blut befindet sich zwar Calcium, aber es wird hier nicht gebildet, sondern es wird durch die Nahrung aufgenommen.

A 7.131 Anzukreuzen sind 2, 3, 4, 5, 6, 7, 8

A 7.132 Anzukreuzen sind 1, 2, 4, 5, 6

A 7.133 Anzukreuzen ist 4

A 7.134 Anzukreuzen sind 1, 4, 5, 6, 7
Anmerkung:
Punkt 2 und 3: Bei Infektionskrankheiten und Entzündungen ist die Blutsenkungsgeschwindigkeit beschleunigt.

A 7.135 Anzukreuzen sind 1, 2, 3, 5

A 7.136 Anzukreuzen sind 3, 4
Anmerkung:
Punkt 1: Es darf nicht heißen Leukozyten, sondern Erythrozyten.
Punkt 2: Es darf nicht heißen Kugelzellanämie, sondern Sichelzellanämie.

A 7.137 Anzukreuzen sind 1, 3, 4, 5, 6

A 7.138 Anzukreuzen sind 1 bis 9

A 7.139 Anzukreuzen sind 1, 2, 6, 7
Anmerkung:
Punkt 3: Pepsinogen ist für die Eiweißverdauung zuständig.
Punkt 4: Typischerweise ab dem 45. Lebensjahr.
Punkt 5: Es muß heißen makrozytäre Anämie.

A 7.140 Anzukreuzen sind 1, 3, 4, 5

A 7.141 Anzukreuzen sind 1 bis 5

A 7.142 Anzukreuzen sind 1, 2, 4, 5, 8, 9

A 7.143 Anzukreuzen sind 1, 2, 4

A 7.144 Anzukreuzen sind 1, 4, 5
Anmerkung:
Punkt 2: Mikro- und makrozytär wird bei den Anämieformen unterschieden.

A 7.145 Anzukreuzen ist 5
Anmerkung:
Punkt 1: Leukämie-Erkrankungen treten in ungefähr 50% akut auf.
Punkt 2: Ohne Therapie verlaufen sie meist tödlich.
Punkt 3: Die Leukozytenzahl ist in 50% erhöht, 25% erniedrigt und 25% normal.
Punkt 4: Es besteht für akute Leukämie zwar kein Behandlungsverbot, aber der Heilpraktiker muß den Patienten wegen der Schwere der Erkrankung immer an einen Arzt verweisen. Begleitend darf er allerdings therapieren.

A 7.146 Anzukreuzen ist 3
Anmerkung:
Punkt 2: Typischerweise kommt es zur Zyanose.
Punkt 4: Aderlässe können das Bild verbessern.

A 7.147 Anzukreuzen sind 2, 5
Anmerkung:
Punkt 1: Es muß heißen Granulozyten und nicht Monozyten.
Punkt 3: Die Ursachen sind unbekannt, man vermutet, daß es sich um eine ererbte Allergie handeln könnte.
Punkt 4: Die akute Agranulozytose verläuft oft tödlich.

A 7.148 Anzukreuzen sind 1, 4, 6
Anmerkung:
Punkt 5: Betroffen sind in erster Linie die Faktoren VIII oder IX.

A 8 Lymphatisches System

A 8.1 Wichtige Lymphgefäße

1 Milchbrustgang
→ Ductus thoracicus
2 Sammelstelle der Lymphe des Bauchraumes
→ Cisterna chyli
3 Beckenhauptlymphgefäß
→ Truncus lumbalis
4 Eingeweidelymphgefäß
→ Truncus intestinalis
5 Leistenlymphknoten
→ Nodi lymphatici inguinales
6 Achsellymphknoten
→ Nodi lymphatici axillares
7 Rechter Hauptlymphstamm
→ Ductus lymphaticus dexter
8 Mündungsstelle des Milchbrustganges in den Venenwinkel von Drossel- und Schlüsselbeinvene
9 Mündungsstelle des rechten Hauptlymphstammes

A 8.2 Aufbau eines Lymphknotens

1 Kapsel
→ Capsula
2 Zwischenwand
→ Septum
3 Lymphfollikel
→ Nodulus lymphaticus
4 Blutgefäße (Arterien und Venen)
→ Vasa
5 Zuführendes Lymphgefäß
→ Vas lymphaticum afferens
6 Abführendes Lymphgefäß
→ Vas lymphaticum efferens
7 Markregion mit Lymphknotensinus
→ Medulla nodi lymphatici

A 8.3 Das lymphatische System ist die **Gesamtheit** des **lymphatischen Gewebes** wie **Lymphknoten, Lymphgefäße, Milz, Thymus, Tonsillen, Peyer-Plaques** des Darmes, **Waldeyerscher Abwehrring** (lymphatischer Abwehrring) und **Wurmfortsatz** (Appendix vermiformis).

A 8.4 Das Lymphsystem bildet ein eigenes **Transportsystem.** Des weiteren ist es die **Grundlage** des **Immunsystems.**

A 8.5 **A Lymphplasma**
Das Lymphplasma entspricht im wesentlichen der Gewebeflüssigkeit. Es schwimmen hier in gelöster Form
Nährstoffe
(Glukose, Aminosäuren, Fettsäuren)
Abbaustoffe
(Harnstoff, Harnsäure, Kreatinin)
Eiweißstoffe
(schwankender Gehalt an Albumin, Globulin und Fibrinogen)

B Lymphzellen
Lymphozyten
(reichlich B- und T-Lymphozyten)
Erythrozyten treten in der Lymphe nur vereinzelt auf.

A 8.6 Chylus heißt **Milchsaft.** Es handelt sich hierbei um die Lymphe aus dem **Abflußgebiet** des **Darmes** nach einer fettreichen Mahlzeit. Sie hat ein **milchig-trübes Aussehen**. Sie wird von den Dünndarmzotten in das zentrale Lymphgefäß aufgenommen und nachfolgend über die Lymphgefäße zum Milchbrustgang (Ductus thoracicus) transportiert.

A 8.7 Die in den Lymphgefäßen fließende Lymphe ist **hellgelb,** mit Ausnahme der milchig-trüben Lymphe aus dem Abstromgebiet des Darmes.

A 8.8 **Nein.**
Man kann nicht im eigentlichen Sinn von einem „Lymphkreislauf" sprechen,

vielmehr handelt es sich um einen „beigeordneten Schenkel" zum Kreislaufsystem.

A 8.9 Die Lymphe wird durch folgende Faktoren vorwärtsbewegt:

Durch die **Fähigkeit** der **Lymphgefäße,** sich in bestimmten Ausmaßen **zusammenzuziehen.**

Durch den **Flüssigkeitsdruck** im **Interstitium.**

Durch die **arteriellen Pulsationen.**

Durch die **Muskelbewegungen.**

Durch alle **Bewegungen** der **Eingeweide.**

Durch die **Veränderungen** der **Druckverhältnisse** durch die Ein- und Ausatmung.

A 8.10 Die Lymphgefäße sind mit Klappen ausgestattet, damit sich die **Faktoren** der **Lymphpumpe nicht gegenseitig aufheben** und so die Lymphe in den Gefäßen zurückströmt.

A 8.11 Die Lymphgefäße **ähneln** in ihrem Aufbau den **Venen,** besitzen also eine Intima, eine Media und eine Adventitia. Allerdings sind sie dünnwandiger und besitzen mehr Klappen als die Venen.

A 8.12 Pro Tag werden etwa **zwei** bis **drei Liter** Lymphe gebildet.

A 8.13 **Ductus thoracicus** → Milchbrustgang
Ductus lymphaticus dexter → rechter Hauptlymphgang

A 8.14 Der Milchbrustgang nimmt die **gesamte Lymphe** des **Körpers** auf, mit **Ausnahme** des rechten oberen Quadranten.

A 8.15 Die Cisterna chyli bildet den **Ausgangspunkt** des **Milchbrustganges,** der sich an dieser Stelle **sackartig ausweitet**. Sie wird durch den Zusammenfluß der beiden Beckenhauptlymphgefäße (Trunci lumbales) und des Eingeweidelymphganges (Truncus intestinalis) gebildet.

A 8.16 Der Milchbrustgang mündet in den **linken Venenwinkel,** der durch den Zusammenfluß der linken Drosselvene (V. jugularis) und der linken Schlüsselbeinvene (V. subclavia) gebildet wird.

A 8.17 Lymphknoten treten gehäuft in der **Hals-Rachen-Region** auf, wo sie einen ersten Abwehrring gegen Erreger bilden, die über die Nahrung oder die Atemluft eindringen. Des weiteren treten Lymphknoten vermehrt an den **Grenzen** des **Rumpfes** auf.

A 8.18 Ein regionärer Lymphknoten gehört zu einem **bestimmten Organ.** Er hat die Aufgabe, die aus diesem Organ abströmende Lymhe zu filtern, so daß die hier eventuell angefallenen Schadstoffe (z.B. Mikroorganismen, Krebszellen) nicht gleich ins allgemeine Lymphsystem gelangen.

A 8.19 Sammellymphknoten **sammeln** die Lymphe aus **verschiedenen regionären Lymphknoten.** Sie treten gehäuft entlang der Bauchaorta und im Hals auf.

A 8.20
1. **Reinigung der Lymphe** von Mikroorganismen (Bakterien, Viren), Schadstoffen (Toxinen, Staubteilchen), Zellfragmenten und überalterten Lymphozyten.
2. **Produktion von B- und T-Lymphozyten**

A 8.21 Ein Lymphknoten hat meist **mehrere zuführende** aber nur **ein abführendes Gefäß.** Von der bindegewebigen Kapsel, die den Lymphknoten umgibt, ziehen **Bälkchen** (Trabekel) ins Innere. An den Bälkchen sitzt ein Netz aus retikulären Fasern. Hier findet die Reinigung der Lymphe statt. Zwischen dem Bälkchenwerk sitzen **Lymphfollikel,** die B- und T-Lymphozyten produzieren.

A 8.22 Die Milz liegt im hinteren linken Oberbauch. Ihre Nachbarorgane sind das **Zwerchfell,** der **Magen,** das **Pankreas,** der **Dickdarm** und die **linke Niere.**

A 8.23 Die Milz ist von einer **derben bindegewebigen Kapsel** umgeben, von der aus Bälkchen ins Innere ziehen. An einer durchgeschnittenen Milz kann man zwei Anteile unterscheiden, nämlich die **rote** und die **weiße Pulpa.**

A 8.24 Die rote Pulpa besteht im wesentlichen aus den **Milzsinusoiden** (weite Kapillaren mit vielen Makrophagen) und aus kleinen, **zartwandigen Blutgefäßen.** Sie erhält ihre Farbe durch die zahlreichen roten Blutkörperchen, die sich hier befinden.

A 8.25 Die weiße Pulpa der Milz besteht vorwiegend aus **lymphatischem Gewebe.** Sie umgibt die kleinen Milzarterien wie eine Scheide (Lymphscheide). An dieser Scheide sitzen die **Malpighi-Körperchen,** kugelförmige Verdickungen. Ihr Bau entspricht im wesentlichen den Lymphfollikeln der Lymphknoten.

A 8.26 In der weißen Pulpa werden **Lymphozyten hergestellt.** Deshalb wird die weiße Pulpa zu den lymphatischen Organen gezählt.

A 8.27 **Milzarterie** und **Milzvene**

A 8.28 Die Malpighi-Körperchen sind die **kugelförmigen Verdickungen** der weißen Pulpa, die wie eine Scheide um die Arterien herum angeordnet sind.
Es handelt sich um eine typische B-Lymphozyten-Region.

A 8.29 Unter Blutmauserung versteht man den natürlichen Abbau der roten Blutkörperchen in Kombination mit ihrer Neubildung. In der Milz müssen sich die Erythrozyten durch ein **enges Netzwerk** von **Milzsträngen** zwängen. Den jungen roten Blutkörperchen, die noch gut verformbar sind, gelingt dies. **Ältere** dagegen **verfangen sich** in diesem Netz und werden von Phagozyten **abgebaut.**

A 8.30 Nachbarorgane des Thymus sind das **Brustbein** und der **Herzbeutel.** Rückwärts berührt er die großen Gefäße, nämlich die obere Hohlvene und den Aortenbogen. Normalerweise überragt er das Brustbein nicht. Gelegentlich kann er sich jedoch bis zur Schilddrüse erstrecken (s. auch nächste Frage).

A 8.31 Beim **Kind** reicht der Thymus **vom Herzbeutel** bis hinauf **zur Schilddrüse.**

Beim **Erwachsenen** bildet er sich zurück und wird zum **retrosternalen Fettkörper.**

A 8.32 Beim Kleinkind erreicht der Thymus seine größte Ausdehnung. Bis zur Pubertät behält er seine absolute Größe bei. Betrachtet man allerdings sein Verhältnis zum Körpergewicht, so verkleinert er sich bereits jetzt relativ. Nach der Pubertät beginnt der Thymus zu **verfetten,** das **Thymusgewebe nimmt ab.** Nach dem 20. Lebensjahr spricht man vom retrosternalen Fettkörper und meint damit den sogenannten **Thymusrestkörper.** Im Laufe der Jahre bildet sich der Thymus noch weiter zurück und verfettet noch mehr.
Man überlegt, ob die Abwehrschwäche alter Leute mit dieser Verfettung des Thymus in Zusammenhang stehen könnte.

A 8.33 Schon während der Fetalzeit, aber auch noch in der frühen Kindheit, wandern Lymphozyten aus dem Knochenmark über das Blutgefäßsystem in die äußere Thymusrinde ein. Hier setzen sie sich fest und beginnen sich zu teilen. In einem Ausreifungsvorgang werden sie langsam in Richtung des Thymusmarks weitergeschoben, wobei sie auf noch nicht geklärte Art und Weise zu T-Lymphozyten ausreifen. Man vergleicht diesen Vorgang gerne mit einer Schulung, wobei die Lymphozyten ihre spätere **Aufgabe als T-Lymphozyt** lernen.

A 8.34 Im Thymusmark kommen die Thymuskörperchen vor. Es handelt sich hierbei um Epithelkugeln, die aus Zellagen, vergleichbar wie Zwiebelschalen, angeordnet sind. Diese **Thymuskörperchen**

werden nach dem englischen Histologen Arthur Hassall (1819–1892) als Hassall-Körperchen bezeichnet. Ihre Aufgabe liegt noch im dunkeln.

A 8.35 Das Thymosin ist ein hormonähnlicher Wirkstoff, der auf die **Differenzierung** der **T-Lymphozyten** einwirkt.

A 8.36 Der lymphatische Abwehrring wird auch als Waldeyerscher Abwehrring bezeichnet. Er besteht aus einer **Ansammlung** von **lymphatischem Gewebe** im **Rachenbereich.**

A 8.37 Bei den lymphatischen Seitensträngen handelt es sich um **Lymphstränge im Rachen,** die in einer Schleimhautfalte liegen, die von der Öffnung der Ohrtrompete zu den nasalen Flächen des weichen Gaumens verlaufen.

A 8.38 Eine adenoide Vegetation ist eine **Wucherung** der **Rachenmandel,** wodurch es eventuell zur Verlegung des Nasenrachens und der Tuba auditiva kommen kann.
Es kommt bei den betroffenen Kindern zur Mundatmung mit Neigung zu Rhinitis, Laryngitis, Otitis, Trachitis, Bronchitis, nächtlicher Atemerschwernis, Schnarchen und Mundgeruch. Eventuell kann es zu Schwerhörigkeit kommen.

A 8.39 Ein **Polyp** ist eine **Schleimhautgeschwulst.** Er tritt im Darm, im Magen, an der Zervix und seltener an der Nasen- und Rachenschleimhaut auf. Umgangssprachlich wird die Bezeichnung „Nasenpolyp" oft fälschlicherweise für eine adenoide Vegetation verwendet.

A 8.40 Die Rachenmandel liegt am **Rachendach** des **Nasen-Rachen-Raumes** (Pars nasalis, Epipharynx).

A 8.41 Die Gaumenmandeln haben ihre **größte Entfaltung** in der **Kindheit.** Dies ergibt sich aus der Tatsache, daß das Kind erst die Infektionen durchmachen muß, gegen die es dann später immun ist. Schon mit der Pubertät bilden sich die Gaumenmandeln zurück. Beim Erwachsenen sind meist nur noch kleine Reste vorhanden.

A 8.42 **Angina catarrhalis**
Rötung, eventuell auch Schwellung

Plaut-Vincent-Angina
Tritt typischerweise nur einseitig auf. Die betroffene Mandel ist belegt und geschwürig verändert.

Diphtherie
Pseudomembranen, die sich von den Mandeln über Zäpfchen, Rachen und noch weiter ausdehnen können. Die Beläge haben eine grau-weiße Farbe und sitzen fest. Versucht man sie abzulösen, so beginnen sie zu bluten.

Agranulozytose
Es kommt zu Schleimhautgeschwüren und zu Schleimhautnekrosen, nicht nur der Mandeln, sondern auch des Rachens und des Anal- und Genitalbereiches.

Tonsillarabszeß
Der Rachen ist typischerweise einseitig hochrot entzündet. In der betroffenen Mandel bildet sich ein Eiterherd. Es kommt zur Abdrängung des Zäpfchens zur Gegenseite.

A 8.43 Gefürchtete Komplikationen einer Streptokokken-Angina sind **rheumatisches Fieber, Glomerulonephritis, Endo-, Myo-, Perikarditis, Mittelohrentzündung, Tonsillarabszeß** und **Sepsis.**

A 8.44 Es kann zu **Schüttelfrost** mit nachfolgendem **hohem Fieberanstieg, starken Halsschmerzen** und **Schluckbeschwerden** kommen. Des weiteren kann sich eine **Kieferklemme** einstellen.
Eine Racheninspektion ergibt eine einseitige, hochrote Verfärbung und Schwellung der betroffenen Seite, in der es dann zur Eiteransammlung kommt. Das Zäpfchen ist oft zur Gegenseite abgedrängt.

A 8.45 Ein Tonsillarabszeß kann sich aufgrund einer **Streptokokken-Angina** oder bei **chronischer Tonsillitis** einstellen. Selten ist auch ein Eiterherd im Kiefer oder Ohr (Felsenbeinspitzeneiterung) die Ursache.

A 8.46 **Hepatomegalie:**
Leberschwellung
Splenomegalie:
Milzschwellung
Hepatosplenomegalie:
Leber- und Milzschwellung
Hypersplenismus:
Erhöhte Tätigkeit der Milz. Führt zum vermehrten Abbau von Blutzellen (Anämie, Granulozytopenie, Thrombozytopenie).
Splenektomie:
Operative Entfernung der Milz
Milzpalpation:
Abtastung der Milz

A 8.47 *Um welche Krankheit handelt es sich?*
Lymphangiitis

Kann dabei Fieber auftreten?
Eventuell

Welche Komplikationen sind möglich?
Sepsis, später Lymphödem

Wie therapieren Sie?
Der Patient muß an den Arzt verwiesen werden, da verschreibungspflichtige Medikamente (Antibiotika) eingesetzt werden müssen.

A 8.48 Bei der Lymphogranulomatose unterscheidet man:

1. **Lymphogranulomatosis benigna** (Sarkoidose, Morbus Boeck) Chronische, meist generalisierte gutartige Granulomatose („Sarkoidose"), vor allem der Lunge, der Haut und der Lymphknoten
2. **Lymphogranulomatosis maligna** (Morbus Hodgkin)
3. **Lymphogranulomatosis inguinalis** (4. Geschlechtskrankheit)

A 8.49 Der Patient muß in jedem Fall an den **Arzt** verwiesen werden.
Bei Morbus Boeck wegen der Schwere der Erkrankung, bei Morbus Hodgkin, weil es sich um eine bösartige Erkrankung handelt, und bei der 4. Geschlechtskrankheit, weil Behandlungsverbot für den Heilpraktiker besteht.

A 8.50 Ein Lymphom ist eine **Lymphknotenvergrößerung.** Es kann unterschiedliche Ursachen haben.

A 8.51 Benigne Lymphome sind **entzündliche Lymphknotenvergrößerungen,** wie sie beispielsweise bei akuten bakteriellen Infektionen im zugehörigen Abflußgebiet auftreten, aber auch bei anderen Erkrankungen, wie z.B. Toxoplasmose, Mononucleosis infectiosa, Lymphknotentuberkulose, Boeck-Krankheit und vielen anderen.

A 8.52 Beim malignen Lymphom ist es zu einer **bösartigen Wucherung** gekommen, die vom lymphatischen Gewebe ihren Ausgang genommen hat. Sie tritt beim Morbus Hodgkin (Lymphogranulomatose), lymphatischer Leukämie und bei Lymphknotenmetastasen auf. Maligne Lymphome kommen in letzter Zeit gehäuft bei AIDS-Kranken vor.

A 8.53 Von einer generalisierten Lymphknotenschwellung spricht man, wenn **zwei oder mehrere nicht** in **Beziehung** stehende **Lymphknotengruppen** betroffen sind.

A 8.54 **Morbus Hodgkin** (Lymphogranulomatose)
Es handelt sich um eine bösartige, chronisch fortschreitende Erkrankung des lymphatischen Gewebes, bei der es zur Granulombildung kommt. Es besteht eine schmerzlose Schwellung einzelner Lymphknotengruppen, vor allem der Halslymphknoten.
Symptome: Alkoholschmerz, hartnäckiger Juckreiz, Nachtschweiß, Infektabwehrschwäche.

Leukämie
Maligne Entartung der weißen Blutkörperchen. Verschiedene Verlaufsformen möglich: akut und chronisch, unreifzellige und reifzellige, myeloische und lymphatische.
Symptome: Abwehrschwäche gegen Infektionen, Anämie und bedrohliche Blutungen durch Verminderung der Thrombozyten.

Mononucleosis infectiosa
(Pfeiffer-Drüsenfieber, Monozytenangina, infektiöse Mononukleose, Studentenfieber)
Es handelt sich um eine Viruserkrankung, die durch das Epstein-Barr-Virus, das zu den Herpes-Viren gehört, hervorgerufen wird.
Symptome: Es kommt zu Fieber, allgemeiner oder regionaler (vor allem im Hals- und Kopfbereich) Lymphknotenschwellung, Angina mit diphtherieähnlichen Belägen. Die Beläge greifen jedoch im Gegensatz zu Diphtherie nicht auf die Umgebung der Tonsillen über und sind mehr schmutzig-grau. Hepatosplenomegalie, eventuell mit Ikterus. Gelegentlich multiformes Exanthem. Im Blutbild tritt die typische Vermehrung der mononukleären (lymphoiden) Zellen auf.

Lues (Stadium II)
Geschlechtskrankheit. Generalisierte Lymphknotenschwellung mit Allgemeinerscheinungen wie Fieber, Kopf- und Gliederschmerzen und Hautausschlägen.

Röteln
Meist harmlos verlaufende Viruserkrankung mit Lymphknotenschwellung und Exanthem, eventuell mit leichtem katarrhalischem Vorstadium.

Masern
Sehr ansteckende Kinderkrankheit. Einem Vorstadium mit katarrhalischen Erscheinungen folgt ein Exanthemstadium. Im Exanthemstadium kommt es zur generalisierten Lymphknotenschwellung.

Toxoplasmose
Als Infektionsquelle kommen Katzen und rohes oder ungenügend gekochtes Fleisch von erkrankten Tieren in Betracht.
Es handelt sich um eine häufige Infektionskrankheit, die meist inapparent verläuft. Bei schweren Verläufen kommt es zu Fieber mit grippeähnlichen Symptomen, Angina und Lymphknotenschwellungen, vor allem am Hals. Bei schwersten Verläufen kommt es zu sehr hohem Fieber, Lähmungserscheinungen, Augen-, Lungen- und Herzbeteiligung.

Brucellosen
Wichtige Brucellosen sind Morbus Bang, Maltafieber und die Schweinebrucellose. Es handelt sich um eine Berufskrankheit von Tierärzten, Tierpflegern u.ä., da die Krankheit durch Tiere auf Menschen übertragen wird.
Symptome: Es kommt zu einem schubweisen Verlauf mit undulierendem Fieber und Organmanifestationen vor allem an Leber und Milz.

Chronische Polyarthritis
Entzündliche Gelenkerkrankung, von der vor allem Frauen betroffen sind.
Symptome: Schleichender Krankheitsbeginn mit Abgeschlagenheit, subfebrilen Temperaturen, Parästhesien, Morgensteifigkeit der Gelenke. Die Krankheit manifestiert sich meist zuerst an den Fingermittel- und Fingergrundgelenken. Im Blut ist häufig der Rheumafaktor nachweisbar.

AIDS
Erworbene Abwehrschwäche. Ab der dritten Krankheitsphase kann die Lymphknotenschwellung entweder generalisiert auftreten oder nur im Hals-Nacken-Bereich.

Lymphknotentuberkulose
Tuberkulöse, entzündliche Lymphknotenschwellung. Zur Lymphknotentuberkulose kommt es in jedem Fall im Rahmen des Primärkomplexes bei Lungenbefall. Die Abheilung erfolgt meist unter Verkalkung. Zur postprimären Lymph-

knotentuberkulose kann es durch hämatogene, seltener durch lymphogene Aussaat der Erreger kommen. Je nach Lokalisation der betroffenen Lymphknoten kommt es zu unterschiedlichen Beschwerden (z.B. Bronchial- oder Mesenteriallymphknotentuberkulose).

A 8.55 **Brustkrebs** (Mammakarzinom)
Leitsymptom ist der einseitige Knoten in der Brust, vor allem, wenn er sich derb und höckerig anfühlt und mit der Haut verbacken ist. Weitere Verdachtshinweise sind sezernierende Mamille, Einziehungen von Haut oder Brustwarze, Orangenhautphänomen und lokales Ödem.

M. Hodgkin (Lymphogranulomatose)
Siehe Antwort A 8.54.

Lymphatische Leukämie
Maligne Entartung der weißen Blutkörperchen. Akute und chronische Verlaufsform möglich.
Symptome: Abwehrschwäche gegen Infektionen, Anämie und bedrohliche Blutungen durch Verminderung der Thrombozyten.

Toxoplasmose
Siehe Antwort A 8.54.

Lupus erythematodes
Seltene Erkrankung des Gefäßbindegewebes, meist bei Frauen zwischen dem 20. und 30. Lebensjahr. Kann akut und chronisch verlaufen.
Symptome: Oft „schmetterlingsförmiger" Hautausschlag über Nase und Wangen. Gelenkbeteiligung, häufig auch innere Organe (Pleuritis!) betroffen.

Mastitis
Entzündung der weiblichen Brustdrüse. Es kommt zu Schmerzen, Fieber und Rötung. Später eventuell zur Fluktuation, d.h., zum „Schwappen" beim Palpieren durch die Bewegung der Flüssigkeitsansammlung (Eiter).

Erysipel (Wundrose)
Von einer Verletzung ausgehend, dringen Streptokokken in die Lymphbahn ein.
Symptome: Es kommt zur flächenhaften Rötung, die meist scharf begrenzt ist und zungenförmige Ausläufer hat. Außerdem treten Fieber, regionale Lymphknotenschwellung, beschleunigte BKS und Leukozytose auf. Prädilektionsstellen sind allerdings das Gesicht und die Unterschenkel, so daß die Arme nur selten betroffen sind.

Lymphangiitis
Entzündung der Lymphbahn, die meist in einer Infektion der Haut ihren Ursprung hat.
Symptome: Vom Infektionsherd ausgehend, sieht man einen roten Streifen, der sich entlang der Lymphbahn ausbreitet. Anschwellung der regionalen Lymphknoten, eventuell Fieber.

Beulenpest
Wird von Rattenflöhen auf den Menschen übertragen. Plötzlicher Krankheitsbeginn mit regionaler Lymphknotenbeteiligung.

Tularämie (Hasenpest)
Durch blutsaugende Insekten von Nagetieren auf den Menschen übertragen.
Primäraffekt und Beteiligung der regionalen Lymphknoten.

Brucellosen
Siehe Antwort A 8.54.

Milzbrand
Milzbrand kann aus dem Tierreich auf den Menschen übertragen werden. Häufigste Verlaufsform ist der Hautmilzbrand mit dem Auftreten des Hautmilzbrandkarbunkels, bei dem es zu einem lokalen Ödem und Lymphknotenschwellung kommt.

Syphilis (Stadium II)
Geschlechtskrankheit. Meist generalisierte Lymphknotenschwellung mit Allgemeinerscheinungen wie Fieber, Kopf- und Gliederschmerzen und Hautausschlägen.

AIDS
Erworbene Abwehrschwäche. Ab der dritten Krankheitsphase kann die

Lymphknotenschwellung entweder generalisiert auftreten oder nur im Hals-Nacken-Bereich.

A 8.56 **Kind**
Im Kindesalter kommt es typischerweise zu einer starken lymphatischen Reaktion bei **ablaufenden Infekten.** Aber man muß auch eine **Leukämie** in Betracht ziehen.

Jüngere Erwachsene
Pfeiffersches Drüsenfieber, Morbus Hodgkin, Sarkoidose.

Ältere Erwachsene
Lymphatische Leukämie, Lymphosarkom, Lymphknotenmetastasen.

A 8.57 An **Morbus Hodgkin** (Lymphogranulomatose) und **chronisch lymphatische Leukämie.** Bei Leukämie treten allerdings meist symmetrische Lymphknotenschwellungen auf.

A 8.58 An einen **bösartigen Prozeß**.

A 8.59 Ein **gut verschieblicher** Lymphknoten weist eher auf eine **entzündliche** Lymphknotenveränderung hin, eine **schlechte Verschieblichkeit** eher auf **Neoplasie.**

A 8.60 ***Infektionskrankheiten mit Behandlungsverbot:***

Fleckfieber
Rickettsiose, bei der es zu hohem Fieber mit Kopf- und Gliederschmerzen, zu Roseolen und enzephalitischen Erscheinungen kommt.

Ornithose
Durch Vögel auf den Menschen übertragbare Infektionskrankheit, die meist als atypische Pneumonie verläuft. Aber es kommen auch grippale, typhöse und enzephalitische Erscheinungsbilder vor. Die Erkrankung kann auch inapparent verlaufen.

Paratyphus
Verläuft ähnlich wie Typhus, allerdings ist der Verlauf im allgemeinen milder.

Typhus abdominalis
Erreger sind Salmonellen. Es kommt zu einen treppenförmigen Fieberanstieg, dann Kontinua-Fieber und auffolgend lytische Entfieberung. Anfangs besteht Verstopfung, dann kommt es zu erbsbreiartigen Durchfällen, Benommenheit und Roseolen.

Brucellosen (Morbus Bang)
Infektionskrankheit, die von Tieren auf den Menschen übertragen werden kann. Es kommt zu undulierendem Fieber und Bang-Granulomen.

Leptospirosen (Weilsche Krankheit, Canicola-Fieber)
Infektionskrankheit, die vom Tier auf den Menschen übertragen werden kann. Es kommt nach einem Generalisationsstadium zum Stadium der Organschädigung, in dem es zu Meningitis, Ikterus, Nephritis und hämorrhagischer Diathese kommen kann. Die bekanntesten Leptospiren-Erkrankungen sind Morbus Weil, Canicola-Fieber und Feldfieber.

Malaria
Durch Plasmodien ausgelöste Infektionskrankheit mit typischen Fieberanfällen und Anämie. Man unterscheidet die Malaria tertiana, quartana und tropica.

Q-Fieber
Durch Rickettsien hervorgerufene Infektionskrankheit, die meist als atypische Pneumonie verläuft.

Miliartuberkulose
Der Tuberkulose-Erreger, Mycobacterium tuberculosis, gelangt in die Blutbahn und besiedelt von hier aus ein oder mehrere Organe.

Virushepatitis
Akute Infektionskrankheit der Leber, bei der das Virus A, B, C, D und E unterschieden wird. Es kommt zu einem Vorläuferstadium mit uncharakteristischen Beschwerden, in 50% der Fälle stellt sich ein Ikterus ein.

Röteln
Meist harmlos verlaufende Kinderkrankheit mit Exanthem und Lymphknotenschwellung.

Syphilis
Chronisch verlaufende Geschlechtskrankheit, die in vier charakteristischen Stadien verläuft.

Milzbrand
Kann aus dem Tierreich übertragen werden. Es kann zum Haut-, Lungen- oder Darmmilzbrand kommen. Bei Milzbrandsepsis kommt es zum Anschwellen der Milz und später zur brandigen Verfärbung.

Infektionskrankheiten ohne Behandlungsverbot:

Mononucleosis infectiosa (Pfeiffer-Drüsenfieber)
Durch das Epstein-Barr-Virus (Herpes-Virus) hervorgerufene fieberhafte Infektionskrankheit des lymphatischen Gewebes, die mit einer Angina und oft mit generalisierten Lymphknotenschwellungen einhergeht.

Wolhynisches Fieber (Fünftagefieber)
In Osteuropa auftretende Rickettsiose, bei der es zu periodischem Fieber kommt, das meist alle fünf Tage für acht bis 48 Stunden auftritt.

Endocarditis lenta
Subakut verlaufende Herzinnenhautentzündung, die vor allem nach Zahnextraktionen oder einer Angina tonsillaris auftreten kann. Erreger sind Streptokokken.
Symptome: Es kommt zu subfebrilen Temperaturen, Herz- und Gelenkbeschwerden. In der Haut treten linsengroße, druckschmerzhafte, rote Knötchen („Osler-Knötchen") und petechiale Hautblutungen auf. Es kommt zur Herzinsuffizienz und zu Herzklappenfehlern.

Sarkoidose (Morbus Boeck)
Allgemeinerkrankung, bei der bevorzugt die Lymphknoten, die Lungen (Lungenfibrose) und die Haut betroffen werden. Es bilden sich Granulome.

Echinokokkose
Es kommt zum Befall eines Menschen mit Finnen des Hunde- oder Fuchsbandwurmes. Es bilden sich vor allem in der Leber flüssigkeitsgefüllte Zysten.

Bluterkrankungen:

Hämolytische Anämie
Es kommt zu einem vermehrten und verfrühten Untergang der Erythrozyten. Es kommt zum hämolytischen Ikterus. Ursache können Kugelzell- und Sichelzellanämie, chemische Gifte (Blei, Sulfonamide, Schlangengifte) und Autoantikörper sein.

Polyglobulie
Im Blut treten vermehrt Erythrozyten auf, um einen Sauerstoffmangel auszugleichen. Haut und Schleimhäute sind zyanotisch verfärbt. Der Hämatokritwert ist erhöht.

Polyzythämie
Es kommt zu einer Vermehrung der Erythrozyten, Leukozyten und Thrombozyten. Es kommt zu Zyanose mit Pseudokonjunktivitis. Es besteht eine erhöhte Thromboseneigung.

Chronisch myeloische Leukämie
Die Krankheit beginnt meist schleichend zwischen dem 20. bis 40. Lebensjahr. Es kommt meist zu einer Vermehrung der Leukozyten auf 30000 bis 300000 Zellen pro mm^3.

Chronisch lymphatische Leukämie
Es sind vorwiegend Männer im fortgeschrittenen Alter betroffen. Es besteht eine symmetrische Lymphknotenschwellung. Die Leukozyten vermehren sich meist bis zu 50000 Zellen pro mm^3.

Lymphogranulomatose (Morbus Hodgkin)
Es handelt sich um eine chronisch fortschreitende, bösartige Erkrankung des lymphatischen Gewebes, bei der es zu Granulomen kommt, die die charakteristischen Hodgkin-Zellen enthalten. Es kommt zur Schwellung einzelner Lymphknotengruppen, die nach Alkoholgenuß schmerzen. Es besteht ein hartnäckiger Juckreiz.

Pfortaderstauung:

Leberzirrhose
Leberzellgewebe geht durch Nekrose zugrunde, und es kommt zur Bindegewebswucherung. Dadurch wird der Blutdurchfluß behindert, und es kommt zu einem Pfortaderhochdruck. Es können sich Ösophagusvarizen, ein Caput medusae und ein Aszites ausbilden.

Stauungsleber
Vor allem bei Pericarditis constrictiva und Trikuspidalinsuffizienz kann es zur Stauungsleber und dann zur Pfortaderstauung kommen. Es bestehen gleichzeitig Ödeme, Zyanose, Meteorismus und manchmal Aszites.

Milzvenenthrombose
Es besteht eine Thrombose der Vena lienalis durch Entzündungen bei Allgemeininfektionen, fortgeleiteter Thrombophlebitis, idiopathisch, Polyzythämie und bei Milzzysten. Es kommt zu Abflußstörungen in der Milzvene.

Milzvenenstenose
Die Milzvenenstenose hat ähnliche Beschwerden wie die Milzvenenthrombose. Ursache kann hier beispielsweise ein Tumor sein.

A 8.61 Anzukreuzen sind 1, 2, 4, 5, 6
Anmerkung:
Punkt 8: Langerhanssche Inseln kommen im Pankreas vor.
Punkt 9: Leydigsche Zwischenzellen kommen im Hoden vor.

A 8.62 Anzukreuzen sind 1, 2, 3, 5, 6

A 8.63 Anzukreuzen sind 1, 2, 3, 6, 7

A 8.64 Anzukreuzen ist 2
Anmerkung:
Punkt 1: Es handelt sich nicht um ein geschlossenes Kreislaufsystem, sondern eher um einen beigeordneten Schenkel zum Blutkreislaufsystem.
Punkt 3: Arterien haben keine Klappen, außerdem ähneln die Lymphgefäße in ihrem Aufbau eher den Venen.
Punkt 4: Mit Chylus bezeichnet man die milchig-trübe Lymphe aus dem Abstromgebiet des Darmes.
Punkt 5: Pro Tag werden ungefähr 2 bis 3 Liter Lymphe gebildet.

A 8.65 Anzukreuzen sind 1, 2, 4, 6
Anmerkung:
Punkt 5: Der Ductus lymphaticus dexter sammelt die Lymphe aus der rechten Kopf-, Hals- und Brustkorbhälfte.

A 8.66 Anzukreuzen sind 1, 2, 4
Anmerkung:
Punkt 3: Granulozyten werden im Knochenmark gebildet.
Punkt 6: Rote Blutkörperchen kommen in der Lymphe kaum vor und werden deshalb vor allen Dingen in Milz, Leber und Knochenmark abgebaut.

A 8.67 Anzukreuzen sind 1, 4, 6
Anmerkung:
Punkt 3: Nur die linke Niere ist ein Nachbarorgan der Milz.

A 8.68 Anzukreuzen sind 1, 2, 4, 6, 7, 8, 9
Anmerkung:
Punkt 3: Vesica fellea ist die Gallenblase.
Punkt 5: Malpighi-Körperchen sind kugelige Verdickungen der weißen Pulpa.

A 8.69 Anzukreuzen sind 1, 4
Anmerkung:
Punkt 2: Die Milz wird nicht von Lymphe, sondern von Blut durchflossen.
Punkt 3: Wichtige Glykogenspeicher sind Leber und Muskel.

A 8.70 Anzukreuzen sind 2, 5, 6, 7
Anmerkung:
Punkt 3 und 4: Im Thymus findet keine direkte Bekämpfung von Krankheitserregern statt, sondern es handelt sich um eine Ausreifungsstätte der T-Lymphozyten.

A 8.71 Anzukreuzen sind 1, 4
Anmerkung:
Punkt 2: Es gibt nur eine Rachenmandel.

Punkte 3 und 5: Wurmfortsatz und Milz gehören zwar zu den lymphatischen Organen, aber nicht mehr zum lymphatischen Abwehrring, der sich in der Kopf-Hals-Region befindet.

A 8.72 Anzukreuzen ist 5
Anmerkung:
Punkt 1: Er kann noch an Seitenstrangangina erkranken.
Punkt 2: Angina tritt bevorzugt bei Kindern und Jugendlichen auf.
Punkt 3: Ansteckung erfolgt durch Tröpfcheninfektion.
Punkt 4: Der Heilpraktiker darf beispielsweise Diphtherie überhaupt nicht behandeln und bei eitriger Angina muß immer der Arzt zu Rate gezogen werden, da es sich um Streptokokken handeln kann, mit den gefürchteten Folgekrankheiten.

A 8.73 Anzukreuzen sind 3, 8, 9
Anmerkung:
Punkt 1: Angina catarrhalis hat Rötung und eventuell Schwellung.
Punkt 2: Bei Angina lacunaris ist typischerweise Eiter vorhanden.
Punkt 4: Plaut-Vincent-Angina tritt meist einseitig auf.
Punkt 5: Plaut-Vincent-Angina tritt meist zwischen dem 20. bis 40. Lebensjahr auf.
Punkt 6: Plaut-Vincent-Angina hat häufig subfebrile Temperaturen.
Punkt 7: Ein Tonsillarabszeß geht typischerweise mit hohem Fieber einher.

A 8.74 Anzukreuzen sind 1, 3, 4
Anmerkung:
Punkt 2: Bei der Lymphangiitis handelt es sich nicht um eine Blutvergiftung (Sepsis), sondern um eine Entzündung der Lymphbahn. Allerdings ist die Sepsis eine mögliche Komplikation der Lymphangiitis.
Punkt 5: Die regionalen Lymphknoten sind meist mitbetroffen.
Punkt 6: Es besteht kein absolutes Behandlungsverbot. Je nach Schwere der Erkrankung muß der Patient jedoch an den Arzt überwiesen werden, damit verschreibungspflichtige Medikamente angewendet werden können. Begleitend zum Arzt darf der Heilpraktiker auf jeden Fall behandeln.

A 8.75 Anzukreuzen sind 3, 4, 5
Anmerkung:
Punkt 1: Geschildert sind Herzödeme.
Punkt 2: Geschildert sind Nierenödeme.

A 8.76 Anzukreuzen sind 1, 3, 6, 7

A 9 Verdauungstrakt

A 9.1 Darstellung der Mundhöhle

1 Schlundenge
→ Isthmus faucium
2 Zäpfchen
→ Uvula
3 Vorderer Gaumenbogen
→ Arcus palatoglossus
4 Hinterer Gaumenbogen
→ Arcus palatopharyngeus
5 Gaumenmandel
→ Tonsilla palatina
6 Harter Gaumen
→ Palatum durum
7 Oberes Lippenbändchen
→ Frenulum labii superioris
8 Unteres Lippenbändchen
→ Frenulum labii inferioris

A 9.2 Anatomischer Aufbau der Speicheldrüsen

1 **Ohrspeicheldrüse (Glandula parotidea)**
Seröses Sekret;
Mündungsstelle des Ausführungsganges:
Vorhof der Mundhöhle auf Höhe des 2. oberen Mahlzahnes.

2 **Unterkieferspeicheldrüse (Glandula submandibularis)**
Gemischtes seröses und muköses Sekret;
Mündungsstelle des Ausführungsganges:
unterhalb der Zungenspitze beim Zungenbändchen im Mundboden.

3 **Unterzungenspeicheldrüse (Glandula sublingualis)**
Muköses Sekret;
Mündungsstelle des Ausführungsganges:
am seitlichen Zungenrand im Mundboden, ein größerer Ausführungsgang mündet meist gemeinsam mit dem Unterkieferspeicheldrüsenausführungsgang auf der kleinen Warze unterhalb der Zungenspitze.

A 9.3 Anatomischer Aufbau des Magens

1 Mageneingang (Kardia)
→ Ostium cardiacum
2 Magenausgang (Pförtner)
→ Pylorus
3 Magenkuppel (Magenfundus)
→ Fundus gastricus
→ Fundus ventricularis
4 Magenkörper
→ Corpus gastricum
→ Corpus ventriculi
5 Magenausgangsteil
→ Antrum pyloricum
6 Kleine Innenkrümmung
→ Curvatura minor
7 Große Außenkrümmung
→ Curvatura major
8 Schleimhautfalten
→ Plicae gastricae
9 Zwölffingerdarm
→ Duodenum

A 9.4 Darstellung eines Abschnittes des Leerdarmes
(Jejunum)

1 Ringfalten (Kerckring-Falten)
→ Plicae circulares
2 Zotten
→ Villi
3 Gekröse
→ Mesenterium

A 9.5 Anatomischer Aufbau des Dickdarms

1 Blinddarm
→ Caecum
2 Krummdarm
→ Ileum

3 Bauhin-Klappe (Ileozäkalklappe)
→ Valva ileocaecalis
4 Wurmfortsatz (Appendix)
→ Appendix vermiformis
5 Ausbuckelungen
→ Haustren
6 Längsmuskelband
→ Taenia libera
7 Fettanhängsel
→ Appendix epiploica
8 Abgang des Wurmfortsatzes
→ Ostium appendicis vermiformis

A 9.6

Pharynx:	Rachen
Larynx:	Kehlkopf
Ösophagus:	Speiseröhre
Ventriculus:	Magen
Gaster:	Magen
Enteron:	Darm (im engeren Sinn: Dünndarm)
Kolon:	Dickdarm
Rektum:	Mastdarm
Hepar:	Leber

A 9.7 Mit Resorption meint man, daß bestimmte **Stoffe** (Nährstoffe, Medikamente) auf dem Weg über den **Verdauungstrakt,** über die **Haut** oder die **Schleimhaut** in die **Blut-** oder **Lymphbahn aufgenommen** werden.

A 9.8 Ein Zahn ist ein knochenartiges Gebilde.
Das **Zahnbein** (Dentinum) umschließt die **Zahnpulpa,** die reich an feinfasrigem Bindegewebe, an Blutgefäßen und Nerven ist. In seinem **Wurzelanteil** ist das Zahnbein vom **Wurzelzement** umgeben. In seinem **Kronenanteil** ist es vom **Zahnschmelz** überzogen.

A 9.9 A: 1
B: 3
C: 2

A 9.10 **Enzyme**
sind **Eiweißverbindungen,** die als **Katalysatoren** die Stoffwechselvorgänge im Körper entscheidend beeinflussen. Sie werden innerhalb bestimmter, auf Enzymproduktion spezialisierter Zellen gebildet (z.B. in Magen, Darm und Pankreas).
Enzyme **beschleunigen** im Körper **bestimmte chemische Vorgänge,** bzw. bestimmte chemische Abläufe kommen durch Enzyme überhaupt erst in Gang. Das Enzym selbst bleibt bei diesem Vorgang **unverändert.**

Ferment
ist eine **ältere Bezeichnung** für **Enzym.** Die Bezeichnung Ferment wurde vor allem für Enzyme des Verdauungstraktes benutzt.

A 9.11 *Mündungsstelle des Ausführungsganges der Ohrspeicheldrüse*
Vorhof des Mundes in Höhe des zweiten Mahlzahnes.
Mündungsstelle des Ausführungsganges der Unterkieferspeicheldrüse
In der Mundhöhle auf einer kleinen Warze unterhalb der Zungenspitze.
Mündungsstelle des Ausführungsganges der Unterzungenspeicheldrüse
In der Mundhöhle am seitlichen Zungengrund auf einer Schleimhautfalte. Meist mündet noch ein größerer Ausführungsgang gemeinsam mit dem Ausführungsgang der Unterkieferspeicheldrüse auf der kleinen Warze unterhalb der Zungenspitze.

A 9.12 Ptyalin ist ein im Mundspeichel vorkommendes Verdauungsenzym, das die Aufgabe hat, **Polysaccharide** (Kohlenhydrate) in Maltose **abzubauen.**
Der Begriff Ptyalin gilt als veraltet. Eine neuere Bezeichnung dafür ist „Alpha-Amylase“.

A 9.13 *Nasen-Rachen-Raum (Pars nasalis pharyngis, Epipharynx)*
Er beginnt in Höhe des unteren Endes der **Nasenscheidewand** und reicht bis zum **weichen Gaumen.**

Mund-Rachen-Raum (Pars oralis pharyngis, Mesopharynx)
Er beginnt am **weichen Gaumen** und reicht bis zur Höhe des **Kehldeckels.**

Kehlkopf-Rachen-Raum (Pars laryngea pharyngis, Hypopharynx)
Er beginnt in Höhe des **Kehldeckels** und reicht bis zum Beginn der Speiseröhre in Höhe des **Unterrandes** des **Ringknorpels** des Kehlkopfes.

A 9.14 *Nachbarorgane im Halsteil der Speiseröhre*
Luftröhre (vorne)
Schilddrüse mit Nebenschilddrüse (seitlich)
Wirbelsäule (hinten)

Nachbarorgane im Brustteil der Speiseröhre
Luftröhre und linker Stammbronchus (vorne)
Herzbeutel (vorne)
Brustfell mit Lungen (seitlich)
Wirbelsäule (hinten)
Brustaorta (im unteren linken Teil)

Nachbarorgane im Bauchteil der Speiseröhre
Zwerchfell (Durchtrittsstelle)
Magen (Mageneingang)

A 9.15 **Hiatus oesophageus**

A 9.16 Die Speiseröhre verbindet den **Rachen** mit dem **Magen.**

A 9.17 Wenn die Speiseröhre keinen wirkungsvollen Verschluß gegenüber dem Magen hat, kann es zum **Rückfluß** von **Mageninhalt** in die Speiseröhre kommen. Hierdurch kann es zur **Reizung** und **Entzündung** der **Speiseröhrenwand** kommen, da vor allem die aggressiven Magensäfte (Salzsäure und Pepsin) die Speiseröhrenwand schädigen.

A 9.18 Natürliche Engen der Speiseröhre bilden der **Ringknorpel** des **Kehlkopfes,** die **Teilungsstelle** der **Luftröhre** und die **Durchtrittsstelle** durch das **Zwerchfell.**

A 9.19 Die Magenkuppel liegt **oberhalb** des **Mageneinganges.**

A 9.20 Der Magenausgangsteil schließt sich an den **Magenkörper** an. Er endet am **Pförtner.**

A 9.21 Der Mageneingang heißt **Kardia** (Cardia, Ostium cardiacum).

A 9.22 Der Magenausgang heißt **Pförtner** (Pylorus).

A 9.23 **Große Außenkrümmung**
(Curvatura major)
Kleine Innenkrümmung
(Curvatura minor)

A 9.24 Aufgaben des Magens sind die **Speicherung** der aufgenommenen **Nahrung, Zerkleinerung** der Nahrung durch segmentale und peristaltische Bewegungen, Einleitung der **Eiweißverdauung** und **Abtötung** von **Mikroorganismen** mittels der Salzsäure.

A 9.25 An der Muskelschicht des Magens kann man **drei Lagen** unterteilen:
- eine innere schräg verlaufende Muskelschicht,
- eine mittlere zirkulär verlaufende Muskelschicht,
- eine äußere längs verlaufende Muskelschicht.

9

A 9.26 A: 3
B: 1
C: 2

A 9.27 Nachbarorgane des Magens sind **Leber, Milz, Zwerchfell, Dickdarm, Bauchspeicheldrüse, Zwölffingerdarm, Bauchaorta, Speiseröhre, linke Niere** und **linke Nebenniere.**

A 9.28 Mit intraperitonealer Lage meint man, daß der Magen mit **Bauchfell überzogen** ist.

A 9.29 Bei der **segmentalen** Bewegung kommt es zum Zusammenziehen eines bestimmten Darmabschnittes. Sie dient dem **Durchmischen** des

Nahrungsbreies mit Enzymen. Bei der **peristaltischen** Bewegung dagegen ziehen sich die einzelnen Organabschnitte **nacheinander** zusammen und **transportieren** so den Inhalt des Hohlorgans **weiter.**

A 9.30 Der **Sympathikus hemmt,** der **Parasympathikus fördert** die Magenbewegung und die Magensaftproduktion.

A 9.31 Gastrin wird im **Ausgangsteil** der Magenschleimhaut in den sogenannten G-Zellen gebildet.

A 9.32 Die wichtigste Aufgabe des Gastrins ist die **Anregung** der **Salzsäurebildung** in den Belegzellen des Magens. Mit zunehmender Konzentration regt es auch die Bildung von Pepsin und von Bauchspeichelsaft an. Außerdem aktiviert es die Magen-Darm-Muskulatur einschließlich Mageneingang und Magenausgang.

A 9.33 Enterogastron (GIP, gastric inhibitory polypeptide) wird im **Zwölffingerdarm** gebildet, und zwar in enterochromaffinen Zellen.

A 9.34 Enterogastron **hemmt** die **Magenbewegung** und die **Magensaftproduktion.**

A 9.35 Der Intrinsic-Faktor wird benötigt, damit **Vitamin B_{12}** im **Ileum** resorbiert werden kann.

A 9.36 Die beiden Hauptaufgaben des Dünndarms sind der weitere **Abbau** der Nahrungsstoffe und deren **Resorption.**

A 9.37 **Bauchspeicheldrüse, Leber,** je nach Lage auch die Gallenblase, **rechte Niere, Dickdarm** (querliegender Teil), Pförtnerabschnitt des **Magens** (ist jedoch durch das Dickdarmgekröse von ihm getrennt), **Wirbelsäule** und **untere Hohlvene.**

A 9.38 Die Vater-Papille ist die **Mündungsstelle** des **Gallenganges** und des **Bauchspeichelganges in den Zwölffingerdarm.** Die Papille befindet sich in der Hinterwand des absteigenden Teils des Zwölffingerdarms. Innerhalb der Papille liegt ein Schließmuskel (Oddi-Sphinkter, M. sphincter ampullae hepatopancreaticae), der den Sekretfluß steuert.

A 9.39 Bei den Zotten handelt es sich um **fingerförmige Ausstülpungen** der **Dünndarmwand.** Eine Zotte hat eine Länge von ungefähr einem Millimeter. Sie ist mit einschichtigem Darmepithel überzogen, in das Becherzellen eingelagert sind.
In der Zotte befindet sich retikuläres Bindegewebe mit reichlich Kapillaren und einem zentralen Lymphgefäß. Des weiteren enthalten die Zotten längsverlaufende glatte Muskelzellen. Ziehen diese sich zusammen, so pressen sich dabei das zentrale Lymphgefäß und die Zottenvenen aus. In diesem Zusammenhang spricht man auch von der Zottenpumpe.

A 9.40 Bei den Kerckring-Falten (Plicae circulares) handelt es sich um **Ringfalten,** die von der Schleimhaut und der Verschiebeschicht des Dünndarms gebildet werden. Diese Ringfalten sind knapp einen Zentimeter hoch und dienen der Oberflächenvergrößerung des Dünndarms.

A 9.41 Die Submukosa des Dünndarms besteht aus **Bindegewebe.**

A 9.42 Die Brunner-Drüsen (Glandulae duodenales) kommen nur im **Zwölffingerdarm** vor. Sie sondern den Duodenalsaft ab.

A 9.43 Mit Darmflora bezeichnet man die **physiologischerweise** im **Darm** vorkommenden **Mikroorganismen.**

A 9.44 Die beiden Hauptaufgaben des Dickdarms sind **Wasserresorption** und **Vergärung** des **Zellstoffs.**

A 9.45 Die Tänien des Dickdarms sind **drei** aus **glatter Längsmuskulatur** bestehende Bänder, die streifenartig am Dickdarm entlangziehen.

A 9.46 Bei den Haustren handelt es sich um **Ausbuckelungen** der Dickdarmwand zwischen den drei Tänien.
Die einzelnen Ausbuckelungen sind durch Einschnürungen voneinander getrennt. Die Einschnürungen kommen durch Segmentationsbewegungen und Peristaltik der Ringmuskulatur zustande. Sie werfen im Inneren des Dickdarms Schleimhautfalten auf.
Die Ausbuckelungen und Einschnürungen ändern ständig ihren Platz (im Gegensatz zu den Kerckring-Falten).

A 9.47 Der Blinddarm (Caecum) liegt im **rechten Unterbauch, unterhalb** der **Einmündungsstelle** des **Ileums.**

A 9.48 Beim Wurmfortsatz handelt es sich um einen rudimentären Teil des Blinddarms, der zu einem **lymphatischen Organ** umgestaltet wurde und der deshalb wichtige **Abwehrfunktionen** hat.

A 9.49 Wenn man gemeinhin von Blinddarmentzündung spricht, meint man im allgemeinen eine **Entzündung** des **Wurmfortsatzes.** Die korrekte Bezeichnung muß aber in diesem Fall **Appendizitis** lauten.

A 9.50 Eine Blinddarmentzündung wird meist durch **örtlich** vorhandene **Darmkeime** ausgelöst.

A 9.51 Zur Prüfung des Rovsing-Zeichens **streicht** man den aufsteigenden **Dickdarm** in Richtung des **rechten Unterbauches** aus, also entgegengesetzt seiner natürlichen Flußrichtung.

A 9.52 **Appendizitis**

A 9.53 Aphthen können sich aufgrund von **Allergien,** vor allem auf scharfe Gewürze und Nüsse, **Magen-Darm-Erkrankungen, Traumen, elektrogalvanischen Strömen** oder durch **Viren** bilden.
Sie können solitär auftreten oder als Begleiterscheinung bei Allgemeinerkrankungen, beispielsweise bei Viruserkrankungen.

A 9.54 **Ja,** sogar sehr.

A 9.55 Häufige Ursachen für Mundwinkelrhagaden sind **Mangelernährung** und **Resorptionsstörungen,** vor allem Vitamin- und Eisenmangel. Außerdem könnten aber auch Infektionen (Strepto-, Staphylokokken, Herpesviren, Candida albicans) oder vermehrter Speichelfluß vorliegen.

A 9.56 **Abwehrschwäche** (AIDS, Säuglingsalter, Kachexie)
Medikamente (Antibiotika, Kortison)
Diabetes mellitus

A 9.57 Es muß auf jeden Fall versucht werden, die **Ursache herauszufinden**, warum es zu einem Rückfluß von Mageninhalt in die Speiseröhre kommt. Die Therapie richtet sich nach der zugrundeliegenden Ursache.

A 9.58 Auch in diesem Fall muß unbedingt die **Ursache herausgefunden** werden (z.B. Mediastinitis, Perikarditis, Cholezystitis, Tumoren). Symptomatisch können Dillsamen und Kümmel eingesetzt werden, aber auch Akupunktur, Homöopathie u.v.m.

A 9.59 Bei einer akuten Ösophagitis, die durch das Verschlucken von Säuren oder Laugen ausgelöst wurde, gibt man bei **Säureverätzungen Natriumbikarbonat** und bei **Laugenvergiftungen verdünnten Essig** zu trinken.
Steht davon nichts zur Verfügung, so verabreicht man reichlich **Wasser.**
Der Betroffene darf **nicht zum Erbrechen** gebracht werden. Nach neueren Erkenntnissen darf auch keine Milch gegeben werden, da diese die Aufnahme von Giftstoffen im Darm verbessern kann.

A 9.60 Die Therapie muß sich nach der zugrundeliegenden **Ursache** richten. So kann es sinnvoll sein, einen Verzicht auf Nikotin, Alkohol („Hochprozentiges“) und zu scharfe, zu heiße und zu stark gewürzte Speisen zu erreichen. Liegt die Ursache in überschüssiger Magensäure, soll der Patient auf säurelockende Speisen verzichten. Darüber hinaus können säurebindende Medikamente gegeben werden. Es muß für eine geregelte Verdauung gesorgt werden, um den intraabdominellen Druck zu senken.

A 9.61 Eine Achalasie der Speiseröhre ist ein **spastischer Verschluß** des **unteren Ösophagusanteils.** Es besteht eine **Öffnungshemmung.**

A 9.62 Die Ursache vermutet man in **Innervationsstörungen.**

A 9.63 Je nach Ausmaß der Achalasie schildert er **schmerzhafte Schlingstörungen** bis hin zur Schlingunfähigkeit. Hinter dem Brustbein kommt es zu Druckgefühl oder Schmerzen. Bestehen die Beschwerden seit längerem, kann es zur **Regurgitation** (Zurückfließen der Nahrung) kommen.

A 9.64 Bei Bettlägerigen besteht Aspirationsgefahr (Eindringen von Nahrung in die Atemwege) mit der Gefahr der **„Schluckpneumonie“.**

A 9.65 Grundsätzlich **ja,** da bei Achalasie kein Behandlungsverbot besteht. Je nach Schwere der Erkrankung, muß der Patient aber an den **Arzt** verwiesen werden, da schwere Fälle operativ behandelt werden müssen.

A 9.66 Er könnte über **Druckgefühl** und/oder **Schmerzen** hinter dem **Brustbein** klagen, **Völlegefühl, häufiges Aufstoßen, Sodbrennen** und **Atemnot.** Eventuell könnte er auch Herzjagen angeben, wenn es aufgrund einer Herzverlagerung zu Tachykardie gekommen ist. Es könnte aber auch sein, daß ihm die Hiatushernie **keine Beschwerden** bereitet, und daß er wegen einer anderen Erkrankung die Praxis aufsucht.

A 9.67 Der Patient muß nur an den Arzt verwiesen werden, wenn Einklemmungsgefahr besteht, oder wenn es zu Komplikationen wie Ulzerationen mit Blutungen (Anämie) oder zu Perforationen gekommen ist.
Ansonsten kann mit einer **Ernährungsumstellung,** bei der häufige, kleine Mahlzeiten genossen werden, durch **Senkung** des **intraabdominellen Drucks,** durch **Behandlung** einer eventuell bestehenden **Obstipation** und von **Meteorismus** sowie durch **Abbau** von **Übergewicht** Beschwerdefreiheit erreicht werden.

A 9.68 Ursachen von Ösophagusdivertikeln können eine **anlagebedingte Schwäche** der **Wandmuskulatur** sein.

Diese Divertikel treten an bestimmten Stellen auf. So kommt es vor allem oberhalb des oberen Speiseröhrenmundes (gelegentlich auch oberhalb des Schließmuskels am unteren Ende der Speiseröhre), wenn die Schließmuskeln unter einer zu hohen Spannung stehen, zu einem großen Divertikel. Genaugenommen handelt es sich allerdings im ersten Fall um ein Divertikel des Kehlkopf-Rachen-Raumes (Pars laryngea pharyngis) und nicht der Speiseröhre.
Direkt am Übergang von der Muskelschicht des Rachens in die Muskelschicht der Speiseröhre entsteht aufgrund der unterschiedlichen Verlaufsrichtungen der Muskelfasern ein muskelschwaches Dreieck an der Rückseite der Speiseröhre. Hier kann es zur Ausstülpung der Wand kommen. Treten Divertikel an der Mitte der Speiseröhre auf, so haben diese sich oft unter dem **Zug anliegender Organe,** vor allem von erkrankten und vernarbten **Lymphknoten** gebildet.

A 9.69 Speiseröhrenkrampfadern im unteren Drittel der Speiseröhre haben als Ursache in der Regel einen **Pfortaderhochdruck** (portale Hypertension). Die wichtigste Ursache für einen Pfortaderhochdruck ist die **Leberzirrhose.**

A 9.70 Chronische Speiseröhrenentzündung, Refluxösophagitis, Achalasie (Kardiospasmus), **Speiseröhrenkrebs,** Angina, retrosternale Struma, lokale Spasmen, verschluckte Fremdkörper und progressive Sklerodermie.

A 9.71 Es handelt sich um ein **akutes Abdomen.**
Der Patient muß **umgehend** ins **Krankenhaus** eingewiesen werden.

A 9.72 Beim **Reizmagen** besteht lediglich eine **funktionelle Störung.** Eine organische Veränderung des Magens kann nicht festgestellt werden.
Bei der **Gastritis** dagegen ist es zu einer **entzündlichen Veränderung** der **Magenschleimhaut** gekommen.

A 9.73 **Schmerzen** in der Magengegend, **Unverträglichkeit bestimmter Speisen**, Sodbrennen, Druck- und Völlegefühl im Oberbauch.

A 9.74 Ursachen der akuten Gastritis können in **verdorbener Nahrung**, in **Alkoholabusus, Medikamenteneinnahme** oder in der Zufuhr anderer schädlicher Stoffe liegen. Des weiteren kann sie als **Begleiterscheinung** von **Infektionskrankheiten** auftreten.

A 9.75 Liegt der akuten Gastritis eine **Infektionskrankheit** mit **Behandlungsverbot** für den Heilpraktiker zugrunde, darf er **nicht behandeln**.
In den **anderen** Fällen **darf** therapiert werden. Es muß jedoch beachtet werden, daß es bei schweren Fällen zur Exsikkose oder zur schweren Schädigung der Magenschleimhaut mit Blutungen kommen kann. In diesen Fällen muß der Patient an den **Arzt** verwiesen werden und der Heilpraktiker darf nur begleitend behandeln.

A 9.76
1. **Oberflächengastritis**
   mit einer oberflächlichen Entzündung der Magenschleimhaut.
2. **Chronisch-atrophische Gastritis**
   mit einer tiefer vorgedrungenen Entzündung der Magenschleimhaut, bei der es auch zu entzündlichen Veränderungen der Drüsen kommt. Die Magenschleimhaut hat eine erhöhte Neigung zur Bildung von Erosionen und Ulzerationen.

A 9.77 Es kann sein, daß **keine Beschwerden** bestehen. Mögliche Symptome sind **Unverträglichkeit bestimmter Speisen, Druck-** und **Völlegefühl,** selten kommt es zu Übelkeit, Brechreiz und Appetitlosigkeit.

A 9.78 Bei chronischer Gastritis muß darauf geachtet werden, daß die Nahrungsaufnahme in **Ruhe** geschieht, Hektik und Ärger während des Essens sind zu meiden. Die Mahlzeiten sollen über den Tag verteilt in **mehreren kleinen Portionen** eingenommen werden. Es soll **gut gekaut** werden.
Typische **pflanzliche Mittel** gegen chronische Gastritis sind Kalmuswurzel, Pfefferminze (vor allem bei Übelkeit und Brechreiz), Melisse und Fenchel.
Selbstverständlich können auch andere naturheilkundliche Behandlungsmethoden durchgeführt werden, wie beispielsweise Homöopathie, Farbtherapie, Akupunktur, Neuraltherapie u.v.m.

A 9.79 In beiden Fällen zeigt der Patient gewissermaßen mit dem Finger von außen auf das Geschwür. Bei **Magengeschwür** zeigt er mehr **links** der **Mittellinie,** beim **Zwölffingerdarmgeschwür** mehr **rechts** der **Mittellinie** den Sitz des **Hauptschmerzes** an. Der

Schmerz tritt vor allem als **Früh-, Spät-** oder **Nüchternschmerz** auf. Des weiteren kann es zu Druck- und Völlegefühl, Unverträglichkeit bestimmter Speisen, Übelkeit und Aufstoßen kommen.

A 9.80 Es handelt sich um einen sogenannten Nüchternschmerz. Dieser ist typisch für ein **Zwölffingerdarmgeschwür,** er kann jedoch auch bei einem pylorusnahen Magengeschwür auftreten.

A 9.81 Der Patient wird angehalten, in **Ruhe** zu **essen,** seine **Mahlzeiten** in **mehreren Portionen** über den Tag verteilt einzunehmen, **unverträgliche Speisen** zu **meiden** und während des Essens **gut** zu **kauen.** Oft ist eine **psychische Betreuung** notwendig, bei der der Betroffene lernt, mit belastenden Faktoren und mit Streß umzugehen. Bei **pflanzlichen Mitteln** hat sich vor allem die Kamille bewährt. Natürlich können auch andere naturheilkundliche Therapien eingesetzt werden.

A 9.82 Mit Dermographismus meint man die sogenannte **Hautschrift,** die als Reaktion auf eine mechanische Reizung der Haut auftritt, beispielsweise nach Bestreichen mit einem Stift. Sie kommt durch eine örtliche Gefäßreaktion der Haut zustande.
Man unterscheidet einen **roten** (häufig) und einen **weißen** (selten) **Dermographismus** (Dermographismus albus und ruber). Beim weißen Dermographismus kommt es durch Zusammenziehen der Gefäße zum Abblassen der Hautschrift. Beim roten Dermographismus dagegen kommt es durch Gefäßerweiterung zu einer Hautrötung der Hautschrift.

A 9.83 Das **Magengeschwür** hat eine größere Neigung maligne zu entarten als das Zwölffingerdarmgeschwür.

A 9.84 **Ja.**
Durch das Fehlen von Gallensaft können die aufgenommenen Fette nicht in Mizellen aufgespalten werden, und dadurch können sie von der Lipase des Pankreas und des Dünndarms nicht abgebaut werden. Darüber hinaus sind meist in den Fetten die fettlöslichen Vitamine eingeschlossen. Die Folge ist, daß es nicht nur zur Malabsorption der Fette, sondern auch der fettlöslichen Vitamine kommt.

A 9.85 **Ja.**
Allerdings muß der Heilpraktiker den Patienten unbedingt auf eine notwendige schulmedizinische Therapie (z. B. Operation) hinweisen.

A 9.86 M. Crohn, Sprue (Zöliakie), Cholera, Enteritis infectiosa, Typhus abdominalis, Paratyphus, Ileus, Wurmerkrankungen.

A 9.87 Mögliche Folgen der Malabsorption sind **Gewichtsverlust, Anämie, Vitaminmangelerscheinungen, Massenstühle, Muskelschwäche** u.a.m.

A 9.88 Grundsätzlich kann der Morbus Crohn **alle Abschnitte** des **Verdauungstraktes** befallen.

A 9.89 Die Ursache von Morbus Crohn ist **unbekannt.** Man vermutet, daß der Erkrankung ein **Autoimmungeschehen** zugrunde liegt.

A 9.90 Die Beschwerden können **akut** oder **schleichend** einsetzen. Es kommt im Bauchbereich zu **Schmerzen** bis hin zu Koliken, zu **langandauernden Durchfällen, Gewichtsverlust** und **Fieberschüben.** In der Analgegend kommt es oft zu schmerzhaften Fissuren, Fisteln und ödematösen Schwellungen. Im rechten unteren Bauchquadranten kann oft eine walzenartige, auf Druck schmerzhafte Verdickung getastet werden.

A 9.91 Es kann zur **Stenosierung** und damit zum **Ileus** kommen. Es können sich an weiteren Organen Entzündungen einstellen, beispielsweise an der Haut (Erythema nodosum), den Augen, der Leber und den Gelenken.

A 9.92 **Ja.** Wegen der Schwere der Erkrankung muß der Patient aber auch an den **Arzt** verwiesen werden, damit gegebenenfalls verschreibungspflichtige Medikamente eingesetzt werden können. Der Heilpraktiker kann jedoch mit den ihm bekannten naturheilkundlichen Therapien, beispielsweise mit Neuraltherapie oder Homöopathie, begleitend behandeln.

A 9.93 Das wichtigste Symptom bei Sprue sind die **Durchfälle,** die durch die gestörte Fettresorption charakteristischerweise voluminös, breiig, übelriechend und grau-weiß-glänzend sind.

A 9.94 Durch eine **Zottenatrophie** kommt es zur **Malabsorption.** Durch den Mangel an fettlöslichen Vitaminen kann es zu **Vitaminmangelzuständen** (therapieresistente Rachitis), zu **Gewichtsverlust, Osteoporose** und **Anämie** kommen.
Bei gehäuften wäßrigen Durchfällen kann es zu lebensbedrohlichen Wasser- und Elektrolytverlusten kommen, die zur Exsikkose führen können.

A 9.95 Der Patient muß eine **streng glutenfreie** Kost einhalten.

A 9.96 **Mikroorganismen,** z.B. Cholera, Enteritis infectiosa, Typhus abdominalis, **Allergien,** z.B. auf Milcheiweiß,
Reizkolon,
Dickdarmerkrankungen, z.B. Colitis ulcerosa, M. Crohn, Divertikulitis,
Nahrungsmittelvergiftungen,
Wurmerkrankungen,
Medikamente, z.B. Digitalis,
Schilddrüsenüberfunktion,
AIDS,
psychische Faktoren (Angst!).

A 9.97 Der Heilpraktiker darf nur pflanzliche Mittel gegen die Durchfallerkrankung einsetzen, wenn es sich nicht um eine Erkrankung mit **Behandlungsverbot** handelt.
Wichtige Obstipantia sind **Blutwurz** (Tormentillwurzel), schwarze Johannisbeeren und **getrocknete Heidelbeeren.**

A 9.98 Sehr stark wirkende pflanzliche Mittel gegen Obstipation sind **Sennesblätter, Sennesfrüchte** und **Aloe.** Auch Faulbaumrinde, Rhabarberwurzel und Lein haben abführende Wirkung.

A 9.99 **Ja**

A 9.100 Ein mechanischer Ileus kann durch **Fremdkörper, Verwachsungen** des **Bauchfells,** in denen sich eine **Darmschlinge verfangen** hat, **Wurmknäuel, Kotmassen, Brucheinklemmung, Invagination** (Einstülpung eines Darmabschnittes in einen anderen Darmteil) und **Tumoren** ausgelöst werden.

A 9.101 Ein paralytischer Ileus kann durch eine **Peritonitis,** durch **Gefäßverschluß** oder durch eine **Hypokaliämie** ausgelöst werden.

A 9.102 Es kommt zu **heftigsten, stechenden Schmerzattacken**, da der Darm versucht, das Hindernis zu überwinden. Es entwickelt sich eine **zunehmende Abwehrspannung** der **Bauchdecke.** Es kommt zu **Meteorismus** und **später,** wenn sich der Darmabschnitt zwischen der Verschlußstelle und dem After entleert hat, zu **Stuhl-** und **Windverhalten.** Des weiteren kann es zu **Erbrechen** kommen, das typischerweise zuerst sauer, dann bitter ist und letztendlich zum Koterbrechen führen kann.

A 9.103 Beim paralytischen Ileus kommt es zu **anhaltenden, dumpfen, mäßigen Bauchschmerzen,** des weiteren zu **Meteorismus, Erbrechen, Stuhl-** und **Windverhalten.** Die Bauchdecke ist anfangs weich, später hart. Im Stethoskop kommt es beim Abhören des Abdomens zur **„Grabesstille“.**

A 9.104 Je nach der zugrundeliegenden Ursache kann es beim Ileus zu **Peritonitis, Sepsis** und **Schock** kommen. Darmteile können absterben. Wird der Ileus nicht rechtzeitig sachgemäß behandelt, führt er zum **Tode.**

A 9.105 Es ist zu erwarten, daß das rote Blut aus **unteren Darmabschnitten** stammt und nicht mit der Magensäure in Kontakt kam.
Es ist aber auch denkbar, daß es sich um **starke Blutungen** aus den **oberen Abschnitten** des Verdauungstraktes handelt, nämlich dann, wenn das Blut den Magen-Darm-Kanal so schnell passiert, daß es nicht mit der Salzsäure in Verbindung treten konnte. Eine andere Möglichkeit ist, daß der Magen keine Salzsäure produziert. Im einzelnen kommen in Betracht: **Entzündungen, Geschwüre, Tumoren, Ösophagusvarizen** und **Hämorrhoiden.**
Differentialdiagnostisch muß „Blut im Stuhl“ abgegrenzt werden gegen pflanzliche Farbstoffe, die dem Stuhl eine rote Färbung geben können, wie rote Rüben, Heidelbeeren, Rotkohl und Spinat. Ebenfalls können Medikamente, und zwar eisen- und wismuthaltige Präparate, eine Verfärbung des Stuhls bewirken.

A 9.106 Bei okkultem, also mit dem bloßen Auge nicht feststellbarem Blut im Stuhl kommen als Ursache vor allem **Darmkrebs** und **Darmpolypen** in Betracht.

A 9.107 Die Behandlung bei Reizkolon kann durch **Psychotherapie, Homöopathie, Akupunktur, Neuraltherapie, Phytotherapie** (z.B. durch beruhigend wirkende Tees) und andere naturheilkundliche Therapien erfolgen. Sie muß sich immer an der Ursache der zugrundeliegenden Störung ausrichten.

A 9.108 Die genaue Ursache ist **unbekannt.** Man nimmt an, daß ein **Autoimmungeschehen, psychische Faktoren** und eine **familiäre Disposition** eine Rolle spielen.

A 9.109 Das charakteristischste Symptom sind die **blutig-schleimigen Durchfälle**, die auch blutig-schleimig-eitrig sein können, wenn es zu Sekundärinfektionen gekommen ist. Der Beginn ist meist schleichend mit unklaren Bauchbeschwerden, die sich bis zu äußerst schmerzhaften **Tenesmen** steigern können.
Nur in seltenen Fällen ist der Verlauf akut mit Fieber und schweren Durchfällen.

A 9.110 Schwere Verlaufsformen gehören in die Hand des **Arztes.** Leichte Verlaufsformen und präventiv, in der beschwerdefreien Zeit, kann der Heilpraktiker behandeln. Es muß eine **Ernährungsumstellung** erfolgen. Die weitere Behandlung kann durch naturheilkundliche Therapien erfolgen, wie **Phytotherapie, Homöopathie, Akupunktur** u.v.m.

A 9.111 Die Ursache der Divertikulose liegt in einer **anlagebedingten Schwäche** der **Darmwandmuskulatur.** Die Ausbildung von Divertikeln wird begünstigt durch **steigendes Lebensalter, ballaststoffarme Ernährung, Obstipation** und **Bewegungsmangel.**
Divertikel können sich aber auch bilden, wenn sich in der Umgebung der Darmwand entzündliche Prozesse abgespielt haben, die nun aufgrund von Vernarbung und Schrumpfung einen Zug auf die Darmwand ausüben.

A 9.112 Eine Divertikulose macht im allgemeinen **keine Beschwerden**.

A 9.113 Je nachdem, ob die Divertikulitis mehr **akut** oder mehr **chronisch** auftritt, kommt es zu mehr oder weniger heftigen Beschwerden.
Es können **Schmerzen** von unter-

schiedlicher Intensität auftreten, bis hin zu äußerst schmerzhaften **Tenesmen.** Es kann zu Obstipation oder Diarrhö kommen oder Obstipation und Diarrhö wechseln sich ab. Des weiteren können sich Übelkeit und Erbrechen einstellen. Je nachdem, wie akut das Krankheitsbild verläuft, kann es zu mehr oder weniger hohem Fieber und zur Leukozytose kommen. Typischerweise tritt ein walzenförmiger tastbarer Tumor im linken unteren Quadranten auf.
Da die Beschwerden der Divertikulitis denen der Appendizitis ähneln, spricht man auch von der „Linksappendizitis".

A 9.114 Bei **schweren** Formen von Divertikulitis muß wegen der möglichen gefährlichen Komplikationen **Krankenhauseinweisung** erfolgen. In leichten Fällen und präventiv kann der Heilpraktiker behandeln. Neben den bekannten naturheilkundlichen Therapien steht hier eine **Ernährungsumstellung** auf **ballaststoffreiche Nahrungsmittel** im Vordergrund.

A 9.115 Grundsätzlich können im Dickdarm sowohl **gut-** als auch **bösartige Tumoren** vorkommen. Allerdings sind gerade im Dickdarm bösartige Tumoren häufig. Bei den **gutartigen Tumoren** spielen **Polypen** die wichtigste Rolle.

A 9.116 Das Bauchfell entzündet sich fast immer **sekundär.** Der primäre Entzündungsherd kann beispielsweise eine Appendizitis, eine Cholezystitis, eine Pankreatitis, eine Magen- oder Darmperforation oder eine Entzündung der weiblichen Geschlechtsorgane sein.

A 9.117 **Reiswasserartige Durchfälle**

A 9.118 Bei schwerer Cholera tritt typischerweise kein Fieber auf, vielmehr kann es zu **Untertemperatur** kommen.

A 9.119 **Shigellen,** gramnegative unbewegliche Stäbchenbakterien.

A 9.120 Es kommt zu plötzlichem **Fieber, Übelkeit** und **Erbrechen,** heftigen **Bauchschmerzen** mit **Stuhldrang** und **blutig-schleimigen** Durchfällen.

A 9.121 Hohes **Fieber** mit **Übelkeit** und **Erbrechen, Darmtenesmen** bis hin zu **Koliken** und **zahlreiche** (bis hin zu 20 bis 40 Entleerungen täglich) **blutig-schleimige Durchfälle.** Es besteht die Gefahr der Exsikkose.

A 9.122 **Verdacht, Erkrankung, Tod, Ausscheidertum**

A 9.123 Salmonellosen sind Erkrankungen, die durch **Salmonellen** hervorgerufen werden. Bei den Salmonellen handelt es sich um gramnegative, unbewegliche Stäbchenbakterien.

A 9.124 **Wenige Stunden** bis **zwei Tage**, eventuell bis drei Tage.

A 9.125 Die wichtigste Infektionsquelle sind **verseuchte Nahrungsmittel,** wie beispielsweise Hähnchen, Eier, Speiseeis. In selteneren Fällen kann eine Ansteckung auch von Ausscheidern und Erkrankten ausgehen.

A 9.126 Im **Stuhl,** in Nahrungsmittelresten, im Erbrochenen.

A 9.127 **Dünndarm**

A 9.128 Bei der Übertragung spielen **Dauerausscheider** eine wichtige Rolle. Die Ansteckung erfolgt allerdings meist indirekt über **verseuchte Lebensmittel** und **Wasser.**

A 9.129 **Treppenförmiger Fieberanstieg** auf 40 bis 41 °C, **Kopfschmerzen, Bronchitis, Obstipation.**

A 9.130 **Fieberkontinua** von ungefähr 40 °C, **Benommenheit, erbsbreiartige Durchfälle, Roseolen, W-förmiger**

Zungenbelag, Bradykardie, Milz- und **Leberschwellung, Leukopenie** mit Linksverschiebung, **BSG stark beschleunigt.**

A 9.131 **Fieber,** und zwar ist die Temperatur morgens niedrig, gegen Abend steigt sie an. Die übrigen Beschwerden bessern sich.

A 9.132 **Lytische Entfieberung,** langandauernde **Rekonvaleszenz.**

A 9.133 **Darmblutungen, Darmperforation, Peritonitis, Myokarditis, Pneumonie, Meningitis, Gallenwegs-** und **Gallenblasenentzündung.**

A 9.134 *Ähnlichkeiten von Typhus abdominalis und Paratyphus:*
Bei beiden erfolgt die **Ansteckung** meist über verseuchte Nahrungsmittel und Wasser. Auch eine Übertragung durch Schmierinfektion ist gleichermaßen möglich.
Wichtige Symptome sind bei beiden Erkrankungen die **Durchfälle** und die **Roseolen.**
Beide haben Meldepflicht bei Verdacht, Erkrankung, Tod und Dauerausscheidertum.

Unterschiede zwischen Typhus abdominalis und Paratyphus:
Paratyphus zeigt meist einen stürmischeren **Beginn** und während des **Krankheitsverlaufs** nicht so starke Beschwerden. **Komplikationen** sind bei Paratyphus seltener, die Roseolen treten dafür stärker in Erscheinung.

A 9.135 **Salmonella paratyphi** A, B und C

A 9.136 **Acht** bis **zwölf Tage**

A 9.137 Im **Blut**

A 9.138 *Vermutete Ursache:* **Madenwurmbefall.** Die Behandlung ist dem Heilpraktiker **erlaubt.**

A 9.139 Als Finnen bezeichnet man das **Larvenstadium** (Jugendform) der **Bandwürmer** im **Zwischenwirt.**

A 9.140 **Bauchschmerzen, Durchfälle** und **Übelkeit.**

A 9.141 **Hohes Fieber, Muskelschmerzen** und **allergische Reaktionen** mit Gesichtsödem und Eosinophilie.

A 9.142 Die Hauptursache für Spulwurmbefall ist eine **unsachgemäße Kopfdüngung** von Obst und Gemüse mit **frischen Fäkalien.**

A 9.143 **Keine,** da Behandlungsverbot besteht.

A 9.144 Die Hauptansteckungsquelle ist **ungenügend gekochtes Fleisch** (z.B. Tatar) und **importiertes Fleisch**, das **keiner Fleischbeschau** unterzogen wurde.

A 9.145 Anzukreuzen sind 1, 3, 4, 5, 6
Anmerkung:
Punkt 1: Rektum = Mastdarm
Punkt 2: Larynx = Kehlkopf
Punkt 3: Pharynx = Rachen
Punkt 4: Gaster = Magen
Punkt 5: Oesophagus = Speiseröhre
Punkt 6: Ventriculus = Magen
Punkt 7: Lien = Milz
Punkt 8: Diaphragma = Zwerchfell
Punkt 9: Cor = Herz

A 9.146 Anzukreuzen sind 2, 4, 6
Anmerkung:
Punkt 1: Anabolismus ist der Aufbaustoffwechsel.

A 9.147 Anzukreuzen ist 4
Anmerkung:
Punkt 1: Die Zunge ist im wesentlichen aus quergestreifter Muskulatur aufgebaut, da sie willkürlich bewegt werden kann.
Punkt 2: Sie hat einen Schleimhautüberzug. Die äußerste Schicht der Schleimhaut besteht aus Epithelgewebe.
Punkt 3: Die Wallpapillen liegen im

hinteren Zungenanteil. Sie sind für die Geschmacksempfindung zuständig.

A 9.148 Anzukreuzen sind 1, 2
Anmerkung:
Punkt 3: Der Gaumen bildet den Boden der Nasenhöhle.
Punkt 4: Der harte Gaumen wird vom Oberkiefer gebildet.

A 9.149 Anzukreuzen sind 1, 4
Anmerkung::
Punkt 2: Die Ohrspeicheldrüsen produzieren ein seröses Sekret.
Punkt 3: Die Ausführungsgänge seröser Drüsen haben eine enge Lichtung.

A 9.150 Anzukreuzen sind 1, 3, 5
Anmerkung:
Punkt 2: Ptyalin ist zuständig für die Kohlenhydratverdauung.
Punkt 4: Vitamin B_{12} benötigt für seine Aufnahme den Intrinsic-Faktor, der im Magen gebildet wird. Die eigentliche Resorption findet erst im Ileum statt.

A 9.151 Anzukreuzen sind 4, 5
Anmerkung:
Punkt 1: Es muß heißen Pharynx.

A 9.152 Anzukreuzen sind 1, 3, 4, 6, 8

A 9.153 Anzukreuzen sind 1, 3, 5, 7

A 9.154 Anzukreuzen sind 1, 3, 4, 6
Anmerkung:
Punkt 2: Die rote Pulpa kommt in der Milz vor.
Punkt 5: Hiatus oesophageus ist die Durchtrittsstelle der Speiseröhre durch das Zwerchfell.

A 9.155 Anzukreuzen sind 2, 5
Anmerkung:
Punkt 1: Die Belegzellen produzieren Salzsäure und vermutlich den Intrinsic-Faktor.
Punkt 3: Die Salzsäure wird von den Belegzellen hergestellt.
Punkt 4: Enterogastron ist ein Gewebshormon, das im Zwölffingerdarm produziert wird. Es hat die Aufgabe, die Magenbewegung zu stoppen.

A 9.156 Anzukreuzen sind 1, 3
Anmerkung:
Punkt 2: Der Sympathikus hemmt die Magenbewegung, der Parasympathikus fördert sie.
Punkt 4: Enterogastron hemmt die Magenbewegung.

A 9.157 Anzukreuzen sind 1, 3, 5, 7, 8
Anmerkung:
Punkt 1: Duodenum = Zwölffingerdarm
Punkt 2: Rektum = Mastdarm
Punkt 5: Jejunum = Leerdarm
Punkt 6: Kolon = Dickdarm
Punkt 8: Ileum = Krummdarm
Punkt 9: Caecum = Blinddarm (gehört zum Dickdarm)

A 9.158 Anzukreuzen sind 1, 5
Anmerkung:
Punkt 2: Tänien und Fettanhängsel kommen beim Dickdarm vor.
Punkt 3: Haustren kommen beim Dickdarm vor.
Punkt 4: Die Vater-Papille mündet nicht ins Ileum (Krummdarm), sondern in den Zwölffingerdarm.

A 9.159 Anzukreuzen sind 1, 2, 6
Anmerkung:
Punkt 3: Brunner-Drüsen kommen im Zwölffingerdarm vor.
Punkt 4: Die Erneuerung der Darmschleimhaut erfolgt von den Lieberkühn-Drüsen aus.
Punkt 5: Sie bestehen aus vielen Zellen.

A 9.160 Anzukreuzen sind 2, 4
Anmerkung:
Punkt 1: Auch im Dünndarm befindet sich physiologischerweise eine Darmflora.
Punkt 3: Der Dünndarm führt peristaltische und segmentale Bewegungen durch.

Punkt 5: Der Dehnungsreiz durch die Nahrung führt zu einer mechanischen Steuerung der Darmbewegung.

A 9.161 Anzukreuzen sind 1, 3, 4, 5
Anmerkung:
Punkt 1: Colon transversum = querliegender Dickdarm
Punkt 2: Jejunum = Leerdarm (gehört zum Dünndarm)
Punkt 3: Flexura coli sinistra = linke Dickdarmbiegung
Punkt 5: Sigmoid = S-förmiger Dickdarm
Punkt 6: Curvatura major = große Krümmung des Magens

A 9.162 Anzukreuzen sind 1, 2, 3

A 9.163 Anzukreuzen sind 1, 2, 5, 7
Anmerkung:
Punkt 6: Diabetes insipidus = Wasserharnruhr
Punkt 8: Meteorismus = Blähsucht

A 9.164 Anzukreuzen sind 1, 2, 4, 5, 6
Anmerkung:
Punkt 3: Hypersplenismus = Überaktivität der Milz
Punkt 4: Pylorusstenose = Verengung des Magenpförtners

A 9.165 Anzukreuzen sind 1, 3
Anmerkung:
Punkt 2: Typisch für Gallenbeschwerden.
Punkt 4: Typisch für Gallenbeschwerden.
Punkt 5: Typisch für Herzbeschwerden.

A 9.166 Anzukreuzen sind 2, 5
Anmerkung:
Punkt 1: Bei der Achalasie handelt es sich um einen Kardiospasmus, das heißt, um einen Krampf des Mageneingangs. Einen Zwerchfellbruch bezeichnet man als Hiatushernie.
Punkt 3: Es ist nicht der Magenausgang, sondern der Mageneingang betroffen.
Punkt 4: Bei Ösophagusdivertikel handelt es sich um eine Aussackung der Speiseröhrenwand.
Punkt 6: Ein Zwerchfellbruch macht meist keine Beschwerden.
Punkt 7: In erster Linie sind ältere Menschen betroffen.

A 9.167 Anzukreuzen sind 2, 3, 6

A 9.168 Anzukreuzen sind 1, 3, 5, 6
Anmerkung:
Punkt 2: Punktuelle Magenschmerzen sind typisch für ein Magengeschwür.
Punkt 7: Eine Magenblutung kann nicht zum Blut im Urin führen.

A 9.169 Anzukreuzen sind 2, 3, 4, 5

A 9.170 Anzukreuzen sind 1, 2
Anmerkung:
Punkt 3: Magengeschwüre sitzen fast immer an der kleinen Krümmung.
Punkt 4: Typisch für das Geschwür ist, daß es sich um einen tiefen Defekt handelt.

A 9.171 Anzukreuzen sind 1, 3, 4, 5, 6, 8, 9
Anmerkung:
Punkt 2: Eosinophilie tritt auf bei Wurmerkrankungen, Allergien und nach durchgestandenen Infektionskrankheiten.
Punkt 7: Entzündungszeichen.

A 9.172 Anzukreuzen sind 2, 3, 4, 5, 6

A 9.173 Anzukreuzen sind 2, 3, 6
Anmerkung:
Punkt 5: Es kommt zur Gewichtsabnahme.

A 9.174 Anzukreuzen ist 4
Anmerkung:
Punkt 1: Bei Sprue handelt es sich um eine Überempfindlichkeit des Dünndarms und nicht des Dickdarms.
Punkt 2: Sprue heißt bei Kindern Zöliakie (nicht Zoster).
Punkt 3: Typisch sind chronische Durchfälle.
Punkt 4: Es ist typischerweise die Fettaufnahme gestört und damit auch

die Aufnahme der fettlöslichen Vitamine.
Punkt 5: Die Betroffenen sollen Gluten meiden und damit auch Vollkorn.

A 9.175 Anzukreuzen ist 4
Anmerkung:
Punkt 1: Divertikel kommen, mit Ausnahme des Meckel-Divertikels, bevorzugt im Dickdarm vor.
Punkt 2: Divertikel sind nicht entzündlich, sondern erst die Divertikulitis.
Punkt 3: Bösartige Tumoren kommen vor allem im Rektum vor.

A 9.176 Anzukreuzen sind 2, 4, 5, 6, 7
Anmerkung:
Punkt 3: Hyperparathyreoidismus = Überfunktion der Nebenschilddrüse

A 9.177 Anzukreuzen sind 1, 2
Anmerkung:
Punkt 4: Antibiotika führen typischerweise zu Durchfall und nicht zu Verstopfung.

A 9.178 Anzukreuzen sind 2, 3, 4, 5
Anmerkung:
Punkt 1: Ileum bezeichnet den Krummdarm, Ileus heißt Darmverschluß.
Punkt 2: Verlegung benutzt man im Sinne von Verstopfung (Passagehindernis).
Punkt 3: Es kommt im betroffenen Abschnitt zur Gangränbildung und damit zum Darmverschluß.

A 9.179 Anzukreuzen sind 1, 3, 4
Anmerkung:
Punkt 2: Es kommt zu Blut im Urin.
Punkt 4: Durch die Hiatushernie kann es im abgeschnürten Bereich zur Ausbildung eines Magengeschwürs kommen, das nun seinerseits zu Blut im Stuhl führen kann.
Punkt 6: Bei Magensaftmangel kann es zu rotem Blut im Stuhl kommen, obwohl die Blutungsquelle im Magen liegt, weil keine Umwandlung des Hämoglobins in das schwarze Hämatin erfolgen kann.

A 9.180 Anzukreuzen sind 1, 2, 4, 5, 6, 7
Anmerkung:
Punkt 3: Bei Verdacht auf Salmonellen wird der Patient an den Arzt überwiesen, da für Salmonellose Behandlungsverbot besteht.

A 9.181 Anzukreuzen sind 1, 2, 3, 4, 5, 6, 8
Anmerkung:
Punkt 7: Röntgen ist dem Heilpraktiker nicht erlaubt.

A 9.182 Anzukreuzen sind 1, 2, 3, 4, 5, 7
Anmerkung:
Punkt 6: Massenstühle sind typisch für eine gestörte Fettaufnahme, wie sie beispielsweise bei Pankreasinsuffizienz vorkommen kann.
Punkt 7: Zum schafkotartigen Stuhl kann es durch Verstopfung kommen.
Punkt 8: Schwarzes Blut im Stuhl kann nicht auf ein Reizkolon zurückgeführt werden, da es hier ja keine organischen Veränderungen gibt.

A 9.183 Anzukreuzen ist 1

A 9.184 Anzukreuzen sind 1, 3, 4, 6, 7
Anmerkung:
Punkt 2: Blutig-schleimige Durchfälle sind typisch für Shigellenruhr.
Punkt 5: Bei Cholera kommt es eher zu Untertemperatur.
Punkt 6: Wadenkrämpfe treten durch den Elektrolytverlust auf.
Punkt 7: Hypotonie tritt durch die Exsikkose auf.
Punkt 8 und 9: Typisch für Typhus abdominalis.

A 9.185 Anzukreuzen sind 2, 4, 5, 6

A 9.186 Anzukreuzen ist 2

A 9.187 Anzukreuzen ist 1

A 9.188 Anzukreuzen sind 2, 3, 4, 6, 8
Anmerkung:
Punkt 1: Typisch für Typhus abdominalis.

Punkt 5: Typisch für Cholera.
Punkt 7: Typisch für Typhus abdominalis.

A 9.189 Anzukreuzen sind 1, 2, 4, 5

A 9.190 Anzukreuzen sind 1, 5, 6
Anmerkung:
Punkt 2, 3, 4 und 7: Typisch für Typhus abdominalis.

A 9.191 Anzukreuzen ist 2

A 9.192 Anzukreuzen sind 1, 2, 3, 4, 8
Anmerkung:
Punkt 5: Typisch für Cholera.
Punkt 6: Bei Typhus sind die Durchfälle typischerweise erbsbreiartig.
Punkt 7: Keine Pusteln, sondern Roseolen.

A 9.193 Anzukreuzen sind 2, 4, 5
Anmerkung:
Punkt 1: Meist Kinder betroffen.
Punkt 2: Durch Kratzen am After.
Punkt 3: Reizhusten kann bei Spulwurmbefall auftreten, aber nicht bei Madenwurmbefall.
Punkt 6: Typisch für Trichinose.

A 9.194 Anzukreuzen sind 3, 4, 5, 6, 7
Anmerkung:
Punkt 2: Inkubationszeit beträgt 1 bis 30 Tage.
Punkt 8: Die Trichinen sind zu klein, als daß sie der Patient im Stuhl bemerken könnte.

A 10 Stoffwechsel

A 10.1 *Kohlenhydrate* werden abgebaut zu **Glukose.**
Hauptaufgabe: **Energiegewinnung.**

Eiweiße werden abgebaut zu **Aminosäuren.**
Hauptaufgabe: **Aufbau** von körpereigener Substanz.

Fette werden abgebaut zu **Fettsäuren** und Glyzerin.
Hauptaufgabe: **Reservestoffe** und **Wärmeisolation.** Sie können von der Leber auch in Glukose und Aminosäuren umgebaut werden und dienen dann der **Energiegewinnung** und als **Aufbaustoff.**

A 10.2 **Glukose**

A 10.3 **Mensch:** Glykogen
Pflanze: Stärke bzw. Zucker

A 10.4 Essentielle Fettsäuren können im **Körper nicht** selbst **hergestellt** werden und müssen deshalb mit der Nahrung zugeführt werden. Werden sie mit der Nahrung nicht ausreichend zugeführt, so kommt es zu Mangelerscheinungen.

A 10.5 Eiweiße enthalten neben den Elementen Kohlenstoff, Wasserstoff und Sauerstoff, die auch bei den Kohlenhydraten vorkommen, zusätzlich noch **Stickstoff**. Außerdem können sie noch Schwefel, Phosphor und Eisen besitzen.

A 10.6 **Außerhalb** der Zelle

A 10.7 **Aufrechterhaltung** des **Flüssigkeitsgleichgewichtes,** Mitwirkung bei der **Muskel-** und **Nervenerregbarkeit.**

A 10.8 Das Calcium, das sich im Blut befindet, hat eine **antiallergische** und **antientzündliche** Wirkung. Außerdem wirkt es bei der Blutgerinnung mit **(gefäßabdichtende Wirkung)** und spielt bei der **Muskelkontraktion** eine Rolle, indem es das Gleiten der Aktin- und Myosinfilamente ermöglicht. Darüber hinaus ist Calcium bei der **Aufrechterhaltung** der normalen **Nerven-** und **Muskelerregbarkeit** mitbeteiligt.

A 10.9 **Innerhalb** der Zelle

A 10.10 Der Hauptanteil des Eisens kommt im Körper im **Hämoglobin** der roten Blutkörperchen vor. Wichtige Eisendepots sind in der Leber, der Milz und dem roten Knochenmark.

A 10.11 Zur **Schilddrüse**

A 10.12 *Vitamin A:* Leber, Gemüse, Obst, Milch, Eier

Vitamin B: Butter, Milch, Fleisch, Eier, Kartoffeln, Getreide, Gemüse

Vitamin C: Obst, Gemüse

Vitamin D: Leber (Fischlebertran!), Butter, Eier, Milch

Vitamin E: Pflanzenöl

Vitamin K: grüne Pflanzen, Blumenkohl. (Kann teilweise auch von der Darmflora hergestellt werden.)

A 10.13 **Niere, Haut** (Schweiß), **Darm, Atmung**

A 10.14 **ADH** (antidiuretisches Hormon, Adiuretin, Vasopressin)
Renin-Angiotensin-Aldosteron-System

A 10.15 *Kohlenhydratverdauung:* **Disaccharidase** (Glukosidase)

Fettverdauung: **Darmlipase**

Eiweißverdauung: **Darmpeptidase**

A 10.16 Pepsin kommt im **Magensaft** vor. Es hat die Aufgabe, **Eiweißmoleküle** zu Polypeptiden zu **spalten.**

A 10.17 Trypsinogen stammt aus der **Bauchspeicheldrüse.** Im Dünndarm wird es zu Trypsin umgewandelt, wo es beim **Eiweißabbau** mitwirkt.

A 10.18 Im **Dünndarm**

A 10.19 *Aktiver Transport*
läuft **unter Energieverbrauch** ab. So kann beispielsweise ein Trägermolekül einen bestimmten zu transportierenden Stoff an sich binden und ihn so durch die Zellmembran befördern.

Passiver Transport
geht **ohne** zusätzlichen Energieverbrauch vor sich. Der Transport läuft aufgrund eines Konzentrationsgefälles ab.

A 10.20 **Mädchen** im **Anschluß** an die **Pubertät**

A 10.21 **Gewichtsabnahme, Hypotonie, Bradykardie, niedrige Körpertemperatur** und **Amenorrhö** (Ausbleiben der Regelblutung).

A 10.22 *Anorexia nervosa* **(Magersucht):** Essensverweigerung

Bulimia nervosa **(Eß-Brechsucht):** Phasen der Essensverweigerung wechseln mit einer unkontrollierten Aufnahme großer Mengen Nahrungsmittel ab.

A 10.23 Es muß versucht werden, die **Ursache herauszufinden!** Häufige zugrundeliegende bzw. gleichzeitig auftretende Erkrankungen sind neben psychischen Konflikten Schilddrüsenunterfunktion, Diabetes mellitus und Gicht.

Bei der Therapie muß versucht werden, die **Grunderkrankung** zu **behandeln,** beispielsweise eine Schilddrüsenunterfunktion. Um eine Gewichtsreduktion zu erzielen, können ganz unterschiedliche Therapien eingesetzt werden, beispielsweise **Ohrakupunktur** mit **Dauernadelung** und **Psychotherapie.**

A 10.24 Da Xanthelasmen vermuten lassen, daß eine Hyperlipidämie vorliegt, muß der **Blutfettspiegel kontrolliert** werden.

A 10.25 Ein Kornealring ist eine **ringförmige Trübung** der **Hornhaut.** Sie tritt bevorzugt im **höheren Lebensalter** auf (Arcus senilis!); seltener kommt sie jedoch auch bei jüngeren Leuten vor. Ein Kornealring kann auf **erhöhte Blutfette** hinweisen. Allerdings gibt es gerade im höheren Lebensalter auch Fälle, in denen keine höheren Blutfette nachweisbar sind.

A 10.26 Für **Arteriosklerose** und damit für deren mögliche Folgen: Herzinfarkt, Gehirnschlag, Nierenschädigung und Gangrän.

A 10.27. Bei einer Hypolipoproteinämie liegen **zu niedrige Blutfette** vor.
Bei der primären Hypolipoproteinämie liegt ein **angeborener Defekt** zugrunde.
Bei der sekundären Hypolipoproteinämie kommen **Schilddrüsenüberfunktion,** Leberzirrhose und **Malabsorption** (Sprue, chronische Pankreatitis, Darmresektion, Morbus Addison) als Ursache in Betracht.

A 10.28 Mit Podagra („Zipperlein") bezeichnet man eine **Gichterkrankung,** die sich im **Großzehengrundgelenk** abspielt.

A 10.29 Ohrtophi sind die **„Gichtperlen",** die an der Ohrmuschel sitzen. Sie können schon als Frühsymptom bei Gicht auftreten.

Ohrtophi bestehen aus **Harnsäurekristallen** und umgebendem reaktivem **Granulationsgewebe.**

A 10.30 Im Verlauf der Gichterkrankung kann es zu **Gelenkdeformitäten** bis hin zur völligen **Versteifung** (Ankylose) der Gelenke kommen. Des weiteren können Harnsäurekristalle in inneren Organen abgelagert werden, vor allem in der **Niere,** und hier zu **Organschädigung** und zur Bildung von **Nierensteinen** führen.

A 10.31 *Osteoporose:* **Knochenschwund**

Osteomalazie: **Knochenerweichung**

A 10.32 Es muß versucht werden, die **Ursache herauszufinden.** An der zugrundeliegenden Störung muß sich die Therapie ausrichten.
Die Patientin wird zur **Bewegungstherapie** an einen entsprechend ausgebildeten Therapeuten verwiesen. Eine **Ernährungsumstellung** wird mit der Patientin besprochen. Gegebenenfalls kommt eine Gabe von **Vitamin D und/oder Calcium** in Frage. Um dies beurteilen zu können, ist es erforderlich, den **Blutcalciumspiegel** zu **kontrollieren,** da oft eine Hyperkalzämie vorliegt.
Die Patientin muß an den **Arzt** verwiesen werden, da unter Umständen verschreibungspflichtige Medikamente eingesetzt werden müssen (evtl. Östrogen oder Calcitonin). Auch wenn eine Kortison-Einnahme Ursache der Erkrankung ist, muß die Patientin an den Arzt verwiesen werden, damit die Einstellung überprüft wird.

A 10.33 Wichtige Ursachen sind **Nebenschilddrüsenüberfunktion, Vitamin-D-Mangel, Vitamin-D-Stoffwechselstörung, Calciummangel, Bewegungsmangel, Morbus Cushing** und **Östrogenmangel.**

A 10.34 Frühe Beschwerden bei Osteomalazie sind eine **Empfindlichkeit** des **Brustkorbes** auf Husten, Niesen und leichte Kompression. Auffolgend kommt es zu Schmerzen im Brustkorb und im Beckengürtel.

A 10.35 Gefürchtete Folgen bei Osteoporose sind **starke Schmerzen** in **Wirbelsäule** und **Extremitätenknochen.** Die **Knochen brechen leicht**, weshalb es vor allem zum Schenkelhalsbruch des Oberschenkels kommen kann. Schreitet die Osteoporose noch weiter fort, kann es sogar zu **Spontanbrüchen** kommen, das heißt, daß sich ohne äußere Gewalteinwirkung Knochenbrüche einstellen können.

A 10.36 Es kann sein, daß nun ein erhöhter Blutcalciumspiegel vorliegt und sich deshalb **Nierensteine** bilden, oder daß Calcium ins Nierengewebe eingelagert wird, oder daß sich eine **Arteriosklerose** einstellt.

A 10.37 **Vitamin-A-Hypervitaminose**
akut: Schmerzen, Schwindel, Erbrechen;
chronisch: schmerzhafte Knochenhautschwellung, Haarausfall, Reizbarkeit; während der Schwangerschaft kann es zur Schädigung des Kindes kommen.

Vitamin-B-Hypervitaminose
ist unbekannt, da Vitamin B nicht gespeichert werden kann.

Vitamin-C-Hypervitaminose
kurzandauernde Durchfälle. Nur in sehr seltenen Fällen kann es zu Unruhe und Schlafstörungen kommen.

Vitamin-E-Hypervitaminose
Die biologische Wirkungsweise von Vitamin E ist noch weitgehend ungeklärt. In neuester Zeit wurde jedoch bekannt, daß hochdosierte Vitamin-E-Gabe zu Leberparenchymschäden führen kann.

Vitamin-K-Hypovitaminose
erhöhte Blutungsneigung

A 10.38 **Nierenerkrankungen, starkes Schwitzen** (Sport), **Diuretikaeinnahme,** Morbus Addison, **heftiges Erbrechen** und **Durchfälle.**

A 10.39 **Nebenschilddrüsenunterfunktion, Vitamin-D-Mangel, Nierenerkrankungen** (erhöhte Ausscheidung), **Bauchspeicheldrüsenerkrankungen** und **Morbus Cushing.**

A 10.40 **Calciumeinnahme,** hochdosierte **Vitamin-D-Einnahme, Nierenerkrankung** (verminderte Ausscheidung) und **Nebenschilddrüsenüberfunktion.**

A 10.41 **Ungenügende Zufuhr, Malabsorption, starkes Erbrechen** und **Durchfall** (Laxanzieneinnahme), **Diuretikaeinnahme** und **Niereninsuffizienz** (Kaliumverlustniere).

A 10.42 Geburtshelferhand und „Pfötchenstellung" der Hand sind **Synonyme.** Man bezeichnet damit die bei Tetanie auftretenden **Krämpfe** der **Hände.** Dabei ist die Hand im Handgelenk gebeugt, der Daumen ist adduziert, die übrigen Finger sind im Grundgelenk gebeugt, sonst gestreckt.

A 10.43 **Mangel** an **Vitamin C.**

A 10.44 Der Vitamin-C-Mangel führt zu einer Störung im Aufbau des Bindegewebes. Die Folge ist eine Brüchigkeit der Blutgefäße, was seinerseits zu **spontanen Blutungen, Zahnfleischentzündungen** bis hin zum **Zahnausfall** führen kann. Bei Kleinkindern kann es zu **Störungen** des **Knochenwachstums** kommen.

A 10.45 **Mangel** an **Vitamin D.**
Der Mangel an Vitamin D kann seinerseits in einer fehlenden UV-Bestrahlung oder in einer unzureichenden Vitamin-D-Zufuhr bzw. unzureichenden Vitamin-D-Aufnahme begründet sein. (UV-Strahlen werden übrigens durch Wolken, Dunst und Fensterglas absorbiert.)

A 10.46 Die Erkrankung zeigt sich meist im 2. bis 3. Lebensmonat mit Unruhe und vermehrtem Schwitzen, das vor allem am Kopf auftritt. Es kann zu einer Hinterkopfglatze kommen, ab 3. bis 4. Lebensmonat auch zur Muskelerschlaffung, schlaffen Bauchdecke (Froschbauch), Krämpfen und Verstopfung.
Die wichtigsten Veränderungen treten jedoch am Skelett auf. Es kommt zu einer abnormen Weichheit des Schädelknochens, die aufgrund einer Abflachung des Hinterkopfes zum **„Quadratschädel"** (Caput quadratum) führt. An der **Wirbelsäule,** den Beinen (**O-Beine**) und am **Brustkorb** kann es zu **Verkrümmungen** kommen. Typisch ist auch der **„rachitische Rosenkranz"**. Hierbei handelt es sich um Auftreibungen der Knochen-Knorpel-Grenze der Rippen.

A 10.47 **Mangel** an **Vitamin B_1.**

A 10.48 Beriberi (singhalesisch = große Schwäche) zeigt sich durch **periphere Nervenlähmungen.** Es kann auch zur (möglicherweise tödlichen) Herzinsuffizienz und Ödemen (Kehlkopf-, seltener Hirnödemen) kommen.

A 10.49 **Mangel** an Nicotinsäure und Nicotinamid. Diese beiden Vitamine wurden früher zum **Vitamin-B_2-Komplex** gerechnet.

A 10.50 Es kommt zu Schäden an der **Haut,** dem **Verdauungskanal** und dem **Nervensystem.**
An der Haut kommt es zu Entzündungen (Dermatitis) mit scharf begrenzten, blauroten Erythemen, schmerzhaften Rhagaden und zur Pigmentierungszunahme an den Körperteilen, die der Sonne ausgesetzt sind. Des weiteren kommt es zu wäßrig-schleimigen Durchfällen und aufgrund einer Polyneuropathie zu motorischen und sensiblen Störungen.

A 10.51 Anzukreuzen sind 1, 2, 4
Anmerkung:
Punkt 3: Eiweiße werden zu Aminosäuren abgebaut.
Kohlenhydrate zu Glukose.
Punkt 5: Kohlenhydrate enthalten nur Kohlenstoff, Wasserstoff und Sauerstoff. Die Eiweiße enthalten zusätzlich noch Stickstoff.

A 10.52 Anzukreuzen sind 1, 2, 3, 5

A 10.53 Anzukreuzen sind 2, 3, 4
Anmerkung:
Punkt 1: Natrium kommt vor allen Dingen in den Körperflüssigkeiten vor und nicht in der Zelle.
Punkt 5: Phosphor wird in erster Linie in den Knochen gespeichert.
Punkt 6: Eisenmangel führt zur Anämie.

A 10.54 Anzukreuzen sind 3, 5
Anmerkung:
Punkt 1: Knochenaufbau benötigt Vitamin D.
Punkt 2: Abwehr benötigt Vitamin C.
Punkt 4: Aufbau der Muskulatur benötigt Vitamin E.

A 10.55 Anzukreuzen ist 2
Anmerkung:
Punkt 1: Blutbildung benötigt Vitamin B_{12}.
Punkt 3: Enzyme benötigen vor allem Vitamin B.
Punkt 4: Abwehr benötigt Vitamin C.
Punkt 5: Knochenaufbau benötigt Vitamin D.
Punkt 6: Fortpflanzungsfähigkeit benötigt vor allem Vitamin E.

A 10.56 Anzukreuzen sind 2, 4, 5

A 10.57 Anzukreuzen sind 2, 3
Anmerkung:
Punkt 1: Ptyalin (Alphaamylase) wirkt auf die Kohlenhydratverdauung ein (nicht auf die Eiweißverdauung).
Punkt 4: Vom zentralen Lymphgefäß werden nur die langkettigen Fettsäuren aufgenommen.
Punkt 5: Trypsin und Chymotrypsin bauen Eiweiße ab.

A 10.58 Anzukreuzen sind 3, 6

A 10.59 Anzukreuzen sind 1, 4, 5, 6, 8
Anmerkung:
Punkt 2: Nicht verwechseln: Diabetes insipidus und Diabetes mellitus.

A 10.60 Anzukreuzen ist 3

A 10.61 Anzukreuzen sind 2, 3
Anmerkung:
Punkt 1: Erhöhte Blutfette erhöhen zwar das Risiko für die Ausbildung der Arteriosklerose, aber sie bewirken ihre Entstehung nicht zwangsläufig.

A 10.62 Anzukreuzen sind 1, 2, 3, 4, 7
Anmerkung:
Punkt 5: Die Schilddrüsenüberfunktion führt zu eher niedrigen Blutfettwerten.
Punkt 6: Rheuma und Arteriosklerose gehören nicht zusammen.

A 10.63 Anzukreuzen sind 2, 3, 4, 5, 6

A 10.64 Anzukreuzen sind 3, 4, 6, 9
Anmerkung:
Punkt 1: PCP = primär-chronische Polyarthritis.

A 10.65 Anzukreuzen sind 1, 2, 3, 4, 5, 6
Anmerkung:
Punkt 8: Pityriasis versicolor gehört zu den Kleieflechten.

A 10.66 Anzukreuzen sind 3, 5
Anmerkung:
Punkt 4: Fasten kann einen Gichtanfall auslösen.

A 10.67 Anzukreuzen ist 3
Anmerkung:
Punkt 1: HLA-B 27 wird gehäuft bei M. Bechterew gefunden.
Punkt 2: Der Rheumafaktor kann häufig bei PCP nachgewiesen werden.
Punkt 4: Erhöhte Blutfettwerte werden auch häufig beim Gichtpatienten

gefunden, wichtiger ist aber die vermehrte Harnsäure.

A 10.68 Anzukreuzen sind 1, 2, 4, 5, 6

A 10.69 Anzukreuzen ist 2

A 10.70 Anzukreuzen sind 1, 5, 6, 8

A 10.71 Anzukreuzen sind 1, 4
Anmerkung:
Punkte 2 und 3: Gelten für die Osteoporose.
Punkt 7: Calcium wird **gegen** Allergien eingesetzt.

A 10.72 Anzukreuzen ist 4

A 10.73 Anzukreuzen sind 1, 2, 4, 5, 7

A 10.74 Anzukreuzen sind 2, 3, 5, 7
Anmerkung:
Punkt 1: Lassafieber gehört zum virusbedingten hämorrhagischen Fieber.
Punkt 2: Pellagra bei Vitamin-B_2-Mangel.
Punkt 3: Rachitis bei Vitamin-D-Mangel.
Punkt 5: Beriberi bei Vitamin-B_1-Mangel.
Punkt 7: Skorbut bei Vitamin-C-Mangel.

A 10.75 Anzukreuzen sind 2, 4
Anmerkung:
Punkt 1: Abwehrschwäche bei Vitamin-C-Mangel.
Punkt 2: Perniziöse Anämie bei Vitamin-B_{12}-Mangel.
Punkt 3: Nachtblindheit bei Vitamin-A-Mangel.
Punkt 5: Nierensteine können sich bei Vitamin-D-Überdosierung einstellen.
Punkt 6: Blutgerinnungsstörungen bei Vitamin-K-Mangel.

A 10.76 Anzukreuzen sind 2, 5

A 10.77 Anzukreuzen sind 1, 2
Anmerkung:
Punkt 3: Die Hyperkalzämie verursacht Nierensteine und Arteriosklerose.
Punkt 4: Muskelkrämpfe werden durch Hypomagnesiämie verursacht.

A 10.78 Anzukreuzen sind 1, 2

A 11 Leber

A 11.1 **Anatomische Darstellung der Leber von hinten**

1 Rechter Leberlappen
→ Lobus hepatis dexter
2 Linker Leberlappen
→ Lobus hepatis sinister
3 Quadratischer Leberlappen.
→ Lobus quadratus
4 Geschwänzter Leberlappen
→ Lobus caudatus
5 Gallenblase
→ Vesica fellea
6 Untere Hohlvene
→ V. cava inferior
7 Pfortader
→ V. portac
8 Leberschlagader
→ A. hepatica
9 Gallengang
→ Ductus choledochus

A 11.2 **Zwerchfell, Magen, Gallenblase, Zwölffingerdarm, rechte Dickdarmbiegung, querliegender Dickdarm, rechte Niere und Nebenniere, Speiseröhre, untere Hohlvene.**

A 11.3 **Rechter Leberlappen**
(Lobus hepatis dexter)
Linker Leberlappen
(Lobus hepatis sinister)
Quadratischer Leberlappen
(Lobus quadratus)
Geschwänzter Leberlappen
(Lobus caudatus)
Der quadratische und der geschwänzte Leberlappen werden dem rechten Leberlappen zugeordnet.

A 11.4 **Leberpforte** (Porta hepatis)

A 11.5 **Magen, Milz, Bauchspeicheldrüse, Dünndarm** und **Dickdarm.**

A 11.6 Die Leberläppchen sind die kleinste Funktionseinheit in der Leber. Sie haben einen Durchmesser von ein bis zwei Millimetern und erscheinen im **Querschnitt sechseckig**.
Das Leberläppchen wird aus einem Netzwerk von **Leberzellbalken** gebildet, zwischen denen sich die **Lebersinusoide** befinden. Im Läppchenzentrum befindet sich die **Zentralvene.** Die zuführenden Blutgefäße (Äste der Pfortader und der Leberarterie) und die Gallengänge verlaufen zwischen den Läppchen.

A 11.7 Lebersinusoide sind **erweiterte Leberkapillaren**. Ihre Wand besteht aus Endothel (einschichtigem Plattenepithel). Es handelt sich um ein diskontinuierliches Endothel. Das heißt, daß zwischen den Endothelzellen Lücken klaffen, und daß außerdem die Basalmembran fehlt.

A 11.8 Die Kupffer-Sternzellen sitzen innerhalb der **Lebersinusoide.**

A 11.9 In die Leber mündet das **Blut** der **Pfortader** und der **Leberarterie** ein. Hier **mischt** es sich in den **Lebersinusoiden.** Es fließt dann über die **Zentralvene** in der Mitte des Leberläppchens ab, mündet in **Sammelvenen** ein, die sich meist zu drei **Lebervenen** vereinigen, die ihrerseits in die **untere Hohlvene** eintreten.

A 11.10 **Albumin, Globulin, Prothrombin, Fibrinogen** und **Transferrin** (Eisentransport).

A 11.11 Mit Transaminierung meint man den **Vorgang,** daß die Leber eine **Aminosäure** in eine **andere** umwandeln

kann. Dieser Vorgang geht unter Mitwirkung von Transaminasen (SGPT und SGOT, neuere Bezeichnung AST und ALT) vor sich.
Bei den Aminosäuren unterscheidet man essentielle und nicht-essentielle Aminosäuren. Erstere müssen mit der Nahrung aufgenommen werden, da diese in der Leber nicht hergestellt (transaminiert) werden können.

A 11.12 **Glykogen**

A 11.13 **Insulin**

A 11.14 **Glukagon, Adrenalin, Kortison,** STH

A 11.15 Das von der Leber gebildete Cholesterin gelangt zum größten Teil in die **Gallenflüssigkeit.** Zum Teil gelangt es aber auch über den Blutweg zu den Körperzellen, da Cholesterin ein wichtiger Bestandteil der Zellmembran ist. Cholesterin kommt auch in der Myelinscheide der Nervenzelle, in der Nebenniere, im Gehirn, in der Haut, in der Milz, in den Eierstöcken und in den roten Blutkörperchen vor.

A 11.16 Diese Mizellen sind **feinste Fetttröpfchen**, die durch die Einwirkung der Gallenflüssigkeit auf die mit der Nahrung aufgenommenen Fette entstanden sind.

A 11.17 Produziert die Leber nicht mehr ausreichend Gallenflüssigkeit, so ist nicht nur die Aufnahme der Fette gestört, sondern auch die **Aufnahme** der **fettlöslichen Vitamine**, da diese gewissermaßen eingeschlossen innerhalb der Fette liegen.

A 11.18 Ammoniak fällt als **Abbauprodukt** des **Eiweißstoffwechsels** an. Es wird in der Leber in den ungiftigen **Harnstoff** umgewandelt.

A 11.19 **Leberdämpfung**

A 11.20 Die obere Lebergrenze wird durch **starke Perkussion** ermittelt, das heißt, daß man hier kräftig perkutieren muß, um das die Leber überlagernde Lungen- und Brustfellgewebe zu „durchschlagen".

A 11.21 Das **Stethoskop** wird im **epigastrischen Winkel** aufgesetzt. Nun werden mit dem Mittelfinger **kleine Linien** auf das zu untersuchende Areal gezeichnet. Man beginnt etwas oberhalb des **rechten Rippenbogens** und fährt dann weiter nach **kaudal** fort.

A 11.22 Ein gleichzeitiger Anstieg von SGPT und SGOT ist ein Hinweis auf eine **akute Hepatitis.**
Bei der akuten Virushepatitis steigt SGPT anfangs stärker als SGOT an. Ist SGOT erhöht, so ist das ein Hinweis darauf, daß die Lebererkrankung schon längere Zeit besteht (z.B. chronische Hepatitis).
SGPT- und SGOT-Anstieg können auch ein Hinweis auf einen abgelaufenen Herzinfarkt oder auf eine akute Infektionskrankheit sein.

A 11.23 Bei einer längerdauernden Leberschädigung **sinken** die **Albumine** ab und die **Gammaglobuline steigen** an.

A 11.24 Der Quick-Test (Thromboplastinzeit) dient der **Feststellung** der **Blutgerinnungszeit.**

A 11.25 Eine verlängerte Blutgerinnungszeit kann unter anderem die Ursache darin haben, daß die Leber nicht mehr in der Lage ist, die für die **Blutgerinnung notwendigen Bluteiweiße** (Prothrombin und Fibrinogen) **herzustellen.**

A 11.26 Bei akuter Hepatitis **erhöht** sich der Bluteisenspiegel.

A 11.27 Die Laparoskopie (sog. Bauchspiegelung) ist eine **Untersuchung** der **Bauchhöhle** mittels eines Laparoskops. Beim Laparoskop handelt es sich um ein optisches Instrument (Endoskop), das mit einer elektrischen Lichtquelle

und einer Spiegelvorrichtung versehen ist.
Zur Durchführung einer Laparoskopie wird die Bauchhöhle mittels eines Bauchdeckenschnitts eröffnet, das Endoskop eingeführt und damit die Oberfläche der Bauchorgane betrachtet.

A 11.28 Im präikterischen Stadium kommt es zu **uncharakteristischen Beschwerden** wie Abgeschlagenheit, unklaren Bauchbeschwerden, Appetitlosigkeit, Übelkeit, Erbrechen, Abneigung gegen bestimmte Speisen und Zigarettenrauch, Juckreiz, Exanthem, Enanthem, eventuell auch grippeähnliche Symptome.

A 11.29 Es kommt zur **Gelbfärbung** der **Skleren.**

A 11.30 Die **Gelbsucht** bildet sich **zurück.** Oft kommt es zur Polyurie.

A 11.31 **Virushepatitis A**
Sehr gute Prognose, da die Erkrankung meist mild und ohne Komplikationen verläuft.

Virushepatitis B
Die Prognose ist noch gut, da weitaus die meisten Fälle ausheilen. Die Krankheitsdauer beträgt jedoch manchmal Monate. Bei ungefähr 10% der Betroffenen kommt es zur chronischen Hepatitis. Bei 1% schreitet die Krankheit bis zur Leberzirrhose fort.

Virushepatitis C
Die Prognose ist ähnlich wie bei Virushepatitis B. Allerdings verläuft die Krankheit meist milder, dafür ist der Krankheitsverlauf wellenförmiger und es kommen häufiger chronische Verlaufsformen vor.

A 11.32 Der Nachweis erfolgt bei Virushepatitis A und B im **Blut.** Hepatitis-A-Viren können auch im Stuhl nachgewiesen werden.

A 11.33 **Alkoholabusus** (Alkoholmißbrauch).

A 11.34 Bei der chronisch-persistierenden Hepatitis bestehen oft **jahrelang Hepatitissymptome,** ohne daß es zu nennenswerten Verschlimmerungen kommt. Bei einer entsprechenden Therapie besteht eine **gute Ausheilungstendenz.**

A 11.35 Die chronisch-progrediente Hepatitis heißt auch aggressive Hepatitis. Typisch ist hier eine **schubweise Verschlimmerung** des Krankheitsbildes. Diese Verlaufsform hat eine **schlechte Prognose.** Sie kann bis zur Leberzirrhose fortschreiten.

A 11.36 **Mariendistel** (Silybum marianum, Carduus marianus)

A 11.37 **1. Kompensierte inaktive Form**
2. Dekompensierte aktive (aggressive) Form

A 11.38 Aszites ist die **Bauchwassersucht.** Es kommt zur Ansammlung von Flüssigkeit in der freien Bauchhöhle.
Häufige Ursachen für Aszites sind Leberzirrhose, portale Hypertension (erhöhter Druck in der Pfortader), Herzinsuffizienz, nephrotisches Syndrom, Hunger und Peritonealkrebs.

A 11.39 In die **zirrhotisch umgebaute Leber** kann das Blut der Pfortader **nicht** mehr **ungehindert einströmen.** Es **staut** sich zurück. Mit zunehmendem Druck werden die flüssigen Bestandteile des Blutes in den freien Bauchraum abgepreßt.
Der Aszites wird noch dadurch **verstärkt**, daß die geschädigte Leber **nicht** mehr in der Lage ist, die **Bluteiweiße** ausreichend zu produzieren. Somit fehlt der osmotische Druck, der dafür sorgt, daß die Gewebsflüssigkeit wieder in das Blutgefäßsystem zurückströmt.

A 11.40 Unter Medusenhaupt (Caput medusae) versteht man eine deutliche

Venenerweiterung in der Bauchdecke um den **Nabel** herum. Ursache ist eine Behinderung des Blutabflusses innerhalb der Bauchhöhle, beispielsweise aufgrund einer Leberzirrhose.

A 11.41 Bei der kompensierten Leberzirrhose bestehen die gleichen Beschwerden **wie** bei der **chronischen Hepatitis.** Es kommt zu Abgeschlagenheit, Müdigkeit, Appetitlosigkeit, Übelkeit, Meteorismus, Flatulenz, Druck unter dem rechten Rippenbogen, Unverträglichkeit bestimmter Nahrungsmittel, vor allem von fetten Speisen. Es können die typischen Leberhautzeichen auftreten wie Gefäßsternchen, Palmarerythem, Lacklippen, Lackzunge, Behaarungsanomalie, Dollarscheinhaut und Nagelanomalien.

A 11.42 Die späten Symptome bei Leberzirrhose sind einerseits durch die portale Hypertension geprägt, andererseits stellen sich Beschwerden aufgrund der ungenügenden Arbeitsleistung der Leber ein.
Die portale Hypertension führt zu **Aszites, Ösophagusvarizen** und **Medusenhaupt.** Durch die eingeschränkte Arbeitsleistung der Leber kommt es zur **zunehmenden Vergiftung** des Körpers und damit zur **Schädigung** des **zentralen Nervensystems** durch verschiedene Substanzen.
Gefürchtete Komplikationen sind **Ösophagusvarizenblutungen, hepatisches Koma** und **Leberkrebs** (primäres Leberzellkarzinom).

A 11.43 Ein Gefäßsternchen (Naevus araneus, Spinnennävus, Spider-Nävus, Sternnävus, Gefäßspinne, Lebersternchen) ist eine arterielle Gefäßneubildung, mit einem **stecknadelkopfgroßen, zentralen Gefäßknötchen** und davon ausstrahlenden **radiären, feinen Gefäßreisern.** Es handelt sich um Erweiterungen dysplastischer oder sekundär veränderter Hautarteriolen bzw. -kapillaren.
Gefäßsternchen können auch bei chronisch-progredienter Hepatitis vorkommen und bei lebergesunden Jugendlichen. Reversibel treten sie auch während der Schwangerschaft auf.

A 11.44 Bei Leberzirrhose treten die Gefäßsternchen nur am **Oberkörper** auf.

A 11.45 Beim Palmarerythem handelt es sich um eine **Hautrötung** der **Handflächen** und **Fußsohlen.** Die Rötung kann manchmal auch auf die Fingerkuppen ausgedehnt sein.
Die Ursache der Hautrötung vermutet man in einer Hyperzirkulation gefäßerweiternder Substanzen, die sich aufgrund der Stauung im Pfortaderkreislauf vermehrt im Blut befinden.

A 11.46. **Verbluten** durch **geplatzte Ösophagusvarizen, Leberkoma** und **Leberkrebs** (primäres Leberzellkarzinom).

A 11.47 Eine durch Überernährung entstandene Fettleber hat eine **gute Prognose,** da sie sich nicht zur Leberzirrhose weiterentwickelt.

A 11.48 Eine durch Alkoholabusus entwickelte Fettleber hat eine **schlechte Prognose**, sofern der Abusus weiterhin besteht. Es ist wahrscheinlich, daß sich die Fettleber zu einer chronischen Hepatitis weiterentwickelt und schließlich zur Leberzirrhose wird.

A 11.49 Falls Alkoholabusus die Ursache ist, muß versucht werden, diesen **schädigenden Faktor auszuschalten.**
Bei Überernährung muß eine **Gewichtsreduktion** versucht werden. Eine Ernährungsumstellung ist zu empfehlen. In jedem Fall kann die Erkrankung auch mit pflanzlichen Mitteln unterstützend behandelt werden. Das wichtigste pflanzliche Mittel in diesem Zusammenhang ist die **Mariendistel.**

A 11.50 Mallory-Körperchen sind schollige **hyaline Degenerationspunkte** in der **Leberzelle.**

A 11.51 Magen und Darm geben ihr **Blut** an das **Pfortadersystem** ab, so daß die Krebszellen in die Leber gelangen und hier, wenn die Phagozytoseleistung der Kuppferschen Sternzellen erschöpft ist, Metastasen setzen können.

A 11.52 Anzukreuzen sind 1, 2, 6, 7
Anmerkung:
Punkt 3: Die Gallenblase ist keine Drüse, sondern nur ein Vorratsbehälter.
Punkt 4: Die Schilddrüse hat keinen Ausführungsgang und ist deshalb eine endokrine Drüse.
Punkt 5: Die Bezeichnung Lymphdrüsen gilt als veraltet, man spricht heute von Lymphknoten. Die Lymphknoten gehören zu den lymphatischen Organen.
Punkt 6: Das Pankreas ist sowohl eine exo- als auch eine endokrine Drüse.
Punkt 7: Die Lieberkühn-Drüsen befinden sich im Dünndarm. Sie haben die Aufgabe, Enzyme herzustellen, die sie über einen Ausführungsgang abgeben.
Punkte 8 und 9: Milz und Thymus gehören zu den lymphatischen Organen.

A 11.53 Anzukreuzen sind 1, 2, 4, 5, 6, 7, 8

A 11.54 Anzukreuzen sind 2, 4, 5, 7
Anmerkung:
Punkt 6: Die Lebervenen haben eine eigene Einmündungsstelle direkt in die untere Hohlvene. Sie treten nicht durch die Leberpforte aus.

A 11.55 Anzukreuzen sind 2, 3, 5, 6, 7

A 11.56 Anzukreuzen sind 1, 2, 4, 5, 6, 8
Anmerkung:
Punkt 1: In der Leber befinden sich die Kupfferschen Sternzellen, die zum Monozyten-Makrophagen-System (früher RES/RHS) gehören.

A 11.57 Anzukreuzen sind 1, 2, 3
Anmerkung:
Punkt 3: Das Hepatitis-C-Virus wurde erst in neuerer Zeit entdeckt.

A 11.58 Anzukreuzen ist 2

A 11.59 Anzukreuzen ist 2

A 11.60 Anzukreuzen ist 2

A 11.61 Anzukreuzen sind 1, 2, 3, 4

A 11.62 Anzukreuzen sind 2, 3

A 11.63 Anzukreuzen sind 2, 3

A 11.64 Anzukreuzen sind 1, 2, 4, 6, 8

A 11.65 Anzukreuzen sind 1, 2, 3, 7, 8

A 11.66 Anzukreuzen ist 3

A 11.67 Anzukreuzen sind 1, 3, 5
Anmerkung:
Punkte 2 und 6: Es handelt sich hier nicht um Folgen des Pfortaderhochdruckes, sondern um Folgen der Leberzirrhose.

A 11.68 Anzukreuzen ist 2

A 11.69 Anzukreuzen sind 2, 3

A 12 Gallenblase und Gallenwege

A 12.1 Schematische Darstellung der Gallengänge

1 Leberkapillaren (Sinusoide)
→ Vasa sinusoidea
2 Sammelkanälchen
→ Ductulus interlobularis
3 Rechter Lebergallengang
→ Ductus hepaticus dexter
4 Linker Lebergallengang
→ Ductus hepaticus sinister
5 Gemeinsamer Lebergallengang
→ Ductus hepaticus communis
6 Gallenblasengang
→ Ductus cysticus
7 Gallenblase
→ Vesica fellea
8 Gallengang
→ Ductus choledochus
9 Zwölffingerdarm-Papille (Vater-Papille)
→ Papilla duodeni major
10 Zwölffingerdarm
→ Duodenum

A 12.2 50 ml

A 12.3 **A. Sammelkanälchen** sammeln die Galle in der Leber. Diese vereinigen sich zu dem

B. rechten und linken Lebergallengang (Ductus hepaticus dexter et sinister), die sich zum

C. gemeinsamen Lebergallengang (Ductus hepaticus communis) vereinigen.
Dieser spaltet sich auf in den

D. Gallenblasengang (Ductus cysticus), der zur Gallenblase zieht, und in den

E. Gallengang (Ductus choledochus), der zur Vater-Papille des Zwölffingerdarms zieht.

A 12.4 Die Vater-Papille (Papilla duodeni major) ist die **Einmündungsstelle** des **Bauchspeicheldrüsenganges** (Ductus pancreaticus) und des **Gallenganges** (Ductus choledochus) in den **Zwölffingerdarm.**

A 12.5 Cholezystokinin (Pankreozymin) veranlaßt die **Gallenblase** zur **Kontraktion,** so daß sie die Gallenflüssigkeit in den Zwölffingerdarm abgibt.
Des weiteren steigert Cholezystokinin noch die **Peristaltik** des **Zwölffingerdarms, hemmt** die **Magenmotorik** und **fördert** die Enzymproduktion der **Bauchspeicheldrüse.**

A 12.6 Mit enterohepatischem Kreislauf bezeichnet man den **Transportweg** verschiedener Substanzen, die mit der **Galle ausgeschieden** und in **tieferen Darmabschnitten** wieder **rückresorbiert** werden. Bestimmte Medikamente, die Gallensäure und das Bilirubin unterliegen dem enterohepatischen Kreislauf.

A 12.7 Bilirubin ist ein **Abbauprodukt** des **Hämoglobins.** Hämoglobin wird in Leber, Knochenmark und Milz in Globin und Häm zerlegt. Das Globin wird dem allgemeinen Aminosäurepool des Körpers zugeführt. Das **Häm** wird in **Eisen** und **Bilirubin** zerlegt. Das Bilirubin wird in der Leber in die **Gallenflüssigkeit** abgegeben.
Mit der Gallenflüssigkeit gelangt es in den Darm, wo es von den Darmbakterien zu Urobilinogen, Urobilin, Sterkobilinogen und Sterkobilin umgewandelt wird. 15–20 % des Urobilinogens werden in den Pfortaderkreislauf zurückgeholt. Von hier aus gelangt ein Teil in die Leber zur weiteren Verar-

beitung, ein anderer Teil gelangt in den Blutkreislauf und wird von den Nieren ausgeschieden.
Der im Darm verbliebene Anteil wird mit dem Stuhl ausgeschieden, wobei das enthaltene Sterkobilin und Sterkobilinogen für dessen Dunkelfärbung verantwortlich sind.

A 12.8 Die Gelbfärbung der Haut bei Gallenwegsverschluß ist auf die **Unterbrechung** des **enterohepatischen Kreislaufs** zurückzuführen.
Durch den Verschluß gelangt das Bilirubin nicht mehr mit der Gallenflüssigkeit in den Zwölffingerdarm, sondern wird in der Leber gestaut. Dadurch gelangt das **Bilirubin vermehrt** in den **Blutkreislauf.** Die Nieren scheiden das überschüssige Bilirubin aus. Ist ihre Kapazität erschöpft, so wird das Bilirubin in der **Haut abgelagert.**
Bilirubin hat eine große Affinität zu den kollagenen Fasern. Deshalb ist es manchmal noch mit den kollagenen Fasern verbunden, wenn sich die Blutwerte des Bilirubins schon weitgehend normalisiert haben. Die Gelbfärbung läßt nur allmählich nach

A 12.9 **Cholelithiasis:** → Gallensteinleiden
Cholecystolithiasis: → Steine in der Gallenblase
Choledocholithiasis: → Steine in den Gallenwegen
Cholecystitis: → Entzündung der Gallenblase
Cholangitis: → Entzündung der Gallenwege
Dyskinesie der Gallenwege:
→ Störung im Bewegungsablauf zwischen Gallenblase, Gallenwegen und Oddi-Sphinkter (Ringmuskel in der Vater-Papille)

A 12.10 Zur Bildung von Gallensteinen kommt es, wenn die **Gallenflüssigkeit nicht richtig zusammengesetzt** ist.
Die häufigsten Ursachen für die fehlerhaft zusammengesetzte Gallenflüssigkeit sind **erhöhte Blutfette, Schilddrüsenunterfunktion, Übergewicht** und **Schwangerschaft.**

A 12.11 Der weitaus größte Teil aller Gallensteine besteht aus **Cholesterin.**

A 12.12 Stumme Gallensteine machen **keine Beschwerden.** Oft weiß der Gallensteinträger nicht einmal, daß er Gallensteine hat.

A 12.13 Bewährte Therapien bei akuter Gallensteinkolik sind **Akupunktur, Homöopathie** und **Wärmeanwendungen.** Es können aber auch entkrampfende **pflanzliche** (z.B. Erdrauch) oder **chemische Mittel** (z.B. Butylscopolaminiumbromid) eingesetzt werden.

A 12.14 Es muß versucht werden, eine **Auflösung** der **Gallensteine** zu erreichen. Gerade in neuerer Zeit hat sich erwiesen, daß hierzu die Akupunktur ein wirksames Mittel ist; aber auch homöopathische Einzelmittel und Komplexmittel haben sich bewährt.

Darüber hinaus gibt man dem Patienten **Ernährungsempfehlungen.** Fette Speisen, Kaffee, Alkohol, Gewürze und Hülsenfrüchte sind möglichst zu meiden. Falls notwendig, wird der **Blutfettspiegel gesenkt, Übergewicht** beseitigt und die Verdauung geregelt. Bei physikalischen Maßnahmen muß die nötige Vorsicht walten, damit keine Kolik ausgelöst wird.

A 12.15 Bei der Gallenblasenentzündung kommen **alle Schweregrade** vor, von ganz leichten Reizungen bis hin zu schwersten, eitrigen Entzündungen, die zum akuten Abdomen führen und unmittelbar lebensbedrohlich sind.

A 12.16 Da die chronische Gallenblasenentzündung als Ursache fast immer ein Gallensteinleiden hat, muß eine **Auflösung** der **Gallensteine** versucht werden. Vor allem mit pflanzlichen und homöopathischen Mitteln wird die

Entzündung behandelt und der Gallenfluß verbessert.

A 12.17 Bei der Dyskinesie der Gallenwege kommt es zu **Schmerzen** im **rechten Oberbauch** und zur **Unverträglichkeit bestimmter Speisen.**

A 12.18 **Lebererkrankungen**
Virushepatitis, chronische Hepatitis, Verschlußikterus, Begleiterscheinung bei verschiedenen Infektionskrankheiten.

Anämie
Hämolytische Anämie, perniziöse Anämie

Pankreaskopfkarzinom
Der wuchernde Krebs komprimiert die Gallenwege, und es kommt zum Verschlußikterus.

Vitamin-A-Mangel
Es kommt zu Nachtblindheit, Lichtscheu, verzögerter Dunkeladaptation, schlaffer, trockener Haut, Austrocknung und Verhornungsstörungen der Augenbindehaut.

A 12.19 In einem frühen Stadium unterscheiden sich die Beschwerden von chronischer Gallenwegsentzündung und Gallenwegstumoren **nicht** (erst im späteren Stadium).

A 12.20 In die **Leber**

A 12.21 Anzukreuzen sind 2, 3

A 12.22 Anzukreuzen sind 1, 2, 5, 6, 7

A 12.23 Anzukreuzen sind 3, 5
Anmerkung:
Punkt 1: Trypsinogen ist ein Pankreasenzym, das der Eiweißverdauung dient.
Punkt 2: Histamin ist ein Gewebsmediator, der bei Allergien eine wichtige Rolle spielt.
Punkt 4: Ptyalin (neue Bezeichnung: Alpha-Amylase) leitet im Mund die Kohlenhydratverdauung ein.

A 12.24 Anzukreuzen sind 1, 3

A 12.25 Anzukreuzen sind 1, 3, 4, 7
Anmerkung:
Punkt 2: Hämaturie = Blut im Urin
Punkt 5: PCP = primär-chronische Polyarthritis
Punkt 6: LE = Lupus erythematodes

A 12.26 Anzukreuzen sind 2, 4
Anmerkung:
Punkt 3: Druckgefühl im rechten Oberbauch.

A 12.27 Anzukreuzen sind 1, 2, 5
Anmerkung:
Punkte 3 und 4: Steine der Gallenblase und des Ductus cysticus verursachen keinen Rückstau von Galle in die Leber.

A 13 Bauchspeicheldrüse

A 13.1 Anatomische Darstellung der Bauchspeicheldrüse und ihrer Nachbarorgane

1 Gallenblase
→ Vesica fellea
2 Gallenblasengang
→ Ductus cysticus
3 Rechter und linker Lebergallengang
→ Ductus hepaticus dexter et sinister
4 Gemeinsamer Lebergallengang
→ Ductus hepaticus communis
5 Vater-Papille
→ Papilla duodeni major
6 Zwölffingerdarm
→ Duodenum
7 Kopf der Bauchspeicheldrüse
→ Caput pancreatis
8 Körper der Bauchspeicheldrüse
→ Corpus pancreatis
9 Schwanz der Bauchspeicheldrüse
→ Cauda pancreatis
10 Bauchspeicheldrüsengang
→ Ductus pancreaticus
11 Milz
→ Lien, Splen
12 Magenausgang (Pförtner)
→ Pylorus
13 Gallengang
→ Ductus choledochus

A 13.2 Die Nachbarorgane des Pankreas sind **Magen, Zwölffingerdarm, Milz, linke Niere, linke Nebenniere** und **Gallengang.**

A 13.3 Die Langerhans-Inseln (Inselapparat) stellen den **endokrinen Anteil** des Pankreas dar. Epitheloide, große, hormonproduzierende Zellen sitzen eingebettet in das übrige Bauchspeicheldrüsengewebe, vor allem im Pankreaskörper und -schwanz. Die beiden wichtigsten Hormone, die hier hergestellt werden, sind Insulin und Glukagon.

A 13.4 **Amylase** baut **Kohlenhydrate** ab, und zwar sowohl Stärke als auch Glykogen.

Peptidase baut **Proteine** ab.

Lipase baut **Fette** ab.

A 13.5 Die beiden wichtigsten Peptidasen des Pankreas heißen **Trypsinogen** und **Chymotrypsinogen.**

A 13.6 Sekretin wird aus der **Schleimhaut** des **Zwölffingerdarms,** und zwar aufgrund des Säureübertritts aus dem Magen freigesetzt.

A 13.7 Sekretin hat eine ähnliche Wirkung wie Cholezystokinin und wirkt auf **Pankreas, Galle** und **Magen** ein. Sekretin stimuliert die Produktion und die Abgabe von Pankreassekret, regt die Gallensaftproduktion an und hemmt die Magenmotorik und die Magensaftproduktion.

A 13.8 Trypsin ist ein Verdauungsenzym, das Proteine spaltet. Deshalb darf es erst im Zwölffingerdarm aktiviert werden, um sicherzustellen, daß die Säfte **nicht** das **Pankreas** selbst **schädigen.**

A 13.9 Eine akute Pankreatitis kann **alle Schweregrade** von leichter Reizung über mittelschwere bis schwere Erkrankungen, sogar bis hin zu tödlichen Verlaufsformen annehmen.

A 13.10 Die wichtigsten Ursachen für akute Pankreatitis sind **Alkoholabusus** und **Gallenwegerkrankungen.**

A 13.11 Eine schwere Pankreatitis ist eine unmittelbar lebensbedrohliche Erkrankung. Der Patient muß unverzüglich ins **Krankenhaus** eingewiesen werden.

A 13.12 Bei Pankreasinsuffizienz befinden sich aufgrund einer ungenügenden Produktion von Verdauungssäften **vermehrt unverdaute Nahrungsbestandteile** im Stuhl.

A 13.13 Bei der chronischen Pankreatitis kann es sich um eine **nicht ausgeheilte akute Pankreatitis** handeln oder um eine Entzündung, die sich aufgrund von **Alkoholabusus** oder **Gallenwegerkrankungen** (Steine!) eingestellt hat.

A 13.14 Häufige Beschwerden bei chronischer Pankreatitis sind **Malabsorption, Schmerzen, Übelkeit, Erbrechen, Völlegefühl, Meteorismus, Durchfälle** und **voluminöse Stühle.** Seltene Symptome sind Eiweißmangelödeme, Kachexie und Diabetes mellitus.

A 13.15 Die wuchernde Krebsgeschwulst kann die Gallenwege komprimieren und so zu einer **Behinderung** des **Gallenabflusses** führen.

A 13.16 Anzukreuzen sind 1, 4, 5, 6, 7

A 13.17 Anzukreuzen ist 3

A 13.18 Anzukreuzen sind 1, 3, 5, 6, 8
Anmerkung:
Punkt 2: Pankreozymin (Cholezystokinin) kommt aus dem Zwölffingerdarm und aktiviert das Pankreas und die Galle, die Verdauungssäfte abzugeben.
Punkt 4: Pepsinogen befindet sich im Magensaft.
Punkt 7: Ptyalin befindet sich im Mund.

A 13.19 Anzukreuzen sind 2, 3
Anmerkung:
Punkt 1: Die Leydig-Zwischenzellen befinden sich im Hoden.

A 13.20 Anzukreuzen sind 3, 4
Anmerkung:
Punkt 1: STH = Somatotropes Hormon. Es stammt aus dem Hypophysenvorderlappen.
Punkt 2: Prolaktin stammt aus dem Hypophysenvorderlappen.
Punkt 5: Parathormon stammt aus der Nebenschilddrüse.
Punkt 6: Progesteron (Gelbkörperhormon) stammt aus dem Eierstock.

A 13.21 Anzukreuzen sind 1, 2, 4, 5
Anmerkung:
Punkt 6: Die Untersuchung auf Insulin erfolgt im Blut und nicht im Stuhl.

A 13.22 Anzukreuzen sind 1, 2, 3, 5
Anmerkung:
Punkt 3: Infektionskrankheiten wie Hepatitis oder Mumps können eine Pankreatitis auslösen.

A 13.23 Anzukreuzen sind 1, 2, 3, 6, 8
Anmerkung:
Punkt 7: Akromegalie wird hervorgerufen durch eine Überproduktion des Hypophysenvorderlappenhormons STH.

A 13.24 Anzukreuzen sind 2, 3, 4
Anmerkung:
Punkt 1: Pankreatitis kann zwar zum Schock führen, das heißt aber nicht, daß **jede** Pankreatitis zum Schock führt.

A 13.25 Anzukreuzen sind 1, 4, 5, 7, 8
Anmerkung:
Punkt 2: Geschilderter Schmerz ist typisch für Herzerkrankungen.
Punkt 3: Geschilderter Schmerz ist typisch für Speiseröhrenerkrankungen.

A 13.26 Anzukreuzen sind 1, 2, 4

A 13.27 Anzukreuzen sind 2, 3, 4, 7
Anmerkung:
Punkt 1: Typisch ist eine Gewichtsabnahme.

Punkt 5: Polyzythämie = Zunahme der Erythrozyten, Leukozyten, Thrombozyten.
Punkt 6: Aplastische Anämie ist eine Blutbildungsstörung.
Punkt 8: Nephrotisches Syndrom = Eiweißverlustniere

A 14 Endokrinologie

A 14.1 **Anatomischer Aufbau der Hirnanhangsdrüse** (Hypophyse)

1 Hypophysenvorderlappen (Adenohypophyse)
→ Lobus anterior
2 Zwischenlappen
→ Pars intermedia
3 Hypophysenhinterlappen (Neurohypophyse)
→ Lobus posterior
4 Hypophysenstiel
→ Infundibulum
5 Kapsel
→ Capsula glandularis

Zählen Sie wichtige Hormone des HVL auf!

1 **ACTH,**
adrenokortikotropes Hormon
2 **TSH,**
thyreotropes Hormon, Thyreotropin
3 **FSH,**
follikelstimulierendes Hormon
4 **LH,**
luteinisierendes Hormon
5 **Prolaktin,**
früher: LTH, luteotropes Hormon
6 **STH,**
somatotropes Hormon, Somatotropin
7 **MSH,**
melanozytenstimulierendes Hormon, Melanotropin

Nennen Sie wichtige Hormone, die im Hypothalamus produziert, im HHL gespeichert und bei Bedarf ans Blut abgegeben werden!

1 **Oxytocin**

2 **Adiuretin,**
antidiuretisches Hormon, ADH, Vasopressin

A 14.2 Anatomische Darstellung der Nieren mit Nebennieren

1 Rechte Nebenniere
→ Glandula suprarenalis dextra
2 Linke Nebenniere
→ Glandula suprarenalis sinistra
3 Nebennierenrinde
→ Cortex glandulae suprarenalis
4 Nebennierenmark
→ Medulla glandulae suprarenalis
5 Niere
→ Ren

Beschreiben Sie die Form der rechten und linken Nebenniere!

Rechte Nebenniere: dreieckig bzw. bischofsmützenförmig
Linke Nebenniere: halbmondförmig

Welche Hormongruppen unterscheidet man in der Rindenschicht von außen nach innen?

a **Mineralstoffwechselhormone**
→ Mineralokortikoide
b **Zuckerstoffwechselhormone**
→ Glukokortikoide
c **Männlich prägende Hormone**
→ Androgene

Nennen Sie die wichtigsten Hormone des Nebennierenmarks!

a **Adrenalin**
b **Noradrenalin**

A 14.3 **Hypothalamus**
Hirnanhangsdrüse
→ Hypophyse
Zirbeldrüse
→ Epiphyse
Schilddrüse
→ Glandula thyroidea
Nebenschilddrüsen
→ Glandulae parathyroideae

Thymus
→ Bries
Nebennieren
→ Glandulae suprarenales
Inselapparat des Pankreas
→ Langerhans-Inseln
Männliche Keimdrüsen
→ Testes
Weibliche Keimdrüsen
→ Ovarien und Plazenta

A 14.4 Die Releasing-Hormone (Freisetzungshormone, Liberine) regen den **HVL** an, seine **Hormone auszuschütten.**

A 14.5 Die Releasing-Hormone werden im **Hypothalamus** produziert.

A 14.6 **Oxytocin** wirkt auf die glatte Muskulatur von Gebärmutter und Brustdrüsen. Unter der Geburt veranlaßt es die Gebärmutter zur **Wehentätigkeit.** Die Brustdrüsen veranlaßt es zu **Milchausschüttung.**

Prolaktin regt das **Brustdrüsenwachstum** an und setzt die **Milchproduktion** in Gang.

A 14.7 **Adiuretin, ADH** und **Vasopressin**

A 14.8 Adiuretin veranlaßt die Nierentubuli **Wasser zurückzuholen.**

A 14.9 Die Hypophyse liegt im **Türkensattel** des **Keilbeins.** Der Türkensattel ist oben durch eine Platte der harten Hirnhaut („Zwerchfell des Türkensattels") abgedeckt, die allerdings eine Durchtrittsstelle für den Hypophysenstiel besitzt, der die Hypophyse mit dem Hypothalamus verbindet. Die Hypophyse ist ungefähr **kirschkerngroß** und wiegt **weniger** als **1 g.**

A 14.10 **STH:**
→ somatotropes Hormon,
Somatotropin
MSH:
→ melanozytenstimulierendes Hormon,
Melanotropin
FSH:
→ follikelstimulierendes Hormon
LH:
→ luteinisierendes Hormon
ACTH:
→ adrenokortikotropes Hormon,
Kortikotropin
TSH:
→ thyreotropes Hormon,
Thyreotropin

A 14.11 STH **regt** das **Körperwachstum** an. Eine Überproduktion **vor** der Pubertät führt zu **Riesenwuchs** (Gigantismus); eine Überproduktion **nach** der Pubertät zu **Akromegalie.**

A 14.12 Die Wirkung von MSH kennt man erst aus Tierversuchen. Hier konnte man nachweisen, daß es eine **stimulierende** Wirkung auf die **Melanozyten** (pigmentbildende Zellen) hat.

A 14.13 **Bei Frauen:**
FSH wirkt auf die Reifung des Bläschenfollikels im Eierstock.
LH wirkt auf den Eisprung ein und auf den Umbau des gesprungenen Bläschenfollikels in den Gelbkörper.

Bei Männern:
FSH fördert die Ausreifung der Spermien.
LH wirkt auf die Androgenbildung in der NNR ein und auf die Testosteronbildung in den Leydigschen Zwischenzellen der Hoden.

A 14.14 Bei Mangel an FSH und LH kommt es zum **sexuellen Infantilismus.** Das heißt, daß die Betroffenen keine Pubertät durchlaufen. Die sekundären Geschlechtsmerkmale sind nicht ausgeprägt. Bei der Frau kommt es also nicht zu einer Brustentwicklung und die Regel bleibt aus. Beim Mann erfolgt kein Bartwuchs, und die Stimme ist hoch.

A 14.15 ACTH **wirkt** auf die **NNR** ein, indem es ihr Wachstum stimuliert und die Bildung und Absonderung der

Glukokortikoide (Kortison und Kortisol) anregt. Bei ACTH-Mangel kommt es zur Atrophie der NNR.

A 14.16 TSH **wirkt** auf die **Schilddrüse** ein, indem es ihr Wachstum anregt und sie zur Bildung und Freisetzung ihrer Schilddrüsenhormone stimuliert.

A 14.17 Mit Hypopituitarismus bezeichnet man eine **Unterfunktion** der **Glandula pituitaria** (Hypophyse).

A 14.18 Ursachen für Hypopituitarismus können Zerstörung oder Verdrängung von HVL-Gewebe sein, beispielsweise durch **Tumoren** oder **Adenome.** Aber auch **Hirnblutungen, Hirnthrombosen** oder **Entzündungen** im Bereich des HVL können eine Rolle spielen. Gerade bei Kindern und Jugendlichen kann manchmal keine Ursache der Erkrankung festgestellt werden.

A 14.19 Der Mangel an HVL-Hormonen führt zu einer **mangelhaften Stimulation** der **Schilddrüse,** der **NNR** und der **Keimdrüsen.** Das führt zur Abnahme des Grundumsatzes, zu Hypotonie, Blässe, Amenorrhö, Müdigkeit, Antriebsschwäche und Kälteempfindlichkeit.

A 14.20 Es wird eine Körpergröße von **ungefähr 1,40 m** erreicht.

A 14.21 Es kommt zu einem **wohlproportionierten Körperbau,** nur die Hände und Füße sind etwas klein, und der Kopf ist etwas vergrößert.
Die **Intelligenzentwicklung** ist **normal.**

A 14.22 Eine Überproduktion von ADH bewirkt, daß in den Nierentubuli **vermehrt Wasser zurückgeholt** wird. Dies führt zum Krankheitsbild der **Wasservergiftung** (Wasserintoxikation), bei der es zur Überwässerung, vor allem der Lunge kommt.

A 14.23 Eine Unterproduktion von ADH bewirkt, daß in den Nierentubuli **zuwenig Wasser zurückgeholt** wird. Dies führt zum Krankheitsbild der **Wasserharnruhr** (Diabetes insipidus), bei der große Mengen Harn ausgeschieden werden und es deshalb zu verstärktem Durstgefühl kommt.

A 14.24 Die Zirbeldrüse wird noch als **Epiphyse** und **Corpus pineale** bezeichnet.
Der Begriff Epiphyse wird noch für das Gelenkende der Röhrenknochen benutzt.

A 14.25 Die Epiphyse stellt das Hormon **Melatonin** her.

A 14.26 Bei Pubertas praecox handelt es sich um eine **vorzeitige Geschlechtsreife,** bei der es zu einer zu frühen Geschlechtsentwicklung mit den Zeichen der sexuellen Reife kommt. Bei Knaben spricht man von vorzeitiger Geschlechtsreife, wenn diese vor dem 10. (8.) und bei Mädchen vor dem 8. (6.) Lebensjahr einsetzt.

A 14.27 Schüttet die Zirbeldrüse **nicht genug Melatonin** aus, so kann es zur vorzeitigen Geschlechtsreife (Pubertas praecox) kommen.
Erwähnt werden soll noch, daß bei der vorzeitigen Geschlechtsentwicklung nicht nur die Zirbeldrüse eine Rolle spielen kann, sondern auch der Hypothalamus, Hirntumoren, Hydrozephalus oder Tumoren, die Gonadotropin produzieren (Hepatom).

A 14.28 Die Schilddrüse hat eine **Schmetterlingsform.** Sie besteht aus einem **rechten** und einem **linken Lappen**, die durch eine **Brücke** (Isthmus) miteinander verbunden sind.

A 14.29 Die Schilddrüse wird durch **TSH** (Thyreotropin, Thyrotropin) gesteuert, das im **HVL** hergestellt wird.

A 14.30 Die Schilddrüse benötigt Jod, damit sie ihre **Hormone** T_3 und T_4 **produzieren** kann.

A 14.31 Mit Grundumsatz meint man den **Ruheumsatz,** das heißt, den Energieumsatz, den der nüchterne, ruhende Körper verbraucht, um seine Grundfunktionen aufrechterhalten zu können.
Der Grundumsatz ist abhängig von Geschlecht, Alter, Körperoberfläche und von den Schilddrüsenhormonen.

A 14.32 Von der gesunden Schilddrüse ist nur die **Brücke** (Isthmus) der Palpation zugänglich, da der rechte und linke Lappen unter dem Kopfdrehermuskel (M. sternocleidomastoideus) liegen.

A 14.33 Grundsätzlich ist **jeder Knoten** verdächtig!
Besonders ungünstige Zeichen von Knoten sind derbe Beschaffenheit, schlechte Verschieblichkeit und Verbackensein mit der Haut.

A 14.34 Bei Schilddrüsenkrebs kann eine normale Konzentration von Schilddrüsenhormonen im Blut vorliegen **(euthyreote Lage),** aber es kann auch eine **Schilddrüsenunterfunktion, seltener** auch eine **Schilddrüsenüberfunktion** bestehen.

A 14.35 Zur Anfertigung eines Szintigramms bekommt der Patient **radioaktives Jod** verabreicht. Da fast alles Jod, das man dem Körper zuführt, in der Schilddrüse gespeichert wird, wird auch dieses radioaktive Jod in die Schilddrüse transportiert.
Die nun von der Schilddrüse ausgehende Strahlung kann mittels einer Gammakamera aufgezeichnet werden. Die Darstellung der Strahlen erfolgt mittels eines Szintiscanners, der eine Strichmarkierung auslöst. So kann nun ein der **Aktivitätsverteilung** entsprechendes **Strichebild** entstehen.

A 14.36 Mit einem Szintigramm können **kalte** und **heiße Knoten** festgestellt werden.

A 14.37 **Kalter Knoten**
Er zeigt einen Bezirk in der Schilddrüse an, in dem die zugeführte radioaktive Substanz nicht oder nur vermindert gespeichert wird. Als mögliche Ursachen kommen **Zysten,** Blutungen, Entzündungen, **maligne Tumoren,** Metastasen, Verkalkungen und hormonell inaktive Adenome in Betracht.

Heißer Knoten
Ein heißer Knoten weist auf eine lokal vermehrte Hormonproduktion oder Hormonspeicherung hin. Das ist bei einem **Adenom** und **selten** auch bei einem hormonaktiven, **bösartigen** Knoten der Fall.

A 14.38 **Ja**

A 14.39 Mit Morbus Basedow bezeichnet man eine **Schilddrüsenüberfunktion,** die als Leitsymptome die Merseburger Trias aufweist. Es handelt sich um eine Autoimmunerkrankung.

A 14.40 Unter der Merseburger Trias versteht man: **Struma, Tachykardie** und **Exophthalmus.**

A 14.41 **Ja**
Bei einer Schilddrüsenüberfunktion können **allgemein entspannende Maßnahmen** wie Meditation und autogenes Training durchgeführt werden. Des weiteren können Homöopathie, Neuraltherapie, Akupunktur und andere naturheilkundliche Therapien zum Einsatz kommen. Bewährte **pflanzliche Mittel** sind Wolfstrapp (Lycopus virginicus) und Herzgespann (Leonurus cardiaca). Es können aber auch allgemein beruhigende Pflanzen wie Baldrian und Melisse eingesetzt werden.
Der Patient muß lernen, mit Streß, Angst und Ärger umzugehen. Er soll

direkte Sonnenbestrahlung, das Hochgebirge und jodhaltige Meeresluft meiden.

A 14.42 Mit einem **autonomen Adenom** bezeichnet man eine **gutartige Vermehrung** des Schilddrüsengewebes, das sich nicht aufgrund einer vermehrten Anregung durch TSH des HVL gebildet hat, sondern autonom durch die Schilddrüse entstanden ist. Mit einem autonomen **toxischen** Adenom meint man, daß eine **hyperthyreote** Stoffwechsellage vorliegt, d.h. daß die Schilddrüse vermehrt Hormone produziert.

A 14.43 Eine **autonome** Überproduktion von Schilddrüsenhormonen durch die Schilddrüse aufgrund von **Streß,** Aufregung oder Angst. Vermehrte **Einnahme** von **Schilddrüsenhormonen,** Störungen im gesamten hormonellen System, vor allem in Zeiten **hormoneller Umstellung** wie Schwangerschaft, Pubertät und Klimakterium. Es muß aber auch an eine übermäßige Stimulierung durch den **HVL** mittels TSH gedacht werden (Adenom, Tumor, Hyperplasie).

A 14.44 Kretinismus ist eine **angeborene, schwere Schilddrüsenunterfunktion.** Es kommt zu disproportionierter Kleinwüchsigkeit und schweren Intelligenzdefekten. Darüber hinaus können die Zeichen einer Schilddrüsenunterfunktion auftreten.

A 14.45 Ursache des Kretinismus kann ein schwerer **Schilddrüsenhormonmangel** der **Mutter** während der Schwangerschaft sein, der seinen Grund wiederum in einem Jodmangel oder in einer Hypothyreose der Mutter haben kann.
Eine andere Ursache von Kretinismus kann jedoch auch eine **Jodfehlverwertung** des Feten oder eine **unzureichende Anlage** der **Schilddrüse** sein.

A 14.46 Bei der sekundären Hypothyreose liegt die Ursache für die Schilddrüsenunterfunktion nicht in der Schilddrüse selbst, sondern im **HVL,** der zuwenig TSH produziert, oder im **Hypothalamus,** der zuwenig Releasing-Hormone produziert. Gründe hierfür können ein Adenom, ein Tumor oder eine Kopfverletzung sein.

A 14.47 Es werden die fehlenden **Schilddrüsenhormone substituiert**.

A 14.48 **Ja.** Sollte sich jedoch herausstellen, daß Schilddrüsenhormone substituiert werden müssen, so ist der Patient an den Arzt zu verweisen.

A 14.49 **Jodmangel**
Bei Jodmangel kann eine hypothyreote oder euthyreote (normale) Schilddrüsenlage vorliegen. Der Jodmangelkropf kommt vor allem in Gebirgsgegenden mit Jodmangel vor.
Die Schilddrüsenhyperplasie wird durch eine verstärkte TSH-Ausschüttung des HVL hervorgerufen; wegen der ungenügend vorhandenen Schilddrüsenhormone. Sie stellt den Versuch des Körpers dar, trotz eines verminderten Angebotes an Jod, noch eine ausreichende Versorgung mit Schilddrüsenhormonen zu gewährleisten.

Blande (euthyreote) Struma
Trotz vorliegender Struma besteht im Körper eine normale Versorgung mit Schilddrüsenhormonen. Die Struma ist nicht entzündlich und nicht maligne.

Hypothyreose
Die Struma tritt bei einer Unterversorgung des Körpers mit Schilddrüsenhormonen auf.

Hyperthyreose
Die Struma tritt bei einer Überproduktion von Schilddrüsenhormonen auf.

Thyreoiditis (Hashimoto-Thyreoiditis)
Es bildet sich eine derbe Struma ohne Knoten. Durch Autoimmun-

vorgänge kommt es zur fortschreitenden Zerstörung des Schilddrüsenparenchyms. Die Erkrankung tritt meist bei Frauen jenseits des 40. Lebensjahres auf. Meist bestehen Anämie, beschleunigte BKS und eine Erhöhung der Cholesterinwerte. Im Blut können Autoantikörper gefunden werden.

Schilddrüsenmalignom
Es kommt zum schnellen Wachstum eines derben, schmerzlosen Knotens, der schlecht verschieblich ist. Es kann zu Heiserkeit und einer Horner-Symptomen-Trias bei erhaltener Schilddrüsenfunktion kommen.

Medikamente
Eine Struma kann sich ausbilden bei Einnahme von stark jod- oder schwefelhaltigen Präparaten, Salizylaten, Lithium und Perchlorat.

A 14.50 Eine retrosternale Struma ist eine Wucherung von Schilddrüsengewebe, die sich **hinter** dem **Brustbein** ausbreitet.

A 14.51 Eine retrosternale Struma kann zu **Atem-** und **Schluckbeschwerden** führen.
Größere Strumen können zur Einengung der Luftröhre („Säbelscheidenluftröhre") führen. Bei stärkerer Einschränkung kommt es zu Atemnot und ziehenden (stridorösen) Atemgeräuschen. In seltenen Fällen wird der Kehlkopfnerv (N. recurrens) in Mitleidenschaft gezogen, so daß es zu Heiserkeit kommt.

A 14.52 Akute Schilddrüsenentzündungen werden meist von **Bakterien** verursacht.

A 14.53 Bei einer akuten Schilddrüsenentzündung kommt es zu den klassischen Entzündungszeichen Rötung, Schwellung, Hitze, **Schmerz.** Darüber hinaus kommt es meist zu Fieber, **Leukozytose** mit Linksverschiebung und **beschleunigter BSG.** Meist bestehen **Druckempfindlichkeit** der Schilddrüse und **Schluckbeschwerden.**

A 14.54 Die chronische Schilddrüsenentzündung verläuft oft ohne von dem Betroffenen bemerkt zu werden. In den Patienten befinden sich Autoimmunantikörper gegen Schilddrüsengewebe. Dadurch wird die Schilddrüse immer mehr zerstört, bis es zu deutlichen Zeichen der **Hypothyreose** kommt. In diesem Stadium ist im allgemeinen aber das Gewebe schon irreparabel zerstört.

A 14.55 Parathormon **hebt** den **Blutcalciumspiegel,** indem es Calcium aus dem Knochen herauslöst, für die Resorption des Calciums aus der Nahrung sorgt und die Rückresorption von Calcium in den Nieren steigert.

A 14.56 Calcitonin **senkt** den **Blutcalciumspiegel,** indem es Calcium in den Knochen einlagert.
Damit sind Parathormon und Calcitonin Gegenspieler. Parathormon ist für die Grobeinstellung des Calciumhaushaltes, Calcitonin dagegen für die Feineinstellung zuständig.

A 14.57 Parathormon wird in der **Nebenschilddrüse** gebildet.

A 14.58 **Vitamin D** (Knochenvitamin)

A 14.59 Die Nebenschilddrüse wird durch **keine** übergeordnete Drüse gesteuert, sondern sie arbeitet **autonom.**
Die Regelung der Ausschüttung von Parathormon erfolgt über den Blutcalciumspiegel. Sinkt der Calciumspiegel des Blutes ab, so regt das die Nebenschilddrüse an, ihr Parathormon abzugeben. Steigt der Calciumspiegel wieder an, so stellt die Nebenschilddrüse die Parathormonabgabe ein.

A 14.60 Das Chvostek-Zeichen wird geprüft, indem man die Region **vor** dem **Ohr beklopft.** Bei einem positiven Befund kommt es daraufhin zu Zuckungen im Versorgungsbereich des Gesichtsnervs (N. facialis, VII. Hirnnerv).

A 14.61 Eine Überfunktion der Nebenschilddrüse führt zu einer erhöhten Parathormonausschüttung. Da Parathormon den Blutcalciumspiegel anhebt, kommt es zu einem **zu hohen Blutcalciumspiegel**.

A 14.62 Ein zu niedriger Blutcalciumspiegel führt zu einer **gesteigerten neuromuskulären Erregbarkeit.** Bei nur leicht erniedrigten Werten kommt es zu Parästhesien, bei ausgeprägteren zu **Krämpfen** bis hin zu **epileptischen Anfällen.**

A 14.63 Ein zu hoher Blutcalciumspiegel kann mit einem **verstärkten Knochenabbau** einhergehen. Es kann zu ungeordnetem Knochenwachstum mit Bildung von Knochenzysten und zu häufigen Knochenbrüchen kommen. In den **Nieren** können sich **Calciumsteine** bilden. In atheromatös veränderte Gefäße kann Kalk eingelagert werden, was zur **Arteriosklerose** führt. Durch den erhöhten Blutcalciumspiegel kommt es zu **Leistungsminderung,** da Calcium die Erregbarkeit von Nerven und Muskeln herabsetzt.

A 14.64 Thymosin stammt aus dem **Thymus.**

A 14.65 Thymosin wirkt auf die **Differenzierung** der **T-Lymphozyten** ein. Die Erkenntnisse über Thymosin stammen noch im wesentlichen aus Tierexperimenten und können deshalb nur mit Vorsicht auf den Menschen übertragen werden.

A 14.66 Der Thymus liegt **hinter** dem **Brustbein** und **vor** dem **Herzbeutel.**

A 14.67 **Schichten der Nebennierenrinde von außen nach innen:**

Außenschicht (Zona glomerulosa)
Mineralstoffwechselhormone
(Mineralokortikoide)
Hauptvertreter: **Aldosteron**
Hauptaufgabe: **Regulierung des Salz- und Wasserhaushaltes**

Mittelschicht (Zona fasciculata)
Zuckerstoffwechselhormone
(Glukokortikoide)
Hauptvertreter: **Kortison und Kortisol**
Hauptaufgabe: **Anstieg des Blutzuckerspiegels**

Innenschicht (Zona reticularis)
Androgene
(männlich prägende Hormone)
Hauptvertreter: **Testosteron**
Hauptaufgabe: **Anregung der Ausbildung der männlich prägenden sekundären Geschlechtsmerkmale**

A 14.68 Die Nebennieren liegen **retroperitoneal.**

A 14.69 Linke Nebenniere: **halbmondförmig.** Rechte Nebenniere: **dreieckig,** bzw. **bischofsmützenförmig.**

A 14.70 **Adrenalin** und **Noradrenalin**

A 14.71 Adrenalin wirkt durch Verengung der peripheren Arterien **blutdrucksteigernd.** Es **beschleunigt** den **Herzschlag** und hebt den **Blutzuckerspiegel an**.

A 14.72 **ACTH** (adrenokortikotropes Hormon).

A 14.73 Kortison ist **antiallergisch** und **antientzündlich.** Darüber hinaus wirkt es **steigernd** auf den **Blutzuckerspiegel,** den **Blutdruck** und die **Magensaftproduktion.** Des weiteren **setzt** es die **Eosinophilen** im Blut **herab.**

A 14.74 Die häufigste Ursache liegt in einer **vermehrten äußeren Zufuhr** mittels

Medikamente. Daneben kommen als seltene Ursachen noch Adenome, Tumoren und Hyperplasien der **NNR,** des **Hypothalamus** und des **HVL** vor.

A 14.75 Es handelt sich um eine **Schädigung** der **elastischen Fasern** des **Bindegewebes.** Die anfangs bläulich-rötlichen Streifen werden später weißlich.

A 14.76 Dem Morbus Addison liegt ein **Mangel** an **NNR-Hormonen,** vor allem an Kortisol und Aldosteron zugrunde.

A 14.77 Äußerlich ist oft eine Zunahme der **Pigmentierung** an Haut und Schleimhaut festzustellen. Es kommt zu allgemeiner **Schwäche** mit **Antriebsmangel, Bradykardie** und **Hypotonie.** Des weiteren treten **gastrointestinale Beschwerden** wie Übelkeit, Erbrechen, Obstipation und Diarrhö durch verminderte Magensaftproduktion auf.

A 14.78 Beim Conn-Syndrom liegt in der **Nebennierenrinde** ein **Adenom,** eine **Hyperplasie** oder in äußerst seltenen Fällen ein **Karzinom** vor, das zu einer **vermehrten Bildung** von **Aldosteron** führt.

A 14.79 Der Anstieg von Aldosteron im Körper führt zum **Kaliumverlust** (Hypokaliämie), der seinerseits zu Obstipation und Muskelschwäche, eventuell bis hin zu zeitweise auftretenden Lähmungserscheinungen führen kann. Außerdem kann es zu kardialen Symptomen wie Herzinsuffizienz, Extrasystolen und Tachykardie kommen.
Die beim Conn-Syndrom ebenfalls auftretende Natrium-Retention hat eine **Hypertonie** mit vermehrtem Durstgefühl zur Folge.

A 14.80 Beim Phäochromozytom kommt es aufgrund eines gut- oder bösartigen **Tumors** des **NNM** zu einer **Überproduktion** von **Adrenalin** und meist auch von **Noradrenalin.**

A 14.81 Durch die ständige oder zeitweise Überschwemmung des Körpers mit Adrenalin und Noradrenalin kommt es zu einer **dauerhaften** oder **zeitweisen Hypertonie.** Es kann zu gefährlichen **Blutdruckkrisen** kommen. Daneben kann es zu einer gesteigerten Stoffwechsellage mit Schweißausbruch, Hyperglykämie, Herzklopfen und Unruhe kommen.

A 14.82 Beim adrenogenitalen Syndrom kommt es aufgrund eines **erblichen Defekts,** eines **Adenoms** oder eines **Karzinoms** zu einem **Anstieg** der **Androgene.**

A 14.83 **Jungen**
Es kommt zu einer **vorzeitigen Geschlechtsentwicklung** (Pseudopubertas praecox) und großen Genitalorganen. Durch eine Beschleunigung der Knochenreife kommt es zuerst zu Übergröße, später durch einen verfrühten Schluß der Wachstumsfugen der Röhrenknochen zu Minderwuchs (untersetzter Körperbau). Die Muskulatur entwickelt sich stark.
Die Symptomatik im einzelnen ist abhängig vom Manifestationsalter der Erkrankung.

Mädchen
Es kann zur **Zwitterbildung** (Pseudohermaphroditismus femininus) kommen. Die Klitoris vergrößert sich. Ungefähr ab dem 2. Lebensjahr kann es zu einer männlichen Schambehaarung und zu Akne kommen. Es kommt zu einer ausgeprägten Entwicklung der Muskulatur.

Frauen
Es kommt zu **Hirsutismus** (männlichem Behaarungstyp), bei ausgeprägtem Krankheitsbild zum **Virilismus** mit Bartwuchs, Glatzenbildung, tiefer Stimme und stark ausgeprägter Muskulatur.

A 14.84 Der endokrine Anteil des Pankreas wird als **Inselapparat** oder **Langerhans-Inseln** bezeichnet.

A 14.85 **Insulin** wirkt **blutzuckersenkend. Glukagon** wirkt **blutzuckersteigernd.**

A 14.86 **Alimentär** bedingte Glukoseausscheidung im Urin, **Diabetes mellitus, Herabsetzung der Nierenschwelle der Glukoseausscheidung.**

A 14.87 **Diabetes mellitus**, **Fastenkuren** und **Diäten**

A 14.88 Bei Verdacht auf Diabetes mellitus wird besser eine **postprandiale** Blutzuckerbestimmung durchgeführt, da bei einer verminderten Glukosetoleranz (früher: subklinischer Diabetes) die Nüchternblutzuckerwerte noch normal sind, der postprandiale Wert aber erhöht sein kann.
Findet man bei einer postprandialen Blutzuckerbestimmung erhöhte Werte, so muß der Patient erneut einbestellt werden, um weitere Untersuchungen wie Nüchternblutzuckerbestimmung und eventuell Glukosetoleranztest sowie Blutzuckertagesprofil vorzunehmen.

A 14.89 Der Glukosetoleranztest wird zur **Aufdeckung** einer **verminderten Glukosetoleranz** (früher: subklinischer Diabetes) durchgeführt.

A 14.90 **Ja**

A 14.91 **Glukosetoleranztest:**
Nach drei Tagen kohlenhydratreicher Ernährung (ca. 250 g KH/Tag) bekommt der Patient 75 oder 100 g **Glukose morgens nüchtern zu trinken**.
Der Blutzuckerwert wird **vor** der oralen Verabreichung als Nüchternblutzucker bestimmt, dann nach ein und nach zwei Stunden **nach** der Verabreichung. Es wird jeweils anhand von Tabellen überprüft, ob sich die gemessenen Werte im Norm-, Grenz- oder Krankheitsbereich bewegen.

Blutzuckerwerte vor und nach der oralen Verabreichung von 75 g Glukose in mg%

	nüchtern	nach 1 Std.	nach 2 Std.
Normale Glukosetoleranz	< 100	< 200	< 140
Grenzwertbereich	100 – 120	> 200	140 – 200
Diabetes mellitus	> 120	> 200	> 200

A 14.92 Bei Diabetes mellitus liegt eine Störung des **Kohlenhydratstoffwechsels** vor. Oft entgleisen auch der Fett- und Eiweißstoffwechsel.

A 14.93 Weitere Entstehungsursachen für Diabetes mellitus neben Insulinmangel sind:
- Vermehrtes Auftreten von **Insulinantagonisten** (Glukagon, Kortison, Adrenalin, STH).
- **Autoimmunantikörper** gegen Insulin.
- **Herabsetzung** der **Ansprechbarkeit** der **Organe** auf Insulin.

A 14.94 Sulfonylharnstoffe (orale Antidiabetika) können nur eingesetzt werden, solange noch **funktionsfähige Teile** des **Inselapparates** vorhanden sind. Beim Typ-I-Diabetes zeigen sie deshalb keine Wirkung.

A 14.95
- **Um die vermehrte Glukose mit dem Urin auszuscheiden:** Gesteigerter Durst und Harnflut
- **Durch Glukosemangel der Zelle:** Müdigkeit, Leistungsminderung
- **Kompensatorischer Fett- und Eiweißabbau:** Gewichtsabnahme

- **Abwehrschwäche:**
  Furunkel und Karbunkel
- **Sehstörungen:**
  Durch Elektrolytverschiebungen kommt es zu unterschiedlichen Quellungszuständen der Linse.
- **Ablagerung bestimmter Substanzen in der Haut:**
  Juckreiz

A 14.96 Aufgrund der Makroangiopathien kommt es zur **Arteriosklerose,** deren gefürchtetste Folgen Herzinfarkt, Hirnschlag, Nierenschädigung und Gangränbildung sind.

A 14.97 Die Mikroangiopathien führen zur **Netzhaut-, Nerven-** und **Nierenschädigung.**

A 14.98 **Ja.** Der Heilpraktiker kann vor allem leichte und bei entsprechender Sachkenntnis auch mittlere Diabetes-mellitus-Erkrankungen behandeln. Wird ein Diabetiker **insulinpflichtig,** muß er den Patienten an den **Arzt** verweisen, da Insulin verschreibungspflichtig ist.

Aber auch einen insulinpflichtigen Diabetiker darf der Heilpraktiker begleitend zum Arzt behandeln, beispielsweise durch alternative Behandlungsmethoden. An der ärztlich verordneten Insulindosierung darf der Heilpraktiker selbstverständlich in keinem Fall etwas verändern. Verbessert sich die Erkrankung unter der Behandlung des Heilpraktikers, muß der Patient wieder an den Arzt verwiesen werden, damit dieser eventuell die Insulindosierung reduziert.

A 14.99 Es können **Heißhunger, motorische Unruhe, Zittern, Krämpfe, Schwitzen, Schwächegefühl** und **Verwirrtheit** auftreten.

A 14.100 Bei der Kussmaul-Atmung handelt es sich um eine **gleichmäßige, vertiefte** und **verstärkte** Atmung.

A 14.101 Die Kussmaul-Atmung ist für das **Coma diabeticum** typisch. Sie kann übrigens auch im Coma uraemicum auftreten.

A 14.102 Anzukreuzen sind 3, 4
Anmerkung:
Punkt 1: Im Türkensattel liegt die Hypophyse.
Punkt 2: Vorder- und Hinterlappen wird an der Hypophyse unterschieden, aber nicht am Hypothalamus.

A 14.103 Anzukreuzen sind 1, 3, 4
Anmerkung:
Punkt 2: Die Leydig-Zwischenzellen liegen im Hoden.
Punkt 5: Nur der Hypophysenhinterlappen produziert seine Hormone nicht selbst, sondern erhält sie vom Hypothalamus.

A 14.104 Anzukreuzen sind 1, 3, 4, 6, 7, 9
Anmerkung:
Punkte 2: Oxytocin stammt aus dem Hypophysenhinterlappen.
Punkt 5: Adiuretin stammt aus dem Hypophysenhinterlappen.
Punkt 8: Vasopressin = Adiuretin stammt aus dem Hypophysenhinterlappen.

A 14.105 Anzukreuzen ist 3
Anmerkung:
Punkte 1 und 2: FSH und LH kommen bei Frauen und Männern vor.
Punkt 4: STH (somatotropes Hormon) ist das Wachstumshormon.
Punkt 5: ACTH wirkt auf die Nebennierenrinde ein.
Punkt 6: Die Wehentätigkeit wird von Oxytocin beeinflußt. Vasopressin (Adiuretin) wirkt auf die Wasserrückhaltung in den Nierentubuli ein.

A 14.106 Anzukreuzen sind 1, 4, 6
Anmerkung:
Punkt 2: Beim Simmonds-Syndrom liegt eine Unterfunktion des Hypophysenvorderlappens vor.
Punkt 3: STH-Mangel führt zu einem harmonischen Kleinwuchs.

A 14.107 Anzukreuzen sind 2, 3, 5, 6, 7, 8
Anmerkung:
Punkt 7: Kopfschmerzen können sich aufgrund eines Tumors bilden, der die Akromegalie verursacht hat.

A 14.108 Anzukreuzen sind 2, 4, 6
Anmerkung:
Punkt 1: Die Zirbeldrüse wird auch als Epiphyse bezeichnet.

A 14.109 Anzukreuzen ist 6
Anmerkung:
Punkt 1: Schilddrüse = Glandula thyreoidea.
Punkt 2: Hier liegt der Thymus.
Punkt 3: Sie produziert Trijodthyronin und Thyroxin. Thyreotropin (TSH) stammt aus dem HVL.
Punkt 4: Man unterscheidet einen rechten und einen linken Schilddrüsenlappen.
Punkt 5: Die Schilddrüse benötigt Jod.

A 14.110 Anzukreuzen sind 3, 4, 8, 9
Anmerkung:
Punkte 1, 2, 5, 6, 7: Diese Beschwerden gehören zur Schilddrüsenunterfunktion.

A 14.111 Anzukreuzen sind 1, 2, 3, 4

A 14.112 Anzukreuzen ist 3

A 14.113 Anzukreuzen sind 2, 3, 5
Anmerkung:
Punkt 5: Zur Merseburger Trias gehören Struma, Tachykardie und Exophthalmus.

A 14.114 Anzukreuzen sind 2, 3, 5
Anmerkung:
Punkt 3: Zur Heiserkeit kann es durch Verletzung des Kehlkopfnervs (Rekurrenz) kommen.
Punkt 5: Zu Krämpfen kann es durch eine irrtümliche Entfernung der Nebenschilddrüse kommen (Mangel an Parathormon führt zum Calciummangel im Blut).

A 14.115 Anzukreuzen sind 1, 2, 3

A 14.116 Anzukreuzen sind 1, 2, 4, 5, 7

A 14.117 Anzukreuzen sind 1, 2, 4
Anmerkung:
Punkt 2: Zerstörung des Hypophysenvorderlappens führt zu einem Mangel an TSH und damit zu einer mangelhaften Stimulierung der Schilddrüse.

A 14.118 Anzukreuzen sind 2, 3, 4, 5

A 14.119 Anzukreuzen ist 2
Anmerkung:
Punkt 1: Thyroxin wird von der Schilddrüse abgegeben.

A 14.120 Anzukreuzen sind 3, 5

A 14.121 Anzukreuzen sind 1, 3, 5
Anmerkung:
Punkt 2: Es kommt nicht zu einem allgemeinen Knochenabbau, weil aufgrund des Parathormonmangels zuwenig Calcium aus dem Knochen gelöst wird.
Punkt 4: Es kommt nicht zu Lähmungen, sondern eher zu Krämpfen, da zu wenig Calcium im Blut ist. Calcium dämpft die Erregbarkeit von Nerven und Muskeln.
Punkt 6: Obstipation kann durch einen Calciumüberschuß verursacht werden.
Punkt 7: Calcium-Nierensteine gehören zur Überfunktion der Nebenschilddrüse.

A 14.122 Anzukreuzen sind 2, 3

A 14.123 Anzukreuzen ist 3

A 14.124 Anzukreuzen sind 2, 4, 5
Anmerkung:
Punkt 1: Kortison hebt den Blutzuckerspiegel an.
Punkt 3: Kortison senkt die Zahl der Eosinophilen im Blut.

A 14.125 Anzukreuzen sind 1, 2, 4, 6
Anmerkung:
Punkt 3: Es kommt eher zu Amenorrhö.
Punkt 5: Das TSH des Hypophysenvorderlappens wirkt auf die Schilddrüse und nicht auf die Nebenniere ein.

A 14.126 Anzukreuzen sind 2, 4, 6

A 14.127 Anzukreuzen sind 2, 4
Anmerkung:
Punkt 1: Leydig-Zwischenzellen kommen im Hoden vor und produzieren Testosteron.
Punkt 3: Bei der Peyer-Plaques handelt es sich um Ansammlungen von lymphatischem Gewebe im Dünndarm.
Punkt 5: Die Lieberkühn-Drüsen sind Dünndarmdrüsen.

A 14.128 Anzukreuzen sind 2, 4
Anmerkung:
Punkt 3: Glykogenolyse ist der Abbau von Glykogen zu Glukose. Dies bewirkt eine Steigerung des Blutzuckergehaltes.
Punkt 4: Glykogenese ist der Aufbau von Glukose zu Glykogen. Dies bewirkt eine Senkung des Blutzuckergehaltes.
Punkt 5: Glukoneogenese ist die Bildung von Glukose aus Nicht-Zuckern (Fetten, Eiweißen). Dies bewirkt eine Steigerung des Blutzuckergehaltes.

A 14.129 Anzukreuzen sind 2, 3, 4, 6

A 14.130 Anzukreuzen ist 4
Anmerkung:
Punkt 1: Eine Glukosurie kann auch alimentär bedingt sein oder auf einer Nierenschädigung beruhen, die zu einer Senkung der Nierenschwelle geführt hat.

A 14.131 Anzukreuzen sind 1, 2, 4
Anmerkung:
Punkt 3: Die Clearance-Untersuchung dient dem Auffinden von Nierenerkrankungen und nicht dem Auffinden von Diabetes mellitus.

A 14.132 Anzukreuzen ist 3
Anmerkung:
Punkt 1: Beim Altersdiabetes handelt es sich um einen primären Diabetes mellitus.
Punkt 2: Nicht die Schilddrüsenunter-, sondern die Schilddrüsenüberfunktion kann die Blutzuckerwerte erhöhen.

A 14.133 Anzukreuzen ist 3
Anmerkung:
Punkt 1: Es handelt sich um einen manifesten Diabetes mellitus.
Punkt 2: Es handelt sich um einen Blutzuckergesunden.

A 14.134 Anzukreuzen sind 2, 3, 5, 6
Anmerkung:
Punkt 1: Diabetes mellitus liegt ein absoluter oder relativer Mangel (keine Überproduktion) an Insulin zugrunde.

A 14.135 Anzukreuzen sind 2, 5

A 14.136 Anzukreuzen sind 1, 4, 5

A 14.137 Anzukreuzen sind 2, 3, 4, 5

A 14.138 Anzukreuzen sind 2, 3, 4

A 14.139 Anzukreuzen sind 2, 4, 5
Anmerkung:
Punkt 1: Als mögliche Ursache kommt die Verabreichung von zuviel (nicht zuwenig) Insulin in Betracht.
Punkt 2: Erbrechen und Durchfälle können zum Verlust von Glukose führen.
Punkt 4: Starke körperliche Betätigung kann zum erhöhten Verbrauch von Glukose führen.

A 14.140 Anzukreuzen sind 1, 2, 3
Anmerkung:
Punkt 4: Cheyne-Stokes-Atmung kommt z.B. bei schwerer Herzinsuffi-

zienz, bei Gehirnerkrankungen und Vergiftungen vor, aber nicht beim hypoglykämischen Schock.

A 14.141 Anzukreuzen sind 1, 5
Anmerkung:
Punkt 2: Bei Bewußtlosigkeit darf grundsätzlich nichts Eßbares gegeben werden, da es zur Behinderung der Atmung kommen könnte.
Punkt 3: Insulin würde den Blutzuckerspiegel noch stärker senken!!!

A 14.142 Anzukreuzen ist 3
Anmerkung:
Punkt 1: Biot-Atmung tritt auf bei Verletzung des Atemzentrums, bei Hirnblutungen, Hirnödemen und bei Meningoenzephalitis.
Punkt 2: Der Puls ist kaum tastbar.
Punkt 4: Die Haut ist trocken, da es zur Exsikkose kommt.
Punkt 5: Ein Coma diabeticum entwickelt sich langsam.

A 15 Harnapparat

A 15.1 **Darstellung des männlichen harnableitenden Systems**

1 Rechte Niere
→ Ren dexter
2 Linke Niere
→ Ren sinister
3 Nebenniere
→ Glandula suprarenalis
4 Fettkapsel der Niere
→ Capsula adiposa
5 Harnleiter
→ Ureter
6 Harnblase
→ Vesica urinaria
7 Vorsteherdrüse
→ Prostata
8 Harnröhre
→ Urethra
9 Einmündungsstelle des Harnleiters
→ Ostium ureteris
10 Untere Hohlvene
→ V. cava inferior
11 Bauchaorta
→ Aorta abdominalis
12 Nierenarterie
→ A. renalis
13 Blasendreieck
→ Trigonum vesicae

Geben Sie die drei Engpässe des Harnleiters an!

a In der Nähe des Nierenbeckens
b An der Kreuzungsstelle mit den großen Blutgefäßen
c Beim Eintritt in die Harnblase

A 15.2 **Schematisierter Schnitt durch eine Niere**

1 Nierenrinde
→ Cortex renalis
2 Nierenkapsel
→ Capsula fibrosa
3 Nierenpyramide
→ Pyramis renalis
4 Nierenkelch
→ Calix renalis
5 Nierenbecken
→ Pyelon, Pelvis renalis
6 Nierensäule
→ Columna renalis
7 Harnleiter
→ Ureter
8 Nierenpapille
→ Papilla renalis

A 15.3 **Nierenkörperchen**

Woraus setzt sich ein Nierenkörperchen zusammen?

1. Glomerulus
2. Bowman-Kapsel

Woraus setzt sich ein Nephron zusammen?

1. Nierenkörperchen (Glomerulus und Bowman-Kapsel)
2. Nierenkanälchen (Tubulussystem)

Bezeichnen Sie!

1 Zuführendes Gefäß
→ Vas afferens
2 Wegführendes Gefäß
→ Vas efferens
3 Bowman-Kapsel
4 Proximaler Tubulusanteil
5 Gefäßknäuel des Nierenkörperchens
→ Glomerulus

A 15.4 **Nieren** (Renes), **Nierenbecken** (Pelvis renalis, Pyelon), **Harnleiter** (Ureter), **Harnblase** (Vesica urinaria), **Harnröhre** (Urethra)

A 15.5 *Rechte Niere:*
Rechte Nebenniere (oben),
rechter Leberlappen (vorne),
rechte Dickdarmbiegung (unten),
Zwölffingerdarm, absteigender Teil (medial),
Zwerchfell (hinten)

Linke Niere:
Linke Nebenniere (oben),
Magen (oben),
Milz (seitlich vorne),
Bauchspeicheldrüse, Schwanz (medial vorne),
linke Dickdarmbiegung (unten vorne),
Zwerchfell (hinten)

A 15.6 Die Niere ist von **Fettgewebe umgeben.** Dieses hat die Aufgabe, die Niere in der **Lage** zu **halten** und zu schützen. Die Niere „schwimmt" gewissermaßen in ihrem Fettlager, denn das Fett ist bei Körpertemperatur halbflüssig. Kommt es nun zur **extremen Abmagerung,** so wird dieses stützende Fettpolster **abgebaut,** so daß die **Niere nach unten sinkt.** Es kommt zur Wanderniere (Senkniere, Ren mobilis).

A 15.7 **Nierenschlagader** (A. renalis)

A 15.8 Das Nierenbecken stellt eine **Ausweitung** des **Harnleiters** dar. Es ist der **Auffangbehälter** für den aus den **Nierenpapillen** tropfende **Harn.**

A 15.9 **Pyelon** (Pelvis renalis):
Nierenbecken
Nephron:
kleinste Funktionseinheit der Niere, bestehend aus Nierenkörperchen (Glomerulus und Bowman-Kapsel) und Nierenkanälchen
Glomerulus:
Gefäßknäuel des Nierenkörperchens
Nephrose:
syn. nephrotisches Syndrom (früher wurde der Begriff Nephrose für degenerative Nierenerkrankungen benutzt; im Gegensatz zur Nephritis, der entzündlichen Nierenerkrankung)
Nephritis: Nierenentzündung
Ureter: Harnleiter
Urethra: Harnröhre
Vesica urinaria: Harnblase

A 15.10 **Schleimhaut** (Tunica mucosa) stellt die Innenauskleidung des Harnleiters dar. Der innere Überzug besteht aus Übergangsepithel. Darunter befindet sich Bindegewebe.

Muskelwand (Tunica muscularis) stellt die Mittelschicht des Harnleiters dar. Man unterscheidet längs- und zirkulärverlaufende Muskelfaserschichten.

Bindegewebige Hülle (Tunica adventitia)
Es handelt sich um die äußere bindegewebige Hüllschicht.

A 15.11 Würde der Harn nur aufgrund der Schwerkraft in die Blase transportiert, so würde er sich **beim Liegen** im Nierenbecken **anstauen.**

A 15.12 **Beckenwand** (vorne),
Gebärmutter (oben hinten),
Scheide (hinten)

A 15.13 **Vorsteherdrüse** (unten, am Harnblasengrund),
Bläschendrüse (unten, am Harnblasengrund),
Mastdarm (hinten),
Samenleiter (seitlich, oberhalb der Harnleitermündungen, steigt dann ab zur Vorsteherdrüse)

A 15.14 Die Blasenschleimhaut hat einen Überzug aus **Übergangsepithel.** Dieses Übergangsepithel ermöglicht eine Anpassung an die unterschiedlichen Füllungszustände der Blase und schützt das Gewebe durch schleimabsondernde Zellen vor dem konzentrierten Harn.

A 15.15 Die Harnröhrenöffnung der Frau ist nur **unzureichend** gegen **mikrobielle Verunreinigungen** aus Scheide und Rektum geschützt. Des weiteren hat die weibliche Harnröhre **nur** eine **Länge** von ungefähr 5 cm, beim Mann dagegen ist sie 20 bis 25 cm lang, wodurch der Weg für aufsteigende Erreger in die Blase bei der Frau wesentlich kürzer ist.

A 15.16 **Harnstoff**
Abbauprodukt des **Eiweißstoffwechsels.** Beim Eiweißstoffwechsel fällt Ammoniak an. Dieses wird von der Leber in Harnstoff umbaut, der dann von den Nieren ausgeschieden wird.

Harnsäure
Endprodukt des **Purinstoffwechsels.** Damit ist sie ein Stoffwechselendprodukt der mit der Nahrung zugeführten und der beim Abbau körpereigener Zellen entstammenden Nukleinsäuren bzw. Purine (organische Verbindungen aus der Nukleinsäure des Zellkerns).

Kreatinin
Abbauprodukt des **Muskelstoffwechsels.** Um ADP in ATP umzuwandeln, benutzt die Muskelzelle Kreatinphosphat. Bei der Reaktion
ADP + Kreatinphosphat
→ ATP + Kreatin
fällt als Abbauprodukt Kreatin an. Dieses Kreatin baut die Zelle in Kreatinin um und schleust es aus der Zelle aus.

A 15.17 Renin ist ein wichtiges Glied im **Renin-Angiotensin-Aldosteron-System,** das zur **Regelung** des **Blutdruckes** und des **Wasser-Elektrolyt-Haushaltes** eine wichtige Rolle spielt.

A 15.18 Erythropoetin wirkt **anregend** auf die **Bildung** der **roten Blutkörperchen**.

A 15.19 Unter Filtration im physikalischen Sinne versteht man die Abtrennung fester Stoffe aus Flüssigkeiten durch einen Filter. Nach diesem Prinzip geht auch die Filtration in den Glomeruli der Niere vonstatten.
Die Wand der **Glomeruli** wirkt als **Filter,** der kleine Teilchen wie Wasser, Glukose und Salze hindurchtreten läßt. **Große Teilchen** wie rote und weiße Blutkörperchen und die Bluteiweiße werden **zurückgehalten.**

A 15.20 Bei der vorstehend geschilderten glomerulären Filtration gelangen auch **Stoffe,** die der Körper **noch benötigt,** in den Primärharn. Diese holt die Niere durch die **tubuläre Rückresorption** in den Körper **zurück.** Das Zurückholen kann durch aktiven oder passiven Transport vor sich gehen.

Aktiver Transport
Beim aktiven Transport muß **Energie aufgewendet** werden, da der Transport durch die Zellmembran entgegen einem Konzentrationsgefälle erfolgen kann.
Den Transport selber führen bestimmte Trägermoleküle (Carrier) durch, indem sich Stoffe an sie binden und sich von den Carriern durch die Membran hindurchschleppen lassen. Beim aktiven Transport spielen auch noch Translokatoren eine Rolle. Bei diesen Translokatoren handelt es sich um Strukturen in der Zellmembran, die gewissermaßen eine „Schleuse" in der Membran bilden können, durch die dann Stoffe in die Zelle ein- oder austreten können.

Passiver Transport
Beim passiven Transport muß **keine zusätzliche Energie** aufgewendet werden, da er auf den physikalischen Gesetzen der Diffusion, der Filtration und der Osmose beruht.

A 15.21 Die Membran in der Niere ist nicht nur in der Lage, Stoffe aus den Nierenkanälchen zurückzuholen (tubuläre Rückresorption), sondern sie kann auch Stoffe, die sich noch im Blut befinden, aber ausgeschieden werden sollen, durch **Sekretion in** den **Harn** abgeben. Diese Sekretion kann wie bei der vorstehenden Frage geschildert, durch **aktiven** oder **passiven Transport** erfolgen.

Bei den Stoffen, die durch aktiven Transport mittels tubulärer Sekretion in den Primärharn abgegeben werden, spielen Kreatinin, Medikamente, Farbstoffe, verschiedene Sulfate und Giftstoffe eine Rolle.

A 15.22 Das **Nierenkörperchen** besteht aus **Glomerulus** und **Bowman-Kapsel.** Das **Nephron** besteht aus **Nierenkörperchen** und **Nierenkanälchen.**

A 15.23 Die Henle-Schleife ist der **U-förmige Abschnitt** des **Nierenkanälchens,** in dessen absteigendem Anteil eine Konzentration und in dessen aufsteigendem Anteil eine Verdünnung des Harns erfolgt.

A 15.24 Der effektive Filtrationsdruck in den Nieren errechnet sich aus dem **Filtrationsdruck abzüglich** des **Resorptionsdruckes.**
Der **Filtrationsdruck** ergibt sich aus dem **Blutdruck** und aus der Tatsache, daß das **zuführende Gefäß** (Vas afferens) einen **größeren Durchmesser** hat als das **abführende** (Vas efferens). Diesem Filtrationsdruck wirkt der **Resorptionsdruck** entgegen. Der Resorptionsdruck ergibt sich aus dem **kapsulären Druck** der Bowman-Kapsel und dem **kolloidosmotischen Druck,** der in den Blutkapillaren herrscht.

A 15.25 **Renin**
ist ein Wirkstoff, den die **Niere** ausscheidet, wenn es in ihr zu einer **Minderdurchblutung** kommt.

Angiotensin
kommt in einer inaktiven Vorstufe als Angiotensinogen im **Blutplasma** vor. Trifft Renin auf Angiotensinogen, so veranlaßt es dieses, sich in Angiotensin I und II umzuwandeln. Angiotensin wirkt **blutdrucksteigernd,** da es eine Engstellung der Gefäße bewirkt. Angiotensin wirkt aber auch noch stimulierend auf die Freisetzung von Aldosteron.

Aldosteron
ist ein Hormon der **Nebennierenrinde.** Es bewirkt, daß aus den Nierentubuli vermehrt Natriumionen zurückgeholt werden. Diesem zurückgeholten Natrium folgt osmotisch das Wasser nach, was zum **Blutdruckanstieg** führt.

Ist die Minderdurchblutung der Niere durch diese Maßnahmen behoben, so stellt sie die Reninproduktion ein.

A 15.26 In den Augenlidern befindet sich ein **lockeres Unterhautzellgewebe,** das dem austretenden Blutplasma nur **wenig Gegendruck** entgegenbringt. Deswegen tritt hier eher vermehrt Flüssigkeit ins Gewebe, als an einer Stelle, wo das Gewebe eine größere Festigkeit besitzt.

A 15.27 **Herzbedingte Ödeme**
treten vermehrt **gegen Abend** als **Knöchelödeme** auf, oft zusammen mit **Nykturie.** Im Laufe der Erkrankung steigen die Ödeme weiter auf, und es kann zu generalisierten Ödemen kommen.

Nierenbedingte Ödeme
treten vermehrt **morgens** auf. Sie gehen vom **gesamten Fuß** aus, **einschließlich** der **Zehen.** Meist bestehen gleichzeitig morgendliche Lid- und Gesichtsödeme. Im weiteren Verlauf der Erkrankung kann es zu generalisierten Ödemen kommen.

Lymphbedingte Ödeme
sind mit Ausnahme der angeborenen primären lymphbedingten Ödeme **einseitig.** Sie steigen vom **Fußrücken** aus auf. Die **Zehen** sind in der Regel **ausgespart.** Aufgrund einer chronischen Lymphabflußstörung kann es durch Bindegewebsvermehrung zu einem **verhärteten** (indurierten) Ödem kommen.

Venös bedingte Ödeme
treten oft zusammen mit einer **zyanotischen Verfärbung** des Beines auf. Handelt es sich um ein postthrombo-

tisches Syndrom, bestehen oft noch **Hyperpigmentierung, Verhärtung** (Induration) und die Neigung zur Ausbildung von **Unterschenkelgeschwüren** (Ulcus cruris venosum).

A 15.28 Blut im Urin ist ein **Tumorverdachtszeichen.** Mögliche Ursachen sind aber auch **Steine** im Harnwegsystem, **Glomerulonephritis, Pyelonephritis, Infektionen** der ableitenden **Harnwege, Prostatitis,** Nierentuberkulose, Gichtniere, Zystenniere, Diabetes mellitus, hämorrhagische Diathese, bei Frauen auch **Regelblutung.**

A 15.29 **Nahrungsmittel** (Rote Bete) und **Medikamente** (Phenophthalein in Laxanzien, Methyldopa in Antihypertonika).

A 15.30 **Makrohämaturie**
Schon mit **bloßem Auge** ist eine Rot- oder Braunfärbung des Urins zu erkennen.

Mikrohämaturie
Das Blut im Urin ist nur mikroskopisch oder mittels **Teststreifen** nachweisbar.

A 15.31 Bei der Zweigläserprobe entleert der Patient seinen **Urin nacheinander** in **zwei Gläser.** Auffolgend werden die Urinproben auf Blut untersucht.

A 15.32 **Initiale Hämaturie**
(Blut nur im ersten Glas)
Beim Mann: Urethritis, Prostatitis, Prostata-Adenom, Prostata-Karzinom
Bei der Frau: meist Harnröhrenpolyp

A 15.33 **Absolute Hämaturie**
(Blut ist in beiden Gläsern)
Das Blut stammt aus **Blase, Harnleitern, Nierenbecken** oder **Nieren.**

A 15.34 **Anamnese**
Dysurie, Veränderung der Harnmenge und Harnfarbe, Schmerzen in der Nierengegend, Kopfschmerzen, Müdigkeit.

Inspektion
Ödeme, schmutzig-bräunlich-gräuliche Hautfarbe
Perkussion
Abklopfen der Nierenlager

Harnuntersuchung
Spezifisches Gewicht, Teststreifenuntersuchung, Zweigläserprobe

Blutuntersuchung
Erhöhung von Kreatinin und Harnstoff im Blut, Verschiebungen im Elektrolyt- und Salzhaushalt

A 15.35 Kann mittels Teststreifen Nitrit im Harn nachgewiesen werden, so ist das **beweisend,** daß sich **nitritbildende Keime** im Harnwegsystem befinden. Als Ursache kommen in Betracht: **Zystitis, Urethritis, Pyelitis, Pyelonephritis** und **Glomerulonephritis.** Bei Frauen liegt häufig eine **asymptomatische Bakterienausscheidung** im Urin vor.

A 15.36 Vermutlich liegt eine **Reizblase** (neurogene Blase) vor.
Es muß aber auch daran gedacht werden, daß zwar Erreger vorhanden sind, daß es sich aber um **nicht-nitritbildende** Keime handelt.

A 15.37 Es liegt eine **symptomlose Leukozyturie** (vermehrtes Auftreten von weißen Blutkörperchen im Urin) vor. Leukozyten im Urin können sowohl bei **Nierenerkrankungen** als auch bei **Erkrankungen** der **ableitenden Harnwege** auftreten, und zwar sowohl bei akutem als auch bei chronischem Verlauf. Liegt eine akute Entzündung des Harnwegssystems vor, so treten meist noch weitere Befunde auf wie Albuminurie und Hämaturie. Des weiteren kommt es dann oft zu Schmerzen in der Nierengegend und Fieber.

Eine Leukozyturie ist ein besonders wichtiger Befund zum Auffinden einer **chronischen Pyelonephritis**, da die Leukozyten im Urin zwischen

den akuten Schüben oftmals der einzige Hinweis auf die ablaufende Erkrankung sind.
Allerdings muß bedacht werden, daß Leukozyten bei ungefähr 35% der Frauen im Spontanurin nachgewiesen werden können. Hier spielen einerseits die häufigen, oft **symptomlos ablaufenden Harnwegsinfekte** bei **Frauen** eine Rolle. Andererseits muß aber auch an eine **Kontamination** (Verunreinigung) aus Scheide und Rektum gedacht werden.
Grundsätzlich kommen als Erkrankungen, die einer Leukozyturie zugrunde liegen können, in Betracht: **Pyelonephritis, Glomerulonephritis, Pyelitis, Urethritis, Zystitis, Phenazetinniere, Nierentuberkulose,** Harntransportstörungen, vor allem durch **Steine** und **Tumoren.**

A 15.38 **Nitrit, Leukozyten, pH-Wert, Eiweiß, Glukose** und **Blut.**
Selbstverständlich können diese Testfelder auch aufgrund anderer Störungen als Nierenerkrankungen verändert sein (beispielsweise Glukose aufgrund von Diabetes mellitus).

A 15.39 Eine Zystoskopie ist eine **Blasenspiegelung.** Dabei wird ein Spiegel durch die Harnröhre in die Harnblase geschoben, damit die Blasenwand betrachtet werden kann.

A 15.40 Bei einer Urographie können die **ableitenden Harnwege,** Nierenbecken, Harnleiter und Blase, **röntgenologisch dargestellt** werden, nachdem ein Röntgenkontrastmittel in den zu untersuchenden Bereich eingebracht wurde.

A 15.41 Bei einer Nierenbiopsie wird mittels einer feinen **Nadel Nierengewebe** zur **Untersuchung** entnommen.

A 15.42 **Frauen** im geschlechtsfähigen Alter und **Kinder** (Mädchen häufiger als Jungen).

A 15.43 Der Patient hat eine **falsche Diagnose** gestellt. Zu einer einfachen Blasenentzündung gehört kein Fieber. Die Veränderung des Feldes Albumine weist darauf hin, daß die Entzündung ins Nierenbecken, eventuell ins Nierengewebe aufgestiegen ist. Der Patient muß zur genauen Abklärung an den **Arzt** verwiesen werden, da vermutlich verschreibungspflichtige Medikamente eingesetzt werden müssen (Antibiotika).

A 15.44 **Urethritis:**
→ Entzündung der Harnröhre
Zystitis:
→ Entzündung der Harnblase
Pyelitis:
→ Entzündung des Nierenbeckens
Pyelonephritis:
→ Entzündung von Nierenbecken und Nierenzwischengewebe, eventuell mit einer begleitenden Entzündung des Nierenmarks
Glomerulonephritis:
→ Entzündung der Nierenkörperchen

A 15.45 Oft kommt es zuerst aufgrund einer Blasenentzündung zur Dysurie.
Diese Beschwerden können jedoch auch fehlen, und es können sich von Anfang an gleich die typischen Beschwerden einer akuten Pyelonephritis entwickeln:
Fieber, Klopfempfindlichkeit der **Nierenlager** und **Schmerzen** in der **Nierengegend,** oft einseitig.

A 15.46 Der Patient muß an den **Arzt** verwiesen werden. Begleitend zum Arzt darf der Heilpraktiker behandeln, beispielsweise durch örtliche Wärmeanwendung, homöopathische Mittel oder Akupunktur.

A 15.47 Im allgemeinen heilt die Erkrankung **gut** aus. In **seltenen Fällen** kann sie jedoch in eine **chronische Verlaufsform** übergehen, die sich später zur Niereninsuffizienz weiterentwickeln kann.

A 15.48 Bei immer wiederkehrenden Pyelonephritiden muß man an eine **Behinderung** des **Harnabflusses** denken, beispielsweise durch Lage- und Formanomalien der Nieren und der ableitenden Harnwege, durch Steine, durch Prostatavergrößerungen oder durch Tumoren.
Es können aber auch Erkrankungen vorliegen, die zur Nierenschädigung geführt haben, beispielsweise **Diabetes mellitus** oder **Gicht.** Man muß auch eine Schädigung der Niere durch **Phenazetin** in Betracht ziehen.

A 15.49 Es liegt vermutlich eine **symptomlose chronische Pyelonephritis** vor, die nichts mit dem Schulter-Arm-Syndrom zu tun hat, wegen dem der Patient die Praxis aufgesucht hat.

A 15.50 Bei der renalen Hypertonie ist es zu einer **Blutdruckerhöhung** aufgrund einer **Nierenerkrankung** gekommen. Es kommen hierfür folgende Ursachen in Betracht:

Parenchymale Form
Nach Nierenerkrankungen, beispielsweise nach einer Glomerulonephritis, ist es zur Blutdruckerhöhung gekommen. Man vermutet, daß die Ursache in einer vermehrten Freisetzung von Renin (Renin-Angiotensin-Aldosteron) zu suchen ist.

Vaskuläre Form
Es liegt eine Enge der Nierenarterien vor, meist aufgrund einer Arteriosklerose. Es kommt zu einer Minderdurchblutung der Nieren und damit zu einer vermehrten Reninfreisetzung. Die Minderdurchblutung der Niere kann im fortgeschrittenen Stadium zur Ausbildung einer Schrumpfniere führen.

A 15.51 Die häufigste Ursache der akuten Glomerulonephritis ist ein **Antigen-Antikörper-Geschehen** aufgrund eines **Streptokokkeninfektes,** bei dem Immunkomplexe bevorzugt in den Nierenglomeruli eingelagert werden.
Der Streptokokkeninfekt hat sich meist ein bis drei Wochen vor Ausbruch der Glomerulonephritis im Kopf oder Halsbereich abgespielt, beispielsweise als Angina, Sinusitis oder Otitis media.

A 15.52 Bei der akuten Glomerulonephritis sind oft nicht nur die Glomeruli in der Niere durch Immunkomplexe geschädigt, sondern **auch** die **Kapillaren** im **übrigen Körper.** Durch diese Schädigung werden die Kapillaren **abnorm durchlässig,** so daß vermehrt Flüssigkeit ins Gewebe tritt.
Verstärkend kommt noch hinzu, daß die Nieren vermehrt **Eiweiße ausscheiden,** die dann wiederum im Blut zur Aufrechterhaltung des notwendigen osmotischen Druckes fehlen.
Des weiteren hält die Niere **vermehrt Natrium** und **Wasser zurück,** so daß sich zuviel Flüssigkeit im Körper befindet.

A 15.53 Die akute Glomerulonephritis hat eine **Letalität** im akuten Stadium von **2** bis **5%!**
Ungefähr **70%** der Fälle **heilen aus**, bei manchen bleibt allerdings ein **Schaden** der **Niere zurück.** Es kommen auch **chronische Verläufe** vor, die in selteneren Fällen bis zur **Niereninsuffizienz** fortschreiten können.

A 15.54 **Nein.** Es kommen bei der chronischen Glomerulonephritis auch Verlaufsformen **ohne** Blutdruckerhöhung vor.
Dies ist vor allem bei der sogenannten nephrotischen Verlaufsform der Fall, bei der die Durchlässigkeit der Glomeruli für Eiweiße im Vordergrund steht.

A 15.55 **Massive Ödeme, Proteinurie, Lipidurie, Hyperlipidämie** und **Hypoproteinämie.**

A 15.56 Es muß mit einer **Nierenerkrankung** gerechnet werden, da die Patientin wegen der Migräneanfälle Schmerz-

mittel (Phenazetin) eingenommen hat, und es so zur Phenazetinniere gekommen sein kann.
Die **Müdigkeit** könnte die Ursache in der **Zunahme harnpflichtiger Substanzen** im **Blut** sein.
Die **Blässe** könnte in einer **ungenügenden Produktion** von **Erythropoetin** begründet sein und/oder in einer **Eisenmangelanämie,** die sich aufgrund von Sickerblutungen in der Niere und/oder durch Eisenverlust aufgrund einer Hämaturie eingestellt hat.

A 15.57 **Hämaturie,** immer wiederkehrende **Pyelonephritiden, Eisenmangelanämie, Papillennekrosen, Schrumpfniere** und **Nierenversagen.**

A 15.58 Zur Nierensteinkolik kommt es typischerweise aus **voller Gesundheit.** Meist treten in der **Lendengegend heftigste, krampfartige Schmerzen** auf. Die Schmerzen können mehr in den Rücken oder in die Gegend der Harnblase ausstrahlen; sie können auch von Übelkeit und Erbrechen begleitet sein. Die Kolik kann Minuten bis Stunden andauern.

A 15.59 **Männer**

A 15.60 Steine können im **gesamten Harnwegbereich** sitzen, und zwar im Nierengewebe, in den Nierenkelchen, im Nierenbecken, im Harnleiter (Kolik!), in der Harnblase und in der Harnröhre.

A 15.61 Im **akuten Anfall** stehen **entkrampfende Maßnahmen** im Vordergrund, beispielsweise durch Wärmeanwendung, Homöopathie oder Akupunktur. Es kommt grundsätzlich auch die Gabe von chemischen, entkrampfend wirkenden Mitteln (Butylscopolaminiumbromid) in Betracht, obwohl sich sicherlich die meisten Patienten von einem Heilpraktiker eine andere Therapie erhoffen.
In der **anfallsfreien Zeit** muß sich die Therapie nach der zugrundeliegenden **Ursache** für die Steinbildung richten. Liegen Harnsäuresteine vor, so muß der Harnsäurespiegel im Blut gesenkt werden, beispielsweise durch Ernährungsumstellung und Medikamente. Bei Calciumsteinen muß der Blutcalciumspiegel kontrolliert werden und je nach Ursache (evtl. Osteoporose) eine entsprechende Therapie eingeleitet werden.

A 15.62 Die Überfunktion der Nebenschilddrüse führt zu einer **vermehrten** Abgabe von **Parathormon,** was seinerseits die **Freisetzung** des **Calciums** aus den **Knochen** fördert. Dies kann zu Osteomalazie und Osteoporose und zu einer **Erhöhung** des **Blutcalciumspiegels** führen.
Die Nieren versuchen das vermehrt anfallende Calcium auszuscheiden. Gelingt dies nicht vollständig, können sich Nierensteine bilden.

A 15.63 Gichtpatienten haben **vermehrt Harnsäure** im Blut. Diese überschüssige Harnsäure kann an unterschiedlichen Stellen im **Körper deponiert** werden, beispielsweise in Gelenken, in Tophi und auch in der Niere, und zwar sowohl im Nierengewebe als auch in den ableitenden Harnwegen.

A 15.64 **Ja.** Im alkalischen Urin können sich **Phosphatsteine** bilden.

A 15.65 Die Folge einer Schockniere ist ein **akutes Nierenversagen** mit Oligurie bis hin zur Anurie. Die harnpflichtigen Substanzen im Blut nehmen zu. Es kann zum **Coma uraemicum** kommen.

A 15.66 **Ja,** der Heilpraktiker darf **begleitend** behandeln. Der Patient muß während dieser Zeit selbstverständlich weiterhin vom Arzt überwacht werden, so daß die Dialysebehandlung zum notwendigen Zeitpunkt erfolgen kann.

A 15.67 **Ja,** es darf in diesem Fall **begleitend** behandelt werden. Die Dialysebehandlung läuft, wie vom zuständigen behandelnden Arzt festgesetzt, weiter.

A 15.68 **Hufeisenniere** (Verschmelzungsniere)
Es liegt eine U-förmige Verwachsung der beiden Nieren vor. Bei der Gewebsbrücke kann es sich um eine bindegewebige oder parenchymatöse Verbindung handeln. Meist verursacht eine Hufeisenniere keine Beschwerden, es kann aber sein, daß es aufgrund von gleichzeitig bestehenden Fehlbildungen des Harnleiters und des Harnbeckens zu Abflußstörungen, Steinbildungen oder zu Kompressionen der großen Bauchgefäße kommen kann.

Agenesie
Angeborenermaßen fehlt eine Niere, meist die linke, völlig.

Lageanomalie
Die Niere befindet sich angeborenermaßen im Becken.

Zystenniere
Die Niere ist von Zysten durchsetzt, wodurch es zu einer erheblichen Vergrößerung des Organs kommt. Bei dieser Fehlbildung liegen oft auch noch Zysten in anderen Organen vor, beispielsweise in der Leber, in der Bauchspeicheldrüse oder in der Schilddrüse.

A 15.69 Anzukreuzen sind 1, 4, 5, 6, 7

A 15.70 Anzukreuzen sind 1, 3, 5, 6

A 15.71 Anzukreuzen sind 1, 3, 4, 6, 7

A 15.72 Anzukreuzen ist 2

A 15.73 Anzukreuzen sind 1, 2, 5
Anmerkung:
Punkt 3: Der Harnleiter und nicht die Harnröhre tritt durch den Nierenhilus.
Punkt 4: A. lienalis = Milzarterie

A 15.74 Anzukreuzen sind 1, 2, 4, 5

A 15.75 Anzukreuzen sind A 1, B 2, C 2, D 2

A 15.76 Anzukreuzen sind 1, 3, 6
Anmerkung:
Punkt 4: In diesem Fall könnte der Harnleiter im Liegen keinen Urin transportieren.

A 15.77 Anzukreuzen sind 2, 4, 5

A 15.78 Anzukreuzen sind 2, 5, 6

A 15.79 Anzukreuzen sind 1, 3, 5

A 15.80 Anzukreuzen sind 1, 2, 4, 6
Anmerkung:
Punkt 3: Aldosteron wird von der Nebennierenrinde produziert.
Punkt 5: Progesteron (Gelbkörperhormon) stammt aus dem Eierstock.

A 15.81 Anzukreuzen sind 2, 4, 6, 7, 9
Anmerkung:
Punkt 3: Trigonum vesicae = Harnblasendreieck
Punkt 5: Die Nierenkelche befinden sich im Nierenbecken und gehören nicht zum Nephron.
Punkt 8: Epiphyse = Gelenkende bzw. Zirbeldrüse

A 15.82 Anzukreuzen sind 3, 4, 6
Anmerkung:
Punkt 1: Katabolismus = Abbaustoffwechsel
Punkt 2: Anabolismus = Aufbaustoffwechsel

A 15.83 Anzukreuzen sind 1, 2, 4, 5
Anmerkung:
Punkt 3: Koagulation = Verklumpung

A 15.84 Anzukreuzen sind 1, 3, 6, 8

A 15.85 Anzukreuzen sind 1, 2, 3, 5, 7, 8
Anmerkung:
Punkt 4: Acetylcholin ist ein Überträgerstoff an den Synapsen.
Punkt 6: Ptyalin (Alpha-Amylase) ist ein kohlenhydratverdauendes Enzym im Mund.

Punkt 9: Pankreozymin (Cholezystokinin) ist ein Wirkstoff, der aus dem Zwölffingerdarm stammt.

A 15.86 Anzukreuzen sind 3, 5, 7
Anmerkung:
Punkte 1, 2, 4, 9: In diesen Fällen würde sich Blut in beiden Gläsern befinden.
Punkte 6, 8: In diesen Fällen befindet sich kein Blut im Urin.

A 15.87 Anzukreuzen sind 2, 3, 5
Anmerkung:
Punkt 1: Rektoskopie = Darmspiegelung.
Punkt 2: Zystoskopie = Blasenspiegelung.
Punkt 3: Urographie = Einbringung eines Röntgenkontrastmittels in die Harnwege und auffolgende Röntgendarstellung.
Punkt 4: Lymphographie = Einbringung eines Kontrastmittels in die Lymphgefäße und auffolgende Röntgendarstellung.
Punkt 6: Die Otoskopie dient der Untersuchung des Ohres.
Punkt 7: Bronchoskopie = Spiegelung der Bronchien.

A 15.88 Anzukreuzen sind 1, 4, 5

A 15.89 Anzukreuzen sind 2, 4
Anmerkung:
Punkte 1, 3, 5, 6: Diese führen zu einem erhöhten spezifischen Gewicht.

A 15.90 Anzukreuzen sind 1, 3, 4, 6, 7
Anmerkung:
Punkt 6: Durch urologische Untersuchungen können Keime eingeschleppt werden.

A 15.91 Anzukreuzen sind 3, 4, 5, 6, 8
Anmerkung:
Punkte 1, 2: Gehören zur Pyelitis bzw. zur Pyelonephritis.

A 15.92 Anzukreuzen sind A 2, B 2

A 15.93 Anzukreuzen sind 2, 3, 5, 6, 8

A 15.94 Anzukreuzen sind 1, 2, 3, 7, 8, 9

A 15.95 Anzukreuzen sind 1, 2, 6, 7, 8

A 15.96 Anzukreuzen ist 2

A 15.97 Anzukreuzen sind 1, 2
Anmerkung:
Punkt 3: Bei einer schweren akuten Glomerulonephritis muß die tägliche Trinkmenge genau vom Arzt festgelegt werden. Der Heilpraktiker darf an dieser Festlegung nichts verändern.

A 15.98 Anzukreuzen sind 1, 3, 5, 6, 7

A 15.99 Anzukreuzen sind 2, 3, 4
Anmerkung:
Punkt 5: Die Betroffenen sind meist auffallend blaß.

A 15.100 Anzukreuzen sind 1, 2, 4, 6, 8
Anmerkung:
Punkt 1: Begünstigt Harnsäuresteine.
Punkt 2: Begünstigt Phosphatsteine.
Punkt 4: Begünstigt Calciumsteine.
Punkt 8: Ein Zuviel an Parathormon hebt den Blutcalciumspiegel an und begünstigt damit die Bildung von Calciumsteinen.

A 15.101 Anzukreuzen sind 1, 2, 5
Anmerkung:
Punkt 3: Es handelt sich um Gallenschmerzen.
Punkt 4: Es handelt sich um Pankreasschmerzen.

A 15.102 Anzukreuzen sind 2, 3, 4, 5, 7, 8

A 15.103 Anzukreuzen sind 1, 2, 4, 5, 6
Anmerkung:
Punkt 5: Zum Beispiel Blei.
Punkt 6: Harnleiterabknickung!

A 16 Fortpflanzungsorgane

16

A 16.1 Schematische Darstellung der männlichen Geschlechtsorgane

1 Hodensack
→ Scrotum
2 Hoden
→ Testis
3 Nebenhoden
→ Epididymis
4 Samenleiter
→ Ductus deferens
5 Vorsteherdrüsenanteil der kombinierten Harn-Samen-Röhre
→ Urethra, Pars prostatica
6 Ausspritzgang
→ Ductus ejaculatorius
7 Membranöser Teil der kombinierten Harn-Samen-Röhre
→ Urethra, Pars membranacea
8 Schwellkörperanteil der kombinierten Harn-Samen-Röhre
→ Urethra, Pars spongiosa
9 Vorsteherdrüse
→ Prostata
10 Wirbel
→ Vertebra
11 Bläschendrüse
→ Glandula vesiculosa
(Samenbläschen)
→ (Vesicula seminalis)
12 Harnblase
→ Vesica urinaria
13 Mastdarm
→ Rectum
14 Analkanal
→ Canalis analis

A 16.2 Schematische Darstellung der männlichen ableitenden Ausführungsgänge

1 Hoden
→ Testis
2 Nebenhodenkopf
→ Caput epididymidis
3 Nebenhodenkörper
→ Corpus epididymidis
4 Nebenhodenschwanz
→ Cauda epididymidis
5 Samenleiter
→ Ductus deferens
6 Bläschendrüse
→ Glandula vesiculosa
(Samenbläschen)
→ (Vesicula seminalis)
7 Ausspritzgang
→ Ductus ejaculatorius
8 Vorsteherdrüsenanteil der kombinierten Harn-Samen-Röhre
→ Urethra, Pars prostatica
9 Membranöser Teil der kombinierten Harn-Samen-Röhre
→ Urethra, Pars membranacea
10 Schwellkörperanteil der kombinierten Harn-Samen-Röhre
→ Urethra, Pars spongiosa
11 Cowper-Drüse
→ Glandula bulbourethralis
12 Harnleiter
→ Ureter
13 Harnblase
→ Vesica urinaria
14 Niere
→ Ren

A 16.3 Darstellung der männlichen Harnblase von hinten

1 Harnblase
→ Vesica urinaria
2 Samenleiter
→ Ductus deferens
3 Ampulle des Samenleiters
→ Ampulla ductus deferentis
4 Bläschendrüse
→ Glandula vesiculosa
(Samenbläschen)
→ (Vesicula seminalis)

5 Vorsteherdrüse
→ Prostata
6 Harnleiter
→ Ureter

A 16.4 Schematische Darstellung der weiblichen Geschlechtsorgane

1 Gebärmutter
→ Uterus
2 Muttermund
→ Ostium uteri
3 Portio
→ Portio vaginalis
4 Scheide
→ Vagina
5 Harnblase
→ Vesica urinaria
6 Harnröhre
→ Urethra
7 Kitzler
→ Klitoris
8 Mastdarm
→ Rectum
9 After
→ Anus
10 Schambeinfuge (Symphyse)
→ Symphysis pubica

A 16.5 Schematisierter Längsschnitt durch die Gebärmutter und die Scheide

1 Gebärmuttergrund (Gebärmutterkuppel)
→ Fundus uteri
2 Gebärmutterhöhle
→ Cavum uteri
3 Gebärmutterkörper
→ Corpus uteri
4 Gebärmutterhalskanal
→ Canalis cervicis uteri
5 Gebärmuttermund
→ Ostium uteri
6 Abgang der Eileiter (Tubenwinkel)
→ Tuba uterina
7 Scheide
→ Vagina
8 Portio
→ Portio vaginalis

A 16.6 Querschnitt durch die weibliche Brust

1 Milchdrüsenläppchen
→ Lobuli glandulae mammariae
2 Milchgang
→ Ductus lactifer
3 Milchsäckchen (Ampulle)
→ Sinus lactifer
4 Fettgewebe
→ Stratum adiposum mammae
5 Großer Brustmuskel
→ M. pectoralis major
6 Rippe
→ Costa
7 Muskelfaszie
→ Fascia pectoralis

A 16.7 **Nebenhoden:**
→ primäres Geschlechtsmerkmal
Tiefe Stimme:
→ sekundäres Geschlechtsmerkmal
Hoden:
→ primäres Geschlechtsmerkmal
Penis:
→ primäres Geschlechtsmerkmal
Bartwuchs:
→ sekundäres Geschlechtsmerkmal
Körperbehaarung:
→ sekundäres Geschlechtsmerkmal

A 16.8 **Eileiter:**
→ weibliches Geschlechtsorgan
Bläschendrüse:
→ männliches Geschlechtsorgan
Cowper-Drüse:
→ männliches Geschlechtsorgan
Bartholin-Drüse:
→ weibliches Geschlechtsorgan
Harn-Samen-Röhre:
→ männliches Geschlechtsorgan
Vulva:
→ weibliches Geschlechtsorgan

A 16.9 Beim Hoden handelt es sich um eine **gemischte Drüse,** das heißt, sie hat sowohl endo- als auch exokrine Anteile.
Der **endokrine** Teil sind die Leydig-Zwischenzellen, die **Testosteron** produzieren. Der **exokrine** Teil sind die Hodenkanälchen, die die **Spermien** herstellen.

A 16.10 Das Skrotum ist der **Hodensack.** Er enthält die Hoden, die Nebenhoden und den Samenstrang.

A 16.11 Die Erbinformation befindet sich im **Kopf** des Spermiums.

A 16.12 **23 Chromosomen** (haploider Chromosomensatz)

A 16.13 Innerhalb der Bauchhöhle ist die **Temperatur** für die **Spermienproduktion** zu hoch.

A 16.14 Aussage **2** stimmt genauer. Die eigentlichen Produktionsstätten der Spermien sind die Hoden.

A 16.15 Der Samenleiter endet innerhalb der **Prostata,** und zwar an der Stelle, an der er mit dem Ausführungsgang der Bläschendrüse zusammentrifft. Nach der **Vereinigung** von **Samenleiter** und **Ausführungsgang** der Bläschendrüse spricht man vom Ausspritzgang (Ductus ejaculatorius).

A 16.16 **Samenleiter** (Ductus deferens) Es handelt sich um die **Fortsetzung** des **Nebenhodens,** der durch den Leistenkanal in die Bauchhöhle eintritt, an der Harnblase entlangläuft und in die Prostata einstößt. Da sein erster Anteil stark gewunden ist, hat er eine Länge von 50 bis 60 cm.

Samenstrang (Funiculus spermaticus) Er besteht aus einem bestimmten Abschnitt des **Samenleiters zusammen mit** seinen **Hüllen** aus Bindegewebe, Muskulatur, Nerven, Blut- und Lymphgefäßen. Er beginnt am oberen Pol des Hodens und erstreckt sich bis zum oberen Leistenring. Damit hat er eine Länge von ungefähr 10 cm.

A 16.17 Die männliche Harnröhre endet in der **Prostata,** und zwar an der Stelle, wo sie sich mit den **Ausspritzgängen vereinigt.** Nach dieser Vereinigungsstelle wird die Harnröhre zur kombinierten Harn-Samen-Röhre.

A 16.18 Die Bläschendrüsen produzieren ein alkalisches, fruktosereiches Sekret. Die **Fruktose** dient der **Ernährung** der **Spermien.** Das alkalische Sekret wirkt mit, daß das saure Milieu in der männlichen Harn-Samen-Röhre und in der weiblichen Scheide **neutralisiert** wird.

A 16.19 Es handelt sich vermutlich um eine **akute Prostatitis.** Der Patient muß an den **Arzt** verwiesen werden, da für diese Erkrankung Behandlungsverbot für den Heilpraktiker besteht.

A 16.20 In einem frühen Stadium unterscheiden sich die Beschwerden **nicht,** da es bei beiden Erkrankungen zum Gefühl der unvollständigen Blasenentleerung kommt (Restharnbildung nimmt zu) und zum abgeschwächten Harnstrahl.

A 16.21 Der Heilpraktiker darf zwar eine rektale Austastung vornehmen, aber er darf im Zuge dieser Austastung **nicht** die **Prostata** untersuchen. Die Prostata gehört zu den **primären Fortpflanzungsorganen,** die vom Heilpraktiker aufgrund des **Gesetzes** zur **Bekämpfung** der **Geschlechtskrankheiten** (§ 9) nicht untersucht werden dürfen.

A 16.22 In einem späten Stadium von Prostatakrebs kommt es zu einer **Verschlechterung** der bereits bestehenden Symptome wie abgeschwächter Harnstrahl, zunehmende Restharnmenge und verzögerter Blasenentleerung. Zusätzlich kann es nun zu **Kreuzschmerzen** (Kreuzbeinmetastasen), Schmerzen bei der Stuhlentleerung und zu Blutungen kommen; schließlich auch zu Gewichtsabnahme, Lymphknotenschwellungen und Eisenmangelanämie.

A 16.23 Die Cowper-Drüse hat die Aufgabe, bei sexueller Erregung ein **schleimiges Sekret** abzugeben, das der **Gleitfähigkeit** des Penis beim **Geschlechtsakt** dient. Da es sich um ein alkalisches Sekret handelt, bewirkt es darüber hinaus, wie die anderen exokrinen Geschlechtsdrüsen auch, eine Neutralisation des sauren Milieus in der Harn-Samen-Röhre und der Scheide.

A 16.24 Normalerweise sinkt der Hoden vorgeburtlich aus dem Bauchraum durch den Leistenkanal in den Hodensack ab. Bleibt der Hoden auf dieser Wanderung im **Leistenkanal stecken,** spricht man vom Leistenhoden.

A 16.25 Die Stelle, an der der Hoden durch den Leistenkanal trat, wird normalerweise verschlossen. Bleibt dieser Verschluß aus, so kann es zu einem **angeborenen Leistenbruch** kommen. Aber auch wenn sich diese Stelle (teilweise) verschließt, bleibt sie gewissermaßen eine **„Schwachstelle“,** an der das Bauchwandgefüge gestört sein kann, so daß es zu einem Durchtreten von Baucheingeweiden kommen kann.

A 16.26 Im Penis befinden sich **drei Schwellkörper** aus Bluträumen. Bei der Erektion stellen sich die **zuführenden Arterien weit,** so daß reichlich Blut in diese Bluträume fließt und sie ausdehnt. Die **abführenden Venen** werden **zusammengepreßt,** so daß der Abfluß behindert ist. Die Folge ist ein **Stau** in den Bluträumen. Dieses gestaute Blut führt zur Erektion des Gliedes.

A 16.27 Beim Smegma handelt es sich um eine **weißlich-gelbliche Masse**, die sich aus **Absonderungen** der **Eichel-** und **Vorhautdrüsen** gebildet hat. Bei mangelhafter Hygiene kann es aufgrund dieses Smegmas zu örtlichen Entzündungen kommen. Diesem Smegma kommt möglicherweise eine **kanzerogene** Bedeutung zu, und zwar sowohl für Penis- als auch für Gebärmutterhalskrebs.

A 16.28 **Vollständige Phimose**
Es handelt sich um eine vollständige Vorhautverengung. Schon im **erschlafften Zustand** läßt sich die Vorhaut **nicht** über die Eichel schieben.

Unvollständige Phimose
Es handelt sich um eine unvollständige Vorhautverengung. Beim erschlafften Glied kann die Vorhaut über das Glied geschoben werden. Beim **erigierten Glied** ist das **nicht** mehr möglich.

A 16.29 Das Sperma (Samenflüssigkeit) besteht aus den **Spermien** (Samenfäden) und einem **Sekret.** Das Sekret ist alkalisch und stammt aus der Cowper-Drüse, der Prostata und der Bläschendrüse.

A 16.30 Bei den Eierstöcken handelt es sich um eine **gemischte Drüse,** das heißt, man kann einen endo- und einen exokrinen Anteil unterscheiden. Der **endokrine** Anteil stellt die **Hormone** Östrogen und Progesteron her. Der **exokrine** Anteil produziert das **Ei.**

A 16.31 Die Eierstöcke liegen **hinter** und **unterhalb** der **Eileiter,** an der **Seitenwand** des **kleinen Beckens.**

A 16.32 Die Eierstöcke sind mit **Bändern** an der **Gebärmutter** und an der Seitenwand des **Beckens** befestigt.

A 16.33 Der **Graaf-Follikel** ist der **sprungreife Bläschenfollikel.**

A 16.34 Mit Eizelle meint man die weibliche Keimzelle. Die Follikelzellen umgeben die Eizelle. Beides zusammen, Eizelle und Follikelzellen, werden als Follikel (Eierstockfollikel) bezeichnet.
Die **reife Eizelle** dient der **Befruchtung** mit dem männlichen Spermium. Die **Follikelzellen** dienen der **Hormonproduktion.**

A 16.35 **Progesteron** (Gelbkörperhormon)

A 16.36 **Östrogen** (Follikelhormon)

A 16.37 **FSH** (follikelstimulierendes Hormon)
Es wird im **HVL** (Hypophysenvorderlappen) produziert.

A 16.38 **LH** (luteinisierendes Hormon)
Es stammt aus dem **HVL** (Hypophysenvorderlappen).

A 16.39 **Einige Stunden** lang.

A 16.40 Im **Eileiter**

A 16.41 **Schleimhaut**
(Mukosa, Tunica mucosa)
Sie bildet die innerste Schicht. Die Schleimhaut ist reich gefaltet und mit Flimmerzellen ausgestattet. Der Wimpernschlag ist zur Gebärmutter hin gerichtet.

Muskelschicht (Tunica muscularis)
Man kann eine innere Ringschicht und eine äußere Längsschicht unterscheiden. Durch diese Anordnung werden die peristaltischen Bewegungen ermöglicht.

Bauchfell (Tunica serosa)
Die Eileiter liegen intraperitoneal.

A 16.42 Nach einer **abgelaufenen Eileiterentzündung** kann es zum **Verkleben** der Schleimhautfalten kommen, dadurch kann der Weitertransport des Eies im Eileiter verzögert oder sogar verhindert werden.
Die Samenzellen sind sehr viel kleiner als die Eizelle und finden deshalb leichter den Weg durch die zu engen Schleimhautfalten. Außerdem sind die Samenzellen eigenbeweglich und brauchen nicht transportiert zu werden.
So kann also die Eizelle **befruchtet** werden, aber sie bleibt dann vor oder nach der Befruchtung irgendwo im Eileiter **hängen.** Da die Schleimhaut gut durchblutet ist, findet die Frucht für ihren ersten Entwicklungsabschnitt ausreichende Ernährungsbedingungen vor.

A 16.43 Die typische gefürchtete Komplikation einer Eileiterschwangerschaft ist das **Platzen** des **Eileiters,** da die Wand des Eileiters als Fruchthalter viel zu dünn ist.
Beim Platzen des Eileiters kommt es zu einem akuten Abdomen mit lebensbedrohlichen Blutungen, die eine sofortige Operation erforderlich machen.

A 16.44 **Druck-** und **Schweregefühl** im Unterbauch, **subfebrile Temperaturen,** eventuell auch Fieberschübe, **beschleunigte BSG** und **Leukozytose.**

A 16.45 **Portio**
ist der Teil der Gebärmutter, der in die Scheide hineinragt.

Muttermund
Öffnung der Portio in die Gebärmutterhöhle.

A 16.46 Während der Schwangerschaft wird der **Halteapparat** der Gebärmutter **gedehnt.** Vor allem bei Frauen, die mehrere Kinder geboren haben, kann er so erschlaffen, daß die **Gebärmutter** ihren Halt verliert und **tiefer** in die **Scheide** sinkt.
Bei einem Totalprolaps wurde die gesamte Scheide nach außen gestülpt und liegt vor der Vulva. In ihr liegt die Gebärmutter wie in einem Bruchsack.

A 16.47 Sehr oft bestehen bei einem Gebärmuttermyom überhaupt **keine Beschwerden.** Es kann aber auch zur **verstärkten** und **verlängerten Regelblutung,** eventuell auch zur **Dauerblutung** kommen. Weitere Beschwerden können sich durch **Druck** auf die **Nachbarorgane** einstellen, beispielsweise Kreuzbeinschmerzen oder häufiger Harndrang.

A 16.48 **Frühsymptome**
gibt es **keine** beim Gebärmutterhalskrebs. Sicherheit kann in diesem Stadium der Erkrankung nur die Vorsorgeuntersuchung geben.

Erstsymptome
sind keine Frühsymptome. Es kann zu **unregelmäßigen Blutungen, blutigem**

oder **fleischwasserfarbenem Ausfluß,** vor allem nach dem Geschlechtsverkehr, kommen. **Schmerzen** sind im allgemeinen schon keine Erstsymptome mehr, sondern gehören zu den Spätsymptomen.

A 16.49 **Hodensack** (Skrotum)

A 16.50 **Glied** (Penis)

A 16.51 Die Bartholin-Drüsen (Scheidenvorhofdrüsen) liegen im **unteren Drittel** der **großen Schamlippen** eingebettet. Ihre Ausführungsgänge münden im **unteren Drittel** der **kleinen Schamlippen** in der Nähe des Scheidenmundes ein.

A 16.52 Die weiblichen Brustdrüsen gehören zu den **exokrinen Drüsen,** da sie kein Hormon produzieren, sondern ein **Sekret** (Milch), das über **Ausführungsgänge** abgegeben wird.

A 16.53 Die kleinen Höckerchen, die am und im Warzenhof auftreten, werden von **Talg-** und **Schweißdrüsen** gebildet, die hier die Haut vorwölben. Sie haben die Aufgabe, den Warzenvorhof einzufetten und anzufeuchten, um einen besseren Kontakt mit dem Mund des Säuglings zu gewährleisten.

A 16.54 Bei der Inspektion der weiblichen Brust auf Brustkrebs hin achtet man besonders auf **Größenunterschiede** der Mammae, auf **Hauteinziehungen, Hautveränderungen** (Orangenhautphänomen) und **Veränderungen** der **Brustwarzen** (Einziehungen, Sekretion).

A 16.55 Die häufigste Lokalisation des Brustkrebses ist der **äußere, obere Quadrant.**

A 16.56 Jeder Knoten, auch wenn er weich und gut verschieblich ist, muß abgeklärt werden. Die Patientin wird an einen **Gynäkologen** verwiesen.

A 16.57 **Follikelzellen** im Eierstock

A 16.58 Der wichtigste Produktionsort des Progesterons ist der **Gelbkörper** im Eierstock. Ab dem 4. Schwangerschaftsmonat wird die Progesteronherstellung von der **Plazenta** übernommen.

A 16.59 Progesteron hat eine **schwangerschaftserhaltende Wirkung.** Es bereitet den Organismus auf eine Schwangerschaft vor, indem es die Gebärmutterschleimhaut für die Einnistung des befruchteten Eies vorbereitet.

A 16.60 **Östrogen, Progesteron, FSH, LH**

A 16.61 Mit Einnahme der Ovulationshemmer werden dem Körper künstlich **Eierstockhormone zugeführt.** Befindet sich im Körper aber ein bestimmter Spiegel an Eierstockhormonen, so **schüttet** der **HVL kein FSH** aus. Ohne FSH kann aber **kein** neuer **sprungreifer Follikel** heranreifen. Ohne sprungreifen Follikel steht **kein befruchtungsfähiges Ei** zur Verfügung. Infolgedessen kann es nicht zur Schwangerschaft kommen.

A 16.62 Die Minipille hat zum einen die Aufgabe, den Eisprung zu unterbinden, zum anderen hat sie aber auch die Funktion, zu verhindern, daß sich die **Durchlässigkeit** des **Schleimpfropfes** vor dem Gebärmuttermund in der Weise verändert, daß er befruchtungsfähige Spermien durchtreten läßt.

Selbst wenn aufgrund der niedriger dosierten Eierstockhormone noch ein Eisprung zustande kommt, verhindert die Undurchlässigkeit des Schleimpfropfes vor der Gebärmutter mit großer Wahrscheinlichkeit eine Befruchtung.

A 16.63 **Amenorrhö**
Ausbleiben der monatlichen Regel

Oligomenorrhö
Zwischen der Monatsblutung liegt ein Intervall von mehr als 35 bis längstens

45 Tagen. Die Blutung selbst ist von normaler Dauer und Stärke.

Menorrhagie
Zu lang andauernde Regelblutung.

Metrorrhagie
Außerhalb der Regel auftretende und lang andauernde Gebärmutterblutung.

Dysmenorrhö
Schon vor, aber auch während der Regelblutung treten Schmerzen auf. Oft bestehen auch Rückenschmerzen und Allgemeinbeschwerden.

A 16.64 Anzukreuzen sind 1, 3, 5
Anmerkung:
Punkte 2, 4: Gehören zu den Ausführungsgängen.

A 16.65 Anzukreuzen sind 1, 4, 5
Anmerkung:
Punkt 2: Die Nebenhoden speichern im wesentlichen die Spermien. Der Ausreifungsvorgang findet vor allem in den Hoden statt, die allerletzte Ausreifung der Spermien in den Nebenhoden spielt nur eine untergeordnete Rolle.
Punkt 3: Testosteron stammt aus den Leydig-Zwischenzellen, die sich im Hoden befinden.
Punkt 6: Die Nebenhoden werden auch vom Hodensack umschlossen.

A 16.66 Anzukreuzen sind 1, 3, 5, 7, 8
Anmerkung:
Punkt 1: Harn-Samen-Röhre
Punkt 2: Harnleiter
Punkt 4: Bläschendrüse ist eine Drüse und zählt nicht zu den Ausführungsgängen.
Punkt 7: Ausspritzgang

A 16.67 Anzukreuzen sind 3, 4
Anmerkung:
Punkt 1: Die Prostata ist die Vorsteherdrüse.
Punkt 2: Die Prostata gibt ein alkalisches Sekret ab.
Punkt 5: Ein Adenom kann keine Metastasen setzen, es muß heißen: ein Prostatakarzinom.
Punkt 6: Beim Prostataadenom kann es zum Harnstau mit folgender Niereninsuffizienz kommen.
Punkt 7: Da die Prostata zu den Fortpflanzungsorganen gehört, besteht für den Heilpraktiker Behandlungsverbot.

16

A 16.68 Anzukreuzen sind 2, 5, 6
Anmerkung:
Punkt 1: Drei Schwellkörper.
Punkt 3: Die Samenflüssigkeit heißt Sperma. Smegma ist die Drüsenabsonderung der Eichel.
Punkt 4: Die Bartholin-Drüse gehört zu den weiblichen Fortpflanzungsorganen.

A 16.69 Anzukreuzen sind 1, 2, 5, 6, 7
Anmerkung:
Punkt 1: Ovarien = Eierstock
Punkt 3: Die Cowper-Drüsen gehören zu den männlichen Fortpflanzungsorganen.
Punkt 5: Uterus = Gebärmutter
Punkt 7: Vagina = Scheide

A 16.70 Anzukreuzen sind 1, 2, 3, 4, 6
Anmerkung:
Punkt 7: Pro Zyklus reift nur in **einem** Eierstock ein Ei heran.
Punkt 8: Der Gelbkörper produziert Progesteron.

A 16.71 Anzukreuzen ist 2
Anmerkung:
Punkt 1: Die Befruchtung findet typischerweise im Eileiter statt.
Punkt 3: Die Gebärmutter heißt Uterus. Als Portio wird nur der Teil der Gebärmutter bezeichnet, der in die Scheide hineinragt.
Punkt 4: Ein Gebärmuttermyom bringt nur eine geringfügige Erhöhung des Krebsrisikos.
Punkt 6: Gebärmutterkrebs macht in einem frühen Stadium keine Beschwerden.
Punkt 7: Damm ist das Gebiet zwischen Scheide und After.

A 16.72 Anzukreuzen sind 1, 2, 3, 5, 6, 7
Anmerkung:
Punkt 4: Oxytocin wird im Hypothalamus gebildet und im Hypophysenhinterlappen nur gespeichert.

A 16.73 Anzukreuzen sind 4, 6
Anmerkung:
Punkt 1: FSH und LH stammen aus dem Hypophysenvorderlappen.
Punkt 2: FSH wirkt beim Mann auf die Spermienreifung in den Hodenkanälchen ein. LH wirkt auf die Androgenbildung in der Nebennierenrinde und auf die Testosteronbildung im Hoden ein.
Punkt 3: Progesteron ist das Gelbkörperhormon. Östrogen ist das Follikelhormon.
Punkt 7: Oxytocin gehört nicht zu den gonadotropen Hormonen des Hypophysenvorderlappens, sondern stammt aus dem HHL.
Punkt 8: Ein Ausbleiben der monatlichen Regel wird als Amenorrhö bezeichnet. Von Oligomenorrhö spricht man, wenn die Blutung von normaler Dauer und Stärke ist, zwischen den Blutungen aber ein Intervall von mehr als 35 bis maximal 45 Tagen liegt.

A 17 Atmungssystem

17

A 17.1 Darstellung der Mündungsstellen der Nasennebenhöhlen und des Tränennasenganges

1 Stirnbeinhöhle
→ Sinus frontalis
2 Keilbeinhöhle
→ Sinus sphenoidalis
3 Mündung der Stirnbeinhöhle
4 Mündung der Keilbeinhöhle
5 Mündung der Kieferhöhle
6 Mündung der Siebbeinzellen
7 Mündung des Tränennasenganges
8 Mündung der Ohrtrompete

A 17.2 Darstellung des Kehlkopfgerüstes von links. Der Schildknorpel ist nur in Umrissen dargestellt.

1 Körper des Zungenbeins
→ Os hyoideum, Corpus
2 Schildknorpel-Zungenbein-Membran
→ Membrana thyrohyoidea
3 Schildknorpel
→ Cartilago thyroidea
4 Adamsapfel
→ Prominentia laryngea
5 Ringknorpel
→ Cartilago cricoidea
6 Zungenbein, großes Horn
→ Os hyoideum, Cornu majus
7 Zungenbein, kleines Horn
→ Os hyoideum, Cornu minus
8 Luftröhre
→ Trachea
9 Kehldeckel
→ Epiglottis
10 Stimmband
→ Lig. vocale
11 Stellknorpel (Aryknorpel)
→ Cartilago arytenoidea

A 17.3 Luftröhre und Kehlkopf von vorn

1 Schildknorpel
→ Cartilago thyroidea
2 Ringknorpel
→ Cartilago cricoidea
3 Luftröhre
→ Trachea
4 Teilungsstelle der Luftröhre
→ Bifurcatio tracheae
5 Rechter Stammbronchus
→ Bronchus principalis dexter
6 Linker Stammbronchus
→ Bronchus principalis sinister
7 Lappenbronchus
→ Bronchus lobaris
8 Segmentbronchien
→ Bronchi segmentales

A 17.4 Übersicht über die Atmungsorgane

1 Stirnbeinhöhle
→ Sinus frontalis
2 Türkensattel des Keilbeins
→ Sella turcica
3 Keilbeinhöhle
→ Sinus sphenoidalis
4 Nasenmuscheln
→ Conchae
5 Zungenbein
→ Os hyoideum
6 Kehldeckel
→ Epiglottis
7 Schildknorpel
→ Cartilago thyroidea
8 Luftröhre
→ Trachea
9 Teilungsstelle der Luftröhre
→ Bifurcatio tracheae
10 Oberlappen
→ Lobus superior
11 Unterlappen
→ Lobus inferior
12 Mittellappen
→ Lobus medius

A 17.5 **Obere Atemwege**
Nase, Nasennebenhöhlen, Rachen

A 17.6 **Untere Atemwege**
Luftröhre, Bronchien
Den **Übergang** zwischen den oberen und unteren Atemwegen bildet der **Kehlkopf.**

A 17.7 **Nein.** Sauerstoff kann aus der Luft nur in den Alveolen (Lungenbläschen) aufgenommen werden.

A 17.8 Die Riechregion liegt am **Dach** der **Nasenhöhle.**
Übrigens: Die Riechzellen haben nur eine Lebensdauer von 60 Tagen. Dann werden sie durch neue ersetzt. Dies ist deshalb erstaunlich, weil die Riechzellen zu den Nervenzellen gehören. Sie sind vermutlich die einzigen Nervenzellen, die sich beim Erwachsenen regelmäßig teilen. Ihre Anzahl nimmt aber trotzdem im Laufe des Lebens ab.

A 17.9 Hier entspringen die **Riechnerven** (Nn. olfactorii)
Die Nerven ziehen von hier durch die Siebplatte des Siebbeins in die vordere Schädelgrube zum Riechkolben (Bulbus olfactorius) des Großhirns. Hier erfolgt eine Umschaltung zu verschiedenen Kernen und Rindengebieten des limbischen Systems.

A 17.10 Der **Epithelüberzug** der Nasenschleimhaut besteht aus **zilientragenden Epithelzellen,** zwischen denen **zahlreiche schleimproduzierende Becherzellen** sitzen.
Unter dem Epithelgewebe befindet sich **Bindegewebe.** Hier verlaufen besonders **viele Blutgefäße.**

A 17.11 Beim Rachen werden drei Abschnitte unterschieden:

Nasen-Rachen-Raum (Pars nasalis, Epipharynx)
Er schließt sich direkt an die Nasenhöhle an und erstreckt sich bis zum weichen Gaumen.

Mund-Rachen-Raum (Pars oralis, Mesopharynx)
Er beginnt beim weichen Gaumen und reicht bis zur Höhe des Kehldeckels.

Kehlkopf-Rachen-Raum (Pars laryngea, Hypopharynx)
Er beginnt in Höhe des Kehldeckels und reicht bis zur Höhe des Endes des Kehlkopfes (Unterrand des Ringknorpels).

A 17.12 **Zum Atemtrakt gehören**
Nasen-Rachen-Raum und Mund-Rachen-Raum

A 17.13 **Zum Speiseweg gehören**
Mund-Rachen-Raum und Kehlkopf-Rachen-Raum

A 17.14 Der Adamsapfel ist eine **Vorwölbung** des **Schildknorpels** des Kehlkopfes, die besonders beim Mann gut zu sehen ist.

A 17.15 Der Ringknorpel bildet die **Basis** des **Kehlkopfes.**
Wie der Name sagt, hat er eine **ringförmige Gestalt,** allerdings ein Ring, der vorne schmäler ist als hinten.

A 17.16 **Nein**

A 17.17 Die **Stimmbänder** (Ligg. vocalia) bestehen überwiegend aus **elastischen Fasern.** Sie haben einen Überzug aus Schleimhaut. Die Stimmbänder sind von Muskeln unterpolstert. Die Stimmbänder aus elastischen Fasern zusammen mit dem Schleimhautüberzug werden auch als Stimmlippen bezeichnet. Oft werden jedoch die Begriffe Stimmband und Stimmlippe synonym verwendet.

A 17.18 Die Stimmbänder haben eine wesentliche Funktion beim **Zustandekommen** von **Lauten.**

Durch den Luftstrom geraten die Stimmlippen in Schwingungen, wobei ähnlich wie bei einem Blasinstrument Töne entstehen. Je dünner und kürzer die Stimmlippen sind, desto höher ist die Spannung, desto höher ist der erzeugte Ton.
Darüber hinaus haben die Stimmbänder die Aufgabe, sich beim **Schluckakt** und beim **Husten** zu schließen. Beim Husten wird die Stimmritze geschlossen, jedoch gleichzeitig setzt eine Atembewegung ein. Dadurch kommt es zur Drucksteigerung in den unteren Atemwegen. Durch das auffolgende Öffnen der Stimmritze strömt die Luft mit hoher Geschwindigkeit heraus, wobei sie Schleim und Fremdkörper mit herausschleudert.

A 17.19 Die **Bronchiolen** haben **keine Knorpelspangen** mehr wie die Bronchien, sondern bestehen im wesentlichen aus glatter Muskulatur.
Des weiteren haben die Bronchien einen Schleimhautüberzug aus mehrreihigem Flimmerepithel, die Bronchiolen dagegen nur aus einreihigem kubischem Epithel.

A 17.20 Die Wand der Luftröhre muß **versteift** sein, damit sie bei dem **verminderten Druck,** wie er während der Einatmung herrscht, **nicht zusammenfällt.**

A 17.21 Der rechte Stammbronchus hat ein **größeres Lumen** und einen **steileren Verlauf.**

A 17.22 Die Lungen liegen **innerhalb** der **Brusthöhle.** Nach **unten** sitzen sie dem **Zwerchfell** auf, nach **oben** überragen sie geringfügig die **Schlüsselbeine,** im **vorderen** und **hinteren Bereich** liegen sie den **Rippen** an, und **medial** grenzen sie an das **Mediastinum.**

A 17.23 Ein Hilus (Hilum) ist eine kleine **Einbuchtung** oder Vertiefung an einem Organ als **Durchtrittsstelle** für Gefäße, Nerven und Röhrensysteme (Stammbronchien am Lungenhilus, Harnleiter am Nierenhilus).

A 17.24 Die Pleura (Brustfell) besteht aus dem **Rippenfell** (Pleura parietalis) und dem **Lungenfell** (Pleura visceralis). Zwischen Rippen- und Lungenfell befindet sich ein **Gleitspalt,** in dem sich etwas Flüssigkeit befindet.

17

A 17.25 Das Lungenläppchen ist die Funktionseinheit in der Lunge. Es besteht aus **allen Alveolen,** die aus einer **Bronchiole entstammen.** Um die Alveolen herum liegt ein verzweigtes **Kapillarnetz.** Über dieses Kapillarnetz erfolgt durch die Alveolarwand hindurch der Gasaustausch.

A 17.26 **Lungenbläschen** (Alveole)

A 17.27 **Zwerchfellnerv** (N. phrenicus)

A 17.28 **Zwerchfell** (Diaphragma) und **Zwischenrippenmuskeln** (Mm. intercostales)

A 17.29 Im **Aortenbogen** und an der **Teilungsstelle** der **A. carotis** (Sinus caroticus)

A 17.30 **Anamnese**
Bestehen Husten, Auswurf, Atemnot, häufige Bronchitiden?

Inspektion
Faßthorax, Thoraxasymmetrien, Nachschleppen einer Thoraxhälfte bei der Atmung, Nasenflügelatmung, Hühner- oder Trichterbrust, Kyphose, Skoliose.

Perkussion
Über der gesunden Lunge kommt es zum sonoren Klopfschall.

Auskultation
Man achtet auf gesunde Atemgeräusche und krankhafte Nebengeräusche.

Prüfung des Stimmfremitus
Es werden die Schwingungen der beiden Brustkorbhälften miteinander verglichen.

A 17.31 **Gesunde Lunge:**
sonorer Perkussionsschall
Emphysemblasen:
hypersonorer Perkussionsschall
Lungenkavernen:
tympanitischer Perkussionsschall

A 17.32 **Coma diabeticum** und Coma uraemicum

A 17.33 Über der gesunden Lunge kommt es zum **vesikulären Atmen** (Bläschenatmen).

A 17.34 **Röhrenatmen**

A 17.35 **Nein.** Über der gesunden Lunge kommt es zum vesikulären Atmen (Bläschenatmen).
Tritt über der Lunge Bronchialatmen auf, so ist es zu einer **Verdichtung** von **Lungengewebe** gekommen, wie es beispielsweise bei Lungenentzündung vorkommt.

A 17.36 Die **Fingergrundgelenke** werden auf die **Zwischenrippenräume** gelegt. Der Patient wird aufgefordert, mit tiefer Stimme „99“ zu sagen. Man achtet darauf, ob die **Eigenschwingungen** des **Brustkorbes gleichmäßig** auftreten.

A 17.37 Bei der Blutgasanalyse wird der Gehalt des **Blutes** an **Atmungsgasen** geprüft.
Die Blutgasanalyse wird beispielsweise zur Überwachung von Narkosepatienten und zur Lungenfunktionsprüfung eingesetzt.

A 17.38 Die Vitalkapazität kann mittels eines **Spirometers** („Atemmessers“) gemessen werden.
Der Heilpraktiker **darf** eine solche Untersuchung ausführen.

A 17.39 Bei einer Bronchoskopie wird ein **Bronchoskop** (Spiegelgerät mit elektrischer Lichtquelle) in das **Bronchialsystem geschoben.** Nötigenfalls kann gleich eine **Gewebeprobe** entnommen werden.

A 17.40 Bei der Bronchographie wird ein **Kontrastmittel** in bestimmte Bereiche des Bronchialsystems eingebracht. Auffolgend wird **geröntgt.**

A 17.41

Pharynx:	Rachen
Larynx:	Kehlkopf
Rhinitis:	Schnupfen, Nasenschleimhautentzündung
Sinusitis:	Nasennebenhöhlenentzündung
Laryngitis:	Kehlkopfentzündung
Pharyngitis:	Rachenentzündung
Bronchitis:	Bronchialschleimhautentzündung

A 17.42 **Ja.** Es ist allerdings zu bedenken, daß es sich bei der Rhinitis auch um das erste Symptom einer Infektionskrankheit mit Behandlungsverbot für den Heilpraktiker handeln könnte, zum Beispiel um Masern, die mit einem katarrhalischen Vorstadium beginnen.

A 17.43 Die häufigste Ursache für Rhinitis sind **Schnupfenviren** (Rhinoviren). Hierbei kommt es zur akuten Entzündung der Nasenschleimhaut (Rhinitis acuta). Es gibt aber auch chronische Entzündungen (Rhinitis chronica) aufgrund von Abwehrschwäche, schädigenden chemischen oder physikalischen Reizen oder durch Nasenfremdkörper. Des weiteren gibt es Entzündungen der Nasenschleimhaut, die allergisch (z.B. durch Pollen- oder Hausstaubmilben) bedingt sind (Rhinitis allergica) oder durch Anwendung abschwellender Nasentropfen (sog. medikamentöser Schnupfen, Rhinitis vasomotorica) entstehen.

A 17.44 Der Patient muß an den **Arzt** verwiesen werden, da die Gefahr besteht, daß die Entzündung auf den Knochen, die Augenhöhlen, die Hirnhäute oder die venösen Blutleiter übergreift.

A 17.45 Bewährt haben sich vor allem **ansteigende Fußbäder, Inhalationen, Phytotherapie** (Kegelblume, Kamillenblüte), **Homöopathie, Akupunktur** und **Neuraltherapie.**

A 17.46 Vermutlich liegt eine **Laryngitis** vor, allerdings muß überprüft werden, ob nicht ein **Kehlkopfkrebs** für die Heiserkeit verantwortlich ist. Eine chronisch heisere Stimme kommt allerdings auch bei Schilddrüsenunterfunktion vor.

A 17.47 Unter **echtem Krupp** versteht man eine im Rahmen einer **Diphtherie** auftretende Entzündung der Kehlkopfschleimhaut, für die eine Pseudomembranbildung typisch ist. Symptome beim echten Krupp sind: trockener, bellender Husten („Krupp-Husten"), Heiserkeit, Stimmlosigkeit (Aphonie), deutlicher Stridor und lebensbedrohliche Luftnot mit Erstickungsangst und -anfällen.

Unter **Pseudokrupp** versteht man eine **akute Entzündung** der **Kehlkopfschleimhaut,** die sich vor allen Dingen unterhalb der Stimmbänder abspielt. Der Husten beim Pseudokrupp hört sich ähnlich an wie beim echten Krupp. Auch kommt es zu Stridor und Erstickungsangst. Vom Pseudokrupp sind in erster Linie Kleinkinder bis zum fünften Lebensjahr betroffen.

A 17.48 Ursachen der Laryngitis (Kehlkopfentzündung) können **Viren** oder **Bakterien** sein. Es kommen jedoch auch **stimmliche Überbeanspruchung, Nikotinmißbrauch, Staub, trockene Luft** und auf- oder absteigende katarrhalische Entzündungen in Betracht.

A 17.49 Durch **Viren**

A 17.50 Aufgrund der viralen Entzündung kommt es **oft** zur **sekundären Bakterienbesiedlung** („Die Viren ebnen den Bakterien den Weg").

17

A 17.51 Von chronischer Bronchitis spricht man, wenn die Zeichen einer Bronchitis mindestens ein **Vierteljahr** lang pro Jahr in wenigstens **zwei aufeinanderfolgenden Jahren** bestanden.

A 17.52 Man unterscheidet:
1. chronisch nicht-obstruktive Bronchitis (unkomplizierte Bronchitis)
2. chronisch obstruktive Bronchitis (asthmatoide Bronchitis)

A 17.53 Unter einer Obstruktion (lat. obstruction = Verstopfung) der Atemwege versteht man eine **Verlegung** beziehungsweise Verengung der **Atemwege** durch Schleimansammlung.

A 17.54 Typische naturheilkundliche Therapien der chronischen Bronchitis sind:

Ausschaltung des **schädigenden Reizes,** d.h., vor allem das Rauchen einstellen. Des weiteren kommen **Inhalationen, Brust-** und **Rumpfwickel,** Fuß- oder Teilbäder, **Atemgymnastik,** Freiluftbehandlungen, Klopfmassagen und pflanzliche Mittel zum Einsatz.

A 17.55 Es können sich ein **Bronchialkrebs,** eine respiratorische Insuffizienz, Bronchiektasen, ein Lungenemphysem und/oder ein Cor pulmonale entwickeln.

A 17.56 Beim Asthma bronchiale kommt es zu **Anfällen** von **Atemnot** durch eine **zeitweise Verengung** der **Atemwege.** Typischerweise ist die **Ausatmung erschwert.** Zwischen den Anfällen liegen beschwerdefreie Zeiträume.

A 17.57 Mit Intrinsic-Asthma meint man ein Asthma, das nicht allergisch bedingt ist. Ursachen sind vor allen Dingen **Infekte** der **Atemwege,** aber auch beispielsweise chemische Reizstoffe oder Medikamente. Diese Asthmaform tritt meist jenseits des 40. Lebensjahres erstmalig auf.

A 17.58 Mit „silent lung" meint man, daß es bei einem schweren Asthmaanfall durch eine völlige Lungenüberblähung zu einem extrem **leisen Atemgeräusch** kommt.

A 17.59 **Gar nicht.** Es muß umgehend der **Notarzt** verständigt werden, da verschreibungspflichtige Medikamente eingesetzt werden müssen.

A 17.60 1: B
2: C
3: D
4: F
5: A
6: E

A 17.61 Ein **Lungenemphysem** (Lungenblähung)

A 17.62 **Keine.** Bei einem Kleinkind ist der Brustkorb physiologischerweise rund, beziehungsweise faßförmig.

A 17.63 Man unterscheidet:
1. Pink puffer
(rosafarbener Schnaufer)
2. Blue bloater
(blauer Aufgedunsener)

A 17.64 Die Therapie kann **begleitend** zum **Arzt** erfolgen. Die Erweiterung der Alveolen ist zwar nicht mehr rückbildungsfähig, trotzdem ist eine Behandlung sinnvoll, damit sich die Situation in der Lunge nicht verschlechtert. Es werden **schädliche Reize ausgeschaltet,** und es wird für erhöhte Luftfeuchigkeit gesorgt. Besteht Husten, so wird mit den üblichen **Hustenmitteln** behandelt.

A 17.65 Es liegen vermutlich **Bronchiektasen,** verbunden mit einer Bronchitis (eitriges Sputum), vor.

Ein Abhusten von eitrigem Sputum in **weniger** großen Mengen, das morgens nach dem Aufstehen erfolgt, ist aber auch bei einer chronischen Bronchitis (v.a. der Raucherbronchitis!) ohne Bronchiektasen möglich.

A 17.66 Der Patient muß vor allem zum morgendlichen **Abhusten** angehalten werden, um der Gefahr bakterieller Infektionen vorzubeugen. **Schädliche Reize** müssen **ausgeschaltet** werden, die Luftfeuchtigkeit ist zu erhöhen. Der Husten sollte vor allen Dingen mit schleimlösenden Mitteln (Phytotherapeutika) behandelt werden.

A 17.67
1. Einteilung hinsichtlich der **Vorerkrankung:**
   - primäre Pneumonie
   - sekundäre Pneumonie
2. Einteilung hinsichtlich des **Verlaufs:**
   - akute Pneumonie
   - chronische Pneumonie
3. Einteilung hinsichtlich des **Entstehungsortes:**
   - nosokomiale Pneumonie
   - nicht-nosokomiale Pneumonie
4. Einteilung hinsichtlich des **verursachenden Erregers:**
   - bakterielle Pneumonie
   - atypische Pneumonie
5. Einteilung hinsichtlich der **Lokalisation:**
   - alveoläre Pneumonie
   - interstitielle Pneumonie
6. Einteilung hinsichtlich der **Ausdehnung:**
   - Lobärpneumonie (Lappenpneumonie)
   - Bronchopneumonie (Herdpneumonie)

A 17.68 Häufiger ist die **atypische** Pneumonie. Bakterielle Pneumonien machen nur ein Zehntel aller Lungenentzündungen aus.

A 17.69 Es kommt zu einem **plötzlichen** Krankheitsbeginn mit **Schüttelfrost** und auffolgendem **Kontinuafieber.** Es bestehen **schweres Krankheitsgefühl, Husten** mit **Auswurf** und **Schmerzen** hinter dem Brustbein; des weiteren Tachykardie, Tachypnoe, starkes Schwitzen, Nachschleppen der betroffenen Thoraxseite und Nasenflügelatmung. Der Auswurf ist vom zweiten Tag an meist rostbraun, manchmal auch blutig.

A 17.70 Man beoachtet die Atmung bezüglich einer **Tachypnoe,** untersucht den Herzschlag auf Tachykardie, **auskultiert** auf diskontinuierliche Nebengeräusche, **perkutiert** bezüglich einer Dämpfung, führt eine **BSG** durch und untersucht das Blut auf **Leukozytose.**

A 17.71 Der Patient muß unbedingt an den **Arzt** verwiesen werden, da es sich trotz der spärlichen Symptomatik um eine Erkrankung handelt, die ernste Komplikationen in sich birgt. Der Heilpraktiker darf allerdings begleitend zum Arzt behandeln.

A 17.72 Grundsätzlich **ja,** solange es sich nicht um den pulmonalen Verlauf einer Infektionskrankheit mit Behandlungsverbot für den Heilpraktiker (z.B. Ornithose) handelt.

A 17.73 Der eitrigen **Pneumonie** (Lungenentzündung)

A 17.74 Die Silikose ist die **Steinstaublunge.** Hier kommt es durch langjähriges Einatmen von quarzhaltigem Staub zur Lungenfibrose.

A 17.75 Es handelt sich um eine Berufskrankheit, von der vor allem **Sandstrahlbläser, Bergleute, Gießer** und **Tunnelarbeiter** betroffen sind.

A 17.76 Zur Asbestose kann es durch das **Einatmen** von **Asbestfasern** kommen. Dadurch kann es zur **Fibrose** von **Lunge** und **Pleura** kommen sowie zum **Bronchial-** und **Pleurakrebs.**

A 17.77 Der Zigarettenraucher hat gegenüber seinem nicht rauchenden Kollegen ein **hundertfach erhöhtes Risiko** an Bronchialkrebs zu erkranken.

A 17.78 Mit **Tuberkulose**

A 17.79 An der **Lunge**
Man kann drei Stadien unterscheiden:
1. Befall der Lungenhilus-Lymphknoten
2. Generalisierter Lungenbefall
3. **Lungenfibrose**
In Stadien 1 und 2 kommt es zur Bildung von Granulomen. In diesen beiden Stadien ist eine vollständige Abheilung möglich. Stadium 3 dagegen ist irreversibel.

A 17.80 Es kommt zur Bildung von **kleinen** oder **größeren blauroten, frostbeulenartigen Knoten** im Gesicht und an den Akren.

A 17.81 **Tachypnoe, Orthopnoe, Zyanose, Husten, Asthma cardiale,** Angst.

A 17.82 Im Anfangsstadium der Erkrankung kann es noch zum **normalen** Auskultationsgeräusch kommen, später hört man dann über der Lungenbasis **spätinspiratorische Rasselgeräusche,** eventuell auch Pfeifen.

A 17.83 Der **Oberkörper** wird **aufgerichtet,** um den orthostatischen Druck zu erhöhen, die **Beine hängen herab,** um den Blutrückfluß zum Herzen möglichst geringzuhalten. Es kann ein unblutiger Aderlaß durchgeführt werden.

A 17.84 Eine kleinstmögliche Lungenembolie ist eine **Mikroembolie** mit symptomlosem Verlauf. Eine größtmögliche Lungenembolie ist eine massive Embolie, bei der es zum plötzlichen **Tod** durch **Rechtsherzversagen** kommt.

A 17.85 Rezidivierende Lungenembolien sind **wiederkehrende** Lungenembolien. Hier ist zu beachten, daß manchmal mehrere kleine Lungenembolien einer massiven Embolie vorausgehen können.

A 17.86 Beim **Herzinfarkt** hat der Patient meistens vorher **Angina-pectoris-Anfälle** gehabt.

Besonders typisch für die Vorgeschichte von **Lungenemboliepatienten** sind Operationen, Bettlägrigkeit, Immobilität oder Thrombophlebitis. Bei Frauen spielen häufig auch Schwangerschaft, Einnahme von Östrogenpräparaten, insbesondere in der Kombination mit Zigarettenrauchen eine Rolle. Diese letzteren Risikofaktoren sind aber ebenfalls häufig bei Herzinfarkt-Patientinnen zu finden.

A 17.87 Mit einer **Atelektase** des durch den Bronchus versorgten Lungenbereichs.

A 17.88 Die Symptome der Atelektase hängen ganz vom Ausmaß und von der Schnelligkeit des Verschlusses ab. Darüber hinaus spielt eine wichtige Rolle, ob es zu einer komplizierenden Infektion kommt.

Handelt es sich um einen schnellen Verschluß eines großen Bronchus, so kommt es zu **Schmerzen** auf der betroffenen Seite, zu **Atemnot, Zyanose, Blutdruckabfall, Tachykardie,** eventuell auch zu erhöhter Temperatur und Schock.

A 17.89 Die Mutter wird gefragt, ob Mukoviszidose schon in der **Familie** vorgekommen ist. Leidet das Kind schon länger unter **chronischer Bronchitis, Husten, Auswurf,** immer wiederkehrenden Sinusitiden und/oder Pneumonien? Wichtige Fragen sind auch die Beschaffenheit des Stuhlgangs: Liegen häufige, reichliche, faulig-übelriechende **Fettstühle** vor? Treten immer wieder **Bauchschmerzen** auf? Kommt es zu Blähungen?

A 17.90 Die mukoviszidosekranken Kinder produzieren einen vermehrten und zähen Schleim, der nur schlecht abgehustet werden kann und der deshalb einen idealen Nährboden für Erreger bildet.

A 17.91 Bei Mukoviszidose gibt es für den Heilpraktiker kein gesetzliches Behandlungsverbot. Jedoch muß die Therapie in einem **spezialisierten Behandlungszentrum** erfolgen. Der Heilpraktiker darf allerdings **begleitend** behandeln.

A 17.92 Der Patient muß unbedingt an den **Arzt** verwiesen werden, damit geprüft wird, ob nicht ein **Bronchialkarzinom** vorliegt, denn immerhin hat er „schon alles versucht.“

A 17.93 **Nein**

A 17.94 **Nein.** Bei der durchgeführten Bronchoskopie könnte die Krebserkrankung übersehen worden sein oder im Zeitraum zwischen der durchgeführten Untersuchung und dem Besuch in der Praxis könnte sich aus der chronischen Bronchitis eine Krebserkrankung entwickelt haben.

A 17.95 Bei einem nephrotischen Syndrom (Eiweißverlustniere) kommt es durch die Proteinurie zu einem **Mangel** an **Bluteiweißen.** Dadurch nimmt der onkotische Druck in den Kapillaren ab, weshalb das Wasser vermehrt im Gewebe verbleibt und nicht ausreichend in die Kapillaren zurückfließt.

A 17.96 Durch die Entzündung werden die **Kapillaren abnorm durchlässig.**

A 17.97 In diesem Fall werden vermutlich überhaupt **keine** Beschwerden auftreten.

A 17.98 Bei einer Pleuraschwarte handelt es sich um eine fibröse **Verdickung** des

Brustfells, meist mit **Verwachsung** von **Lungen-** und **Rippenfell.** Die Folge ist eine eingeschränkte Atemfunktion.

A 17.99 Pleuritis sicca: **trockene Brustfellentzündung,** Pleuritis exsudativa: **feuchte Brustfellentzündung.**

A 17.100 Typischweise kommt es bei der **Pleuritis sicca** zum Pleurareiben.

A 17.101 **Pleuraempyem** (eitrige Brustfellentzündung), **Sepsis, Pleuraschwarte**

A 17.102 Zum Pneumothorax könnte es aufgrund einer falsch durchgeführten **Neuraltherapie** kommen, eventuell auch durch **Akupunktur.**

Bei der Akupunktur würde ein einmaliges Anstechen mit der sehr dünnen Akupunkturnadel vermutlich nicht ausreichen, um einen Pneumothorax auszulösen, da geringe Mengen Luft vom Körper absorbiert werden können. Das kleine Loch würde sich deshalb spontan schließen. Allerdings wäre es denkbar, daß bei der Akupunktur mehrfach die Nadeln nach oben und unten bewegt werden, um, wie in der Akupunktur üblich, das Qi zu wecken. In diesem Fall könnte es gewissermaßen zum Perforieren des Brustfells kommen und somit nun doch ein Pneumothorax ausgelöst werden.

A 17.103 Es kommt zu einem **Spontanpneumothorax** (inneren Pneumothorax).

A 17.104 Die Tuberkel stellen eine **Abwehrreaktion** des Körpers auf den **Erreger** dar. **Tuberkulose-Erreger** schädigen das **Gewebe,** so daß es zum Einschmelzen kommt. Der Körper **mauert** nun gewissermaßen dieses Gewebe ein, da sich hier noch **funktionstüchtige Erreger** befinden können. Die „Mauer" besteht vor allem aus Epitheloidzellen, Riesenzellen und Lymphozyten.

A 17.105 Meist **vier** bis **sechs Wochen.**

A 17.106 Ob die Erkrankung zum Ausbruch kommt, hängt in erster Linie von der **Abwehrlage** des Menschen ab. Es spielen aber auch die **Infektionsdosis,** die **Dauer** der **Exposition** und die **Erregerart** (Mycobacterium tuberculosis oder bovis) eine Rolle. Besonders gefährdet sind Säuglinge, alte Menschen und Pubertierende.

A 17.107 Anzukreuzen sind 1, 2, 4
Anmerkung:
Punkt 3: Jede Nasenhöhle wird durch **drei** Nasenmuscheln unterteilt.
Punkt 5: An die Nasenhöhle schließt sich direkt der Epipharynx (Nasen-Rachen-Raum) an.
Punkt 6: Die Nasenhöhlen stehen über die Eustachi-Röhre mit dem Mittelohr in Verbindung.

A 17.108 Anzukreuzen sind 1, 3, 5, 7
Anmerkung:
Punkt 2: Die Riechregion befindet sich in der Nase und nicht in der Nasennebenhöhle.
Punkt 4: Die Tränenflüssigkeit wird von den Tränendrüsen produziert.

A 17.109 Anzukreuzen sind 1, 2, 4, 7
Anmerkung:
Punkt 3: Es muß heißen Hypopharynx.
Punkt 5: Es muß heißen Pars laryngea.
Punkte 6 und 8: Gibt es nicht als Rachenanteile.

A 17.110 Anzukreuzen ist 3

A 17.111 Anzukreuzen sind 2, 3, 4, 6, 8
Anmerkung:
Punkt 1: Pharynx = Rachen
Punkt 3: Epiglottis = Kehldeckel
Punkt 5: Siebbeinzellen zählen zu den Nebenhöhlen.
Punkt 6: Aryknorpel = Stellknorpel

A 17.112 Anzukreuzen sind 2, 4, 8
Anmerkung:
Punkt 5: Lieberkühn-Drüsen befin-

den sich im Dünndarm.
Punkt 6: Brunner-Drüsen befinden sich im Zwölffingerdarm.
Punkt 7: Belegzellen kommen im Magen vor und produzieren hier Salzsäure und vermutlich den Intrinsic-Faktor.
Punkt 9: Nebenzellen kommen auch im Magen vor und produzieren Schleim.

A 17.113 Anzukreuzen sind 1, 2, 6
Anmerkung:
Punkt 3: Bronchiolen bestehen nur aus glatter Muskulatur. Hier kommt kein Knorpel mehr vor.
Punkte 4 und 5: Bronchien und Bronchiolen bestehen aus glatter und nicht aus quergestreifter Muskulatur.

A 17.114 Anzukreuzen sind 2, 5

A 17.115 Anzukreuzen sind 4, 5, 6, 8
Anmerkung:
Punkt 3: A. lienalis = Milzschlagader

A 17.116 Anzukreuzen sind 1, 2, 3, 4, 8
Anmerkung:
Punkt 5: Omentum majus – großes Netz
Punkt 6: Peritoneum = Bauchfell
Punkt 7: Perikard = Herzbeutel
Punkt 9: Mesenterium = Gekröse

A 17.117 Anzukreuzen sind 3, 5
Anmerkung:
Punkte 1, 2 und 6: Aufgrund der Wanddicke kann hier kein Gasaustausch stattfinden.
Punkt 4: Pleura = Brustfell

A 17.118 Anzukreuzen ist 3
Anmerkung:
Punkt 5: Nur 2% des Sauerstoffes werden als O_2 im Blutplasma transportiert.

A 17.119 Anzukreuzen ist 3

A 17.120 Anzukreuzen ist 3
Anmerkung:
Punkt 1: Geschildert ist die Totalkapazität.
Punkt 2: Es muß heißen, die man noch maximal **ein**atmen kann.

A 17.121 Anzukreuzen ist 4
Anmerkung:
Punkt 1: Die Cheyne-Stokes-Atmung kommt nur beim Kranken vor.
Punkt 2: Die Cheyne-Stokes-Atmung ist gekennzeichnet durch Atempausen. Die Atemzüge sind an- und abschwellend.
Punkt 3: Im Coma diabeticum kommt es typischerweise zur Kussmaul-Atmung.

A 17.122 Anzukreuzen sind 1, 3
Anmerkung:
Punkt 2: Über der gesunden Lunge hört man einen sonoren Schall.

A 17.123 Anzukreuzen ist 3
Anmerkung:
Punkt 1: Die Fachbezeichnung lautet Rhinitis.
Punkt 2: Schnupfen wird fast immer durch Viren verursacht.
Punkt 4: Fieber gehört nicht zu einem einfachen Schnupfen.

A 17.124 Anzukreuzen sind 2, 4
Anmerkung:
Punkt 1: Der Heilpraktiker darf nur dann nicht behandeln, wenn er den begründeten Verdacht hat, daß es sich um eine Infektionskrankheit mit Behandlungsverbot handelt.
Punkt 3: Dem Heilpraktiker ist es nicht verboten, intramuskulär zu spritzen.

A 17.125 Anzukreuzen sind 2, 3, 4
Anmerkung:
Punkt 1: Schnupfen = Rhinitis, Kehlkopfentzündung = Laryngitis
Punkt 5: Schmerzen hinter dem Brustbein gehören zu einer Bronchitis o.ä.
Punkt 6: Häufiges Niesen gehört auch zur Rhinitis.

A 17.126 Anzukreuzen sind 2, 4, 5

Anmerkung:
Punkt 3: Heiserkeit gehört zur Kehlkopfentzündung.

A 17.127 Anzukreuzen sind 1, 3
Anmerkung:
Punkt 5: Viel Sprechen und Singen führt zur Laryngitis.

A 17.128 Anzukreuzen sind 2, 4, 5
Anmerkung:
Punkt 1: Es gibt kein chronisch-nicht-obstruktives Asthma, da Asthma immer mit einer Obstruktion einhergeht. Es gibt nur eine chronisch-nicht-obstruktive Bronchitis.
Punkt 3: Es darf nur heißen Intrinsic-Asthma und nicht Intrinsic-**Faktor**-Asthma.
Punkt 6: Es gibt nur ein Anstrengungsasthma, da Entspannung den Asthmaanfall verbessert.

A 17.129 Anzukreuzen sind 3, 4, 5
Anmerkung:
Punkt 1: Polyurie tritt typischerweise am **Ende** eines Asthmaanfalles auf.
Punkt 2: Beim Asthmaanfall ist die **Aus**atmung erschwert.
Punkt 6: „Maulvolle Expektoration" ist typisch für Bronchiektasen.
Punkt 7: Typischer als Bradykardie ist die Tachykardie beim Asthmaanfall.

A 17.130 Anzukreuzen ist 2
Anmerkung:
Punkt 1: Hierbei handelt es sich um Bronchiektasen.
Punkt 3: Hierbei handelt es sich um Pneumonie.
Punkt 4: Hierbei handelt es sich um einen Lungenabszeß.
Punkt 5: Hierbei handelt es sich um eine Lungenfibrose.
Punkt 7: Hierbei handelt es sich um eine Lungenembolie.

A 17.131 Anzukreuzen sind 4, 5
Anmerkung:
Punkt 1: Ein Cor pulmonale kann Folge, aber nicht die Ursache eines Lungenemphysems sein.
Punkt 6: Morbus Osler = hereditäre Teleangiektasie. Es handelt sich um eine angeborene Erweiterung von Blutgefäßen.

A 17.132 Anzukreuzen sind 2, 3, 4

A 17.133 Anzukreuzen sind 1, 3, 4, 6
Anmerkung:
Punkte 2 und 7: Einteilung gibt es nicht.
Punkte 5 und 8: Unterteilungen der Leukämie.
Punkt 9: Unterteilung von Leberzirrhose und Gastritis.

A 17.134 Anzukreuzen ist 2
Anmerkung:
Punkt 3: In diesem Fall kann der Heilpraktiker sehr wohl belangt werden, weil er „wider die Regeln der ärztlichen Kunst" gehandelt hat. Er kann schadenersatzpflichtig gemacht werden, und es wird geprüft werden, ob er die Erlaubnis zur Ausübung der Heilkunde entzogen bekommt.

A 17.135 Anzukreuzen ist 4
Anmerkung:
Punkt 1: Trifft für Bronchopneumonie zu.
Punkt 2: Kritischer Fieberabfall mit Kreislaufschock ohne Antibiotikagabe nach ungefähr sieben Tagen möglich.
Punkt 3: Es muß heißen, spärlich Schleim und nicht die Ausatmung ist erschwert wie beim Asthma, sondern die Atmung insgesamt ist schmerzhaft.
Punkt 5: Bettlägerige und alte Menschen sind besonders von der Bronchopneumonie betroffen.

A 17.136 Anzukreuzen sind 1, 2, 4, 5
Anmerkung:
Punkt 3: Mit hohem Fieber geht typischerweise die akute Lobärpneumonie einher.

A 17.137 Anzukreuzen sind 2, 4, 5
Anmerkung:
Punkt 3: Blutig-schaumiger Auswurf gehört zum Lungenödem.

17

Punkt 6: Ein Extrinsic-Asthma ist nicht bakteriell bedingt, sondern allergisch und deshalb keine typische Ursache für Lungenabszeß.

A 17.138 Anzukreuzen ist 3

A 17.139 Anzukreuzen sind 2, 3, 4

A 17.140 Anzukreuzen ist 3
Anmerkung:
Punkt 1: Morbus Boeck = Sarkoidose
Punkt 2: Hierbei handelt es sich um Sarkoidose.
Punkt 4: Die Krankheit kann weiter fortschreiten, auch wenn kein quarzhaltiger Staub mehr eingeatmet wird.

A 17.141 Anzukreuzen sind 2, 3, 4, 5
Anmerkung:
Punkt 1: Es muß heißen **Rechts**herzbelastung.

A 17.142 Anzukreuzen ist 4

A 17.143 Anzukreuzen sind 3, 4
Anmerkung:
Punkt 1: Bei den Lungenembolien gibt es kleine Mikroembolien, die sogar unbemerkt verlaufen können.
Punkt 2: Ein Thrombus aus dem linken Herzen verursacht eine arterielle Embolie und keine Lungenembolie.
Punkt 5: Fieber gehört nicht zum typischen Bild einer Lungenembolie.

A 17.144 Anzukreuzen sind 2, 4
Anmerkung:
Punkt 1: Feuchte Rasselgeräusche sind typisch für akute Bronchitis.
Punkt 3: Sputum ist spärlich, eventuell mit fasriger Blutbeimengung.

A 17.145 Anzukreuzen sind 1, 4, 5, 6, 7, 8, 9
Anmerkung:
Punkt 9: durch Knochenmetastasen

A 17.146 Anzukreuzen sind 1, 3, 5
Anmerkung:
Punkt 2: Hypothyreose = Schilddrüsenunterfunktion
Punkt 5: LE = Lupus erythematodes, bei dem es neben Fieber und Gelenkbeschwerden häufig zu einer Pleuritis kommt.

A 17.147 Anzukreuzen sind 1, 4, 5

A 17.148 Anzukreuzen sind 1, 2, 4, 5

A 17.149 Anzukreuzen ist 3

A 17.150 Anzukreuzen sind 1, 2, 4

A 17.151 Anzukreuzen sind 4, 5, 6

A 18 Nervensystem

A 18.1 Medianschnitt durch das Gehirn

1 Verlängertes Mark
→ Medulla oblongata
2 Brücke
→ Pons
3 Mittelhirn
→ Mesencephalon
4 Zwischenhirn
→ Diencephalon
5 Hirnanhangdrüse
→ Hypophyse
6 Kleinhirn
→ Cerebellum
7 Balken
→ Corpus callosum
8 Großhirn
→ Cerebrum

A 18.2 Seitenansicht des Großhirns

1 Stirnlappen
→ Lobus frontalis
mit dem motorischen Rindenfeld (5), das für die willkürlichen motorischen Bewegungen zuständig ist
2 Scheitellappen
→ Lobus parietalis
mit der sensiblen Rinde (6), der sogenannten Körperfühlsphäre
3 Schläfenlappen
→ Lobus temporalis
mit der Hörrinde
4 Hinterhauptlappen
→ Lobus occipitalis
mit der Sehrinde
5 Vordere Zentralwindung
→ Gyrus praecentralis
6 Hintere Zentralwindung
→ Gyrus postcentralis
7 Zentralfurche (Rolando-Spalte)
→ Sulcus centralis

A 18.3 Hirnhäute

1 Schädeldach
→ Calvaria
2 Harte Hirnhaut
→ Dura mater encephali
3 Spinnwebenhaut
→ Arachnoidea mater encephali
4 Hirnwasserraum (Subarachnoidalraum)
→ Cavitas subarachnoidea
5 Weiche Hirnhaut
→ Pia mater encephali
6 Großhirnrinde
→ Cortex cerebri

A 18.4 Querschnitt durch das Rückenmark

1 Weiße Substanz
→ Substantia alba
2 Graue Substanz
→ Substantia grisea
3 Hinterhorn
→ Columna posterior, Columna dorsalis
4 Seitenhorn
→ Columna lateralis
5 Vorderhorn
→ Columna anterior, Columna ventralis
6 Fasern der Hinterwurzel
→ Radix dorsalis
7 Fasern der Vorderwurzel
→ Radix ventralis
8 Zentralkanal
→ Canalis centralis

A 18.5 **1. Zentralnervensystem,** bestehend aus Gehirn und Rückenmark.
2. Peripheres Nervensystem, bestehend aus zwölf Hirnnervenpaaren und 31 Spinalnervenpaaren.

A 18.6 **1. Willkürliches Nervensystem** (animales Nervensystem)
2. Unwillkürliches Nervensystem (autonomes, bzw. vegetatives Nervensystem) mit Symphatikus und Parasympathikus

A 18.7 Das verlängerte Mark schließt sich **kopfwärts** des **Rückenmarks** an. Es reicht vom ersten Halsnervenpaar bis zum Unterrand der Brücke.

A 18.8 Die graue Substanz besteht im wesentlichem aus den **Zellkörpern** der **Nervenzellen.**

A 18.9 Die weiße Substanz besteht überwiegend aus **Leitungsbahnen.** Die weiße Farbe ist auf die **fetthaltige Markscheide** der Nervenfasern zurückzuführen.

A 18.10 Im verlängertem Mark liegen **wichtige Kerne,** die **Stoffwechsel, Atmung, Herzschlag** und **Blutgefäßweite** regulieren. Des weiteren werden hier auch wichtige **Reflexe** gesteuert, wie Schlucken, Saugen des Säuglings, Husten, Niesen, Brechen und Lidschluß.

A 18.11 Die Formatio reticularis, das **Hirnnetz,** geht von der Medulla oblongata aus und reicht bis ins Zwischenhirn. Es handelt sich um eine **Durchflechtung weißer** und **grauer Substanz,** wodurch ein netzartiger Eindruck entsteht.
Sie vereinigt motorische Teilfunktionen zu komplizierten Gesamtleistungen. Dazu wirkt sie fördernd oder hemmend auf Groß-, Klein- und Zwischenhirn ein.

A 18.12 Die Brücke liegt **oberhalb** und etwas vor dem **verlängerten Mark** und **unterhalb** des **Mittelhirns.**

A 18.13 Bei der weißen Substanz des Mittelhirns handelt es sich um auf- und absteigende **Leitungsbahnen.** Des weiteren liegen im Mittelhirn **wichtige Kerne,** die Zentren der **Bewegung** sind (extrapyramidal-motorisches System). Außerdem entspringen im Mittelhirn der **III.** und **IV. Hirnnerv.**

A 18.14 Der „Aquädukt“ ist die **Wasserleitung,** die den dritten mit dem vierten Hirnventrikel verbindet.

A 18.15 Der Hirnstamm setzt sich aus **verlängertem Mark, Brücke** und **Mittelhirn** zusammen.

A 18.16 Im **Kleinhirn**

A 18.17 Werden größere Teile des Kleinhirns verletzt, so kommt es zu einem **Nachlassen** des **Muskeltonus,** zu einem Nachlassen der **Muskelkraft,** zu einem Nachlassen der **Muskelkoordination** (Schwanken beim Stehen; Torkeln beim Gehen, ausfahrende Bewegungen, ungleiche Schrittlänge), zu **Gleichgewichtsstörungen** und zum **Intentionstremor.**

A 18.18 Im **Zwischenhirn** (Diencephalon)

A 18.19 **Sehhügel**

A 18.20 Mit „Tor zum Bewußtsein“ meint man, daß der Thalamus eine wichtige **Umschaltstation** ist, wo, in Koordination mit dem Großhirn, geregelt wird, **welche Impulse** an das **Großhirn** weitergeleitet werden.

A 18.21 **Körpertemperatur, Kreislauf, Wasserhaushalt, Nahrungsaufnahme** und **Stoffwechsel** werden hier koordiniert.

A 18.22 Der Hypothalamus stellt **Freisetzungs-** und **Hemmhormone** her. Des weiteren produziert er **Oxytocin** und **Adiuretin** (antidiuretisches Hormon, ADH, Vasopressin).

A 18.23 Die **Freisetzungs-** und **Hemmhormone** werden vom Hypothalamus über ein spezielles Kreislaufsystem (Pfortaderkreislauf) an den **Hypophysenvorderlappen** abgegeben, wo sie hem-

mend oder stimulierend auf die Hormonabgabe des Hypophysenvorderlappens einwirken.
Oxytocin und **Adiuretin** werden über den Hypophysenstiel an den **Hypophysenhinterlappen** abgegeben, wo sie gespeichert werden und bei Bedarf ans Blut abgegeben werden können.

A 18.24 Das Corpus callosum ist der sogenannte **„Balken"** des Gehirns. Es handelt sich um querverlaufende, markhaltige **Nervenfasern** zwischen den beiden Großhirnhälften.
Das Corpus callosum hat die Aufgabe, die beiden **Großhirnhälften miteinander** zu **verbinden.**

A 18.25 Die Längsspalte heißt **Fissura longitudinalis cerebri.**

A 18.26 Ein **Gyrus** ist eine **Windung,** ein **Sulcus** eine **Furche** beziehungsweise eine Rinne der Großhirnoberfläche.

A 18.27 **Stirnlappen** (Lobus frontalis) mit der **motorischen Rinde,** die der Sitz der willkürlichen, motorischen Funktionen ist.
Scheitellappen (Lobus parietalis) mit der **sensiblen Rinde,** die die sogenannte „Körperfühlsphäre" ist. Das heißt, daß diese Region zuständig ist für Schmerz-, Tast- und Druckempfindungen.
Hinterhauptlappen (Lobus occipitalis) mit der Sehrinde. Hier liegt das Sehzentrum.
Schläfenlappen (Lobus temporalis) mit der **Hörrinde.** Hier liegt das Hörzentrum.

A 18.28 **Hirn-Rückenmark-Flüssigkeit**

A 18.29 Liquor befindet sich in den **vier Hirnkammern** und im **Hirnwasserraum** (Subarachnoidalraum), der das Gehirn und das Rückenmark umgibt.

A 18.30 Der Liquor cerebrospinalis **schützt Gehirn** und **Rückenmark** gegen Stoß von außen. Vermutlich wirkt er auch temperaturregulierend auf das Gehirn.

A 18.31 Die **Hauptbildungsstellen** des Liquors sind die **Adergeflechte** in den **Hirnkammern.** Des weiteren spielen aber auch die übrigen Wände des Liquorraumes eine Rolle, hier vor allen Dingen die Gefäße der weichen Hirnhaut. Die **Resorption** erfolgt vorwiegend in den **Arachnoidalzotten** (Granulationes arachnoidales, Pacchioni-Granulationen). Diese Arachnoidalzotten sind warzenförmige Gebilde der Arachnoidea (Spinnwebenhaut), die den Liquor resorbieren und ihn dem venösen Blut zuführen.

18

A 18.32 Es gibt **vier** Hirnkammern, in denen Liquor zirkuliert.

A 18.33 Zum „Wasserkopf" kann es kommen, wenn die **Liquorresorption vermindert** ist, zum Beispiel infolge einer Hirnhautentzündung. In diesem Falle spricht man von dem äußeren „Wasserkopf".
Beim sogenannten inneren „Wasserkopf" kann der Liquor **nicht** aus den **Hirnkammern** in den **äußeren Liquorraum** (Subarachnoidalraum) abfließen, weil die drei Öffnungen der vier Hirnkammern oder die Wasserleitung des Mittelhirns verschlossen sind.

A 18.34 Beim „Wasserkopf" steigt der Druck im Schädel an. Das **Gehirn** wird **zusammengepreßt,** es kommt zu einem **Verlust** von **Hirngewebe,** was sich auf die Intelligenz auswirkt.

A 18.35 Die Dura mater ist die **harte Hirnhaut.** Sie ist die **äußere, straffe Hüllhaut** von **Gehirn** und **Rückenmark.** Sie besteht aus derbem, kollagenem Bindegewebe. Die Hirnhaut liegt der Schädelinnenfläche an und zieht über die Furchen und Windungen des Gehirns und Rückenmarks hinweg. Sie erfüllt die Aufgaben einer **Knochenhaut.**

Als Rückenmarkhaut liegt sie frei im Wirbelkanal. Hier ist sie von der periostartigen Auskleidung des Wirbelkanals durch einen Zwischenraum (Epiduralraum) getrennt.

A 18.36 Die Pia mater ist die **weiche Hirnhaut.** Sie ist eine **zarte Bindegewebshülle,** die der Hirn- und Rückenmarksoberfläche unmittelbar aufliegt. Damit folgt sie allen Furchen und Vertiefungen. Sie führt Nerven und Gefäße mit sich.

A 18.37 Die Arachnoidea (Spinnwebenhaut) ist eine **zarte, gefäßarme Membran,** die über die Furchen und Windungen des Gehirns und Rückenmarks hinwegzieht. Ihre Außenfläche liegt der Dura mater an. Ihre Innenfläche ist mit der Pia mater durch ein **Bälkchenwerk** verbunden. Zwischen Arachnoidea und Pia mater befindet sich der **Hirnwasserraum** (Subarachnoidalraum), in dem der Liquor cerebrospinalis zirkuliert.

A 18.38 Das Rückenmark beginnt **unterhalb** der **Medulla oblongata** und erstreckt sich beim Erwachsenen bis in Höhe des **ersten** bis **zweiten Lendenwirbels.**

A 18.39 Beim Pferdeschweif handelt es sich um die **absteigenden Spinalnerven** des **Lenden-, Kreuzbein-** und **Steißbeinabschnittes.** Er besteht ausschließlich aus **weißer Substanz** und verläuft im Wirbelkanal.

A 18.40 Im Querschnitt erscheint das Rückenmark **oval.** Man kann einen **schmetterlingsförmigen grauen Anteil** und eine **weiße Substanz** unterscheiden, letztere umhüllt die grauen Anteile wie ein **Mantel.**

A 18.41 **Vorderhorn** (Columna anterior, Columna ventralis)
Hier liegen die **motorischen Zellen** (Motoneurone), deren Axone zu den Skelettmuskeln laufen.

Hinterhorn (Columna posterior, Columna dorsalis)
Hier treten die Axone der **sensiblen Nervenzellen** ein. Alle Empfindungen, die von der Haut als Schmerz-, Berührungs- oder Temperaturempfindung kommen, werden hier umgeschaltet.

Seitenhorn (Columna lateralis)
Hier liegen die **Ursprungszellen** des **Sympathikus.**

A 18.42 Als **Leitungsapparat** verbindet es höhergelegene Gehirnteile mit der Peripherie. Es ist eine wichtige **Umschaltstelle** für sämtliche durchlaufende Reize. Die Schaltzellen in der grauen Substanz dienen außerdem dem Zustandekommen von **Reflexen.**

A 18.43 Die Spinalnerven werden nach ihrer **Austrittsstelle** aus der Wirbelsäule bezeichnet.

A 18.44 Die Spinalnerven werden nach ihrer Austrittsstelle aus dem Wirbelkanal und **nicht** nach ihrem Ursprung aus dem betreffenden Rückenmarkssegment bezeichnet. Vor allen Dingen im **Lenden-** und **Kreuzbeingebiet verlaufen** sie somit erst eine **Strecke** im **Wirbelkanal,** bevor sie aus der Wirbelsäule austreten.

A 18.45 Die **afferenten** Nervenfasern treten über die Hinterwurzeln ins Rückenmark ein.

A 18.46 Das Spinalganglion besteht im wesentlichen aus einer **Anhäufung** der **afferenten Nervenzellkörper.**
Die etwa weizenkorngroßen Spinalganglien liegen in den **Zwischenwirbellöchern** oder in deren unmittelbaren **Nähe,** und zwar nur wenig medial der Vereinigung von vorderer und hinterer Wurzel zum gemischten Spinalnerv.

A 18.47 Grenzstrang und Spinalganglien sind **nicht** das gleiche.

Die **Spinalganglien** liegen, wie eben geschildert, in den **Zwischenwirbellöchern** der Wirbelsäule. Sie enthalten die **Nervenzellkörper** der **afferenten Nervenfasern.**

Der **Grenzstrang** hingegen verläuft **rechts** und **links neben** der **Wirbelsäule,** und zwar weiter ventral als die Spinalganglien. Beim Grenzstrang handelt es sich um 22 bis 25 **Ganglien** (Anhäufungen von Nervenzellkörpern), die zum **Sympathikus** gehören. Hier liegen wichtige Umschaltstationen für sympathische Fasern, die zum Auge, zu den Kopfdrüsen, zum Herz, zur Lunge und zu den Blutgefäßen ziehen.

A 18.48 Mit Hautsegment (Dermatom) meint man einen **bestimmten Hautbereich** der von **einem Spinalnerv** versorgt wird.
Auf der Körperrückseite bilden diese Hautsegmente eine lückenlose Folge. Auf der Körpervorderseite kommt es zum Segmentsprung, da einige Dermatome in die Arme verlegt sind.

A 18.49 1 = C = W
2 = A = Y
3 = D = X
4 = B = Z
5 = E = V

A 18.50 **Nervus olfactorius**
Es handelt sich um den **Geruchsnerv,** der aus ungefähr 20 feinen Nervenfasern besteht, die von der Riechschleimhaut im oberen Nasendach zum Riechkolben des Großhirns ziehen.

Nervus opticus
Es handelt sich um den **Sehnerv,** der bei der Sehnervenpapille der Netzhaut austritt, von hier aus zur Sehnervenkreuzung (Chiasma opticum) zieht, von da geht er weiter zum Thalamus und weiter zur Sehrinde des Großhirns.

Nervus trigeminus
Es handelt sich um den **Drillingsnerv,** der sich aus **drei Hauptästen** zusammensetzt:
Augenhöhlennerv (N. ophthalmicus)
Oberkiefernerv (N. maxillaris)
Unterkiefernerv (N. mandibularis)
Der Drillingsnerv versorgt vor allen Dingen **Haut,** Schleimhaut, Kaumuskeln und Zähne.

Nervus facialis
Es handelt sich um den **Gesichtsnerv,** der die **Gesichtsmuskulatur,** die Tränendrüsen, die Unterkiefer- und Unterzungenspeicheldrüsen und die Geschmacksfasern der Zunge innerviert.

Nervus vestibulocochlearis
(früher: N. statoacusticus)
Er setzt sich aus dem **Hörnerv** (N. cochlearis) und dem **Gleichgewichtsnerv** (N. vestibularis) zusammen. Somit hat er die Aufgabe, Impulse, die vom Hör- beziehungsweise vom Gleichgewichtsorgan kommen, zum Gehirn zu leiten.

A 18.51 Der **Nervus vagus**, der **X. Hirnnerv**, versorgt zum einen, wie die anderen Hirnnerven auch, Teile des Kopf- und Halsbereiches, nämlich den Kehlkopf und den Rachen, wo er willkürliche motorische Funktionen hat.
Des weiteren besitzt der X. Hirnnerv noch sensible Fasern, die vom Rachen, vom Kehlkopf, von der Luftröhre, von den Bronchien und vom Gehörgang kommen.
Er ist aber auch der **große Eingeweidenerv** und steigt deshalb in den Brust- und Bauchraum hinab, wo er wichtige parasympathische Aufgaben hat, wie beispielsweise die Anregung der glatten Muskulatur von Speiseröhre, Magen, Gallenblase, Dünndarm und Dickdarm.
Er erfüllt also nicht nur **unwillkürliche parasympathische Aufgaben,** sondern auch **willkürliche motorische** und **sensible Aufgaben.**

A 18.52 Die Ursprungszellen des Sympathikus liegen in den **Seitenhörnern** der **Rückenmarksegmente** C_8–L_2.

18

A 18.53 Der Sympathikus setzt sich zusammen aus:

1. **Seitenhörner** des Rückenmarks (C_8–L_2)
2. **Vorderwurzel** (zusammen mit den motorischen Nervenfasern)
3. **Grenzstrang** (Zellkörper der sympathischen Fasern für Auge, Kopfdrüsen, Herz, Lunge und Blutgefäße)
4. **Efferente Nervenfasern**
5. **Gekröseganglien** (Zellkörper der sympathischen Fasern für Bauch- und Beckenorgane)

A 18.54 **Anregung der Drüsentätigkeit:**
→ Parasympathikus
Miosis:
→ Parasympathikus
Erweiterung der Herzkranzgefäße:
→ Sympathikus
Blutdruckanstieg:
→ Sympathikus
Bradykardie:
→ Parasympathikus
Blasen- und Darmentleerung:
→ Parasympathikus

A 18.55 1 = A
2 = B

A 18.56 **Intramurales System**

A 18.57 Man spricht von einem Reflex-„bogen", weil der **Ort** der **Reizung** und der **Reaktion nahe** beieinanderliegen. Damit läuft der Nervenimpuls vom Ort der Reizung zum Rückenmark und weiter zum Ort der Reaktion einen Bogen.

A 18.58 **Eigenreflex**
Hier liegen der **Reizort** und das **Erfolgsorgan** im **gleichen Gebilde** (z.B. Muskel). Die Prüfung erfolgt mit dem Reflexhammer. Es handelt sich um einen monosynaptischen Reflex.
Fremdreflex
Beim Fremdreflex liegen der **Reizort** und das **Erfolgsorgan** in **verschiedenen Gebilden,** z.B. Haut und Muskel. Die Prüfung erfolgt mit Einmal-Zahnstochern.

A 18.59 **Patellarsehnenreflex, Achillessehnenreflex,** Bizepsreflex, Trizepsreflex und Radiusreflex

A 18.60 **Bauchdeckenreflex, Plantarreflex** und Würgreflex

A 18.61 Die Muskeleigenreflexe haben die Aufgabe, die **Muskellänge** den **Halte-** und **Bewegungsvorgängen** des Körpers **anzupassen.** Dadurch wird eine schnelle und optimale Einstellung des Körpers auf die Umwelt ermöglicht, und darüber hinaus wird ein reibungsloses Zusammenspiel aller Körperteile erreicht.
Des weiteren wird der Muskel durch den Muskeleigenreflex vor **Überdehnung geschützt.**

A 18.62 Die Ursache kann in einer **Schädigung** im **Reflexbogen** in der entsprechenden Segmenthöhe liegen. Es kann auch eine **Läsion** der **Pyramidenbahn** bestehen. Mechanische Ursachen können eine zu **schlaffe** oder zu **straffe Bauchdecke** oder **Narben** sein. Bei **Multipler Sklerose** können schon in einem frühen Stadium der Erkrankung die Bauchdeckenreflexe ausfallen.

A 18.63 Bei der Konvergenzreaktion wird die **Naheinstellungsreaktion** geprüft, das heißt, es wird untersucht, ob es bei Fixierung eines nahen Gegenstandes zu einer **Pupillenverengung**, zu einer **Einwärtsbewegung** der **Augäpfel** und zu einer nahpunktbezogenen **Akkomodation** (Fähigkeit des Auges zur Scharfeinstellung durch Änderung der Linsenwölbung) kommt.

A 18.64 **Reflektorische Pupillenstarre**
Lichtreflex erloschen, Konvergenzreaktion (Naheinstellungsreaktion) erhalten

Absolute Pupillenstarre
Lichtreaktion und Konvergenzreaktion erloschen.

A 18.65 Der Bizepsreflex wird durch einen **Schlag** des Reflexhammers auf die **Bizepssehne** geprüft. Hierbei ist die Ellenbeuge leicht angewinkelt.
Der Untersucher spannt mit seinem Zeigefinger die Bizepssehne etwas an und prüft den Reflex durch einen Schlag mit dem Reflexhammer auf den eigenen Zeigefinger.

A 18.66 Der Bauchdeckenreflex wird geprüft, indem man mittels eines Einmal-Zahnstochers **Linien** von der **Körperseite** in **Richtung** des **Bauchnabels** zieht.

A 18.67 Zur Prüfung des epigastrischen Reflexes wird ein **Nadelstrich** von der **Mamillarlinie** in Richtung **Epigastrium** gezogen.

A 18.68 Zur Prüfung des Quadrizepsreflexes setzt sich der Patient auf die Liege und läßt die Beine herabhängen, dann erfolgt ein **Schlag** auf die **Sehne** des **vierköpfigen Oberschenkelmuskels unterhalb** der **Kniescheibe.**

A 18.69 Der Achillessehnenreflex wird geprüft, indem sich der Patient auf einen Hocker niederkniet. Dann erfolgt ein **Schlag** mit dem Reflexhammer von hinten auf die **Achillessehne.** Besonders wichtig ist der Seitenvergleich.

A 18.70 Bei einem positiven Babinski-Zeichen kommt es entweder zur langsamen **Dorsalflexion** der **Großzehe** oder zur **Spreizung** der **Zehen** (Fächer-Phänomen). Ein Patient kann auch gleichzeitig beide Phänomene zeigen, also sowohl Dorsalflexion der Großzehe als auch Fächer-Phänomen.

A 18.71 Beim Babinski-Zeichen handelt es sich um ein **Pyramidenbahnzeichen,** das heißt, daß dieses Zeichen bei einer Läsion der Pyramidenbahn auftritt. Es kommt typischerweise bei Multipler Sklerose und Urämie (Harnvergiftung) vor.

A 18.72 Mit der Elektroneurographie wird die **Nervenleitungsgeschwindigkeit** der **peripheren Nerven** bestimmt.

A 18.73 Das EEG ist ein **Elektroenzephalogramm.** Hiermit können die **Hirnstromwellen** registriert werden.

18

A 18.74 Die Ursache liegt in einer **Lähmung** der zum **Auge** laufenden **Sympathikusfasern.**

A 18.75 Es handelt sich vermutlich um eine **Reizung** des **N. ischiadicus.**

A 18.76 Valleix-Punkte sind sogenannte **Nervendruckpunkte.** Hierbei handelt es sich um Hautpunkte, die bei Neuralgien auf Druck hin schmerzhaft sind. Sie entsprechen dem Nervenverlauf und sind besonders dort vorhanden, wo der Nerv oberflächlich verläuft, oder wo er sich gegen eine feste Unterlage pressen läßt.
In einem engeren Sinn versteht man unter Valleix-Punkten die bei **Reizung** des **N. ischiadicus schmerzhaften Nervendruckpunkte.**

A 18.77 Die Behandlung des Ischias-Syndromes richtet sich nach den zugrundeliegenden **Ursachen.** Zum Beispiel: chiropraktische Behandlung bei Bandscheibenvorfall; ist die Ischias-Reizung durch Nervengifte wie Alkohol, Tabak, Blei, Arsen verursacht, so muß versucht werden, eine Giftausleitung zu erreichen.
Weitere typische naturheilkundliche Behandlungsmethoden sind Schröpfen, Baunscheidt-Verfahren, Hydrotherapie, Neuraltherapie, Akupunktur und Homöopathie. Bekannte pflanzliche Mittel, die in Form von Bädern eingesetzt werden können, sind Fichte, Tanne und Kiefer.
Schwere Fälle, bei denen der Heil-

praktiker mit den ihm zur Verfügung stehenden Mitteln keinen ausreichenden Erfolg mehr erzielen kann, müssen an den Arzt überwiesen werden.

A 18.78 Inkubationszeit ist **3 bis 14 Tage.**

A 18.79 **Nein.** Bei Infektion mit dem Poliomyelitis-Virus kommt es **nur** in ungefähr **1%** der Fälle zu Krankheitserscheinungen.

A 18.80 Die häufigste Todesursache bei Poliomyelitis ist die **Atemlähmung,** und zwar durch eine Lähmung der Zwischenrippenmuskulatur oder durch eine Lähmung des Zwerchfells.

A 18.81 Meldepflicht besteht bei Poliomyelitis bei **Verdacht, Erkrankung** und **Tod.**

A 18.82 Es wird dieVerdachtsdiagnose **Multiple Sklerose** gestellt. In der **Anamnese** wird die Patientin befragt, ob **Sehstörungen** (z.B. Doppelsehen) oder **Blasen-** und **Potenzstörungen** aufgetreten sind.
Bei der auffolgenden **Untersuchung** werden die **Bauchdeckenreflexe** und das **Babinski-Zeichen** geprüft. Bei schon weiter fortgeschrittenem Krankheitsbild kann es zu **Nystagmus, Intentionstremor, skandierender Sprache** und **Lähmungserscheinungen** kommen.

A 18.83 Mit Nystagmus bezeichnet man das **Augenzittern.** Es handelt sich hierbei um unwillkürliche, schnelle, zitternde Bewegungen des gesamten Augapfels, und zwar in horizontaler, vertikaler oder schräger Richtung.

A 18.84 Nystagmus tritt auf bei **angeborener Schwachsichtigkeit, Multipler Sklerose, Kleinhirntumoren** und bei **Innenohrverletzungen.**

A 18.85 **Intentionstremor**
Beim **Beginn** oder **während** einer **willkürlichen Bewegung** kommt es zum **Zittern,** wobei die größte Amplitude unmittelbar vor dem Ziel auftritt.
Intentionstremor tritt v. a. bei **Kleinhirnerkrankungen, Multipler Sklerose, schweren Lebererkrankungen** und **Urämie** auf.

Ruhetremor
Er tritt am stärksten in **Ruhe** auf und kann bei Intentionsbewegungen abnehmen. Es handelt sich um die häufigste extrapyramidale Tremorform. Er beginnt in der Regel an den Endabschnitten der oberen Extremitäten und tritt vor allen Dingen als sogenannter Pillendrehertremor oder Münzenzählertremor auf. Hierbei handelt es sich um einen Tremor der antagonistischen Beuge- und Streckmuskeln von Daumen und Zeigefinger. Ruhetremor kommt vor allen Dingen beim **Parkinson-Syndrom** vor.

A 18.86 **Ja.** Für Multiple Sklerose besteht für den Heilpraktiker kein Behandlungsverbot. Wegen der Schwere der Erkrankung wird er jedoch gerade im aktiven Schub **nur begleitend zum Arzt** therapieren.

A 18.87 Es handelt sich um eine **Entmarkungskrankheit** des **ZNS.** Dabei kommt es zu herdförmigem Markscheidenverfall, zu Gliawucherungen und zu Infiltrationen und Verdickungen der Gefäße.

A 18.88 **Hypo- und Akinese**
Es kommt zu Bewegungsarmut bzw. zu Bewegungslosigkeit.

Rigor
Muskelsteifheit, durch eine bestehende Muskelhypertonie. Diese hat das Zahnradphänomen zur Folge.
Bewegt man beispielsweise den Arm des Patienten, so schießen immer wieder flüchtige Impulse ein, die den Ablauf der Bewegung ruckartig bremsen.

Tremor
Gliederzittern. Es handelt sich um einen grobschlägigen Ruhetremor.

Bei Bewegung und im Schlaf verschwindet das Zittern. Bei Erregung verstärkt es sich.

Maskengesicht
Durch mangelhafte oder fehlende Mimik.

Sprache
Die Sprache wird leise und monoton.

Gang
Der Gang ist kleinschrittig und schlurfend. Es fehlen die physiologischen Mitbewegungen der Arme beim Laufen. Es kann sein, daß Bewegungen nicht mehr gebremst werden können und der Betroffene weiterläuft, bis er von etwas aufgehalten wird. Dadurch besteht erhöhte Unfallgefahr.

Salbengesicht
Durch eine vermehrte Talgabsonderung kommt es zu einem glänzenden Aussehen der Gesichtshaut.

Stimmungslabilität
Es besteht ein Unvermögen, Affekte zurückzuhalten. Emotional reagieren die Betroffenen oft ausgeprägt und langanhaltend.

A 18.89 Es kommt im schwarzen Kern (Substantia nigra) des **Mittelhirns** zu **Degenerationserscheinungen.**

A 18.90 Der sekundäre Parkinsonismus kann ausgelöst werden durch **Hirnarteriosklerose,** durch **Enzephalitis,** durch **Medikamente** (Neuroleptika) und durch Vergiftungen (Mangan, Kohlenmonoxid). In seltenen Fällen auch durch Traumen oder Tumoren.

A 18.91 **Ja,** denn für Morbus Parkinson besteht kein Behandlungsverbot für Heilpraktiker. Aufgrund seiner Sorgfaltspflicht wird der Heilpraktiker aber nur begleitend zum **Arzt** behandeln, da die Schulmedizin gerade beim Morbus Parkinson außerordentlich gute Erfolge erzielt (z.B. L-Dopa-Präparate).

A 18.92 Unter Apoplexie versteht man einen **Gehirnschlag,** beziehungsweise einen Schlaganfall.

A 18.93 Die Ursache kann ein **Hirninfarkt** (85% der Fälle) oder eine **Hirnblutung** (15% der Fälle) sein.

A 18.94 Bei einem Hirninfarkt ist es zu einem **völligen** oder **teilweisen Gefäßverschluß** gekommen. Dadurch kann das betroffene Hirngewebe nicht mehr mit Blut versorgt werden und **stirbt ab.** Je nach der Größe und nach dem Ort des befallenen Gebietes kommt es zu unterschiedlichen Ausfallserscheinungen.

A 18.95 Meist kommt es zu **halbseitig** auftretenden **Lähmungserscheinungen,** aber es können auch andere Ausfallserscheinungen wie **Sprach-, Seh-, Hör-, Schluck-** und **Kaustörungen** auftreten.

A 18.96 Der Hirnblutung liegt eine **Gefäßruptur** zugrunde, die zu einer Massenblutung führt. Die Ursachen der Ruptur können ein **Aneurysma,** eine **Arteriosklerose** oder ein **Bluthochdruck** sein.

A 18.97 Es kommt zu **heftigem Kopfschmerz,** dann zur **Bewußtseinstrübung** bis hin zum Bewußtseinsverlust, dem eine tiefe Bewußtlosigkeit (Coma cerebrale) folgt, in der die Reflexe fehlen und die Muskulatur völlig erschlafft ist. Die **Atmung** ist **blasend** und **schnarchend,** das **Gesicht** ist **rot** und **gedunsen.**
Es kann innerhalb von Stunden oder Tagen der Tod eintreten. Je nach dem Ort und dem Schweregrad der Blutung können sich auch halbseitige schlaffe **Lähmungen** einstellen, die mit einem **Sensibilitätsverlust** einhergehen.

A 18.98 Der Patient muß **sofort** in die **Klinik** eingewiesen werden.

A 18.99 Der Patient muß zur genaueren Abklärung an den **Arzt** verwiesen werden, damit weitere Untersuchungen durchgeführt werden können, wie z.B. Computertomographie, da der **Verdacht** auf einen **Hirntumor** besteht!

A 18.100 Stauungspapillen sind eine wichtige Veränderung des Augenhintergrundes, die man eventuell bei einer Augenhintergrundspiegelung feststellen kann. Es kommt hierbei zu einer **knopfförmigen Vorwölbung** und zur **Trübung** der **Sehnervenpapille.** Des weiteren kommt es zu einem Verlust ihrer scharfen Begrenzung. Außerdem stellt man eine Erweiterung und Schlängelung der Venen und eine Verengung der Arterien fest. Stauungspapillen sind ein **Zeichen** für eine **Hirndrucksteigerung** und treten oft bei Hirntumoren auf, aber auch bei Hirnblutungen und Hydrozephalus. Bei längerem Bestehen kann es zu einer Atrophie des Sehnervs kommen.

A 18.101 Die Alzheimer-Krankheit tritt meist zwischen dem **50.** und **60.** Lebensjahr auf. Das **Gehirn** kann bis auf ein Drittel seines ursprünglichen Volumens **schrumpfen.** Die Hirnkammern erweitern sich, die Hirnfurchen klaffen auseinander. Es sterben in weiten Bereichen Nervenzellen ab. Es können sich Proteinfäden (Neurofibrillen) und Plaques aus ähnlich gebauten Proteinen bilden.

A 18.102 Es kann zu einem völligen geistigen Abbau bis hin zur **Demenz** (Verblödung) kommen. Es stellen sich Sprach- und Rechenstörungen und Störungen des Erkennens ein. Es kann zu einer völligen Unfähigkeit kommen, auch einfache sinnvolle Handlungen auszuführen, z.B. sich anzuziehen.

A 18.103 **Störung im Reflexbogen**
Es können lokale Wirbelprozesse vorliegen, vor allem eine Wurzelschädigung bei S_1, aufgrund eines lateralen Bandscheibenvorfalls zwischen L_5 und S_1.

Polyneuropathie
Erkrankung von peripheren Nerven, die meist an den unteren Extremitäten beginnt. Die Ursache kann idiopathisch bedingt sein, aber auch erblich, durch Stoffwechselstörungen (Diabetes mellitus!), Urämie, Malabsorption, Infektionskrankheiten, Hormonstörungen (Hypothyreose) und durch Vergiftungen (Blei, Thallium).
Es kommt zu Parästhesien, Sensibilitätsstörungen, im weiteren Krankheitsverlauf auch zu schlaffen Lähmungen, Reflexausfall, Muskelatrophie und trophischen Störungen der Haut.

Rückenmarkerkrankungen
Durch Myelitis (Entzündung des Rückenmarks), Tumor oder Durchblutungsstörungen des Rückenmarks. Es kommt zu Sensibilitätsstörungen, Parästhesien, motorischen Schwächen und Lähmungserscheinungen.

Tabes dorsalis
(Rückenmarkschwindsucht)
Spätform der Syphilis, die mit einer Latenzzeit von acht bis zwölf Jahren auftreten kann. Es kommt zu plötzlichen, heftigen Schmerzen, zu Pupillenstörungen, Sensibilitätsstörungen und pathologischem Romberg-Zeichen.

Adie-Syndrom
(konstitutionelle Areflexie)
Es handelt sich um eine konstitutionelle Anomalie der Pupillenreaktion mit Reflexstörung (Hypo- oder Areflexie), die meist in den unteren (Patellar- und Achillessehnenreflex), selten in den oberen Gliedmaßen besteht. Häufig liegen gleichzeitig vegetative Störungen vor. Die Ursache ist unbekannt.
Bei der anormalen Pupillenreaktion handelt es sich um eine Pupillotonie, das heißt, es besteht einseitig eine

entrundete, sehr weite Pupille bei verminderter oder fehlender Lichtreaktion und bei verlangsamter Wiedererweiterung. Die Konvergenzreaktion kann ebenfalls einseitig verzögert sein.

Ungeklärte Vorgänge
Im Anfangsstadium akuter schwerster Lähmungen (Halbseitenlähmungen), die ihre Ursache im ZNS haben.

A 18.104 Bei einer **Paralyse** ist der Muskel **vollständig gelähmt.** Bei einer **Parese** liegt dagegen nur eine **unvollständige Lähmung,** im Sinne einer motorischen Schwäche vor.

A 18.105 **Zentrale Lähmung**
Bei einer zentralen (spastischen) Lähmung kann der Ort der Schädigung in der **Hirnrinde** oder der **Pyramidenbahn** bis zur **Vorderhornzelle** im Rückenmark liegen.

Periphere Lähmung
Bei einer peripheren (schlaffen) Lähmung kann der Ort der Schädigung in der **Vorderhornzelle** im Rückenmark, im **peripheren Nerv,** in der **motorischen Endplatte** oder im **Muskel** liegen.

A 18.106 **Schlaffe Lähmungen**
Der **Muskeleigenreflex** ist **erloschen.** Es kommt zur **Muskelatrophie.**

Spastische Lähmungen
Der **Muskeleigenreflex** ist **gesteigert.** Es kommt **nicht** zur **Muskelatrophie.**

A 18.107 **Schlaffe Lähmungen:**

Neurogene Lähmung
Die neurogene Lähmung ist durch eine **Schädigung** oder Erkrankung des **Nervensystems** entstanden. Die Schädigung kann toxischer, entzündlicher oder mechanisch-traumatischer Art sein.

Myogene Lähmung
Die myogene Lähmung ist durch eine **Schädigung** oder Erkrankung des **Muskels** entstanden. Ebenso wie die neurogene Lähmung, kann sie toxisch, entzündlich oder mechanisch-traumatisch bedingt sein.

Allgemeine Störungen
Durch allgemeine Störungen, wie beispielsweise ein **Kaliummangelsyndrom,** kann es zum Ausfall der Funktion von Nerven oder Muskeln kommen.

A 18.108 **Zecken**

A 18.109 **Krämpfe, Lähmungen, Bewußtseinstrübungen** bis **Koma, Hautausschläge,** Gelenkschwellungen, Nystagmus

A 18.110 Der Opisthotonus ist ein sogenannter **Krampfrücken,** bei dem es zu einem Krampf der Rückenmuskulatur gekommen ist. Es handelt sich um eine Abwehrspannung des Körpers, um jede Dehnung oder Störung der Rückenmarkhäute zu vermeiden.

A 18.111 Ein Opisthotonus kann bei den meldepflichtigen Infektionskrankheiten **Meningitis** und **Tetanus** auftreten.

A 18.112 Beim Kahnbauch handelt es sich um eine **kahnförmige Einziehung** der **Bauchwand** durch Muskelverkrampfung.
Er tritt typischerweise bei **Meningitis** auf.

A 18.113 **Nein.** Für Meningitis besteht **Behandlungsverbot** aufgrund §§ **30,** 3 **BSG.**

A 18.114 Beim Status epilepticus kommt es zu einer **Reihe aufeinanderfolgender epileptischer Anfälle,** zwischen denen nur kurze anfallfreie Intervalle liegen.

A 18.115 Die Ursachen von Epilepsie sind noch **nicht** endgültig **geklärt.** In Betracht kommen **Hirnerkrankungen, Vergiftungen, Hypoglykämie** und **Urämie.** Des weiteren vermutet man eine **erbliche Disposition.**

18

A 18.116 **Ja.** Für Epilepsie besteht kein Behandlungsverbot, allerdings muß der Patient auf jeden Fall an den **Arzt** verwiesen werden, da **verschreibungspflichtige Medikamente** verordnet werden müssen. Jedoch darf der Heilpraktiker **begleitend** zum Arzt behandeln.

A 18.117 Anzukreuzen sind 2, 3, 4

A 18.118 Anzukreuzen sind 1, 2, 3, 6
Anmerkung:
Punkt 5: Medulla spinalis = Rückenmark.
Punkt 7: Der Sympathikus entspringt im Brust- und Lendenbereich und nicht im Gehirn.

A 18.119 Anzukreuzen sind 2, 4
Anmerkung:
Punkt 1: Länge ungefähr 3 cm.
Punkt 3: Sie besteht aus grauer und weißer Substanz.

A 18.120 Anzukreuzen sind 1, 4
Anmerkung:
Punkt 5: Hierbei handelt es sich um die Formatio reticularis.

A 18.121 Anzukreuzen sind 2, 3, 4
Anmerkung:
Punkt 1: Thalamus und Hypothalamus bilden das Zwischenhirn.
Punkt 5: Das Mittelhirn wird Mesencephalon genannt. Formatio reticularis ist das Hirnnetz.

A 18.122 Anzukreuzen sind 3, 4, 5
Anmerkung:
Punkt 1: Die wichtigste Schaltstelle zum Kleinhirn ist die Brücke.
Punkt 2: Sehhügel heißt der Thalamus.
Punkt 6: Hierbei handelt es sich um den Hypothalamus.

A 18.123 Anzukreuzen ist 3
Anmerkung:
Punkt 1: Das Großhirn besteht aus einer inneren weißen und einer äußeren grauen Substanz.
Punkt 2: Cerebellum ist das Kleinhirn.
Punkt 4: Die beiden Großhirnhälften werden durch den Balken (Corpus callosum) verbunden.

A 18.124 Anzukreuzen ist 2
Anmerkung:
Punkt 1: Der Hinterhauptslappen enthält das Sehzentrum. Das Hörzentrum liegt im Schläfenlappen.
Punkt 3: Im Scheitellappen liegt die sensible Rinde. Die motorische Rinde liegt im Stirnlappen.
Punkt 4: Die sensible Rinde ist die sogenannte Körperfühlsphäre.

A 18.125 Anzukreuzen sind 3, 4
Anmerkung:
Punkt 1: Im Gehirn befinden sich vier Hirnkammern.
Punkt 2: In den Hirnventrikeln zirkuliert Liquor.

A 18.126 Anzukreuzen sind 2, 3, 5
Anmerkung:
Punkt 1: Es muß heißen die harte Hirnhaut.
Punkt 4: Es gibt eine sogenannte Blut-Hirn-Schranke.

A 18.127 Anzukreuzen ist nichts.
Anmerkung:
Punkt 1: Das Rückenmark heißt Medulla spinalis. Corpus callosum ist der Balken.
Punkt 2: Beim Rückenmark liegt innen die graue und außen die weiße Substanz.
Punkt 3: Das Rückenmark erstreckt sich von der Medulla oblongata bis L_1/L_2.
Punkt 4: Das Vorderhorn enthält das Motoneuron. Die sensiblen Zellen liegen im Spinalganglion bzw. im Hinterhorn.

A 18.128 Anzukreuzen sind 1, 2, 3, 5, 6
Anmerkung:
Punkt 4: Damit Reize aus der Peripherie bewußt werden, müssen sie die Großhirnrinde erreichen.

A 18.129 Anzukreuzen sind 4, 5, 7, 8
Anmerkung:
Punkt 1: Es gibt 31 Spinalnervenpaare.
Punkt 2: Beschrieben sind die Hirnnerven. Die Spinalnerven werden dagegen nach ihrer Austrittsstelle aus der Wirbelsäule bezeichnet.
Punkt 3: Es gibt acht Halsnervenpaare.
Punkt 6: Es gibt fünf Kreuzbeinnervenpaare.

A 18.130 Anzukreuzen ist 3
Anmerkung:
Punkt 1: Der Nervus opticus ist der Sehnerv. Die Augenbewegung wird durch den III., IV. und VI. Hirnnerv gesteuert.
Punkt 2: Der Drillingsnerv (N. trigeminus) innerviert in erster Linie Haut und Schleimhaut des Gesichtes. Die Gesichtsmuskulatur wird durch den Gesichtsnerv (N. facialis) innerviert.
Punkt 4: Der X. Hirnnerv hat unwillkürliche parasympathische Anteile, jedoch auch willkürliche motorische und sensible Anteile.
Punkt 5: Hierbei handelt es sich um den Drillingsnerv (N. trigeminus).

A 18.131 Anzukreuzen ist 8
Anmerkung:
Punkt 1: Bewußte Impulse entspringen der Großhirnrinde.
Punkt 2: Das **un**willkürliche Nervensystem wird auch als Innenweltsystem bezeichnet.
Punkt 3: Der Sympathikus entspringt in den Seitenhörnern des Rückenmarks.
Punkt 4: Der Sympathikus verursacht eine Pupillenerweiterung (Mydriasis).
Punkt 5: Die Darmbewegung wird vom Parasympathikus angeregt.
Punkt 6: Der Sympathikus wird noch als thorakolumbales System bezeichnet.
Punkt 7: Spinalganglien und Grenzstrang sind zwei verschiedene Dinge.

A 18.132 Anzukreuzen sind 2, 4, 6
Anmerkung:
Punkt 1: Der N. vagus ist ein wichtiger Teil des Parasympathikus. Allerdings handelt es sich hierbei nicht um Synonyme.
Punkt 3: Der Parasympathikus wird auch als kraniosakrales System bezeichnet.
Punkt 5: Wichtige Ganglien des Sympathikus liegen im Grenzstrang.

A 18.133 Anzukreuzen ist 5
Anmerkung:
Punkt 1: Ein Reflex ist eine **un**willkürliche Reaktion auf einen Reiz.
Punkt 2: Ein Fremdreflex wird im allgemeinen mit einer Einmal-Nadel geprüft.
Punkt 3: Hierbei handelt es sich um den Eigenreflex.
Punkt 4: Ein Klonus tritt bei einer Reflexprüfung nicht physiologisch, sondern nur pathologisch auf. Des weiteren handelt es sich auch nicht um eine vollständige Lähmung, sondern um eine rhythmische Kontraktion.
Punkt 6: Der Bizepsreflex ist ein Eigenreflex.
Punkt 7: Der Lichtreflex ist ein Fremdreflex.

18

A 18.134 Anzukreuzen ist 3
Anmerkung:
Punkt 1: Das Babinski-Zeichen tritt nur beim Kranken auf.
Punkt 2: Die Elektroneurographie wird mit ENG abgekürzt.
Punkt 4: Eine Computertomographie ist ein Röntgen-Schichtaufnahmeverfahren. Das Ultraschallverfahren wird noch als Sonographie bezeichnet.

A 18.135 Anzukreuzen sind 2, 4, 5
Anmerkung:
Punkt 1: Zum Horner-Symptomenkomplex gehören Ptosis, Miosis und **En**ophthalmus.

A 18.136 Anzukreuzen sind 2, 4
Anmerkung:
Punkt 1: Die Inkubationszeit beträgt drei bis 14 Tage.
Punkt 3: Die Krankheit kann in

jedem Stadium zum Stillstand kommen, bzw. kann sie auch von vorneherein inapparent verlaufen.
Punkt 5: Die spinale Kinderlähmung kann auch bei Erwachsenen auftreten; hier verläuft sie oft besonders heftig.

A 18.137 Anzukreuzen sind 2, 3, 6
Anmerkung:
Punkt 1: Es muß heißen Intentionstremor.
Punkt 4: Salbengesicht gehört zum M. Parkinson.
Punkt 5: Nackensteifigkeit ist typisch für Meningitis.
Punkt 6: Es handelt sich typischerweise um spastische Lähmungen.

A 18.138 Anzukreuzen sind 2, 3, 4, 5
Anmerkung:
Punkt 1: Die Krankheit bricht meist zwischen dem 50. bis 60. Lebensjahr aus.

A 18.139 Anzukreuzen sind 1, 2, 3, 4

A 18.140 Anzukreuzen sind 3, 4, 5
Anmerkung:
Punkt 1: Erreger sind, wie schon die Krankheitsbezeichnung sagt, Viren.
Punkt 2: Die Inkubationszeit beträgt neun bis zwölf Tage.

A 18.141 Anzukreuzen sind 1, 2, 3, 4, 6, 7
Anmerkung:
Punkt 5: Es kann zu Hyperästhesie kommen.

A 18.142 Anzukreuzen sind 2, 3, 4, 5, 6
Anmerkung:
Punkt 1: Positives Babinski-Zeichen ist typisch für Pyramidenbahnschaden.
Punkte 2 und 3: Weisen auf eine Reizung des N. ischiadicus hin.
Punkte 4 und 5: Treten auf, wenn Hirnnerven mitbetroffen sind.

A 18.143 Anzukreuzen sind 4, 5, 7
Anmerkung:
Punkt 1: Die progressive Paralyse ist die Hirnerweichung. Die Rückenmarkschwindsucht heißt Tabes dorsalis.
Punkt 2: Es handelt sich um das Endstadium der Syphilis.
Punkt 3: Das Endstadium der Alzheimer-Krankheit ist typischerweise die Demenz.
Punkt 6: Beim Status epilepticus handelt es sich um stärkste Krampfanfälle, die aufeinanderfolgen.

A 18.144 Anzukreuzen sind 1, 2, 3, 4, 5, 6, 7, 8, 9

A 19 Auge

A 19.1 Anatomische Darstellung des Auges

1 Bindegewebsplatte des Oberlides
→ Tarsus superior
2 Bindegewebsplatte des Unterlides
→ Tarsus inferior
3 Lidhebermuskel
→ M. levator palpebrae superioris
4 Tränendrüse
→ Glandula lacrimalis
5 Oberer und unterer Tränenpunkt
→ Puncta lacrimalia
6 Oberes und unteres Tränenkanälchen
→ Canaliculi lacrimales
7 Tränensack
→ Saccus lacrimalis
8 Tränennasengang
→ Ductus nasolacrimalis
9 Tränenwärzchen
→ Caruncula lacrimalis
10 Untere Nasenmuschel
→ Concha nasalis inferior
11 Kieferhöhle
→ Sinus maxillaris
12 Austrittsstelle des Unteraugenhöhlennervs
→ N. infraorbitalis
(Ast des Drillingsnervs
→ N. trigeminus)

A 19.2 Schematisierter Schnitt durch den Augapfel

1 Glaskörper → Corpus vitreum
2 Lederhaut → Sclera
3 Aderhaut → Choroidea
4 Netzhaut → Retina
5 Hornhaut → Cornea
6 Linse → Lens
7 Strahlenkörper (Ziliarkörper)
→ Corpus ciliare
8 Regenbogenhaut
→ Iris
9 Sehloch (Pupille)
→ Pupilla
10 Gelber Fleck
→ Macula lutea
11 Blinder Fleck
→ Discus nervi optici
12 Sehnerv
→ N. opticus
13 Hintere Augenkammer
→ Camera posterior bulbi
14 Vordere Augenkammer
→ Camera anterior bulbi
15 Schlemm-Kanal
→ Sinus venosus sclerae

A 19.3 Schematische Darstellung der Netzhaut

A Schicht der Sehnervenzellen und Sehnervenfasern
B Körnerschicht
C Schicht der Stäbchen und Zapfen
D Pigmentzellschicht

1 Zapfen
2 Stäbchen
3 Schaltzelle
4 Sehnervenzelle
5 Sehnervenfaser

A 19.4 Exterorezeptive Rezeptoren sind **Empfangsstellen,** durch die wir mit der **Außenwelt** in **Kontakt** stehen, da sie durch Reize, die **außerhalb** des Körpers liegen, stimuliert werden. Exterorezeptive Rezeptoren liegen in Auge, Ohr und Haut.

A 19.5 Interorezeptive Rezeptoren sind **Empfangsstellen,** die im **Körperinneren** liegen. Sie geben uns Rückmeldungen über Vorgänge **innerhalb** des Körpers. Interorezeptive Rezeptoren liegen in Muskeln (Muskelspindel), Sehnen und Gelenken.

A 19.6 **Stirnbein, Keilbein, Jochbein, Tränenbein, Siebbein, Oberkiefer**

A 19.7 Der Tarsus ist eine eingelagerte **Bindegewebsplatte,** die dem Lid Festigkeit gibt.

A 19.8 Von der Augenbindehaut sind überzogen: der **vordere,** für den Betrachter sichtbare, **weiße Anteil** des Auges (Teil der Lederhaut) und der **innere Anteil** des **Ober-** und **Unterlides,** der dem Augapfel direkt aufliegt.

A 19.9

1. **Äußere Augenhaut**
   Lederkraut (Sklera) und Hornhaut (Cornea)
2. **Mittlere Augenhaut**
   Aderhaut (Choroidea), Ziliarkörper und Iris
3. **Innere Augenhaut**
   Netzhaut (Retina)

A 19.10 **Gefäße besitzen:**
Lederhaut, Aderhaut und Netzhaut (in ihrem vorderen Anteil; der hintere Anteil wird von der Aderhaut aus versorgt).
Gefäßfrei sind:
Linse und Hornhaut

A 19.11 **Hornhaut**

A 19.12 Die Pupille (Sehloch) erhält ihr tiefschwarzes Aussehen durch **eingelagerte Pigmentzellen,** die sich in der äußersten Schicht der Netzhaut und in der innersten Schicht der Aderhaut befinden.

A 19.13 Im Ziliarkörper liegen der **Ziliarmuskel** und die **Ziliardrüsen.** Die Ziliarmuskeln sind zuständig für die **Linsenkrümmung,** da sie über Aufhängefasern mit der Linse verbunden sind. Die Ziliardrüsen produzieren das **Kammerwasser.**

A 19.14 **Linse** und **Hornhaut**

A 19.15 Der Schlemm-Kanal ermöglicht den **Abfluß** des **Kammerwassers** aus der vorderen Augenkammer, das er dem Venenblut zuführt. Er liegt an der Kornea-Sklera-Grenze.

A 19.16 Die Iris **regelt** die **Menge** der **einfallenden Lichtstrahlen** auf die Netzhaut. In Dunkelheit stellt sie die Pupille weit, damit mehr Licht eindringen kann. Bei Helligkeit stellt sie sie eng. Die Weitstellung erfolgt durch einen radiär angeordneten Muskel (M. dilator pupillae, früher: M. dilatator pupillae). Die Engstellung erfolgt durch einen zirkulär angeordneten Muskel (M. sphincter pupillae).

A 19.17 Stäbchen: **Dämmerungssehen**
Zapfen: **Farbensehen**

A 19.18 Die Netzhaut ist von außen nach innen aus den folgenden Schichten aufgebaut

1. **Pigmentschicht**
2. **Schicht der Sehzellen** (Stäbchen und Zapfen)
3. **Körnerschicht** (Schaltzellen)
4. **Nervenzellen** und **Nervenfasern**

A 19.19 Der gelbe Fleck ist die **Stelle** des **schärfsten Sehens.** Hier befinden sich nur Zapfen.

A 19.20 Am blinden Fleck kommen **weder** Stäbchen noch Zapfen vor, da es sich hierbei um die **Austrittsstelle** des **Sehnervs** handelt.

A 19.21 **Sehnervenkreuzung** im Schädelinneren.

A 19.22 Es gibt **vier äußere gerade** und **zwei äußere schräge Augenmuskeln** pro Augapfel.

A 19.23 **Kurzsichtigkeit**
Der Brennpunkt liegt vor der Netzhaut. Die **Linse** ist zu **stark gekrümmt** und/oder der **Augapfel** ist zu **lang.**

Weitsichtigkeit
Der Brennpunkt liegt hinter der Netzhaut. Die **Linse** ist zu **schwach gekrümmt** und/oder der **Augapfel** ist zu **kurz.**

A 19.24 Die **Kurzsichtigkeit** wird durch **konkave** Gläser ausgeglichen, die **Weitsichtigkeit** durch **konvexe.**

A 19.25 **Schielen** (Strabismus)

A 19.26 **Gehirnerkrankungen** wie zum Beispiel Multiple Sklerose, Hirnhauterkrankungen, Verletzungen und Tumoren.
Bluthochdruck
Diabetes mellitus

A 19.27 Der Patient muß unbedingt an den **Augenarzt** überwiesen werden, damit die Ursache der Erkrankung herausgefunden werden kann.

A 19.28 Es kommt zum **Astigmatismus,** die Folge ist ein **verschwommenes Sehen.**

A 19.29 **Nystagmus**

A 19.30 **Männer**

A 19.31

	Gerstenkorn	Hagelkorn
Drüse	Moll-, Zeis-Drüse	Meibom-Drüse
Gebilde	Abszeß	Zyste
Schmerz	ja	nein
Verlauf	platzt auf	bleibt i.a.
Ursache	Staphylokokken	Sekretstau
Erkennungsmerkmal		Freie Beweglichkeit der Lidhaut
Achtung!		Kann sich auch entzünden, dann ist leicht Verwechslung mit Gerstenkorn möglich.

A 19.32 **Hervortreten** des Augapfels:
Exophthalmus
Zurücksinken des Augapfels:
Enophthalmus

A 19.33 **Horner-Symptomen-Trias**

A 19.34 Bei der **Bindehautentzündung** sieht man **einzelne, kräftig gezeichnete Gefäße**, die **verschieblich** sind. Die **Rötung** ist besonders stark an den **Umschlagfalten** ausgeprägt. Es bestehen **Brennen** und **Jucken,** häufig ein Gefühl wie Sand in den Augen und eine **vermehrte Sekretbildung.** Es kommt in **keinem** Fall zur **Sehbeeinträchtigung.**

A 19.35 **Grauer Star** (Katarakt, Linsentrübung)

A 19.36 Bei **zunehmendem Alter** (Altersstar) und **Diabetiker.**

A 19.37 **Glaukom** (grüner Star)

A 19.38 Es kommt zu einem **plötzlichen, schneidenden Schmerz** am Auge, häufig mit heftigen Bauchschmerzen und **Übelkeit** und **Erbrechen.** Des weiteren können **Sehstörungen** wie Nebelsehen, Regenbogenfarbensehen (farbige Ringe um Lichtquellen), **Kopfschmerzen** und **Trigeminusschmerzen** auftreten. Das Auge verfärbt sich **dunkelrot.**

A 19.39 Bei einem chronischen Glaukom bestehen anfangs **meist keine Beschwerden.** Eventuell kommt es zu **Spannungsgefühl** und **Schmerzen** über den Augen, zu morgendlichen **Kopfschmerzen** oder zu **Regenbogenfarbensehen.**

A 19.40 **Plötzliche Gesichtsfeldausfälle**

A 19.41 Es kommt zu **schmerzlosen Sehstörungen,** vor allem zu einem sogenannten **welligen Sehen.** Des weiteren zu nachlassender Sehschärfe, Wahrnehmung von Blitzen, Schleiern und Schatten. Vor allem nasal kann es zu **Gesichtsfeldausfällen** kommen.

A 19.42 **Chlamydia trachomatis**

A 19.43 Die Übertragung erfolgt durch **Schmierinfektion.** Fliegen spielen als Krankheitsüberträger eine Rolle.

A 19.44 Im Bindehautabstrich

A 19.45 Verlauf des Trachoms:

1. Stadium
Das erste Stadium beginnt schleichend und dauert mehrere Wochen. Es kommt zu einem vermehrten Tränenfluß mit schleimig-eitriger Sekretion.

2. Stadium
An der Bindehaut der Ober- und vor allem der Unterlider bilden sich die Trachomkörner. Es handelt sich um hypertrophische Veränderungen der Lymphfollikel. Diese sondern eine Flüssigkeit ab. Die Erkrankung kann auf die Hornhaut übergreifen, wodurch sich dort Geschwüre bilden können.

3. Stadium
In die Hornhaut sprossen Gefäße ein, und es kommt zu Narbenbildungen, wodurch es zur Erblindung kommen kann. Die Augenbindehaut schrumpft. Es kann zu Liddeformationen kommen.

A 19.46 Anzukreuzen sind 2, 3, 4
Anmerkung:
Punkt 1: Die Tränendrüse liegt oben und temporal in der Augenhöhle.

A 19.47 Anzukreuzen sind 2, 4

A 19.48 Anzukreuzen ist 2
Anmerkung.
Punkte 3 und 4: Ziliarkörper und Iris werden von der Aderhaut gebildet.

A 19.49 Anzukreuzen sind 2, 5, 6
Anmerkung:
Punkt 1: Der Ziliarkörper wird über Gefäße der Aderhaut ernährt.
Punkt 3: Das Kammerwasser fließt von der **hinteren** Augenkammer in die vordere.
Punkt 4: Hierbei kommt es zum grünen Star (Glaukom).

A 19.50 Anzukreuzen ist 2
Anmerkung:
Punkt 1: Die Iris wird von der Aderhaut gebildet.
Punkt 3: Der Parasympathikus ist für die Miosis verantwortlich.
Punkt 4: Der Muskel für die Pupillenerweiterung liegt radiär um die Pupille.

A 19.51 Anzukreuzen ist nichts.
Anmerkung:
Punkt 1: Die Hornhaut übt den größten Teil der Brechkraft der Lichtstrahlen aus.
Punkt 2: Je stärker die Linse gekrümmt ist, desto stärker bricht sie die durchtretenden Lichtstrahlen.
Punkt 3: Die Stäbchen sind für Hell/Dunkelsehen zuständig.
Punkt 4: Am blinden Fleck kommen überhaupt keine Sehzellen vor. Die Zapfen kommen besonders reichlich am gelben Fleck vor.
Punkt 5: Pro Auge gibt es sechs äußere Augenmuskeln.
Punkt 6: Chiasma opticum ist die Sehnervenkreuzung. Der Sehnerv heißt N. opticus.
Punkt 7: In der Sehnervenkreuzung kreuzen nicht alle Sehbahnen, sondern nur die nasalen Bahnen.

A 19.52 Anzukreuzen ist 4
Anmerkung:
Punkt 2: Der Augenspiegel heißt Ophthalmoskop. Otoskop ist ein Gerät zur Untersuchung des äußeren Gehörganges und des Trommelfells.
Punkt 3: Bei Stauungspapillen erscheint der **blinde** Fleck vorgewölbt.

A 19.53 Anzukreuzen sind 2, 4
Anmerkung:
Punkt 1: Der Kurzsichtige hat Schwierigkeiten, weite Gegenstände scharf zu sehen.
Punkt 3: Die Ursache kann eine zu schwache Linsenkrümmung sein.

A 19.54 Anzukreuzen ist 2
Anmerkung:
Punkt 1: Schielen wird auch als Strabismus bezeichnet. Astigmatismus ist die Stabsichtigkeit.
Punkt 3: Schielen tritt typischerweise bei jüngeren Menschen auf. Tritt sie bei älteren Menschen auf, so kann sie auf eine ernste zugrundeliegende Krankheit weisen.
Punkt 4: Die Folge des Schielens ist Doppelsehen.
Punkt 5: Es wird gerade das gesunde Auge zugeklebt, damit das schwache Auge besser trainiert wird.

A 19.55 Anzukreuzen sind 1, 2, 4
Anmerkung:
Punkt 3: Beim Glaukom handelt es sich um den grünen Star.
Punkt 5: Regenbogenfarbensehen ist typisch für Glaukom.
Punkt 6: Doppelbildersehen ist typisch für Schielen.

A 19.56 Anzukreuzen sind 1, 2, 3, 4, 6, 7, 8
Anmerkung:
Beachten Sie hier, daß nur nach Beschwerden bei grünem Star gefragt worden ist, so daß also sowohl die Beschwerden des akuten als auch des chronischen Glaukoms angekreuzt werden müssen.

A 19.57 Anzukreuzen sind 1, 2, 4
Anmerkung:
Punkt 3: Eine Konjunktivitis führt zu keiner Seheinschränkung.
Punkt 5: Beim Gerstenkorn handelt es sich um einen Abszeß, der sich an einer Moll- oder Zeis-Drüse abspielt.

19

A 20 Ohr

A 20.1 Anatomische Darstellung des Ohres

1 Ohrmuschel
→ Auricula
2 Äußerer Gehörgang
→ Meatus acusticus externus
3 Trommelfell
→ Membrana tympani
4 Hammer
→ Malleus
5 Amboß
→ Incus
6 Steigbügel
→ Stapes
7 Bogengänge
→ Canales semicirculares
8 Großes und kleines Vorhofsäckchen
→ Utriculus et Sacculus
9 Schnecke
→ Cochlea
10 Ohrtrompete (Eustachi-Röhre)
→ Tuba auditiva

A 20.2 Äußeres Ohr (Auris externa)
Ohrmuschel (Auricula)
Gehörgang (Meatus acusticus externus)

Mittelohr (Auris media)
Paukenhöhle mit den drei Gehörknöchelchen
Hohlraumsystem des Warzenfortsatzes (Processus mastoideus)

Innenohr (Labyrinth, Auris interna)
Schnecke (Cochlea)
Drei Bogengänge (Canales semicirculares) und zwei Vorhöfe (Vestibulum labyrinthi), und zwar großes und kleines Säckchen (Utriculus und Sacculus)

A 20.3 Die Eustachi-Röhre (Tuba auditiva) verläuft vom **Mittelohr** zum **Nasen-Rachen-Raum.** Sie hat eine Länge von ungefähr drei bis vier Zentimetern und verläuft von außen-hinten-oben nach innen-vorne-unten, wobei sie zwei Zentimeter absteigt. Der paukenhöhlennahe Wandteil der Eustachi-Röhre hat einen knöchernen Aufbau, der rachennahe Teil dagegen ist knorpelig. Die Innenauskleidung der Eustachi-Röhre besteht aus Schleimhaut.
Die Eustachi-Röhre dient dem **Druckausgleich** für die **Paukenhöhle.** Das Trommelfell kann nur ungehindert schwingen, wenn in der Paukenhöhle der gleiche Luftdruck herrscht wie im äußeren Gehörgang.
Kommt es beim Überwinden größerer Höhen zu Druckunterschieden, wird das Trommelfell entsprechend dem Druckgefälle in die Paukenhöhle oder in den Gehörgang gepreßt. Dies ruft das Gefühl „Druck auf dem Ohr" hervor. Bis ein Druckausgleich erfolgt, kommt es zu Schwerhörigkeit. Der Druckausgleich kann durch Schlucken erfolgen, da sich durch den Schluckvorgang die Mündungsstelle der Eustachi-Röhre, eine Schleimhautfalte im Rachen, öffnet und Luft in die Eustachi-Röhre ein- oder ausströmen kann.

A 20.4 Das Trommelfell **fängt** die **Schallwellen** des äußeren Gehörganges **auf** und **leitet** sie an das Mittelohr **weiter.**

A 20.5 Unter dem schalleitenden Apparat faßt man das **äußere Ohr** und das **Mittelohr** zusammen.

A 20.6 Trommelfell
Trennt das Mittelohr vom äußeren Gehörgang. Hier ist der Hammergriff festgewachsen.

Ovales Fenster
Trennt das Innenohr vom Mittelohr. Hier ist der Steigbügel festgewachsen.

Rundes Fenster
Trennt das Innenohr vom Mittelohr. Dient dem Druckausgleich des Innenohres.

A 20.7 Durch die Rachenentzündung kann es zum **Anschwellen** der **Schleimhaut** im **Bereich** der **Mündungsstelle** der **Eustachi-Röhre** kommen. Dadurch kann sich die Ohrtrompetenmündung nicht mehr öffnen. Die Luft, die sich im Mittelohr befindet, wird langsam resorbiert. Dadurch sinkt der Druck im Mittelohr ab, und das Trommelfell wird schmerzhaft nach innen gepreßt.

A 20.8 Das Innenohr liegt im **Felsenbein,** einem Teil des Schläfenbeins.

A 20.9 Das Corti-Organ liegt in der **häutigen Schnecke.**

A 20.10 Das Corti-Organ ist das eigentliche **Hörorgan.**

A 20.11 Endolymphe befindet sich im **häutigen Labyrinth,** also in der häutigen Schnecke, den Bogengängen und den Vorhöfen.

A 20.12 Es befindet sich wesentlich mehr **Perilymphe** im Innenohr als Endolymphe.

A 20.13 Die Perilymphe befindet sich **zwischen** dem **knöchernen** und dem **häutigen Labyrinth.** Bei den Perilymphräumen der Schnecke kann man die Vorhoftreppe und die Paukentreppe unterscheiden.

A 20.14 Die Perilymphe ist gewissermaßen ein **Flüssigkeitspolster** für das Innenohr, vergleichbar mit die Hirn-Rückenmark-Flüssigkeit, die ein Polster für das Gehirn darstellt. Des weiteren spielt die Perilymphe noch eine Rolle beim **Auffangen** der **Schallwellen,** die aus dem Mittelohr kommen, und bei der **Registrierung** der **Druckveränderungen** im Gleichgewichtsorgan.

A 20.15 Beim Corti-Organ unterscheidet man **Sinneshaarzellen, Basilarmembran, Deckmembran** und **Stützzellen.**

A 20.16 Das Gleichgewichtsorgan setzt sich zusammen aus:

1. **drei Bogengängen**
   (Canales semicirculares)
2. **Vorhof**
   (Vestibulum labyrinthi) mit
   a **großem Säckchen** (Utriculus)
   b **kleinem Säckchen** (Sacculus)

A 20.17 Bei den Statolithen handelt es sich um in die **Deckmembran** des großen und kleinen **Vorhofsäckchens** eingelagerte **Kalkkristalle** (steinförmige Gebilde), die die Aufgabe haben, durch Druck (Schwerkraft) auf die Sinneshaarzellen zur Empfindung der Richtung und Größe von Bewegungsänderungen beizutragen.

A 20.18 **Großes Vorhofsäckchen** (Utriculus)
Änderung der geradlinigen horizontalen Bewegung.

Kleines Vorhofsäckchen (Sacculus)
Änderung der geradlinigen vertikalen Bewegung.

Bogengänge (Canales semicirculares)
Änderung der Drehgeschwindigkeit.

A 20.19 **Otoskop**

A 20.20 Der Weber-Test dient dem Auffinden einer **einseitigen Schalleitungsstörung.** In diesem Fall wird der Ton zur geschädigten Seite hin lateralisiert. Des weiteren dient er aber zum Auffinden von **einseitigen totalen Schallempfindungsstörungen**. Hier wird der Ton ausschließlich im gesunden Ohr gehört.

A 20.21 Zur Durchführung des Weber-Tests setzt man eine schwingende **Stimmgabel** auf die **Schädelmitte** oder die

Stirn und fragt den Patienten, in welchem Ohr er den Ton stärker wahrnimmt.

A 20.22 Der Rinne-Test dient dem Auffinden von **einseitigen Schalleitungsstörungen** und **Schallempfindungsstörungen.**

A 20.23 Zur Durchführung des Rinne-Tests setzt man eine schwingende **Stimmgabel** auf den **Warzenfortsatz** (Processus mastoideus). Man fordert den Patienten auf, zu sagen, ab wann er den Ton nicht mehr hört. Wird der Ton nicht mehr gehört, so nimmt man die Stimmgabel vom Warzenfortsatz herunter und hält sie vor den Gehörgang. Nun wird der Patient nochmals aufgefordert, mitzuteilen, ob und wie lange er den Ton noch hört.

A 20.24 Die Ursache von Ohrenlaufen können **entzündliche Prozesse** des **Gehörgangs** sein, wie beispielsweise ein Gehörgangsfurunkel. Es kann jedoch seine Ursache auch in **Entzündungen** des **Mittelohres** haben, wenn das **Trommelfell nicht** mehr **intakt** ist. Es muß aber auch an einen Abfluß von Hirn-Rückenmark-Flüssigkeit (**Otoliquorrhö**) als Folge eines Schädelbasisbruchs gedacht werden.
Der Patient muß zur Abklärung an den **HNO-Arzt** verwiesen werden. Eventuell muß dieser verschreibungspflichtige Medikamente einsetzen, wie beispielsweise Antibiotika, wegen der gefürchteten Komplikationen, z.B. Meningitis, Enzephalitis, Hirnabszesse. Begleitend zum Arzt darf der Heilpraktiker behandeln.

A 20.25 Bei einer Mastoiditis ist es zu einer **Entzündung** der **Schleimhaut** der lufthaltigen Zellen des **Warzenfortsatzes** (Processus mastoideus) gekommen. Bei der Entzündung handelt es sich oft um weiterschwelende Vorgänge, die vom Mittelohr ihren Ausgang genommen haben.

A 20.26 Mögliche Komplikationen der Mastoiditis sind **Meningitis, Enzephalitis, Hirnabszeß, Innenohrentzündungen** und **Durchbruch in die Schädelhöhle** durch Einschmelzung der Höhlenzellwände.

A 20.27 **Ja**
Bei Mittelohrentzündungen kann es zur **Eiteransammlung** in der Paukenhöhle kommen. Dadurch kommt es im Mittelohr zur **Druckerhöhung,** weshalb das **Trommelfell nicht** mehr **ungehindert** schwingen kann.

A 20.28 Zuerst muß abgeklärt werden, ob es sich um subjektive oder objektive Ohrgeräusche handelt.

Objektive Ohrgeräusche
Sie können durch Gefäßfehlbildungen (Stenosen und Aneurysmen) der ohrnahen Gefäße, durch eine offenstehende Eustachi-Röhre und durch Bewegungen des Kiefergelenks verursacht werden.

Subjektive Ohrgeräusche
Sie können als Begleitsymptom einer Mittelohrentzündung, bei Otosklerose, bei der Menière-Krankheit, bei Anämie, bei zerebralen Erkrankungen, bei Blutdruckanomalien und aufgrund von Veränderungen der Halswirbelsäule auftreten. Psychische Faktoren können eine wichtige Rolle spielen.

A 20.29 Es kommt zur Mittelohr**schwerhörigkeit.** Eine Taubheit tritt deshalb nicht auf, weil noch über **Knochenleitung** Schwingungen wahrgenommen werden können.

A 20.30 Bei einer Schalleitungsstörung befindet sich ein **Defekt** im **schallweiterleitenden Apparat,** also im **äußeren Ohr** oder im **Mittelohr.**

A 20.31 Bei einer Schallempfindungsstörung befindet sich ein **Defekt** im **schallweiterleitenden Apparat,** also im **Innenohr,**

im **VIII. Hirnnerv** oder in der **Hörrinde** im Gehirn.

A 20.32 **Anhaltender Drehschwindel** kann vor allem durch **Innenohrerkrankungen, Anämien** und **Hirnerkrankungen** (Arteriosklerose, Tumoren) ausgelöst werden.

Anfallsartiger Schwankschwindel wird in erster Linie durch **Kreislauferkrankungen** und **Hirnarteriosklerose** ausgelöst. Es müssen jedoch auch **Innenohrerkrankungen** in Betracht gezogen werden.

A 20.33 Es handelt sich vermutlich um den **Morbus Menière.** Der Patient muß auf jeden Fall an den **HNO-Arzt** verwiesen werden, um dauerhafte Schäden am Ohr zu vermeiden. Der Heilpraktiker darf begleitend zum Arzt behandeln.

A 20.34 Von der Otosklerose (Ohrverhärtung) sind vor allem **Frauen** zwischen dem **20. bis 40. Lebensjahr** betroffen.

A 20.35 Bei der Otosklerose kommt es zu **sklerotischen** (verhärtenden) **Umbauten** am **ovalen Fenster,** die auf den Steigbügel übergreifen können, was zur Unbeweglichkeit der Steigbügelplatte führen kann.

A 20.36 Bei der Otosklerose kommt es zur **Beeinträchtigung** des **Hörvermögens.** Die Hörbeeinträchtigung beginnt meist einseitig, greift dann auf das andere Ohr über und schreitet langsam fort. Es sind 10% der Bevölkerung betroffen. Allerdings kommt es nur bei 1% zu einer ausgeprägten Schwerhörigkeit.
Typischerweise treten Ohrgeräusche auf.

A 20.37 Anzukreuzen ist 2
Anmerkung:
Punkt 3: Die Propriorezeptoren sind Mechanorezeptoren, die der Wahrnehmung und Kontrolle der aktuellen Lage des Körpers im Raum dienen. Hierzu gehören die Muskelspindeln, die Sehnenspindeln und die Gelenkrezeptoren. In einem weiteren Sinne rechnet man auch die Rezeptoren des Gleichgewichtsorganes zu den Propriorezeptoren.

A 20.38 Anzukreuzen ist 2
Anmerkung:
Punkt 1: Die Mastoidzellen (luftgefüllte Hohlräume des Warzenfortsatzes) gehören zum Mittelohr.
Punkt 3: Die Paukenhöhle gehört zum Mittelohr.

A 20.39 Anzukreuzen sind 1, 4
Anmerkung:
Punkt 2: Das eigentliche Hören findet im Gehirn statt. Die Hörsinneszellen liegen im Corti-Organ des Innenohrs.
Punkt 3: Das Trommelfell bildet die Grenze zwischen äußerem und dem Mittelohr.
Punkt 5: Das Mittelohr liegt zwar im Schläfenbein, allerdings nicht im Felsenbein, hier liegt nur das Innenohr.

A 20.40 Anzukreuzen sind 4, 6
Anmerkung:
Punkt 1: Die Gehörknöchelchen liegen im Mittelohr.
Punkt 2: Falsch ist Steißbein. Es muß Steigbügel heißen.
Punkt 3: Es erfolgt eine Verstärkung um das 22fache.
Punkt 5: Der Steigbügel ist mit dem ovalen Fenster verwachsen.
Punkt 7: Die Eustachi-Röhre verbindet Rachen und Mittelohr.
Punkt 8: Bei einer Zerstörung der Gehörknöchelchen kommt es zu einer Mittelohrschwerhörigkeit.

A 20.41 Anzukreuzen sind 1, 2, 3
Anmerkung:
Punkt 4: Zum Hörorgan gehört nur die Schnecke. Die drei Bogengänge zählen zum Gleichgewichtsorgan.
Punkt 5: Die Sinneszellen in den Bogengängen registrieren eine Änderung der Drehbewegung. Die Änderung der geradlinigen Bewegung wird

in den Vorhöfen registriert.
Punkt 6: Die Sinneszellen registrieren keine gleichbleibende Bewegung, sondern nur eine Änderung der Bewegung.

A 20.42 Anzukreuzen sind 1, 3, 5, 7
Anmerkung:
Punkt 2: Mit Labyrinth bezeichnet man nicht nur den knöchernen Anteil des Innenohres, sondern das gesamte Innenohr.
Punkt 4: Hierbei handelt es sich um die Perilymphe.
Punkt 6: Das Corti-Organ ist das eigentliche Hörorgan.

A 20.43 Anzukreuzen sind 3, 4, 5, 6
Anmerkung:
Punkt 1: Hierbei handelt es sich um das Otoskop.
Punkt 2: Beim Weber-Test wird die Stimmgabel auf der Schädelmitte aufgesetzt.

A 20.44 Anzukreuzen sind 1, 4, 5
Anmerkung:
Punkt 3: Ohrenlaufen kann bei einer Trommelfellperforation auch die Ursache im Mittelohr haben, oder bei einem Schädelbasisbruch auch im Gehirn.
Punkt 6: Aufgrund von Eiterentwicklung kann es auch bei der akuten Mittelohrentzündung zu Hörstörungen kommen.
Punkt 7: Betroffen sind in erster Linie Kinder.

A 20.45 Anzukreuzen sind 3, 5, 6
Anmerkung:
Punkt 1: Es handelt sich nicht um eine Mittelohr-, sondern um eine Innenohrschwerhörigkeit.
Punkt 2: Die Beschwerden können Tage anhalten.
Punkt 4: Objektive Ohrgeräusche können auch vom Untersucher gehört werden.

A 20.46 Anzukreuzen sind 2, 4
Anmerkung:
Punkt 1: Es tritt eher ein Drehschwindel auf.
Punkt 3: Es tritt eher ein Schwankschwindel auf.
Punkt 5: Ein Hörsturz tritt meist einseitig auf.
Punkt 6: Der Patient muß unbedingt an einen HNO-Arzt oder an die Klinik überwiesen werden. Wenn ein Hörsturz nicht von Anfang an sachgemäß behandelt wird, können Höreinschränkungen zurückbleiben.

A 21 Haut

A 21.1 **Schematische Darstellung der Haut**

A Oberhaut → Epidermis
B Lederhaut → Corium, Dermis
C Unterhaut → Subcutis

1 Schlagader
→ Arteria
2 Vene
→ Vena
3 Haarschaft
→ Scapus pili
4 Talgdrüse
→ Glandula sebacea
5 Haarmuskel
→ M. arrector pili
6 Haarzwiebel
→ Bulbus pili
7 Haarpapille
→ Papilla pili
8 Schweißdrüse
→ Glandula sudorifera
9 Ausführungsgang der Schweißdrüse
→ Ductus sudoriferus
10 Pore der Schweißdrüse
→ Porus sudoriferus

A 21.2 **Hautschichten und Mechanorezeptoren**

A Oberhaut → Epidermis
B Lederhaut → Corium, Dermis
C Unterhaut → Subcutis
D Hornschicht → Stratum corneum
E Keimschicht (Mutterschicht)
→ Stratum germinativum
F Papillarkörper
→ Stratum papillare
G Netzschicht
→ Stratum reticulare

1 Vater-Pacini-Lamellenkörperchen
für Tiefensensibilität
2 Meißner-Körperchen
für Oberflächensensibilität
3 Merkel-Tastscheiben
in unbehaarter Haut
Druckrezeptoren
4 Merkel-Tastscheiben
in behaarter Haut
Druckrezeptoren
5 Haarfollikelrezeptoren
Berührungsrezeptoren

A 21.3 **Haar**

1 Haarschaft
→ Scapus pili
2 Haarwurzel (Hornfaden)
→ Pilus
3 Hornschicht der Oberhaut
→ Stratum corneum
4 Keimschicht (Mutterschicht) der Oberhaut
→ Stratum germinativum
5 Talgdrüse
→ Glandula sebacea
6 Haarmuskel
→ M. arrector pili
7 Haarzwiebel
→ Bulbus pili
8 Haarpapille
→ Papilla pili
9 Haarfollikel
→ Folliculus pili

A 21.4 **Oberhaut** aus Epithelgewebe
Lederhaut aus Bindegewebe
Unterhaut aus Fettgewebe

A 21.5 Melaninzellen sind **pigmentbildende Zellen,** das heißt, sie produzieren das Pigment (Farbstoff) Melanin. Dieses Pigment hat die Aufgabe, die Haut vor UV-Strahlen zu schützen.

A 21.6 Die Melaninzellen sitzen in der **Keimschicht** (Mutterschicht), also in der Basalzellschicht und der Stachelzell-

schicht. Sie sind mit der Basalmembran verankert.
Melaninzellen haben lange Zytoplasmafortsätze, über die sie das produzierte Melanin an die benachbarten Epidermiszellen abgeben. Dort wird es in Lysosomen gebunden. Allerdings kann Melanin auch frei in der Lederhaut und in Makrophagen vorkommen.

A 21.7 Die Keimschicht (Mutterschicht, Stratum germinativum) ist die Schicht, von der aus die **Haut wächst** und sich ständig **erneuert,** denn hier sitzen Zellen mit einer großen Zellteilungsrate.

A 21.8 Die Hautrillen kommen durch die bogigen **Vorwölbungen** der **Lederhaut** in die **Oberhaut** zustande.

A 21.9 Blutgefäße kommen in der **Lederhaut** und der **Unterhaut** vor. In der Oberhaut fehlen sie.

A 21.10 Die Netzschicht ist die unter den Papillarkörpern verlaufende, faserreiche Bindegewebsschicht, die der **Lederhaut zugehört.**

A 21.11 **Haarwurzel**
Teil des Haares, der **in** der Haut liegt.

Haarschaft
Teil des Haares, der **außerhalb** der Haut liegt.

Haarzwiebel
Verdicktes unteres Wurzelende. Es handelt sich um die **Wachstumszone** des Haares. Hier sitzen Zellen, die sich ständig teilen und dabei die bereits fertigen Zellen nach oben schieben.

Haarpapille
Ernährungszone des Haares. Es handelt sich um einen gefäßhaltigen Bindegewebszapfen, der in die Haarzwiebel ragt.

A 21.12 Das Möndchen ist die **Wachstumszone** des Nagels.

A 21.13 Weiße Nagelflecken entstehen durch **geringfügige Verletzungen** der **Nagelhaut,** beispielsweise aufgrund einer fehlerhaften Maniküre. Diese Verletzungen führen dann zu Lufteinschlüssen in die Hornsubstanz.

A 21.14 Die Pore auf der Hautoberfläche ist der Endpunkt eines **Ausführungsganges** einer **Schweißdrüse.**

A 21.15 **Meißner-Körperchen** (Tastkörperchen), **Haarfollikelrezeptoren, Merkel-Tastscheiben** und **Vater-Pacini-Lamellenkörperchen.**

A 21.16 **Schmerzrezeptoren**

A 21.17 Granulationsgewebe ist ein **zell-** und **gefäßreiches, faserarmes Bindegewebe.** Es hat ein **tiefrotes, feucht-glänzendes Aussehen.**

A 21.18 Die Narbenbildung hängt einerseits vom **Ausmaß** des **Gewebeverlustes** ab und andererseits davon, ob die **Wundränder** weit auseinanderklaffen oder ob sie nahe beieinanderliegen.
Des weiteren spielt auch noch die **Veranlagung** eine Rolle. Manche Patienten (vor allem dunkelhäutige) haben eine erhöhte Neigung zur Keloidbildung (Wulstnarben).

A 21.19 Albinismus hat die äußerlichen Merkmale: **hellrosafarbene Haut, weißblonde Kopf-** und **Körperbehaarung** und eine **hellblaue** oder **rötliche Iris.**

A 21.20 Beim Albinismus liegt aufgrund einer **erblichen Störung** eine **mangelhafte Melaninbildung** in Haut, Haaren und Augen vor.

A 21.21 Bei der Fischhaut kommt es zu einer **Verhornungsstörung** mit trockener Hautoberfläche und fest haftenden Schuppen.
Prädilektionsstellen sind die Extremitätenstreckseiten. Es kann zum generalisierten Auftreten kommen, wobei jedoch typischerweise das

Gesicht, die Handteller, die Fußsohlen und die Beugeseiten der großen Gelenke freibleiben.

A 21.22 Es handelt sich um eine **Erbkrankheit.**

A 21.23 Kratzt man bei Psoriasis vulgaris vorsichtig die oberen Schüppchen ab, so kommt darunter das dünne Psoriasishäutchen zum Vorschein. Löst man dieses auch noch ab, so kommt es zum **dicht beieinanderliegenden punktförmigen Blutaustritt.** Dies wird als Tautropfenphänomen (Auspitz-Phänomen) bezeichnet.

A 21.24 Bei Psoriasis kommt es in der Epidermis zu einer **Stoffwechselstörung,** in deren Folge es zu einer **zu schnellen Verhornung** der Haut kommt. Die Bereitschaft, auf bestimmte Reize hin psoriatisch zu reagieren, wird autosomal-dominant **vererbt.** Als **Krankheitsauslöser** können Infektionskrankheiten, Partnerschaftsprobleme, Allergien und vieles anderes eine Rolle spielen.

A 21.25 Pityriasis versicolor ist eine **Hefepilzerkrankung.** Der Erreger heißt Malassezia furfur. Es handelt sich hierbei um einen Pilz, der auch beim hautgesunden Menschen vorkommt. Pityriasis versicolor kommt vor allem bei Patienten mit vermehrter Schweißneigung und Seborrhö (Schmerfluß) vor.

A 21.26 Es zeigen sich wenige Zentimeter große, **scharf begrenzte Flecken** mit **kleieförmiger Schuppung.** Die Flecken können zu größeren Arealen konfluieren. Bei dunkelhäutigen Patienten erscheinen die Herde hell, bei hellhäutigen dagegen dunkel.

A 21.27 **Oberer Stamm** mit Schultern, Hals, Rücken und Brust.

A 21.28 Das Schuppenröschen tritt typischerweise nach dem **Tragen neuer Wäsche** auf.

A 21.29 Zum nicht-allergischen Kontaktekzem kommt es typischerweise durch das immer wiederkehrende Einwirken von **schädlichen Reizen.** Diese Reize führen zu einem Erschöpfen der Abwehrfunktionen der Oberhaut.

A 21.30 Wird ein nicht-allergisches Kontaktekzem nicht behandelt, und kann der schädigende Reiz weiterhin einwirken, so kann das nicht-allergische Kontaktekzem in ein **allergisches Kontaktekzem** übergehen. Nun stellen sich auch an anderen Körperstellen Streuphänomene ein.

A 21.31 **Hände.** Die Hände sind deshalb die Prädilektionsstelle beim nicht-allergischen Kontaktekzem, weil hier am häufigsten der schädigende Reiz einwirken kann.

A 21.32 Die Ursache des mikrobiellen Ekzems vermutet man in einer **allergischen Reaktion** auf **Mikroorganismen.** Wird eine Intrakutantestung durchgeführt, so findet man häufig eine positive Reaktion auf bakterielle Antigene. Oft findet man bakterielle Streuherde, manchmal auch einen bestehenden Leberschaden.

A 21.33 Die Neurodermitis hat als wichtigste **Prädilektionsstellen** die **Ellenbeugen.** Hier kommt es zu einem **stark juckenden Ekzem** mit **Rötung, Schuppung, Nässen, Erosionen** und **Krustenbildung.** Des weiteren kommt es zu einer Vergröberung der Hautfelderung (**Lichenifikation**).
Neurodermitis kann aber nicht nur an den Ellenbeugen bestehen, sondern kann auch weitere Körperteile befallen, bis hin zum generalisierten Auftreten. Ein wichtiges Kennzeichen ist der heftige **Juckreiz** mit ausgesprochenen Juckkrisen.

A 21.34 Die typischste Hauterscheinung bei Urtikaria ist die **Quaddel.** Hierbei handelt es sich um eine leicht erhabene, scharf begrenzte Hauterschei-

nung, die rot oder weiß, klein oder groß sein kann. Es besteht ein heftiger **Juckreiz.** Selten kann es auch zu Papeln oder auch Bläschen (Urticaria vesiculosa) und Blasenbildung (Urticaria bullosa) kommen.
Urtikaria kann als harmlose Erscheinung mit Quaddelbildung und Juckreiz auftreten oder als schweres Krankheitsbild, bei dem es zu Schüttelfrost, hohem Fieber mit Schockgefahr kommt. Zwischen diesen beiden Verlaufsformen sind alle Ausprägungsgrade möglich.

A 21.35 Vor allen Dingen **Kinder** im **Kindergartenalter,** aber auch noch Schulkinder. Geschlechtsunterschiede bestehen **keine.**

A 21.36 **Überhaupt nicht**, da Behandlungsverbot für den Heilpraktiker besteht (§ 30 in Verbindung mit § 45 BSG).

A 21.37 Es könnte sich vermutlich um ein **malignes Melanom** handeln. Der Patient muß an den **Hautarzt** verwiesen werden.

A 21.38 Das Basaliom wächst **örtlich zerstörerisch** in das umliegende Gewebe ein, aber es setzt in der Regel **keine Metastasen.**

A 21.39 Von der **Basalzellschicht** der Oberhaut.

A 21.40 Von der **Spinalzellschicht** der Oberhaut.

A 21.41 Spinaliome bilden sich bevorzugt auf **chronisch entzündeten, strahlengeschädigten** und **lichtexponierten Hautstellen,** des weiteren auf Narben und an Stellen, wo **Haut** in **Schleimhaut** übergeht.

A 21.42 **Unscharf begrenzte Hautveränderungen, schnelle Größenzunahme, ungleichmäßige Färbung, ständiges Nässen, Satellitenknötchen, höckrige Oberfläche, entzündlicher Hof, Blutungsneigung, Geschwürsbildung** und das Gefühl von „Es arbeitet in der Geschwulst".

A 21.43 **Melanozyten**

A 21.44 Das Kind **kratzt sich** häufig am **Kopf,** vor allem am Haaransatz, im Nacken und hinter den Ohren.

A 21.45 **Ja.** Läuse gelten im Sinne des Bundesseuchengesetzes nicht als Krankheit, deshalb besteht hier kein Behandlungsverbot.

A 21.46 Anzukreuzen sind 1, 2, 3, 6
Anmerkung:
Punkt 4: Lederhaut = Corium = Dermis
Punkt 5: Corium = Lederhaut
Punkte 7 und 8: Netzschicht und Papillarkörper gehören zur Lederhaut.

A 21.47 Anzukreuzen ist 3

A 21.48 Anzukreuzen sind 2, 4

A 21.49 Anzukreuzen ist 5

A 21.50 Anzukreuzen sind 2, 4, 6, 7

A 21.51 Anzukreuzen ist 4
Anmerkung:
Punkt 1: Haarschaft ist der Teil des Haares, der außerhalb der Haut liegt.
Punkt 2: Die Talgdrüse gibt eine ölige Substanz in den Haarfollikel ab.
Punkt 3: Es handelt sich um die Ernährungszone.

A 21.52 Anzukreuzen sind 2, 3, 4, 6
Anmerkung:
Punkt 1: Chymotrypsin ist ein eiweißverdauendes Enzym des Pankreas.
Punkt 6: Sterkobilinogen ist ein Abbauprodukt des Bilirubins. Es stellt den Hauptfarbstoff des Stuhles dar.

A 21.53 Anzukreuzen sind 3, 5
Anmerkung:
Punkt 1: Die Meißner-Körperchen vermitteln die Tastempfindung.
Punkt 4: Die Vater-Pacini-Lamellenkörperchen vermitteln die Druckempfindung (Tiefensensibilität).
Punkt 6: Die Merkel-Tastscheiben vermitteln Tastempfindungen.

A 21.54 Anzukreuzen sind 2, 4, 6

A 21.55 Anzukreuzen ist 2
Anmerkung:
Punkt 3: Histamin ist ein Gewebshormon (Mediatorsubstanz). Es kommt vor allen Dingen in den basophilen Granulozyten vor und spielt bei Allergien eine wichtige Rolle.

A 21.56 Anzukreuzen sind 2, 3, 5, 6

A 21.57 Anzukreuzen sind 3, 4, 7

A 21.58 Anzukreuzen sind 3, 5, 6

A 21.59 Anzukreuzen sind 1, 2, 3, 6

A 21.60 Anzukreuzen sind 2, 4

A 21.61 Anzukreuzen ist 3

A 21.62 Anzukreuzen sind 2, 4

A 21.63 Anzukreuzen sind 1, 2, 5

A 21.64 Anzukreuzen sind 2, 4, 6

A 21.65 Anzukreuzen sind 1, 4, 6

A 21.66 Anzukreuzen sind 2, 4, 6, 7
Anmerkung:
Punkt 7: Vergröberung der Hautfelderung

A 21.67 Anzukreuzen ist 3

A 21.68 Anzukreuzen sind 2, 3, 6, 7
Anmerkung:
Punkt 1: Urtikaria = Nesselsucht

A 21.69 Anzukreuzen ist 1

A 21.70 Anzukreuzen ist 4

A 21.71 Anzukreuzen ist 5

A 21.72 1 = C
2 = I
3 = H
4 = G
5 = D
6 = E
7 = F
8 = B
9 = A

A 21.73 Anzukreuzen sind 2, 5
Anmerkung:
Punkt 3: Angiom = Blutschwamm
Punkt 4: Hämangiom = angeborener Blutschwamm. Es handelt sich hierbei um eine Fehlbildung.
Punkt 5: Hierbei muß an ein Basaliom gedacht werden.

A 21.74 Anzukreuzen sind 4, 5
Anmerkung:
Punkt 4: Es kommt zu einer ausgeprägten, hornartigen Hyperkeratose.
Punkt 5: Es tritt eine abnorme Verhornung der Schleimhaut auf. Diese Verhornungsstörung zeigt sich als weiße, nicht abwischbare, flache oder papillomatöse Schleimhautveränderung.

A 21.75 1 = B
2 = C
3 = A

A 21.76 Anzukreuzen ist 3

A 21.77 Anzukreuzen ist 3

A 21.78 Anzukreuzen sind 3, 4, 6

A 21.79 Anzukreuzen ist 5

A 21.80 Anzukreuzen sind 2, 4

A 21.81 Anzukreuzen ist 5

A 22 Schock

A 22.1 Ein Schock kann sich **akut** innerhalb von **Minuten** oder **subakut** innerhalb von **Stunden** bis **Tagen** entwickeln.

A 22.2 Zum dekompensierten Schock kommt es nach einem **Versagen** der **sympathikotonen Regulationen.** Es kommt zur Weitstellung des Gefäßsystems und zum Versacken eines großen Teils des Blutvolumens im Kapillar- und Interzellularbereich. Unbehandelt kommt es zum tödlichen Schock.

A 22.3 Aufgrund des Kreislaufversagens kommt es in der **Peripherie** zum **Sauerstoffmangel.** Dies bewirkt eine Histaminfreisetzung, in deren Folge sich die **Kapillaren weit** stellen. Deshalb kommt es zur **Stase.** Die Blutstase führt aber dazu, daß sich spontan **Mikrothromben** (Sludge-Phänomen) bilden.

A 22.4 Aufgrund des vorstehend geschilderten Sludge-Phänomens mit der **Mikrothrombenbildung** kommt es auffolgend zur **Verbrauchskoagulopathie,** das heißt, aufgrund der **erhöhten Gerinnungsbereitschaft** des Blutes sind alle **Gerinnungsstoffe verbraucht.** Die Folge ist eine erhöhte Blutungsneigung **durch Mangel** an **Gerinnungsfaktoren.**

A 22.5 Der abfallende Blutdruck führt zur **Schockniere,** da die Niere **keinen ausreichenden Filtrationsdruck** mehr hat. Es kommt zur **Niereninsuffizienz** mit Oligurie bis Anurie und Harnvergiftung.
Die Situation verschärft sich für die Nieren noch dadurch, daß sie selbst auch nicht mehr ausreichend mit Blut versorgt werden (Hypoxie) und sich darüber hinaus Schadstoffe ansammeln, die nicht abtransportiert werden können, wodurch die Nieren noch weiter geschädigt werden.

A 22.6 **Hypovolämischer Schock**
Es ist zum **Flüssigkeitsverlust** gekommen, beispielsweise aufgrund von äußeren oder inneren **Blutungen,** Erbrechen, Durchfällen, Diabetes insipidus, Diuretika, Verbrennungen oder starkem Schwitzen.

Septischer Schock
Er entwickelt sich bei bakteriellen Infektionskrankheiten aufgrund von Bakterientoxinen.

Anaphylaktischer Schock
Er wird häufig durch **Fremdeiweiße** (Insektenstiche) oder durch **Medikamente** (Procain) ausgelöst.

Kardiogener Schock
Er wird durch ein **Herzversagen** ausgelöst, aufgrund eines Herzinfarktes, durch schwere Herzrythmusstörungen, durch Herzinsuffizienz, Lungenembolie, Perikarditis oder nach Herzoperationen.

A 22.7 **Hypovolämischer Schock**
Oberkörper flach, Kopf eventuell etwas tiefer, Beine werden angehoben. Diese Schocklagerung dient der Autotransfusion.

Anaphylaktischer Schock
Wie vorstehend bei hypovolämischem Schock.

Kardiogener Schock
Oberkörper aufgerichtet, Beine hängen herab.

A 22.8 Beim **hypovolämischen Schock** besteht oft eine **auffallende Blässe.** Beim **kardiogenen Schock** dagegen liegen Zeichen einer **Einflußstauung** vor dem **rechten Herzen** vor, so können beispielsweise schon beim liegenden Patienten die gestauten Halsvenen gesehen werden.

A 22.9 Es handelt sich vermutlich um einen **anaphylaktischen Schock.** Die **Injektion** wird sofort **abgebrochen,** die **Kanüle** wird jedoch in der Vene **belassen.** Der Patient wird in die **Schocklage** gebracht. Der **Notarzt** wird verständigt. Bis zum Eintreffen des Notarztes können **antiallergische Mittel** wie beispielsweise Calcium und Tavegil® und **kreislaufstützende Mittel** (z.B. Effortil®) **langsam intravenös** verabreicht werden. Für ausreichende Sauerstoffzufuhr muß gesorgt werden. Es müssen ständig Atmung und Herzschlag kontrolliert werden und gegebenenfalls muß mit Atemspende und Herzmassage begonnen werden.

A 22.10 **Ja.** Im Notfall darf auch gegen gesetzliche Ge- und Verbote gehandelt werden, um ein Leben zu retten.

A 22.11 **Reanimation**

A22.12 Es müssen zuerst die **Atemwege freigeräumt** werden (von Erbrochenem, Fremdkörpern, Zahnprothesen), dann wird der Kopf überstreckt. Danach erst darf man mit der Atemspende beginnen.

A 22.13 Es werden **12** bis **15** Beatmungen pro Minute gegeben.

A 22.14 Der Patient muß auf eine **harte Unterlage,** am besten auf den Fußboden, gelegt werden.

A 22.15 Die **blaß-gräuliche Verfärbung** verschwindet, die **Spontanatmung** und die **Herztätigkeit** kehren zurück. Außerdem sind die **Pupillenreflexe** wieder vorhanden.

A 22.16 **1. Benommenheit** (leichte Bewußtseinstrübung)
Es kommt zu einer Verlangsamung des Denkens und Handelns.
2. Somnolenz (starke Bewußtseinstrübung)
Schläfrigkeit, aus der der Betroffene durch äußere Reize geweckt werden kann.
3. Sopor (weitgehende Reaktionslosigkeit)
Schlafähnlicher Zustand, aus dem der Betroffene auch durch äußere Reize nicht mehr voll erweckt werden kann. Allerdings können starke Schmerzreize doch noch eine schwache Reaktion auslösen.
4. Koma (tiefste Bewußtlosigkeit)
Hier erfolgt selbst auf stärkste Schmerzreize hin keine Reaktion mehr.

A 22.17 Eine Lagerung mit erhöhtem Oberkörper erfolgt bei **kardiogenem Schock** und bei Atemnot.

A 22.18 Ein Kreislaufstillstand führt innerhalb von **10** bis **20 Sekunden** zum **Bewußtseinsverlust** und nach **15** bis **30 Sekunden** zum **Atemstillstand** (eventuell 10 bis 60 Sekunden).

A 22.19 Anzukreuzen 2, 3, 5
Anmerkung:
Punkte 1, 4 und 6: Hierbei handelt es sich um die dekompensierte Phase.

A 22.20 Anzukreuzen sind 3, 5

A 22.21 Anzukreuzen sind 2, 3, 6
Anmerkung:
Punkte 1 und 7: Koma und Schock sind zwei verschiedene Dinge.
Punkt 4: Grand mal = großer epileptischer Anfall
Punkt 5: Synkope = Ohnmacht

A 22.22 Anzukreuzen sind 1, 4, 5, 6, 7
Anmerkung:
Punkt 1: Durch erheblichen Wasserverlust

Punkt 4: Ruptur ist eine Zerreißung.
Punkt 6: Bei einem Mangel an Thrombozyten kann es zu einer vermehrten Blutungsneigung kommen (hämorrhagische Diathese).
Punkt 7: Zum Krankheitsbild gehört eine vermehrte Blutungsneigung.

A 22.23 Anzukreuzen sind 2, 3, 5, 6
Anmerkung:
Punkt 1: Es kann zum hypovolämischen Schock kommen.
Punkt 7: Es kann zum hypovolämischen, traumatischen bzw. neurogenen Schock kommen.

A 22.24 Anzukreuzen sind 1, 4, 5, 6
Anmerkung:
Punkte 2 und 3: Beides ist kontraindiziert, weil ein Blutstau vor dem Herzen vorhanden ist.

A 22.25 Anzukreuzen sind 1, 3, 4
Anmerkung:
Punkt 4: Flush ist eine flächenhafte Hautrötung.
Punkt 5: Homans-Zeichen ist typisch für eine ablaufende Thrombophlebitis. Zur Prüfung wird eine Dorsalflexion des Fußes durchgeführt. Bei positiven Befund tritt Wadenschmerz auf.

A 22.26 Anzukreuzen sind 1, 3, 4, 6
Anmerkung:
Punkt 1: Es kann zum Coma uraemicum kommen.
Punkt 3: Es kann zum Coma cerebrale kommen.
Punkt 4: Es kann zum Coma alcoholicum kommen.
Punkt 5: Es kann zum Schock kommen.
Punkt 6: Es kann zum Coma hepaticum kommen.

A 23 Onkologie

A 23.1 Ein Tumor ist eine **Geschwulst.** Man versteht darunter eine **örtlich umschriebene Gewebezunahme,** die grundsätzlich gut- oder bösartig sein kann (benigner oder maligner Tumor).

A 23.2

Adenom:	Drüsengewebe
Polyp:	Schleimhaut
Fibrom:	Bindegewebe
Lipom:	Fettgewebe
Myom:	Muskelgewebe
Osteom:	Knochengewebe
Chondrom:	Knorpelgewebe
Angiom:	Blutgefäßgeschwulst

A 23.3 Ein Karzinom ist eine **bösartige Geschwulst,** die vom **Epithelgewebe** ausgeht.

A 23.4 Ein Sarkom ist eine **bösartige Geschwulst,** die vom **mesenchymalen Gewebe** ausgeht.

A 23.5 Ein semimaligner Tumor ist ein Tumor mit einer **beschränkten Bösartigkeit,** der zwar **lokal invasiv** wächst, aber in der Regel **keine Metastasen** setzt.

A 23.6 Die **Zellkerne** sind **unterschiedlich groß** und **unterschiedlich geformt,** die **Zellmembran** ist **entrundet** und das **Zytoplasma** ist **vielgestaltig.**

A 23.7 1 = E
2 = B
3 = C
4 = D
5 = A
6 = F
7 = H
8 = G
9 = I

A 23.8 Anzukreuzen sind 3, 4

A 23.9 Anzukreuzen sind 1, 4, 5, 6, 8
Anmerkung:
Punkt 7: Demenz bedeutet Verblödung.
Punkt 9: Sinusitis = Entzündung der Nasennebenhöhlen.

A 23.10 Anzukreuzen sind 1, 4, 5, 7, 8, 9
Anmerkung:
Punkt 1: M. Hodgkin
Punkt 5: Pankreaskrebs
Punkt 7: Speiseröhrenkrebs
Punkt 8: Kehlkopfkrebs
Punkt 9: Gebärmutterhalskrebs

A 24 Allgemeine Infektionslehre

A 24.1 Bei einer Infektion dringen **Krankheitserreger** (Mikroorganismen) in den **Körper** ein und **vermehren** sich hier. Dadurch kann es zum Ausbruch einer Infektionskrankheit kommen. Eine Infektion kann jedoch auch symptomlos (inapparent) verlaufen.

A 24.2 A 2, B 1

A 24.3 A 2, B 1

A 24.4 A 2, B 3, C 1

A 24.5 A 2, B 1

A 24.6 Eine **Zoonose** kann sowohl von **Wirbeltieren** auf den **Menschen** als auch umgekehrt übertragen werden. Eine **Anthroponose** dagegen nur von **Mensch zu Mensch.**

A 24.7 A 3, B 1, C 2

A 24.8 A 3, B 1, C 2

A 24.9 A 2, B 3, C 1

A 24.10 A 3, B 1, C 2

A 24.11 A 2, B 1

A 24.12 A 1, B 2

A 24.13 A 2, B 1

A 24.14 A 1, B 2

A 24.15 A 1, B 2, C 5, D 3, E 4

A 24.16 Bei einer Schmierinfektion wird der **Erreger meist mit dem Stuhl,** gelegentlich aber auch durch Urin, Eiter oder Blut ausgeschieden, dann verschmiert, um nachfolgend von einer nächsten Person wieder oral (eventuell aber auch über Bindehautsack oder Hautverletzungen) aufgenommen zu werden. Im Falle der häufigsten Übertragung durch Schmierinfektion, nämlich Stuhl → Mund spricht man von fäkal-oraler Übertragung.

A 24.17 **1 Foudroyanter Verlauf**
2 Akuter Verlauf
3 Subakuter Verlauf
4 Chronischer Verlauf
5 Rezidivierender Verlauf
6 Verlauf mit Latenzphasen

A 24.18 Unter einer Titerbestimmung versteht man einen **Mengennachweis** von **bestimmten Antikörpern** im Blut.

A 24.19 **Bakterien, Viren, Pilze, Protozoen, Parasiten**

A 24.20 **Viren**

A 24.21 Anaerobier sind **Bakterien,** die **ohne Sauerstoff** wachsen können.

A 24.22 **Ausscheidungsgifte** (Ektotoxine) und **Zerfallsgifte** (Endotoxine)

A 24.23 Schimmelpilze sind in der Lage, **abgestorbenes organisches Material mit Schimmel** zu überziehen.

A 24.24 **1. Mundsoor**
2. Windelsoor

A 24.25 **1. Die Lyme-Borreliose**
2. Die FSME, Früh(jahr)-Sommer-Meningoenzephalitis

A 24.26 Das Komplementsystem besteht aus **ungefähr 20 verschiedenen Bluteiweißen,** die die Aufgabe haben, **Abwehrvorgänge** zu unterstützen und zu ergänzen.

A 24.27 **Antigen**

A 24.28 Sie haben meist **Y-förmige** Gestalt.

A 24.29 **Plasmazellen**

A 24.30 Es handelt sich um eine **Zusammenfassung aller Freßzellen,** die von den **Monozyten abstammen** und die im Körper wichtige Abwehraufgaben erfüllen.

A 24.31 Anzukreuzen sind 1, 2, 3, 4

A 24.32 Anzukreuzen ist 5
Anmerkung:
Punkte 1, 2 und 3: Es sind jeweils die zyklischen Infektionskrankheiten beschrieben.

A 24.33 Anzukreuzen sind 2, 3, 4, 6, 7
Anmerkung:
Punkte 1, 5 und 8: Gehört jeweils zur spezifischen Immunität.

A 24.34 Anzukreuzen sind 2, 3, 4
Anmerkung:
Punkt 1: Der Säugling erwirbt keine echte Immunität, da die von der Mutter auf den Säugling übertragenen Antikörper nach einiger Zeit wieder abgebaut werden.
Punkt 5: Auch hierbei wird keine echte Immunität erworben, da fertige Antikörper gespritzt werden, die nach einiger Zeit vom Körper wieder abgebaut werden, da es sich hierbei um körperfremdes Eiweiß handelt.

A 24.35 Anzukreuzen sind 2, 4
Anmerkung:
Punkt 1: Es handelt sich um die Sterilisation.
Punkt 3: Es handelt sich um die Desinsektion.

A 24.36 Zuzuordnen sind
1 = A
2 = F
3 = D
4 = B
5 = E
6 = C

A 24.37 Zuzuordnen sind
1 = A
2 = D
3 = C
4 = B

A 24.38 Anzukreuzen ist 4
Anmerkung:
Punkt 1: Von hohem Fieber spricht man ab 39 °C.
Punkt 2: Subfebrile Temperaturen liegen zwischen 37 und 38 °C.
Punkt 3: Von Untertemperatur spricht man ab Werten unter ca. 36,4 °C.
Punkt 5: Beim Erwachsenen kommt es typischerweise zum Schüttelfrost und bei Kindern zu Fieberkrämpfen.

A 24.39 Zuzuordnen sind
1 = B
2 = E
3 = D
4 = A
5 = F
6 = C

A 24.40 Anzukreuzen ist 5
Anmerkung:
Punkt 1: Bei einem Keimträger kann die Infektionskrankheit inapparent verlaufen, bzw. kann sich die Krankheit noch im Stadium der Inkubationszeit befinden.
Punkt 2: Hierbei handelt es sich nicht um den Dauerausscheider, sondern um einen Kranken.
Punkt 3: Die Krankheit kann auch inapparent verlaufen.
Punkt 4: Nach dem Bundesseuchengesetz sind Dauerausscheider von Choleravibrionen, Salmonellen und Shigellen meldepflichtig.

A 24.41 Anzukreuzen sind 2, 3, 4, 5
Anmerkung:
Punkte 1 und 6: Hierbei handelt es sich um Viren.
Punkt 7: Einzellige Lebewesen

A 24.42 Anzukreuzen sind 2, 5, 6
Anmerkung:
Punkt 1: Corynebakterien sind stäbchenförmige (hantelförmige) Bakterien.
Punkt 3: Spirochäten sind schraubenförmige Bakterien.
Punkt 7: Pasteurella sind stäbchenförmige Bakterien.

A 24.43 Anzukreuzen sind 2, 3, 5

A 24.44 Anzukreuzen ist 3
Anmerkung:
Punkt 4: Bei den Pilzbelägen handelt es sich zwar um leicht abwischbare Beläge, jedoch wird hierbei nicht die Pilzinfektion beseitigt, da der Pilz tief in der Haut nistet, sondern es werden nur die oberflächlichen abgestorbenen Hautteile entfernt.

A 24.45 Anzukreuzen sind 2, 4, 6
Anmerkung:
Punkt 2: Kleiderläuse übertragen Fleckfieber, Q-Fieber, Rückfallfieber und Pest.
Punkt 4: Zecken übertragen vor allen Dingen FSME, Borreliose, Fleck-, Q- und Rückfallfieber.
Punkt 6: Flöhe können u.a. Pest übertragen.

A 24.46 Anzukreuzen sind 1, 2, 5, 6
Anmerkung:
Punkt 2: Retikulumzellen sind wichtige Abwehrzellen des retikulären Bindegewebes, wie es beispielsweise im Lymphknotenmark oder in den Tonsillen vorkommt.
Punkt 3: Basophile enthalten Histamin und Heparin.
Punkt 5: Histiozyten sind aus dem Blut ausgewanderte Monozyten, die sich im Bindegewebe befinden.
Punkt 6: Die Kupffer-Sternzellen sitzen in den Lebersinusoiden.
Punkt 7: Plasmazellen stammen von den B-Lymphozyten ab und sind die wichtigsten Antikörperproduzenten.

24

A 25 Infektionskrankheiten mit Meldepflicht und/oder Behandlungsverbot

A 25.1.1 Botulismus:
Lebensmittelvergiftung, Magen-Darm-Beschwerden (Obstipation!), Nervenlähmungen (Augenmuskellähmungen!), Kopfschmerzen, Temperatur und Puls normal, Bewußtsein erhalten, Tod durch Atem- oder Kreislauflähmung möglich.

A 25.1.2 Cholera:
Akute Brechdurchfallerkrankung des Dünndarms.
Meist inapparenter Verlauf, bei 10% der Infizierten mittelschwerer Verlauf, nur bei 1% schwerstes Krankheitsbild.
Dabei kommt es durch Wasser- und Elektrolytverlust zur Exsikkose.
Reiswasserartige Stühle, Untertemperatur, Wadenkrämpfe, Choleragesicht, Waschfrauenhände, Hypotonie, schneller Puls, Anurie.

A 25.1.3 Enteritis infectiosa:
Lebensmittelvergiftung. Oft als Gruppenerkrankung.
Wäßriger, dünnflüssiger Stuhl, teilweise mit Schleim.
Darmtenesmen, Übelkeit, Erbrechen, Magenschmerzen, eventuell Fieber.

A 25.1.4 Fleckfieber:
Kriegsseuche.
Rickettsiose, die durch Läuse und anderes Ungeziefer übertragen wird.
Hohes Fieber, Roseolen, enzephalitische Erscheinungen. Neigung zu akutem Kreislaufversagen.

A 25.1.5 Lepra:
Tuberkuloide Form:
asymmetrische, begrenzte Hauterscheinungen mit sichtbarer Verdickung der Nervenstränge.
Sensibilitätsstörungen, dadurch kann es zu Verstümmelungen kommen.

Lepromatöse Form:
symmetrische Hautschädigungen, aus denen sich die Lepraknoten (Löwengesicht!) entwickeln.
Sensibilitätsstörungen und Lähmungen, schwere Verstümmelungen, Ausbreitung auf den gesamten Organismus, allgemeiner Verfall.

A 25.1.6 Milzbrand:
Berufskrankheit von Metzgern, Gerbern u.ä.

Hautmilzbrand: (häufigste Form):
Milzbrandkarbunkel, oft nur geringes Fieber und wenig Beeinträchtigung des Allgemeinbefindens, eventuell Sepsis.

Lungenmilzbrand:
Bronchopneumonie, die unbehandelt innerhalb eines Tages zum Tode führen kann.

Darmmilzbrand:
Übelkeit, Erbrechen, Meteorismus, blutiger Stuhl, blutiges Erbrechen, brandige Verfärbung der Milz, eventuell akutes Abdomen.

A 25.1.7 Ornithose:
Papageienkrankheit.
Neben einem inapparenten Verlauf sind verschiedene Krankheitsverläufe möglich.

Grippales Bild:
grippeähnliche Verlaufsform.
Pulmonales Bild:
Pneumonie mit quälendem Husten, Kontinua-Fieber.

Typhusartiges Bild:
Benommenheit, Fieber, Kopf- und Gliederschmerzen.
Enzephalitisches Bild:
Fieber, Kopfschmerzen, Krämpfe, neurologische Ausfallserscheinungen, Schlaflosigkeit.

A 25.1.8 Paratyphus:
Typhusartiger Verlauf mit Fieber, Leibschmerzen, Erbrechen, Durchfällen, Roseolen. Der Krankheitsverlauf ist im allgemeinen milder als bei Typhus abdominalis.

A 25.1.9 Pest:
Beulen- oder Bubonenpest:
plötzlicher Krankheitsbeginn, Fieber, Kopfschmerzen, Erbrechen, Durchfälle, schmerzhaftes Anschwellen der regionalen Lymphknoten.
Lungenpest:
Pneumonie, Atemnot, Husten, oft Lungenödem und Herz-/Kreislaufversagen.
Pestsepsis:
führt meist innerhalb von Tagen zum Tode.

A 25.1.10 Pocken:
Vorläuferstadium:
mit hohem Fieber, Kopf-, Rücken- und Gliederschmerzen, Pharyngitis, Bronchitis,
Eruptionsstadium
mit Hautausschlag, bei dem immer nur ein Stadium des Hautausschlages zu sehen ist.

A 25.1.11 Poliomyelitis:
Vorläuferstadium:
mit grippeähnlichen Symptomen.
Meningitisches Stadium:
mit Zeichen von Hirnhautreizung.
Paralytisches Stadium:
mit schlaffen Lähmungen.
Reparationsphase:
mit Besserung oder eventuell Rückbildung der Lähmungen.
Die Krankheit kann in jedem Stadium zum Stillstand kommen!

A 25.1.12 Rückfallfieber:
Man unterscheidet Läuse- und Zeckenrückfallfieber.
Schüttelfrost mit auffolgend hohem Fieber. Nach einigen Tagen plötzliche Entfieberung. Weitere Fieberschübe können folgen.

A 25.1.13 Shigellenruhr:
Akute fieberhafte Dickdarmerkrankung.
Leichte Verlaufsform:
wie Gastroenteritis mit Fieber, Erbrechen, Tenesmen und blutigschleimigen Durchfällen.
Toxische Verlaufsform:
mit 20 bis 40 Entleerungen täglich, Exsikkose, Schock.

A 25.1.14 Tollwut:
Übertragung durch Speichel eines tollwütigen Tieres, der in Hautverletzungen eindringt.
Vorläuferstadium (melancholisches Stadium):
Fieber, Kopfschmerzen, Übelkeit, Erbrechen, Jucken und Brennen der Bißstelle, psychische Veränderungen, Angstträume.
Erregungsstadium (rasende Wut):
Hydrophobie, Krämpfe, Wutanfälle, klares Bewußtsein, Fieber bis 42 °C, meist Erstickungstod durch Atemmuskellähmung.
Lähmungsstadium:
wird nur selten erreicht
Benommenheit, Koma, Atemlähmung oder Herzstillstand.

A 25.1.15 Tularämie:
Durch blutsaugende Insekten von Nagern auf den Menschen übertragen.
Primäraffekt an der Eintrittsstelle.
Plötzlicher Krankheitsbeginn mit hohem Fieber. Mitbeteiligung der regionalen Lymphknoten.

A 25.1.16 Typhus abdominalis
Vier Krankheitsstadien.

I. Anwachsen:
treppenförmiger Fieberanstieg auf ca. 40 °C, Kopfschmerzen, Obstipation, Bronchitis.
II. Höhepunkt:
Kontinua-Fieber, Benommenheit, Bradykardie, W-förmiger Zungenbelag, Roseolen, erbsbreiartige Durchfälle.
III. Schwanken:
morgendliche Fieberremissionen, eventuell Komplikationen wie Darmblutungen und Perforationen.
IV. Abnahme:
langsame Entfieberung, langdauernde Rekonvaleszenz.

A 25.1.17 Virusbedingtes hämorrhagisches Fieber:
Marburg-, Ebola- und Lassa-Fieber. Hohes Fieber, erhöhte Blutungsneigung.

A 25.1.18 Angeborene Zytomegalie:
Kann von der infizierten Mutter vor, während oder nach der Geburt auf den Feten übertragen werden.
Meist inapparenter Verlauf, aber auch grippeartige Erkrankung bis hin zu schweren Verlaufsformen mit Hepatitis, Pneumonie oder Enzephalitis.

A 25.1.19 Angeborene Listeriose:
Kann ab dem 5. Schwangerschaftsmonat auf den Feten übertragen werden.
Früh- und/oder Totgeburten möglich. Granulome, Meningitis, Hepatosplenomegalie.

A 25.1.20 Angeborene Lues:
Kann erst nach dem 4. Schwangerschaftsmonat auf den Feten übertragen werden.
Fehlgeburt oder Lueserkrankung des Neugeborenen möglich, die meist zwei bis zehn Wochen nach der Geburt auftritt, manchmal auch erst nach Jahren.
Bei Erkrankung des Neugeborenen kommt es zu Hauterscheinungen (Handflächen!), Hepatosplenomegalie, blutig-eitrigem Schnupfen, Anämie.
Im späteren Kindesalter kann es zur Hutchinson-Trias (Innenohrschwerhörigkeit, Hornhautentzündung des Auges und Tonnenzähne) kommen.

A 25.1.21 Angeborene Toxoplasmose:
Infektionsquellen können Katzenkot oder ungenügend gekochtes Fleisch sein.
Verläuft meist inapparent, jedoch auch schwere Verlaufsformen möglich.
Früh- und/oder Totgeburten, Gehirnschäden.

A 25.1.22 Rötelnembryopathie:
Früh- und/oder Totgeburten.
Schäden an Auge, Ohr, Herz, Gehirn, Leber, Lunge, Knochen.
Hernien, Wolfsrachen.

A 25.1.23 Brucellosen:
Berufskrankheit von Tierpflegern u.ä.
Bang-Granulome, undulierendes Fieber, unterschiedlich schwere Verlaufsformen, auch chronischer Verlauf möglich, eventuell mit Hepatitis.
Zahlreiche Komplikationen an inneren Organen möglich.

A 25.1.24 Diphtherie:
Lokalinfektion der Schleimhäute, vor allem des Nasen-Rachen-Raumes.
Unterschiedliche Verlaufsformen von inapparentem Verlauf bis hin zur toxisch-malignen Form möglich.
Pseudomembranen, süßlicher Geruch, Fieber um 38 °C, Tachykardie. Gefürchtet ist eine toxische Herz-, Nieren- oder Nervenschädigung.

A 25.1.25 Gelbfieber:
„Schwarzes Erbrechen"
mit Ikterus, hohem Fieber, hämorrhagischer Diathese und zweigipfeliger Fieberkurve.

A 25.1.26 Leptospirose:
Weil-Krankheit (Ratten),
Canicola-Fieber (Hunde),
Feldfieber (Mäuse).
Zweiphasiger Fieberverlauf mit primärem Generalisationsstadium und sekundärer Organmanifestation mit Meningitis, Ikterus und Nephritis. Oft hämorrhagische Diathese.

A 25.1.27 Malaria:
Malaria tertiana, quartana und tropica.
Von der Anophelesmücke übertragene Infektionskrankheit, die durch Protozoen ausgelöst wird.
Typische Fieberanfälle mit Schüttelfrost und mehrere Stunden andauerndem Fieberanfall, der dann unter Schweißausbruch wieder abfällt.
Milztumor, Anämie. Rezidivneigung.

A 25.1.28 Meningitis:
Ansteckungsfähige Hirnhautentzündung, bzw. epidemische Genickstarre.
Plötzlicher Krankheitsbeginn mit Schüttelfrost und hohem Fieber.
Nackensteifigkeit, Opisthotonus, Hyperästhesie, Kahnbauch.

A 25.1.29 Enzephalitis:
Allgemeinsymptome mit Sprachstörungen, Nystagmus, Katarrh, Exanthem, Gelenkschwellung.
Psychische Veränderungen mit Verlangsamung, Antriebsmangel, Benommenheit bis Koma.
Krampfanfälle und Lähmungen.

A 25.1.30 Q-Fieber:
Balkangrippe.
Pneumonie mit Kontinua-Fieber, Husten, Auswurf und Schmerzen hinter dem Brustbein.

A 25.1.31 Rotz:
Von Einhufern auf den Menschen übertragbar.
Je nach Erregereintritt:
Nasenrotz (Nase und Luftwege betroffen) oder
Hautrotz (Hautveränderungen).
Kommt es zur Sepsis, können sich an inneren Organen eitrige, einschmelzende Prozesse abspielen.

A 25.1.32 Trachom:
Körnerkrankheit, ägyptische Augenkrankheit.
Chronische Hornhaut- und Bindehauterkrankung, die zur Erblindung führen kann.
Beginnt mit eitriger Sekretion, dann Bildung von Trachomkörnern auf der Augenbindehaut. Es kann zu Hornhautgeschwüren kommen.
Schließlich Narbenbildung auf der Hornhaut mit Erblindungsgefahr.
Liddeformationen sind möglich.

A 25.1.33 Trichinose:
Wurmerkrankung, die meist von verseuchtem Schweinefleisch ausgeht.
In Deutschland durch gesetzliche Fleischbeschauung selten.

Darmtrichinose
(nach fünf bis sieben Tagen):
Bauchschmerzen, Durchfälle, Übelkeit.

Muskeltrichinose (nach 30 Tagen):
hohes Fieber, Muskelschmerzen, Gesichtsödem, allergische Reaktionen, Eosinophilie.

A 25.1.34 Tuberkulose:
Chronische, subakute oder akute Infektionskrankheit, die sich meist in der Lunge abspielt.
Sie kann auch andere Organe befallen: Haut, Lymphknoten, Knochen, ZNS u.a. Evtl. Miliartuberkulose.
In der Lunge bildet sich ein Primärkomplex aus Primärherd und erkranktem Lymphknoten.
Chronische Lungentuberkulose mit Fieber, Husten mit spärlichem Auswurf, Nachtschweiß, Krankheitsgefühl.

A 25.1.35 Virushepatitis:
Akute Infektionskrankheit der Leber.
Hepatitis A, B, C, D, E.

Präikterisches Prodromalstadium:
mit unklaren Beschwerden.

Ikterisches Stadium:
(50% der Fälle verlaufen anikterisch!)
Dunkelfärbung des Harns (bierbraun), Entfärbung des Stuhls (lehmfarben). Gelbfärbung der Skleren und evtl. der Haut.

Postikterisches Stadium:
Gelbsucht klingt ab, Laborwerte normalisieren sich.

A 25.1.36 Gasbrand/Gasödem:
Infektion von Wunden durch Anaerobier.
Heftigste Wundschmerzen, Anschwellung und Verfärbung der Wunde, Blasenbildungen mit trübem hämorrhagischem Inhalt.
Bei Berührung der Wunde kommt es zum charakteristischen Knistern.
Leichtes Fieber und Pulsbeschleunigung. Gefürchtet ist die Gangränbildung.

Tetanus:
In unterschiedlichen Schweregraden auftretende Erkrankung des ZNS, die durch Toxine von Anaerobiern in Wunden ausgelöst wird.
Muskelsteifheit, Krampfanfälle, Kieferklemme, Risus sardonicus, Opisthotonus, generalisierte Krämpfe, Bewußtseinsklarheit, subfebrile Temperaturen, evtl. auch hohes Fieber bei schwerem Verlauf.

A 25.1.37 Influenza:
Hochansteckende Virusgrippe.
Uncharakteristische Allgemeinsymptome und Erscheinungen des Atmungstraktes. Kopf-, Glieder- und Rachenschmerzen, Fieber, trockener Husten.
Verlaufsformen reichen vom inapparenten Verlauf zu leichter Grippe bis zu schwersten Erkrankungen, die innerhalb von Stunden zum Tode führen.

A 25.1.38 Keuchhusten:
drei Krankheitsstadien:

Stadium catarrhale:
verläuft weitgehend wie eine Erkältungskrankheit.

Konvulsives Stadium:
Es treten charakteristische Hustenanfälle auf mit stakkatoartigem Husten, ziehender Einatmung und zyanotischer Verfärbung durch Krampf der Bronchialmuskulatur. Entleerung eines zähen, glasigen Schleimes, oft mit gleichzeitigem Erbrechen.

Stadium decrementi:
Erkrankung klingt ab.

A 25.1.39 Masern:
Häufige Kinderkrankheit.
Drei Stadien:

Prodromalstadium
(ca. drei bis fünf Tage)
Katarrhalische Erscheinungen mit Augenbindehautentzündung.
Koplik-Flecken am zweiten bis dritten Tag.

Exanthemstadium (ca. drei Tage)
Fieberanstieg auf 39 bis 40 °C.
Masern-Exanthem.

Rekonvaleszenz
Kleieförmige Hautabschilferung.
Langdauernde Resistenzverminderung.

A 25.1.40 Puerperalsepsis:
Kindbettfieber, Wochenbettfieber.
Bakterien sind in eine Geburtswunde eingedrungen.
Gebärmutterschleimhautentzündung, die zur Sepsis führen kann: Schüttelfrost mit nachfolgendem hohem Fieber, Tachykardie, Tachypnoe, Leukozytose, Anämie, eventuell Kreislaufversagen.

A 25.1.41 Scharlach:
Plötzlicher Krankheitsbeginn mit hohem Fieber, Kopf-, Hals- und Gliederschmerzen, eventuell mit Erbrechen, Übelkeit und Durchfall. Angina, Lymphknotenschwellungen am Kieferwinkel.
Zuerst weißlicher Zungenbelag, dann Himbeerzunge. Scharlachexanthem, periorale Blässe.
Abheilung mit großlamelliger Schuppung der Handflächen und Fußsohlen.

A 25.1.42 Borkenflechte:
Hochinfektiöser Hautausschlag, der vor allem Kinder betrifft.
Beginn mit Bläschen und Pusteln, die aufplatzen und zu den typischen honiggelben Krusten werden. Man unterscheidet eine groß- und eine kleinblasige Form. Meist Juckreiz. Regionale Lymphknotenschwellung. Prädilektionsstellen: Kopf, Hals, Hände. Bei komplikationslosem Verlauf keine Narben.

A 25.1.43 Röteln:
Meist harmlos verlaufende Kinderkrankheit.
Rötelnexanthem. Lymphknotenschwellungen, vor allem im Nacken. Fieber kann fehlen oder um 38 °C schwanken.
Gefürchtet ist die Rötelnembryopathie.

A 25.1.44 Windpocken:
Akute, hochansteckende Kinderkrankheit.
Beginnt meist ohne Vorstadium mit Fieber, dem am nächsten Tag das Exanthemstadium folgt („polymorphes Bild").

A 25.1.45 Mumps:
Kinderkrankheit, bei der es zur Schwellung der Ohrspeicheldrüsen kommt.
Meist erst linke Seite betroffen. Ohrläppchen wird in typischer Weise abgehoben.
Es können auch andere drüsige Organe befallen werden (Hodenentzündung!).

A 25.1.46 Krätze:
Verursacher sind Krätzmilben. Hautausschlag mit starkem Juckreiz. Milbengänge sind ca. 1 bis 2 cm lange, zarte, geknickte Gänge, an deren Ende die Milbe im Milbenhügel sitzt. Dazu kommen ekzemähnliche Hauterscheinungen.

A 25.1.47 Gonorrhö: Tripper.
Infektion der Schleimhäute des Urogenitaltraktes.

Beim Mann:
Harnröhrenentzündung mit Prickeln und Brennen der vorderen Harnröhre, dann Austritt eines eitrigen Sekretes.
Übergreifen der Entzündung auf die hintere Harnröhre, eventuell Prostatitis.
Gefahr der Sterilität.

Bei der Frau:
Zuerst nur schleimig-eitriger Ausfluß, später Harnröhrenentzündung. Entzündung kann aufsteigen und Blase, Gebärmutter und Eileiter befallen.
Gefahr der Sterilität.

A 25.1.48 Syphilis: Lues, harter Schanker.
Verlauf in vier Stadien:

Lues I (Dauer zwei bis vier Wochen): Primäraffekt, schmerzloses Anschwellen der regionalen Lymphknoten.

Lues II (Dauer zwei bis drei Jahre): Allgemeinerscheinungen, generalisierte Lymphknotenschwellung, Hautausschläge (vor allem Papeln an Handtellern und Fußsohlen).

Lues III (Dauer drei bis fünf Jahre): Gummen (Granulationsgeschwülste) in den verschiedensten Organen. Sattelnase.

Lues IV:
Neurosyphilis mit Tabes dorsalis (Rückenmarkschwindsucht) und progressiver Paralyse (Hirnerweichung).

A 25.1.49 **Ulcus molle:** weicher Schanker.
An den Genitalorganen kommt es zu mehreren schmerzhaften Geschwüren (Primäraffekten).
Einseitige, schmerzhafte Schwellung der Leistenlymphknoten, die nach außen aufbrechen können.

A 25.1.50 **Lymphogranuloma inguinale:**
Selten vorkommende Geschlechtskrankheit mit nur geringfügiger Primärläsion.

Beim Mann:
Meist einseitige Schwellung der Leistenlymphknoten, die nach außen aufbrechen können. Allgemeinsymptome.

Bei der Frau:
Häufig sind nicht die Leistenlymphknoten wie beim Mann betroffen, sondern die tiefen Lymphknoten des Beckeninneren, was große Schmerzen verursachen kann.
Elephantiasis.

A 25.2.1 **Botulismus:**
Bakterien;
Clostridium botulinum;
Anaerobier, der in verunreinigten Konserven vorkommen kann.

A 25.2.2 **Cholera:**
Bakterien;
Vibrio cholerae;
ein gramnegatives, bewegliches Stäbchen.

A 25.2.3 **Enteritis infectiosa:**
Bakterien;
Salmonellen, Kokken, Clostridien u.a.
Viren;
Enteroviren, Rotaviren u.a.

A 25.2.4 **Fleckfieber:**
Bakterien;
Rickettsien (früher eigene Klasse)
Rickettsia prowazeki;
bakterienähnliche, gramnegative Mikroben.

A 25.2.5 **Lepra:**
Bakterien;
Mycobacterium leprae;
grampositives, unbewegliches Stäbchen.

A 25.2.6 **Milzbrand:**
Bakterien;
Bacillus anthracis;
großes, unbewegliches Stäbchen.

A 25.2.7 **Ornithose:**
Bakterien;
Chlamydien (früher eigene Klasse);
Chlamydia psittaci.

A 25.2.8 **Paratyphus:**
Bakterien;
Salmonella paratyphi; A, B, und C;
gehören zu den Salmonellen.

A 25.2.9 **Pest:**
Bakterien;
Yersinia pestis;
gramnegatives Stäbchen.

A 25.2.10 **Pocken:**
Viren;
Variola-Virus.

A 25.2.11 **Poliomyelitis:**
Viren;
Polio-Virus;
Typ I, II und III.

A 25.2.12 **Rückfallfieber:**
Bakterien;
Borrelien,
gehören zu den Spirochäten. Sie sind groß, beweglich und schraubenförmig.

A 25.2.13 **Shigellenruhr:**
Bakterien;
Shigellen;
gramnegative, unbewegliche Stäbchen.

A 25.2.14 Tollwut:
Viren;
Tollwut-Virus;
Rabies-Virus, gehört zu den Rhabdoviren.

A 25.2.15 Tularämie:
Bakterien;
Francisella tularensis;
nichtbewegliche Stäbchen.

A 25.2.16 Typhus abdominalis:
Bakterien;
Salmonella typhi;
gehört zu den Salmonellen.

A 25.2.17 Virusbedingtes hämorrhagisches Fieber:
Viren;
Marburg-Virus, Ebola-Virus, Lassa-Virus.

A 25.2.18 Angeborene Zytomegalie:
Viren;
Zytomegalie-Virus;
gehört zu den Herpes-Viren.

A 25.2.19 Angeborene Listeriose:
Bakterien;
Listeria monocytogenes;
ein grampositives, bewegliches Stäbchen. Gehört zu den Corynebakterien.

A 25.2.20 Angeborene Lues:
Bakterium;
Treponema pallidum;
schraubenförmig; gehört zu den Spirochäten.

A 25.2.21 Angeborene Toxoplasmose:
Protozoen;
Toxoplasma gondii;
einzellige Lebewesen.

A 25.2.22 Rötelnembryopathie:
Viren;
Röteln-Virus.

A 25.2.23 Brucellose:
Bakterien;
Brucella abortus;
Brucella melitensis, Brucella suis;
gehören zu den Stäbchen.
Gramnegativ, unbeweglich.

A 25.2.24 Diphtherie:
Bakterien;
Corynebacterium diphtheriae.

A 25.2.25 Gelbfieber:
Viren;
Gelbfieber-Virus (Charon evagatus).

A 25.2.26 Leptospirose:
Bakterien;
Leptospiren;
gehören zu den Spirochäten. Gramnegativ, beweglich, schraubenförmig.

A 25.2.27 Malaria:
Protozoen;
Plasmodien;
einzellige Lebewesen.
Plasmodium vivax und ovale, Plasmodium malariae, Plasmodium falciparum.

A 25.2.28 Meningitis:
Bakterien;
Meningokokken, Escherichia coli, Pneumokokken, Haemophilus influenzae, Mycobacterium tuberculosis u.a.

A 25.2.29 Virus-Enzephalitis:
Viren;
Arboviren, Echoviren, Coxsackie-Viren, Herpes-simplex-Viren u.a.

A 25.2.30 Q-Fieber:
Bakterium;
Rickettsien (früher eigene Klasse);
Coxiella burnetti.

A 25.2.31 Rotz:
Bakterien;
Pseudomonas mallei
(früher: Malleomyces mallei).

A 25.2.32 Trachom:
Bakterien;
Chlamydien (früher eigene Klasse);
Chlamydia trachomatis.

A 25.2.33 Trichinose:
Darmparasit;
Trichinella spiralis (Fadenwurm).

A 25.2.34 Tuberkulose:
Bakterium;
Mycobacterium tuberculosis.
Typ humanus, Typ bovinus.

A 25.2.35 Virushepatitis:
Viren;
Hepatitis-A-, -B-, -C-, -D- und -E-Virus.

A 25.2.36 Gasbrand/Gasödem:
Bakterien;
Clostridium perfringens und andere Clostridien.
Grampositive Anaerobier.

Tetanus:
Bakterien;
Clostridium tetani;
Anaerobier.

A 25.2.37 Influenza:
Viren;
Influenza-Virus; Typ A, B und C.

A 25.2.38 Keuchhusten:
Bakterien;
Bordetella pertussis;
gramnegative, unbewegliche Kurzstäbchen.

A 25.2.39 Masern:
Viren;
Masern-Virus.

A 25.2.40 Puerperalsepsis:
Bakterien;
Streptokokken, Staphylokokken, Escherichia coli und viele andere.

A 25.2.41 Scharlach:
Bakterien;
hämolysierende Streptokokken der Gruppe A;
grampositive, unbewegliche Kugelbakterien.

A 25.2.42 Borkenflechte:
Bakterien;
Staphylokokken und Streptokokken.

A 25.2.43 Röteln:
Viren;
Röteln-Virus (Rubella-Virus).

A 25.2.44 Windpocken:
Viren;
Varicella-Zoster-Virus;
gehört zu den Herpes-Viren. Identisch mit dem Herpes-zoster-Virus.

A 25.2.45 Mumps:
Viren;
Mumps-Virus (Rabula inflans).

A 25.2.46 Krätze:
Hautparasit;
Krätzmilbe,
gehört zu den Spinnentieren.

A 25.2.47 Gonorrhö:
Bakterien;
Neisseria gonorrhoeae;
gramnegative Diplokokken.
Gehören zu den Gonokokken.

A 25.2.48 Syphilis:
Bakterien; Treponema pallidum;
schraubenförmig. Gehört zu den Spirochäten.

A 25.2.49 Ulcus molle:
Bakterien; Haemophilus ducreyi;
Kurzstäbchen der Brucella-Gattung.

A 25.2.50 Lymphogranuloma inguinale:
Bakterien;
Chlamydien (früher eigene Klasse);
Chlamydia trachomatis.

A 25.3.1 Botulismus:
Im Blut und im verseuchten Nahrungsmittel.

A 25.3.2 Cholera:
Im Stuhl.

A 25.3.3 **Enteritis infectiosa:**
Im Stuhl, im Erbrochenen und in den Nahrungsmittelresten.

A 25.3.4 **Fleckfieber:**
Ab sechsten Krankheitstag im Blut.

A 25.3.5 **Lepra:**
Im Gewebesaft der leprösen Hautveränderung.
Der Lepromintest kann anzeigen, ob es sich um die tuberkuloide oder die lepromatöse Form handelt.

A 25.3.6 **Milzbrand:**
Bei Hautmilzbrand im Karbunkelsekret.
Bei Lungenmilzbrand im Sputum.
Bei Darmmilzbrand im Stuhl.
Bei Milzbrandsepsis im Blut.

A 25.3.7 **Ornithose:**
Im Blut und im Sputum.

A 25.3.8 **Paratyphus:**
Im Blut, während der ersten und zweiten Krankheitswoche.
Im Stuhl (evtl. Urin) ab der zweiten Krankheitswoche.

A 25.3.9 **Pest:**
Bei Beulenpest im Punktat der Lymphknoten.
Bei Lungenpest im Sputum.
Bei Pestsepsis im Blut.

A 25.3.10 **Pocken:**
Im Rachenabstrich, im Bläscheninhalt und im Blut.

A 25.3.11 **Poliomyelitis:**
Im Mund- und Rachensekret, später in Stuhl, Urin und Liquor.

A 25.3.12 **Rückfallfieber:**
Im Blut.

A 25.3.13 **Shigellenruhr:**
Im Stuhl.

A 25.3.14 **Tollwut:**
Im Gehirn des tollwutverdächtigen Tieres durch Negri-Körperchen.
Durch Tierversuch oder durch Zellkulturen, indem tollwutverdächtiges Material verimpft wird (z.B. Hirngewebe, Speichel, Liquor oder Tränenflüssigkeit).

A 25.3.15 **Tularämie:**
Im Eiter der Pustel, des Geschwürs oder des befallenen Lymphknotens.
Bei Lungenbefall im Sputum.
Bei Sepsis im Blut.

A 25.3.16 **Typhus abdominalis:**
Im Blut, während der ersten und zweiten Krankheitswoche.
Im Stuhl und eventuell im Urin ab der zweiten Krankheitswoche.

A 25.3.17 **Virusbedingtes hämorrhagisches Fieber:**
Im Blut.

A 25.3.18 **Angeborene Zytomegalie:**
Im Speichel, Zervixsekret, Blut, Urin und Muttermilch.

A 25.3.19 **Angeborene Listeriose:**
Im Stuhl, Urin, Blut, Liquor oder im Nasen-Rachen-Abstrich.
Bei der Mutter im Fruchtwasser, im Urin, im Blut oder im Wochenfluß.

A 25.3.20 **Angeborene Lues:**
Im Blut.

A 25.3.21 **Angeborene Toxoplasmose:**
Durch mikroskopischen Direktnachweis.

A 25.3.22 **Rötelnembryopathie:**
Im Blut.

A 25.3.23 **Brucellose:**
Im Blut, Liquor, Sternalmark, Gallensaft, Urin oder Organpunktat.

A 25.3.24 **Diphtherie:**
Im Abstrich von den Tonsillen.

A 25.3.25 Gelbfieber:
Im Blut.

A 25.3.26 Leptospirose:
Im Blut, Urin und Liquor.

A 25.3.27 Malaria:
Im Blut.

A 25.3.28 Meningitis:
In Blut und Liquor.

A 25.3.29 Enzephalitis:
In Blut und Liquor.

A 25.3.30 Q-Fieber:
Im Blut.

A 25.3.31 Rotz:
Im Rotzsekret.

A 25.3.32 Trachom:
Im Bindehautabstrich.

A 25.3.33 Trichinose:
Klinisch durch Muskelbiopsie.
Vom neunten bis 28. Tag können im Blut Larven nachgewiesen werden.

A 25.3.34 Tuberkulose:
Im Sputum, durch Röntgen, Tuberkulin-Probe.

A 25.3.35 Virushepatitis:
Im Blut.
(Selten: Virushepatitis A auch im Stuhl.)

A 25.3.36 Gasbrand/Gasödem:
Im Wundabstrich.
Tetanus:
Im Blut. Erreger- oder Toxinnachweis im verletzten Gewebe.

A 25.3.37 Influenza:
Im Blut.

A 25.3.38 Keuchhusten:
Im Sputum oder durch bakteriologische Untersuchung des Rachen- oder Kehlkopfabstrichs.

A 25.3.39 Masern:
Im Blut.

A 25.3.40 Puerperalsepsis:
Im Blut und im Eiter.

A 25.3.41 Scharlach:
Im Blut und im Nasen-Rachen-Abstrich.

A 25.3.42 Borkenflechte:
Im Sekret.

A 25.3.43 Röteln:
Im Blut.

A 25.3.44 Windpocken:
Im Blut und im Bläscheninhalt.

A 25.3.45 Mumps:
Im Blut und im Speichel.

A 25.3.46 Krätze:
Mikroskopischer Nachweis.

A 25.3.47 Gonorrhö:
Im Harnröhrensekret beim Mann und der Frau.
Bei der Frau auch im Gebärmutterhalsabstrich.

A 25.3.48 Syphilis:
Im Blut.

A 25.3.49 Ulcus molle:
Im Geschwürabstrich.

A 25.3.50 Lymphogranuloma inguinale:
Im Bläschensekret der Primärläsion.
Im Lymphknotenpunktat.

A 25.4 Botulismus, Cholera, Enteritis infectiosa, Fleckfieber, Lepra, Milzbrand, Ornithose, Paratyphus, Pest, Pocken, Poliomyelitis, Rückfallfieber, Shigellenruhr, Tollwut, Tularämie, Typhus abdominalis, virusbedingtes hämorrhagisches Fieber.

A 25.5 Angeborene Zytomegalie, angeborene Listeriose, angeborene Lues, angeborene Toxoplasmose, Rötelnembryopathie, Brucellose, Diphtherie, Gelbfieber, Leptospirose, Malaria, Meningokokken-Meningitis und andere bakterielle Meningitiden, Virus-Meningoenzephalitis, Q-Fieber, Rotz, Trachom, Trichinose, Tuberkulose, Virushepatitis (Hepatitis A, Hepatitis B, nicht bestimmbare und übrige Formen), anaerobe Wundinfektionen (Gasbrand/Gasödem, Tetanus).

A 25.6 Influenza, Keuchhusten, Masern, Puerperalsepsis, Scharlach.

A 25.7 Borkenflechte, Röteln, Windpocken, Mumps und Krätze.

A 25.8 Gonorrhö, Syphilis, Ulcus molle und Lymphogranuloma inguinale.

A 25.9

1 Choleravibrionen
2 Salmonellen
   a) Salmonella typhi
   b) Salmonella paratyphi A, B, C
   c) übrige
3 Shigellen

A 25.10 **Fleckfieber**
Rotfleckiges Exanthem am Rumpf; Gesicht und Hals bleiben frei. Handflächen und Fußsohlen sind nur bei schwerem Befall betroffen.

Lepra
Beginnt mit hypopigmentierten oder geröteten Hautflecken, zum Teil mit Hypoästhesie. Später auch makulöse oder knotige Hautveränderungen (Löwengesicht).

Milzbrand
Aus einer kleinen Hautwunde entwickelt sich der Milzbrandkarbunkel. Er ist schmerzlos und von einem lokalen Ödem und Lymphknotenschwellungen begleitet.

Paratyphus
Es treten Roseolen auf, kleine rosarote Flecken, und zwar bevorzugt am Bauch und seitlichem Rumpf.

Pocken
Der Ausschlag tritt zuerst am Kopf auf, später an den Extremitäten. Der Rumpf ist weniger betroffen. Zunächst bilden sich kleine rote Flecken, dann Knötchen, dann eitrige Pusteln. Es ist immer nur ein Stadium des Hautausschlages zu sehen. Die Pocke zeigt den charakteristischen Pockennabel.

Typhus abdominalis
Ab der zweiten Krankheitswoche kommt es vor allem am Bauch und am seitlichen Rumpf zu Roseolen. Es handelt sich um kleine, rosarote Flecken. Ihre Anzahl übersteigt selten 15.

Virusbedingtes hämorrhagisches Fieber

Lassa-Fieber:
Ein makulopapulöses Exanthem breitet sich von Gesicht, Hals und Armen über den ganzen Körper aus.

Marburg- und Ebola-Fieber:
In der ersten Krankheitswoche kommt es zu einem makulopapulösen Exanthem, das sich zentrifugal ausbreitet. Ab der zweiten Woche kommt es zu einem bläulichen Exanthem.

Angeborene Lues
Es können großblasige und geschwürige Hauterscheinungen auftreten, vor allem an Handtellern und Fußsohlen.

Brucellose
Es kann sich ein flüchtiges Exanthem mit unterschiedlichen Erscheinungen einstellen, z.B. Roseolen.

Meningitis/Enzephalitis
Es können unterschiedliche Exantheme und Hautblutungen auftreten.

Rotz
An der Haut kann es zu eitrigen, einschmelzenden Prozessen kommen. Vor allem im Gesicht und an den Händen kommt es zu Pusteln und Abszessen.

Trichinose
Es kann zu allergischen Reaktionen mit Hauterscheinungen und Gesichtsödem kommen.

Tuberkulose (Hauttuberkulose)
Es können unterschiedliche Hauterscheinungen auftreten.

Primärinfektion: In sehr seltenen Fällen dringt der Erreger nicht über die Atemwege, sondern über die Haut ein. Es kommt an diesem Ort zu einem Ulkus mit auffolgender Lymphknotenschwellung. Meist erfolgt eine langsame Spontanheilung.

Postprimäre Hauttuberkulose:
Lupus vulgaris: Sie ist die häufigste tuberkulöse Erkrankung der Haut. Im Gesicht oder den Extremitäten kommt es zu rötlich-bräunlichen Knötchen, die in Geschwüre übergehen und mit Narbenbildung abheilen (Lupus = Wolf).
Bei Hauttuberkulose können aber auch Hauterscheinungen von eingeschmolzenen subkutanen Lymphknoten ausgehen (häufig im Halsbereich).
Bei sehr schlechter Abwehrlage kann es, ausgehend von der jeweiligen Organtuberkulose, zu ulzerierenden Haut- und Schleimhautherden kommen.

Virushepatitis
Im präikterischen Prodromalstadium kann es gelegentlich zu Exanthemen oder Enanthemen kommen.

Gasbrand/Gasödem
Es kommt zu Wundveränderungen wie Anschwellungen, Blasenbildungen, Verfärbungen bis hin zur Gangränbildung.

Tetanus
Die Erreger gelangen in kleinere oder größere Wunden. Zu einem Exanthem kommt es allerdings nicht.

Masern
Das Masern-Exanthem beginnt hinter den Ohren, breitet sich über Hals, Gesicht, Schultern, Rumpf und Extremitäten aus. Es ist zunächst kleinfleckig, wird dann großfleckig und konfluiert. Abweichungen von dieser typischen Exanthemform sind möglich!

Scharlach
Das Exanthem tritt schon ab dem zweiten Krankheitstag auf. Es besteht aus feinen, nichtjuckenden Flecken, die sich von der geröteten Haut kaum abheben. Es besteht eine periorale Blässe (Milchbart). Die Abheilung erfolgt zuerst durch feinlamellige Schuppung, der eine großflächige Schuppung der Handflächen und Fußsohlen folgt.

Borkenflechte
Es kommt zu kleinen Bläschen und Pusteln oder zu wenige Zentimeter großen Blasen, die aufplatzen. Es bilden sich dann die typischen, meist honiggelben Krusten. Prädilektionsstellen sind Kopf, Hals und Hände.

Röteln
Das Rötelnexanthem beginnt im Gesicht und greift dann auf den Rumpf und die Extremitäten über. Es handelt sich um kleine, rosarote Flecken, die einen hellen Hof haben.

Windpocken
Das Exanthem beginnt am Kopf und am Rumpf. An den Extremitäten ist es nicht so ausgeprägt. Es beginnt mit Flecken, die sich in Papeln, Bläschen und Pusteln umwandeln. Nach ein bis zwei Tagen bilden sie sich unter zentraler Dellenbildung in Krusten um und fallen ab. Es besteht das typische polymorphe Bild.

Krätze
Es kommt zu einem juckenden Hautausschlag. Zu sehen sind die Milbengänge: zarte, winkelig geknickte Striche, an deren Ende sich der Milbenhügel befindet.

Gonorrhö
Wenn es zu einer Gonokokken-Sepsis kommt, können sich ungefähr zehn bis 15 Bläschen oder Pusteln

bilden, die bevorzugt an Beinen und Armen sitzen.

Syphilis (Lues)
Im Stadium I der Erkrankung kommt es zum Primäraffekt, einem kleinen, derben Knötchen, das sich geschwürig verändert.
Im Stadium II treten typischerweise Hautausschläge auf. Diese sind meist zunächst makulös, dann papulös. An Handflächen und Fußsohlen bilden sich bevorzugt Papeln. Die Hauterscheinungen jucken und schmerzen im allgemeinen nicht. Allerdings können die Hauterscheinungen der Syphilis im Stadium II zahlreiche andere Hauterkrankungen nachahmen.

Ulcus molle
An den Genitalorganen kommt es zu meist mehreren geschwürigen Primäraffekten. Die geschwollenen Lmyphknoten können nach außen aufbrechen.

Lymphogranuloma inguinale
Es kommt zu geringfügigen Primärläsionen an den Genitalorganen. Die Leistenlymphknoten können anschwellen, nach außen aufbrechen, und es können sich schlecht heilende Fisteln bilden.

A 25.11 **Cholera**
Es kommt zuerst zu breiigen, dann wäßrigen Stuhlentleerungen, schließlich zu den typischen reiswasserartigen Durchfällen.

Enteritis infectiosa
Es kommt zu wäßrigen, dünnflüssigen Stühlen, die mit Schleim vermischt sein können.

Milzbrand
Beim Darmmilzbrand kann es zu blutigen Stühlen kommen.

Paratyphus
Breiige Durchfälle.

Shigellenruhr
Blutig-schleimige, eventuell eitrige Durchfälle.

Typhus abdominalis
Im ersten Stadium der Erkrankung besteht Obstipation! Erst im zweiten Stadium kommt es zu den erbsbreiartigen Durchfällen.

Trichinose
Im ersten Stadium der Darmtrichinose kann es zu breiigen Durchfällen kommen.

Darmtuberkulose
Darmtuberkulose kann im Dünn- und im Dickdarm auftreten. Es kommt zu breiigen Durchfällen, die mit Blut vermischt sein können.

A 25.12 **Rückfallfieber**
Angeborene Zytomegalie
Angeborene Listeriose
Angeborene Toxoplasmose
Rötelnembryopathie
Gelbfieber
Leptospirose (vor allem bei der Weilschen Krankheit, manchmal auch beim Canicola-Fieber, beim Feldfieber fehlt er meist).
Malaria (durch hämolytische Anämie und als Komplikation bei der Malaria tropica).
Virushepatitis (nur 50% aller Erkrankungsfälle verlaufen ikterisch!)
Syphilis (im Stadium II Hepatitis, im Stadium III Gummen möglich).

A 25.13 **Lepra**
Milzbrand
Pest
Pocken
Tularämie
Brucellose
Diphtherie (Zäsarenhals bei toxischer Diphtherie. Hier sind durch die hochgradige Schwellung des Hals- und Nackenbereiches die vergrößerten Halslymphknoten kaum tastbar)
Tuberkulose
Masern
Scharlach
Röteln
Windpocken
Syphilis

Ulcus molle
Lymphogranuloma inguinale
(AIDS) Behandlungsverbot umstritten

A 25.14 **Fleckfieber**
Ornithose (typhusartiges Bild)
Paratyphus
Poliomyelitis
Rückfallfieber
Tollwut (nur wenn das Erregungsstadium überlebt wird und das Lähmungsstadium erreicht wird – selten!)
Typhus abdominalis
Leptospirose
Malaria tropica
Meningitis/Enzephalitis

A 25.15 Anzukreuzen sind 3, 5
Anmerkung
Punkt 1: Es handelt sich um eine Lebensmittelvergiftung.
Punkt 2: Inkubationszeit sind Stunden bis Tage (seltenst bis 14 Tage).
Punkt 4: Eine typische Beschwerde ist Verstopfung. Das Bewußtsein bleibt erhalten.
Punkt 5: Sehstörungen (Doppelsehen) werden durch Augenmuskellähmungen hervorgerufen.

A 25.16 Anzukreuzen ist nichts.
Anmerkung
Punkt 1: Sie spielt sich im Dünndarm ab.
Punkt 2: Typisch sind die reiswasserartigen Durchfälle.
Punkt 3: Erreger ist das Bakterium Vibrio cholerae.
Punkt 4: Meist inapparenter Verlauf.
Punkt 5: Nachweis im Stuhl.
Punkt 6: Bei schweren Erkrankungen kommt es zu Untertemperatur.

A 25.17 Anzukreuzen sind 2, 3, 4, 5
Anmerkung
Punkt 1: Andere mögliche Erreger sind beispielsweise Staphylokokken oder Viren.

A 25.18 Anzukreuzen sind 1, 2, 3, 4

A 25.19 Anzukreuzen sind 5, 6
Anmerkung
Punkt 1: Blattern = Pocken.
Punkt 2: Erreger ist das Mycobacterium leprae (Bakterien).
Punkt 3: Die Inkubationszeit beträgt zwei bis fünf (sechs) Jahre.
Punkt 4: Das Ansteckungsrisiko ist nur gering.

A 25.20 Anzukreuzen sind 2, 3, 5
Anmerkung
Punkt 1: Eine Ansteckung von Mensch zu Mensch ist nicht möglich.
Punkt 4: Nur beim Hautmilzbrand kommt es zu dem typischen Karbunkel.

A 25.21 Anzukreuzen ist 4
Anmerkung
Punkt 1: Lyssa = Tollwut.
Punkt 2: Erreger ist Chlamydia psittaci (Chlamydien werden neuerdings zu den Bakterien gerechnet).
Punkt 3: Beim Krankheitsverlauf unterscheidet man ein grippales, pulmonales, typhöses und enzephalitisches Bild.

A 25.22 Anzukreuzen sind 1, 2, 3
Anmerkung
Punkt 4: Roseolen treten eher stärker auf als beim Typhus.
Punkt 5: Die Krankheitsdauer beträgt im allgemeinen ein bis drei Wochen.

A 25.23 Anzukreuzen sind 3, 4, 5
Anmerkung
Punkt 1: Die Pocken, aber nicht die Pest, gelten laut WHO als ausgerottet.
Punkt 2: Man unterscheidet Beulen-, Lungen- und Pestsepsis.
Punkt 6: Die Ansteckung erfolgt nicht ausschließlich aus dem Tierreich, sondern es ist auch eine Ansteckung von Mensch zu Mensch möglich.

A 25.24 Anzukreuzen sind 2, 3, 5
Anmerkung
Punkt 1: Der Erreger ist das Variola-Virus.

Punkt 6: Mehrere Entwicklungsstadien des Ausschlages sind bei Windpocken zu sehen. Bei Pocken ist nur ein Entwicklungsstadium vorhanden.

A 25.25 Anzukreuzen sind 1, 3, 4, 5
Anmerkung
Punkt 2: Es können auch Erwachsene betroffen sein.

A 25.26 Anzukreuzen sind 2, 3, 5

A 25.27 Anzukreuzen sind 1, 2, 4, 5

A 25.28 Anzukreuzen ist 3
Anmerkung
Punkt 1: Erreger sind die Rabies-Viren.
Punkt 2: Immer wenn der Erreger in Hautverletzungen eingebracht wird, kann eine Übertragung erfolgen.
Punkt 4: Nur 15% derjenigen, die von einem tollwütigen Tier gebissen werden, erkranken auch.

A 25.29 Anzukreuzen sind 1, 2, 4

A 25.30 Anzukreuzen sind 2, 6, 7, 8
Anmerkung
Punkte 1, 4 und 5: Betreffen Cholera.
Punkt 3: Undulierendes Fieber gehört zur Brucellose.

A 25.31 Anzukreuzen sind 1, 2, 3
Anmerkung
Punkt 4: Die Erkrankung hat eine Letalität von 30–50%.

A 25.32 Anzukreuzen sind 3, 5, 6
Anmerkung
Punkt 1: Nicht **jede** angeborene Erkrankung ist meldepflichtig, sondern nur angeborene Zytomegalie, Listeriose, Lues, Toxoplasmose und Rötelnembryopathie.
Punkt 2: Meldepflicht besteht nur im Erkrankungs- und Todesfall.
Punkt 4: Zur Hutchinson-Trias gehören Hornhautentzündung, Innenohrschwerhörigkeit und Tonnenzähne.

A 25.33 Anzukreuzen sind 1, 4
Anmerkung
Punkt 2: Betrifft die Leptospirose.
Punkt 3: Die Erreger sind Bakterien (Brucellen).

A 25.34 Anzukreuzen sind 5, 6
Anmerkung
Punkt 1: Der Erreger ist ein Bakterium (Corynebacterium diphtheriae).
Punkt 2: Die Inkubationszeit beträgt zwei bis fünf Tage.
Punkt 3: Die häufigste Verlaufsform ist die Rachendiphtherie.
Punkt 4: Die Pseudomembranen lassen sich nur schwer ablösen.

A 25.35 Anzukreuzen sind 1, 3, 4
Anmerkung
Punkt 2: Mit Balkangrippe wird noch das Q-Fieber bezeichnet.

A 25.36 Anzukreuzen sind 3, 4, 5
Anmerkung
Punkt 1: Leptospiren sind Bakterien.

A 25.37 Anzukreuzen sind 3, 5
Anmerkung
Punkt 1: Malaria ist eine sehr häufige Erkrankung.
Punkt 2: Der Erreger ist ein Einzeller (Protozoon). Es handelt sich hier um Plasmodien.
Punkt 4: Die gefährlichste Erkrankung ist Malaria tropica.

A 25.38 Anzukreuzen sind 1, 2, 3, 4, 6, 7
Anmerkung
Punkt 4: Überstreckter Krampfrücken.
Punkt 5: Es handelt sich um ein weinerlich-grinsendes Verzerren der Gesichtsmuskulatur, das bei Tetanus auftritt.

A 25.39 Anzukreuzen sind 2, 3
Anmerkung
Punkt 1: Erreger sind Rickettsien.

A 25.40 Anzukreuzen sind 4, 5
Anmerkung

Punkt 1: Lyssa ist Tollwut. Rotz ist Malleus.
Punkt 2: Die Krankheit wird durch Einhufer (Pferd und Esel) auf den Menschen übertragen.

A 25.41 Anzukreuzen sind 1, 2, 4
Anmerkung
Punkt 1: Erreger ist das Bakterium Clostridium perfringens.
Punkt 3: Typischerweise kommt es nur zu leichtem Fieber und leichten Tachykardien.
Punkt 5: Die Inkubationszeit beträgt Stunden bis fünf Tage.

A 25.42 Anzukreuzen sind 2, 3, 4, 5, 6, 7
Anmerkung
Punkt 1: Typisch bei Tetanus ist die Bewußtseinsklarheit.

A 25.43 Anzukreuzen sind 1, 3, 4
Anmerkung
Punkt 2: Das Trachom ist weltweit die häufigste Ursache der infektiös bedingten Erblindung.

A 25.44 Anzukreuzen sind 1, 2, 3, 4, 6
Anmerkung
Punkte 1 und 2: Betreffen die Darmtrichinose.
Punkte 3, 4 und 6: Betreffen die Muskeltrichinose.

A 25.45 Anzukreuzen sind 1, 2, 3, 5

A 25.46 Anzukreuzen sind 4, 6
Anmerkung
Punkt 1: Bei Hepatitis A ist die wichtigste Ansteckungsgefahr der Stuhl.
Punkt 2: Nur Hepatitis A kann durch Schmierinfektion übertragen werden.
Punkt 3: Von der Hepatitis A sind meist Kinder und Jugendliche betroffen.
Punkt 5: Nur in 50% der Fälle kommt es zum Ikterus.

A 25.47 Anzukreuzen sind 1, 2, 3, 5, 6, 7, 8
Anmerkung
Punkt 4: Es muß heißen bierbrauner Harn und lehmfarbener Stuhl.

A 25.48 Anzukreuzen sind 5, 6
Anmerkung
Punkt 1: Es handelt sich um das Influenza-Virus.
Punkt 2: Die Übertragung erfolgt durch Tröpfcheninfektion.
Punkt 3: Eine Impfung ist möglich, sie muß allerdings jährlich durchgeführt werden.

A 25.49 Anzukreuzen ist 4
Anmerkung
Punkt 2: Säuglinge können auch betroffen werden, was besonders gefährlich ist.
Punkt 3: Die Inkubationszeit beträgt ein bis zwei Wochen.
Punkt 5: Erreger ist ein Bakterium (Bordetella pertussis).

A 25.50 Anzukreuzen sind 2, 3, 4, 5, 7
Anmerkung
Punkte 1 und 8: Betreffen Scharlach.

A 25.51 Anzukreuzen sind 2, 3, 4
Anmerkung
Punkt 1: Erreger sind unterschiedliche Bakterien.

A 25.52 Anzukreuzen sind 1, 5
Anmerkung
Punkt 2: Die Krankheitsschwere hat abgenommen.
Punkt 3: Typisch ist der plötzliche Beginn.
Punkt 4: Betrifft Masern.
Punkt 6: Häufige Komplikationen sind rheumatisches Fieber, Glomerulonephritis, Myokarditis, Endokarditis, Otitis media.

A 25.53 Anzukreuzen sind 1, 2, 3, 4
Anmerkung
Punkt 5: Prädilektionsstellen sind in erster Linie Gesicht und Hände.

A 25.54 Anzukreuzen sind 3, 4, 5
Anmerkung
Punkt 1: Erreger sind Milben.
Punkt 2: Die Ansteckung erfolgt durch Kontaktinfektion.

A 25.55 Anzukreuzen sind 3, 4
Anmerkung
Punkt 2: Nur drei von 300 Läusearten befallen den Menschen.
Punkt 5: Da Läuse nach dem BSG keine Krankheit sind, besteht für den Heilpraktiker kein grundsätzliches Behandlungsverbot.

A 25.56 Anzukreuzen ist 4
Anmerkung
Punkt 1: Erreger ist das Rubella-Virus.
Punkt 2: Betrifft Scharlach.
Punkt 3: Nachweis erfolgt im Blut.

A 25.57 Anzukreuzen sind 1, 3
Anmerkung
Punkt 1: Erreger ist das Varicella-Zoster-Virus.
Punkt 4: Narben bleiben nur bei Sekundärinfektionen zurück.

A 25.58 Anzukreuzen sind 3, 5
Anmerkung
Punkt 2: Erreger ist das Mumps-Virus.
Punkt 6: An Komplikationen ist besonders die Hodenentzündung gefürchtet.

A 25.59 Anzukreuzen sind 2, 4, 5, 7, 8, 9
Anmerkung
Punkt 1: Eine andere Krankheitsbezeichnung ist harter Schanker.
Punkt 3: Eine Übertragung ist gelegentlich auch durch Kontakt möglich. Syphilide enthalten ansteckungsfähige Erreger.
Punkt 6: Die Inkubationszeit beträgt ein bis drei Wochen.

A 25.60 Anzukreuzen sind 1, 2, 4
Anmerkung
Punkt 3: Erreger sind Gonokokken.

A 25.61 Anzukreuzen sind 1, 2, 3

A 25.62 Anzukreuzen sind 5, 6
Anmerkung
Punkt 1: Morbus Hodgkin heißt auch Lymphogranulomatose.
Punkt 2: Die Erreger sind Chlamydien.
Punkt 3: Kommt bei uns nur äußerst selten vor.
Punkt 4: Die Primärläsion ist häufig nur ein unauffälliges Knötchen.

A 25.63 Anzukreuzen sind 2, 3, 4, 5, 6
Anmerkung
Punkt 1: Es besteht keine Meldepflicht bei AIDS. Ausgenommen eine Labormeldepflicht, die aber den Heilpraktiker nicht betrifft.

A 26 Sonstige Infektionskrankheiten

A 26.1 An **Haut, Gelenken, Herz und Nervensystem.**

A 26.2 **3** bis **20 Tage** (3 bis 30 Tage)

A 26.3 Die Wanderröte (Erythema chronicum migrans) entsteht aus der **Bißstelle** der Zecke, an der zunächst ein kleiner, kreisrunder, rötlicher **Fleck,** der eventuell erhaben ist, entsteht. Die Rötung breitet sich **kreisförmig** aus und beginnt **zentral abzublassen,** so daß im Verlauf von Wochen eine immer größer werdende, von der Bißstelle wegwandernde, ringförmige Rötung **(Wanderröte)** auftritt.

A 26.4 **Nein.** Typischerweise ist von den paarig vorkommenden Gelenken nur **eines** betroffen.

A 26.5 **Nein.** Ein Impfstoff für eine aktive Impfung ist in Erprobung; eine passive Immunisierung konnte sich bisher nicht als wirksam erweisen.

A 26.6 Mit **Syphilis** (Lues)

A 26.7 Es handelt sich um einen **biphasischen** (2gipfligen) Fieberverlauf. Dabei kommt es zunächst zu einem mäßigen Fieberanstieg mit grippeähnlichen Symptomen, an das sich ein fieberfreies Intervall von vier bis fünf Tagen anschließt. Auffolgend kommt es zu einem erneuten Fieberanstieg, was ein Hinweis auf eine ablaufende Meningitis oder Menigoenzephalitis oder Meningomyeloenzephalitis ist.

A 26.8 **Nein.** Die aktive Immunisierung wird nur für gefährdete Personengruppen wie Waldarbeiter, Förster und Jogger empfohlen.

A 26.9 Der Mensch ist bei der Echinokokkose (Fehl-)**Zwischenwirt.**

A 26.10 Man unterscheidet:
1. Zystische Echinokokkose.
Zysten wachsen verdrängend ins Gewebe
2. Alveoläre Echinokokkose.
Zysten wachsen infiltrierend, deshalb handelt es sich hier um die **schwerere** Erkrankung.

A 26.11 Zur **Eosinophilie**

A 26.12 **Grundsätzlich ja.** Allerdings erfordert die Schwere der Erkrankung verschreibungspflichtige Medikamente, und deshalb kann der Heilpraktiker nur **begleitend** zum Arzt behandeln.

A 26.13 **Herpes-simplex-Virus:**
Herpes labialis, Herpes genitalis, Herpes keratitis
Varicella-Zoster-Virus (Herpes zoster-Virus):
Windpocken (Varicellen) und Gürtelrose (Herpes zoster)
Epstein-Barr-Virus:
Pfeiffer-Drüsenfieber (Mononucleosis infectiosa)
Zytomegalie-Virus:
Zytomegalie (Speicheldrüsenviruskrankheit)

A 26.14 Die Ansteckung mit dem Herpes-simplex-Virus erfolgt meist schon im **Säuglings-** und **Kleinkindalter.**

A 26.15 Bei Herpes labialis kommt es **nicht** zur Narbenbildung. In seltenen Fällen kommt es aber infolge von Sekundärinfektionen zur Narbenbildung.

A 26.16 Fieber, Erkältungskrankheiten, intensive Sonnenbestrahlung, Monatsblutung, Verletzungen, Magen-Darm-Störungen, Streß und Ekelgefühl.

A 26.17 Beim Zoster ophthalmicus kommt es zu heftigen **halbseitigen Kopfschmerzen** und zu einem **Lidödem.** Der typische **Bläschenausschlag** bildet sich halbseitig an Stirn, Nasenwurzel, und behaarter Kopfhaut. Eventuell sind auch bestimmte Strukturen der Augen wie Bindehaut und Hornhaut befallen. In diesem Fall kann es hier zur Narbenbildung und damit zur Erblindung kommen.

A 26.18 Es kommt zu **Ohrenschmerzen** und im Ausbreitungsgebiet des siebten und achten Hirnnervs zu dem typischen **Bläschenausschlag.** Eventuell treten eine **Fazialislähmung** und **Schwerhörigkeit** bis hin zur Taubheit auf.

A 26.19 Leichte Fälle von Gürtelrose können vom Heilpraktiker behandelt werden. Es werden **allgemeine naturheilkundliche Therapieverfahren** durchgeführt, wie beispielsweise Abwehrsteigerung durch pflanzliche Mittel, Hydrotherapie, Homöopathie, Akupunktur u.v.m.

A 26.20 **Mononucleosis infectiosa**

A 26.21 **Fieber, Angina und Lymphknotenschwellung**

A 26.22 Die Tonsillen schwellen an, sind **gerötet** und mit einem schmutziggrauen, gelblichen oder diphtherieähnlichen **Belag** versehen, eventuell kommt es auch zu geschwürigen Veränderungen. Die Beläge konfluieren und sind – im Gegensatz zu diphtherischen Belägen – **leicht abwischbar,** hinterlassen **keine Blutungen** und greifen **nicht** auf die Umgebung der Tonsillen über.

A 26.23 Die Zytomegalie verläuft in den meisten Fällen **inapparent,** eventuell aber auch lokalisiert mit **leichten Symptomen** oder – bei Abwehrschwäche – generalisiert als **schweres Krankheitsbild.**

A 26.24 Von der Infektion kann nahezu **jedes Organ** befallen sein. Besonders häufig sind die Speicheldrüsen, die Nieren, die Lunge, das Gehirn, das Herz, die Nebennieren und die Augen betroffen.

A 26.25 **Erstes Stadium:**
Für einige Tage bis mehrere Wochen kann es zu Symptomen, ähnlich denen des Pfeiffer-Drüsenfiebers kommen.
Zweites Stadium (Latenzphase):
Der Betreffende hat keine Beschwerden, jedoch kann er in dieser Phase das Virus auf andere übertragen.
Drittes Stadium (Prä-AIDS):
Zerstörung der T-Helfer-Zellen und generalisierte Lymphknotenschwellung.
Viertes Stadium: AIDS (Vollbild)
– **Allgemeinsymptome** wie Fieber, Nachtschweiß, Durchfall, Gewichtsverlust, Appetitlosigkeit und Hautveränderungen
– **Neurologische Erscheinungen** (Hirnveränderungen)
– **Sekundäre Infektionskrankheiten,** beispielsweise Pilzbefall, Lungenentzündung, Tb, Toxoplasmose, Gürtelrose
– **Krebserkrankungen,** beispielsweise Kaposi-Sarkom und Non-Hodgkin-Lymphome.

A 26.26 Anzukreuzen sind 2, 4, 6

A 26.27 Anzukreuzen sind 2, 3, 5

A 26.28 Anzukreuzen sind 2, 3

A 26.29 Anzukreuzen sind 1, 3

A 26.30 Anzukreuzen ist 4

A 26.31 Anzukreuzen ist 1

A 26.32 Anzukreuzen sind 3, 4

A 27 Allergie

A 27.1 **Histamin**

A 27.2 Histamin ist vor allem in den **Mastzellen** gespeichert, aber auch in den **basophilen Granulozyten** und in den **Thrombozyten.**

A 27.3

1. **Überempfindlichkeitsreaktion vom Früh-Typ** (humorale Allergie)
   Die Reaktionszeit liegt beim Typ I zwischen Sekunden bis Minuten, beim Typ II zwischen 6 bis 12 Stunden (manchmal auch Tagen) und beim Typ III meist zwischen 6 bis 12 Stunden.
2. **Überempfindlichkeitsreaktion vom Spät-Typ** (zellvermittelnde Allergie)
   Die Reaktionszeit beträgt meist 6 bis 12 Stunden.

A 27.4 **IgE**

A 27.5 Allergische Rhinitis, allergisches Asthma, Urtikaria und Quincke-Ödem

A 27.6 Bei der Typ-II-Allergie setzen sich Antikörper auf bestimmte Oberflächenstrukturen körpereigener Zellen. Sind nun Zellen mit diesen Antikörpern markiert, so werden dadurch Killerzellen (zytotoxische T-Lymphozyten) und das Komplementsystem aktiviert. Diese beginnen nun die Zellen anzugreifen und zu zerstören.

A 27.7 Unter Atopien versteht man Überempfindlichkeitsreaktionen vom **Sofort-Typ,** die auf einer **genetischen Disposition** beruhen. Der Begriff wird unterschiedlich benutzt, in erster Linie aber für das atopische Ekzem (beim Säugling als Milchschorf, beim Schulkind und Erwachsenen als Neurodermitis), aber auch für die allergische Konjuktivitis und Rhinitis, das Extrinsic-Asthma und für Urtikaria.

A 27.8 Mit **Atemnot,** eventuell auch mit gastrointestinalen Beschwerden.

A 27.9 Urtikaria (Nesselsucht), Quincke-Ödem und Schock

A 27.10 **Nein.** Eine Nahrungsmittelallergie hat eine immunologische Grundlage, wohingegen eine Nahrungsmittelintoleranz auf Defekten von Verdauungsenzymen beruht.

A 27.11 An der **Haut**

A 27.12 Bei einem Provokationstest versucht man, **Krankheitsbeschwerden auszulösen** (zu provozieren), die unter Normalbedingungen nicht, nur selten oder in untypischer Weise auftreten.

A 27.13 Beim Prick-Test wird ein **Tropfen** der **Testlösung** auf die **Haut** aufgebracht. Dann wird mit einer **Prick-Nadel** im Tropfenfeld **eingestochen,** wobei höchstens eine minimale Blutung auftreten darf. Die Allergenlösung wird nach fünf Minuten abgewischt.

A 27.14 Juckreiz, Hautrötung, Quaddelbildung, Schwellung und Fleckenbildung, selten auch Unverträglichkeitsreaktionen bis hin zu Nekrosebildung und anaphylaktischem Schock.

A 27.15 Die Antikörper heißen **TAK** (Antikörper gegen Thyreoglobuline) und **MAK** (Mikrosomalantikörper).

A 27.16 Der Antikörper heißt **TSI** (Thyroidea-stimulierendes Immunglobulin). TSI bindet an die Rezeptoren der Schilddrüsenzellen für das TSH (Thyroidea-stimulierendes Hormon) und regt so die Schilddrüse zur übermäßigen Bildung von Hormonen an. Bei der Basedow-Erkrankung werden manchmal auch MAK und TAK gefunden.

A 27.17 Anzukreuzen sind 1, 5

A 27.18 Anzukreuzen sind 1, 2, 4

A 27.19 Anzukreuzen sind 1, 2, 3, 5

A 28 Psychische Erkrankung

A 28.1 Die Psychopathologie ist die **Lehre von den krankhaften psychischen Störungen** und Veränderungen. Sie bildet die wissenschaftliche Grundlage der Psychiatrie.

A 28.2 Unter Affekt versteht man im engeren Sinn eine **starke** und **kurze Gefühlsregung,** die bei krankhafter Steigerung zum Fortfall von Hemmungen und/oder zur **Bewußtseinseinengung** führt. Im weiteren Sinn bezeichnet man mit Affekt jedoch jede gefühlsmäßige Regung wie Lust oder Unlust.

A 28.3 Eine Depression ist eine **traurige Verstimmtheit.** Eine bedrückte Stimmungslage mit Antriebsminderung und leichter Ermüdbarkeit, die manchmal mit Angst und Selbsttötungstendenzen einhergehen kann. Eine Depression kann in sehr unterschiedlichen Ausprägungsgraden vorkommen.

A 28.4 Eine Manie ist eine **heitere Verstimmtheit,** bei der ein unbegründeter strahlender Optimismus vorliegt. Es kommt zu Antriebsüberschuß, Enthemmung und Selbstüberschätzung bei gesteigertem körperlichem Wohlbefinden. Außerdem liegen eine vermehrte Ablenkbarkeit und Ideenflucht vor.

A 28.5 Bei einem Psychosyndrom hat eine **organische Ursache** eine **psychische Veränderung** hervorgerufen.

A 28.6 Bei einem hirnorganischen Psychosyndrom (HOPS) liegt die **auslösende Ursache** psychischer Veränderungen im **Gehirn,** beispielsweise in Stoffwechselstörungen, Sauerstoffmangel, Rauschgiften, Enzephalitis, Arteriosklerose, Alzheimer-Krankheit. Diese hirnorganischen Veränderungen führen zu Orientierungsstörungen, Merkfähigkeitsstörungen, Denkstörungen, eventuell auch zu Stimmungslabilität, erhöhter Suggestibilität und Demenz.

A 28.7 Bei einer Neurose kommt es zu **psychischen Störungen,** die sich **ohne organische Ursache** entwickelt haben.

A 28.8 **Charakterneurosen** sind umfangreicher und **tiefer** in die **Gesamtpersönlichkeit** hinein **verzweigt** (verwurzelt). **Symptomneurosen** dagegen lassen sich in ihren Zügen **klar** gegenüber der Gesamtpersönlichkeit **abgrenzen** (z.B. Zwangshandlungen).

A 28.9 Bei psychosomatischen Erkrankungen hat eine **psychische Störung** eine **organische Erkrankung** verursacht.

A 28.10
- Denkstörungen
- Halluzinationen
- Wahn
- Ich-Störungen

A 28.11 Unter einer akustischen Halluzination versteht man das **Stimmenhören,** beziehungsweise das **Lautwerden** von **Gedanken.**

A 28.12 Beim Wahn kommt es zum **Verlust** der **allgemein akzeptierten Realität.** Es können sich Wahnwahrnehmungen, Wahnvorstellungen, Wahnerinnerungen und Wahnbewußtsein einstellen.

A 28.13 Bei einer Sucht kommt es zur **zwanghaften Befriedigung** eines **Bedürfnisses** mit psychischer und physischer **Abhängigkeit** mittels psychotrop wirkender Substanzen oder durch substanzunabhängiges Verhalten.

A 28.14 Anzukreuzen ist 3

A 28.15 Anzukreuzen ist 2

A 28.16 Anzukreuzen sind 2, 4

A 28.17 Anzukreuzen ist 3

A 29 Phytotherapie (Pflanzenheilkunde)

A 29.1 **Bacca:** Beere
Folium: Blatt
Flos: Blüte
Fructus: Frucht
Herba: Kraut
Cortex: Rinde
Semen: Samen
Radix: Wurzel
Rhizoma: Wurzelstock
Bulbus: Zwiebel

A 29.2 Am besten läßt sich eine Augenspülung mit einer **Augenbadewanne** durchführen. Diese füllt man mit auf Körpertemperatur abgekühltem Heiltee, drückt sie ans geöffnete Auge und legt den Kopf in den Nacken. Nun bewegt man den Augapfel hin und her, damit er möglichst gut mit dem Tee in Kontakt kommt. Diese Anwendung wird ungefähr drei Minuten lang durchgeführt.

A 29.3 Extrakte sind **konzentrierte Pflanzenauszüge**, die meist durch einen wäßrigen oder alkoholischen Auszug hergestellt wurden. Sie können auf einen bestimmten Wirkungswert eingestellt werden.

A 29.4 Eine Salbe hat einen **höheren Fettanteil** als eine Creme.

A 29.5 Bitterstoffe werden bevorzugt zur **Appetitsteigerung** und zur **Verbesserung** der **Gallensaft-, Magensaft-** und **Speichelproduktion** eingesetzt.

A 29.6 Flavonoide befinden sich in fast allen höheren und niederen Pflanzenfamilien. Damit kommen sie auch in sehr vielen Heilpflanzen vor, z.B. in der **Goldrute,** in **Arnika,** in der Birke, im Weißdorn, in den Linden- und Holunderblüten und im Stiefmütterchen.

A 29.7 Antisklerotika wirken **sklerotischen Gefäßveränderungen entgegen**.

A 29.8 Aromatika dienen der **Geschmacksverbesserung** von Tees.

A 29.9 Diaphoretika sind **schweißtreibende Mittel.**

A 29.10 **Thymian, Spitzwegerich, Königskerze, Malve, Islandmoos**

A 29.11 Anzukreuzen sind 1, 2, 4, 5, 7
Anmerkung:
Punkt 1: Fol = Folium (Blatt)
Punkt 2: Rhiz = Rhizoma (Wurzelstock)
Punkt 3: Hb = Herba (Kraut)
Punkt 4: Bulb = Bulbus (Zwiebel)
Punkt 5: Stip = Stipes (Stengel)
Punkt 6: Rad = Radix (Wurzel)
Punkt 7: Cort = Cortex (Rinde)

A 29.12 Anzukreuzen sind 1, 4, 7
Anmerkung:
Punkt 2: Ein Linimentum ist eine Einreibung.
Eine Paste enthält einen großen Anteil (20–50%) an feinen, unlöslichen Pulvern, die in einem flüssigen oder salbenartigen Medium feinst verteilt sind.
Punkt 3: Ein Extrakt ist ein Auszug.
Eine Mazeration ist ein Kaltauszug.
Punkt 6: Eine Abkochung ist ein Absud.
Punkt 7: Ein Aufguß ist ein Tee.
Punkt 8: Ein Absud ist eine Abkochung.

A 29.13 Anzukreuzen sind 2, 4, 5, 6
Anmerkung:
Punkt 7: Flavonoide sind in den gelben, aber auch in den orangefarbenen, roten, blauen und schwarzen Pflanzenteilen enthalten.

A 29.14 Anzukreuzen sind 3, 4, 6, 8
Anmerkung:
Punkt 1: Obstipantia werden gegen Durchfälle eingesetzt.
Punkt 2: Karminativa verwendet man gegen Blähungen.
Punkt 5: Bei Asthma werden Antiasthmatika eingesetzt.
Punkt 6: Antiphlogistisch heißt entzündungshemmend.
Punkt 7: Weißdorn wird als herzstärkendes Mittel eingesetzt.

A 29.15 Anzukreuzen sind 1, 2, 4, 5, 6, 7, 8
Anmerkung:
Punkt 3: Gerbstoffe dürfen am Auge nicht angewendet werden, da sie Bindehautreizungen verursachen können.

A 30 Untersuchungsgang

A 30.1 Unter Anhiebsdiagnose **(Prima-vista-Diagnose)** versteht man eine **Diagnose,** die schon ziemlich am **Anfang der Untersuchung** „eingebungsartig" **gestellt** wird. Die weitere Untersuchung dient in der Regel dann nur noch dazu, diese Anhiebsdiagnose zu erhärten.

A 30.2 Zu einer umfassenden Untersuchung gehören:
- das Gespräch (Anamnese)
- Blutdruckmessung
- Pulszählung
- einfache Untersuchungen, z.B. Harnuntersuchung mittels Teststreifen
- Blutzuckerbestimmung
- Inspektion
- Palpation
- Perkussion
- Auskultation
- Reflexprüfung
- gegebenenfalls Funktionsprüfung sonstiger Art.

A 30.3 Der Patient muß an den **Arzt** verwiesen werden, damit dieser die Medikamenteneinnahme überprüft.

A 30.4 Bei einem Intrakutan-Test wird auf der Beugeseite des Unterarms eine **intrakutane Quaddel** mit der zu **testenden Lösung** gesetzt und daneben zum **Vergleich** eine **intrakutane Quaddel** mit physiologischer **Kochsalzlösung.** Es wird geprüft, ob es im Zeitraum von 10 bis 15 Minuten zur Rötung oder zum Jucken der Testquaddel oder sogar deren Umgebung kommt.

A 30.5 Bei einer Palpation wird eine Untersuchung durch **Betasten** mittels der Finger durchgeführt.

A 30.6 Bei einer Perkussion wird die Körperoberfläche **beklopft,** um aus der Schallqualität auf die Ausdehnung und Beschaffenheit des darunterliegenden Gewebes zu schließen.

A 30.7 Zum **Schenkelschall** kommt es über **luftleerem Gewebe.**

A 30.8 Zum **sonoren** Klopfschall

A 30.9 Zum tympanitischen Klopfschall kommt es über **großen Luftblasen,** z.B. über gasgefüllten Darmabschnitten oder über der Magenkuppel.

A 30.10 Unter Auskultation versteht man das **Abhören** mit dem Stethoskop.

A 30.11 Bei einem Kopf- bis Fußschema geht man bei der Untersuchung **vom Kopf** über Hals, Arme, Brust- und Bauchregion **bis** zu den **Beinen** vor.

A 30.12 Anzukreuzen ist 2

A 31 Blutentnahme und Injektionstechniken

A 31.1 i.v.: **intravenöse** Verabreichung,
d.h. in eine **Vene**
i.m.: **intramuskuläre** Verabreichung,
d.h. in einen **Muskel**
i.c.: **intrakutane** Verabreichung,
d.h. in die **Haut**
s.c.: subkutane Verabreichung,
d.h. unter die **Haut**

A 31.2 Man achtet darauf, daß die **Schnalle vom Körper des Patienten weg zeigt,** damit sie später **leichter geöffnet** werden kann.

A 31.3 Es wird der **Blutdruck gemessen.** Die **Differenz** zwischen dem systolischen und diastolischen Wert wird **halbiert.** Das Ergebnis wird zum diastolischen Wert dazugezählt, und somit ist der optimale Staudruck festgelegt.

A 31.4 Es wird ein **großer** Kanülenquerschnitt gewählt, um eine bessere Qualität des gewonnenen Blutes zu gewährleisten.

A 31.5 Es ist auf **vorschriftsmäßige Desinfektion** zu achten, es muß unbedingt **aspiriert** werden und vor der Injektion ist die **Staubinde** zu **lösen.**

A 31.6 Unter Aspirieren versteht man das **Zurückziehen** des **Spritzenstempels,** um die Lage der Nadel zu überprüfen. Vor einer i.v. Injektion wird aspiriert um zu überprüfen, ob die Nadel auch wirklich in der Vene liegt; bei einer s.c. und i.m. Injektion wird aspiriert um zu prüfen, daß die Nadel sich nicht in einem Gefäß befindet.

A 31.7 Nach der Methode nach VON HOCHSTETTER.

A 31.8 Bei Injektion in die rechte Gesäßseite legt der Behandler die **linke Handfläche** auf den **großen Rollhügel.** Die Spitze seines **Zeigefingers** der linken Hand berührt den **rechten vorderen oberen Darmbeinstachel** des Patienten. Der linke **Mittelfinger** tastet nun auf dem **Darmbeinkamm** entlang, bis er weit **abgespreizt** ist. Der richtige Injektionsort liegt nun im **unteren Drittel** zwischen dem **gespreizten Mittel-** und **Zeigefinger.**

A 31.9 Der Einstich erfolgt **senkrecht** zur Hautoberfläche.

A 31.10 Die Stichrichtung verläuft **seitlich nach oben,** in Richtung des nach vorne hervorstehenden vorderen oberen Darmbeinstachels.

A 31.11
- **Erhöhte Blutungsneigung** (Einnahme von Antikoagulanzien oder Hämophilie)
- **Hautveränderungen** im ins Auge gefaßten Injektionsgebiet (z.B. Entzündungen und Narben)
- **darniederliegender Kreislauf** (Schock), da hier keine ausreichende Aufnahme der verabreichten Substanz in den Kreislauf möglich ist.

A 31.12 Es handelt sich vermutlich um eine Reizung, eventuell sogar um ein **Anstechen** des **Nervus ischiadicus,** vermutlich aufgrund eines falsch gewählten Injektionsortes.

A 31.13 Es könnte sich ein **Spritzenabszeß** oder auch eine nicht-eitrige Infektion entwickeln.

A 31.14 **Ja**

A 31.15 Es kommt zur sogenannten **„Apfelsinenhaut“.**

A 31.16 Die Kanülen werden in einen **Kanülensammler** gegeben.

A 31.17 Anzukreuzen sind 3, 5

A 31.18 Anzukreuzen sind 2, 3, 4, 5, 6

Anhang
Farbabbildungen

1 Phasen der Zellteilung

Geben Sie stichpunktartig an, was in der jeweiligen Phase vor sich geht!

A ___________________________________

____

B ___________________________________

____

C ___________________________________

____

D ___________________________________

____

E ___________________________________

____

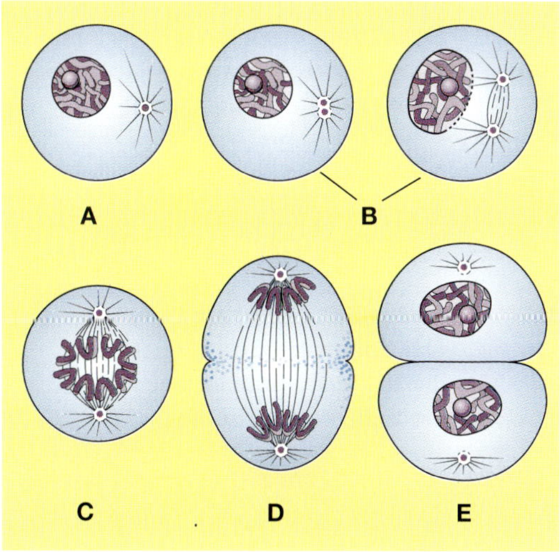

Abb. 1

Antwort 1 Phasen der Zellteilung

A **Zwischenphase (Interphase).**
Die Zelle geht ihrer speziellen Aufgabe nach (z.B. Produktion von Verdauungssekreten).

B **Vorphase (Prophase).**
Das Zentriol verdoppelt sich und beginnt den Spindelapparat auszubilden. Die Kernmembran löst sich auf.

C **Mittelphase (Metaphase).**
Die Chromosomen heften sich mit ihrem Zentromer an der Äquatorialebene des Spindelapparates fest.

D **Nachphase (Anaphase).**
Je ein Chromatid wandert zu den entgegengesetzten Spindelpolen.

E **Endphase (Telophase).**
Der Spindelapparat löst sich auf, die Kernmembran erneuert sich, die Zelle beginnt zu wachsen.

2 Endokrine und exokrine Drüsen

Geben Sie an, ob es sich um eine endokrine oder um eine exokrine Drüse handelt!

A ______________________________

B ______________________________

Bezeichnen Sie:

1 ______________________________

2 ______________________________

3 ______________________________

4 ______________________________

5 ______________________________

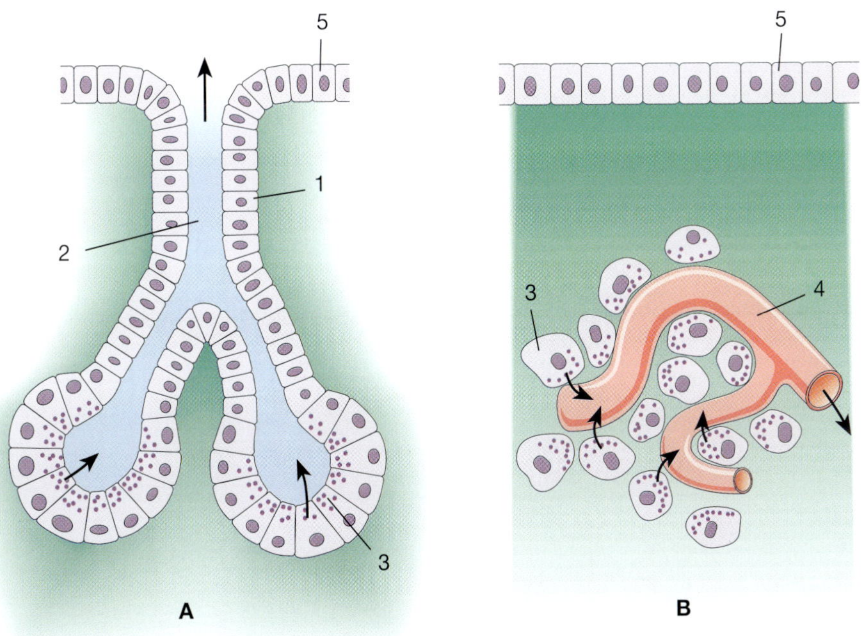

Abb. 2

Antwort 2 Endokrine und exokrine Drüsen

A Exokrine Drüse

B Endokrine Drüse (Hormondrüse)

1 Drüsenzelle

2 Ausführungsgang

3 Drüsenzelle mit Sekret

4 Blutgefäß

5 Epithelzelle der Oberfläche

3 Wirbelsäule mit Schulter- und Beckengürtel

Bezeichnen Sie!

1 ____________________

2 ____________________

3 ____________________

4 ____________________

5 ____________________

6 ____________________

7 ____________________

8 ____________________

9 ____________________

10 ____________________

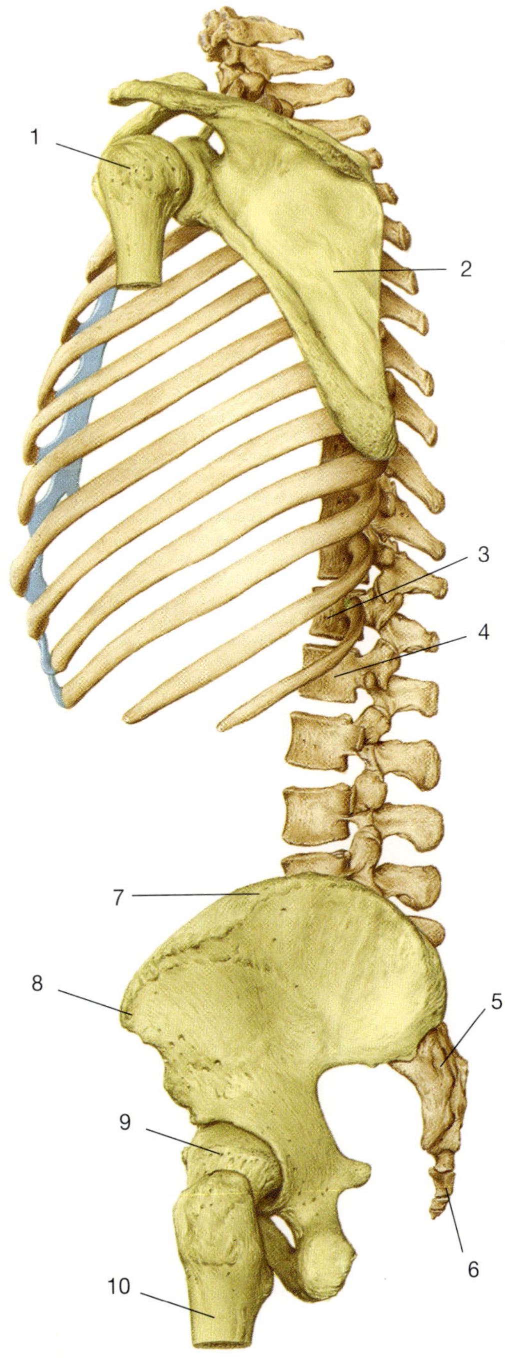

Abb. 3

Antwort 3 Wirbelsäule mit Schulter- und Beckengürtel

1 Oberarmknochen
→ Humerus

2 Schulterblatt
→ Scapula

3 Zwölfter Brustwirbel
→ Vertebra thoracica XII

4 Erster Lendenwirbel
→ Vertebra lumbalis I

5 Kreuzbein
→ Os sacrum

6 Steißbein
→ Os coccygis

7 Darmbeinkamm
→ Crista iliaca

8 Vorderer oberer Darmbeinstachel
→ Spina iliaca anterior superior

9 Kopf des Oberschenkelknochens (Hüftkopf)
→ Caput ossis femoris

10 Schaft des Oberschenkelknochens
→ Corpus ossis femoris

4 Schultergürtel mit Arm

Bezeichnen Sie!

A ____________________

B ____________________

C ____________________

1 ____________________

2 ____________________

3 ____________________

4 ____________________

5 ____________________

6 ____________________

7 ____________________

8 ____________________

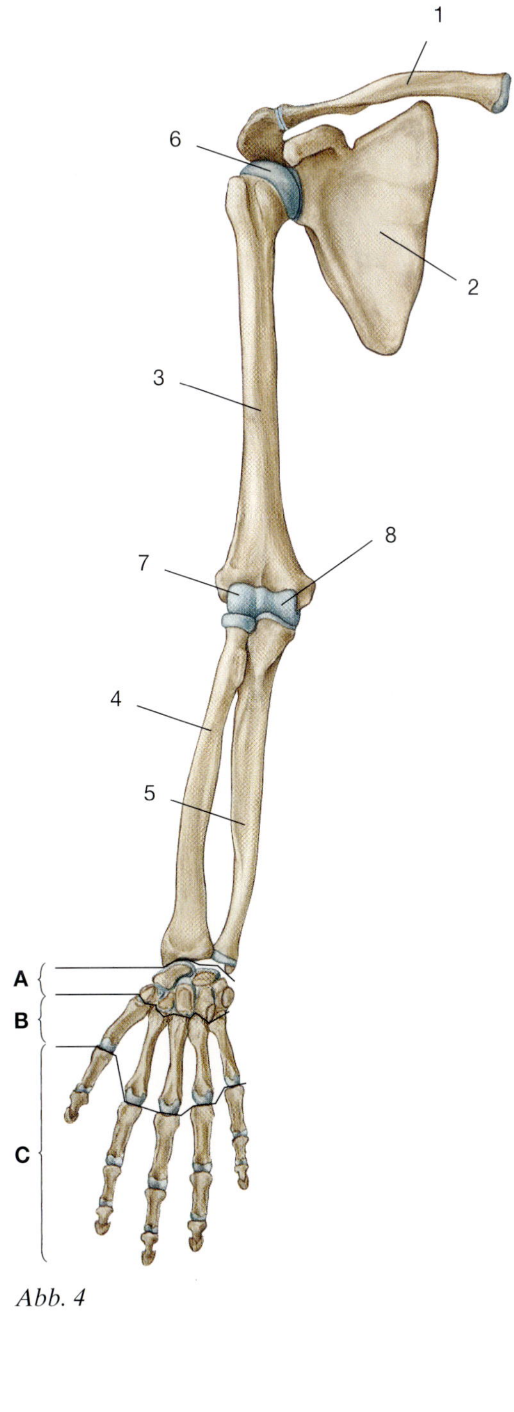

Abb. 4

Antwort 4 Schultergürtel mit Arm

A Handwurzelknochen
→ Carpalia, Ossa carpi

B Mittelhandknochen
→ Metacarpalia, Ossa metacarpi

C Fingerknochen
→ Phalanges, Ossa digitorum

1 Schlüsselbein
→ Clavicula

2 Schulterblatt
→ Scapula

3 Oberarmknochen
→ Humerus

4 Speiche
→ Radius

5 Elle
→ Ulna

6 Kopf des Oberarmknochens
→ Caput humeri

7 Köpfchen des Oberarmknochens
→ Capitulum humeri

8 Rolle des Oberarmknochens
→ Trochlea humeri

5 Beckengürtel mit Bein

Bezeichnen Sie!

A ______________________________

B ______________________________

C ______________________________

1 ______________________________

2 ______________________________

3 ______________________________

4 ______________________________

5 ______________________________

6 ______________________________

7 ______________________________

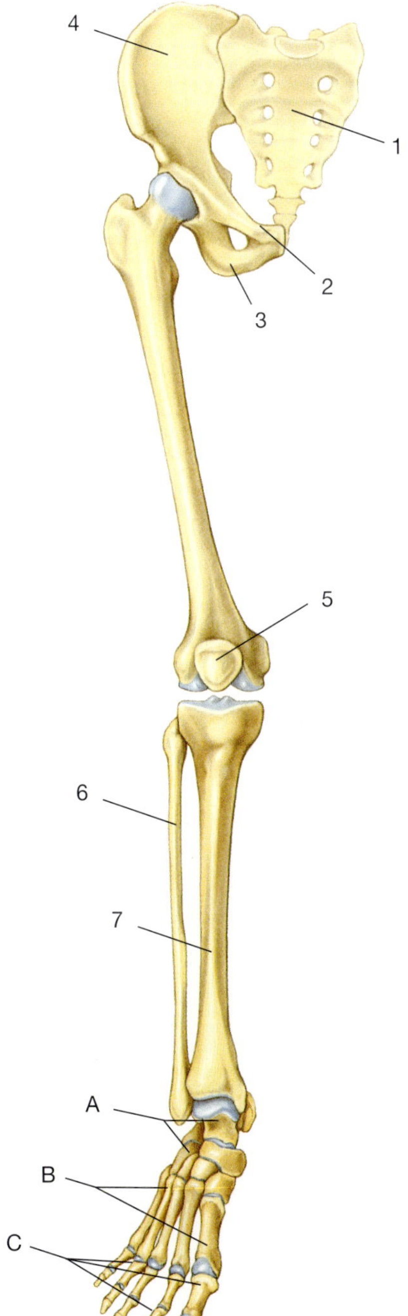

Abb. 5

Antwort 5 Beckengürtel mit Bein

A Fußwurzelknochen
Tarsalia, Ossa tarsi

B Mittelfußknochen
Metatarsalia, Ossa metatarsalia

C Zehen
Phalanges, Ossa digitorum

1 Kreuzbein
→ Os sacrum

2 Schambeim
→ Os pubis

3 Sitzbein
→ Os ischii

4 Darmbein
→ Os ilium

5 Kniescheibe
→ Patella

7 Schienbein
→ Tibia

6 Skelettmuskulatur, Ansicht von hinten (dorsal)

Bezeichnen Sie!

1 ______________________________

2 ______________________________

3 ______________________________

4 ______________________________

5 ______________________________

6 ______________________________

7 ______________________________

8 ______________________________

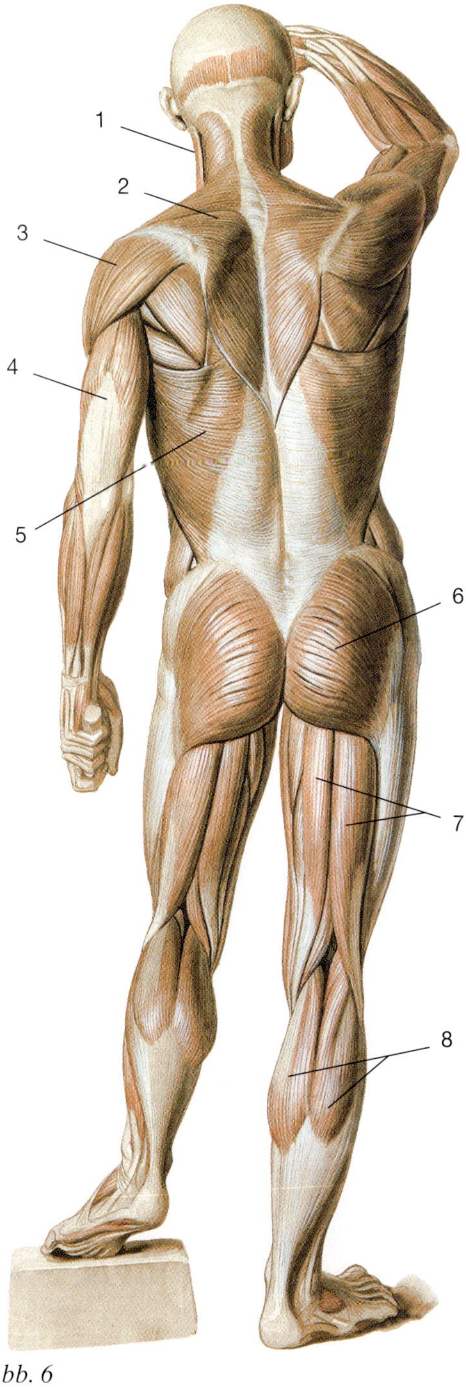

Abb. 6

Antwort 6 Skelettmuskulatur, Ansicht von hinten (dorsal)

1 Kopfwender
→ M. sternocleidomastoideus

2 Trapezmuskel (Kapuzenmuskel)
→ M. trapezius

3 Deltamuskel
→ M. deltoideus

4 Armstrecker (Trizeps)
→ M. triceps brachii

5 Breiter Rückenmuskel
→ M. latissimus dorsi

6 Großer Gesäßmuskel
→ M. gluteus maximus

7 Zweiköpfiger Oberschenkelmuskel
→ M. biceps femoris

8 Zwillingswadenmuskel
→ M. gastrocnemius

7 Skelettmuskulatur, Ansicht von vorne (ventral)

Bezeichnen Sie!

1 ______________________________

2 ______________________________

3 ______________________________

4 ______________________________

5 ______________________________

6 ______________________________

7 ______________________________

8 ______________________________

9 ______________________________

10 ______________________________

11 ______________________________

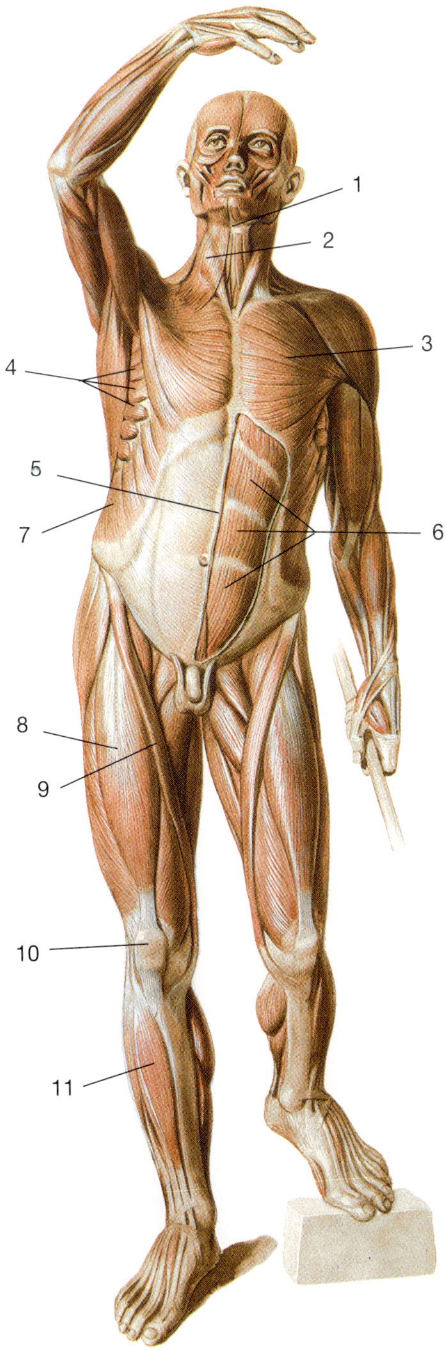

Abb. 7

Antwort 7 Skelettmuskulatur, Ansicht von vorne (ventral)

1 Zungenbein
→ Os hyoideum

2 Hautmuskel des Halses
→ Platysma

3 Großer Brustmuskel
→ M. pectoralis major

4 Vorderer Sägemuskel
→ M. serratus anterior

5 „Weiße Linie“
→ Linea alba

6 Gerader Bauchmuskel (Rektus)
→ M. rectus abdominis

7 Äußerer schräger Bauchmuskel
→ M. obliquus externus abdominis

8 Vierköpfiger Oberschenkelmuskel
→ M. quadriceps femoris

9 Schneidermuskel
→ M. sartorius

10 Kniescheibe
→ Patella

11 Vorderer Schienbeinmuskel
→ M. tibialis anterior

8 Mediastinum

Blick ins Mediastinum. Der rechte Lungenflügel wurde entfernt. Bezeichnen Sie!

1 ____________________

2 ____________________

3 ____________________

4 ____________________

5 ____________________

6 ____________________

7 ____________________

8 ____________________

9 ____________________

10 ____________________

11 ____________________

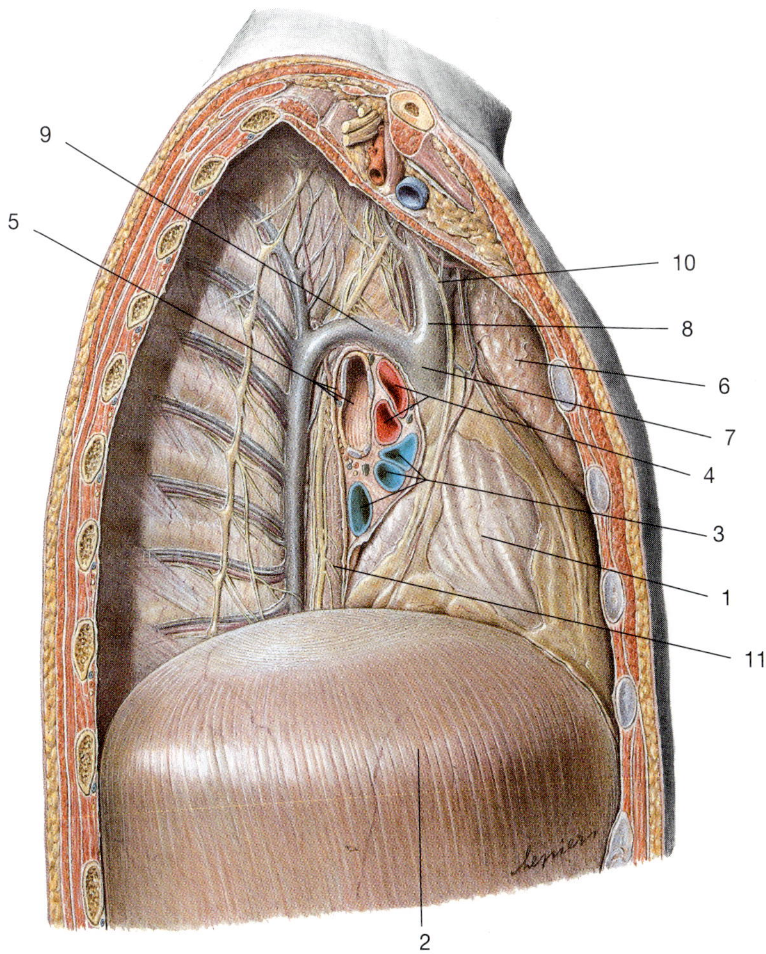

Abb. 8

Antwort 8 Mediastinum

1 Herzbeutel (Perikard)
→ Pericardium

2 Zwerchfell
→ Diaphragma

3 Lungenvenen
→ Vv. pulmonales

5 Stammbronchus
→ Bronchus principalis

6 Bries (Thymus)
→ Thymus

7 Obere Hohlvene
→ V. cava superior

8 Arm-Kopf-Vene
→ V. brachiocephalica

9 Unpaare rechte Brustwandvene
→ V. azygos

10 Zwerchfellnerv
→ N. phrenicus

11 Speiseröhre
→ Oesophagus

9 Venenklappen und venöse Strömungsverhältnisse

Dargestellt sind die Strömungsverhältnisse an zwei aufeinanderfolgenden Zeitpunkten. Handelt es sich bei den Venenklappen um Taschen- oder Segelklappen?

____

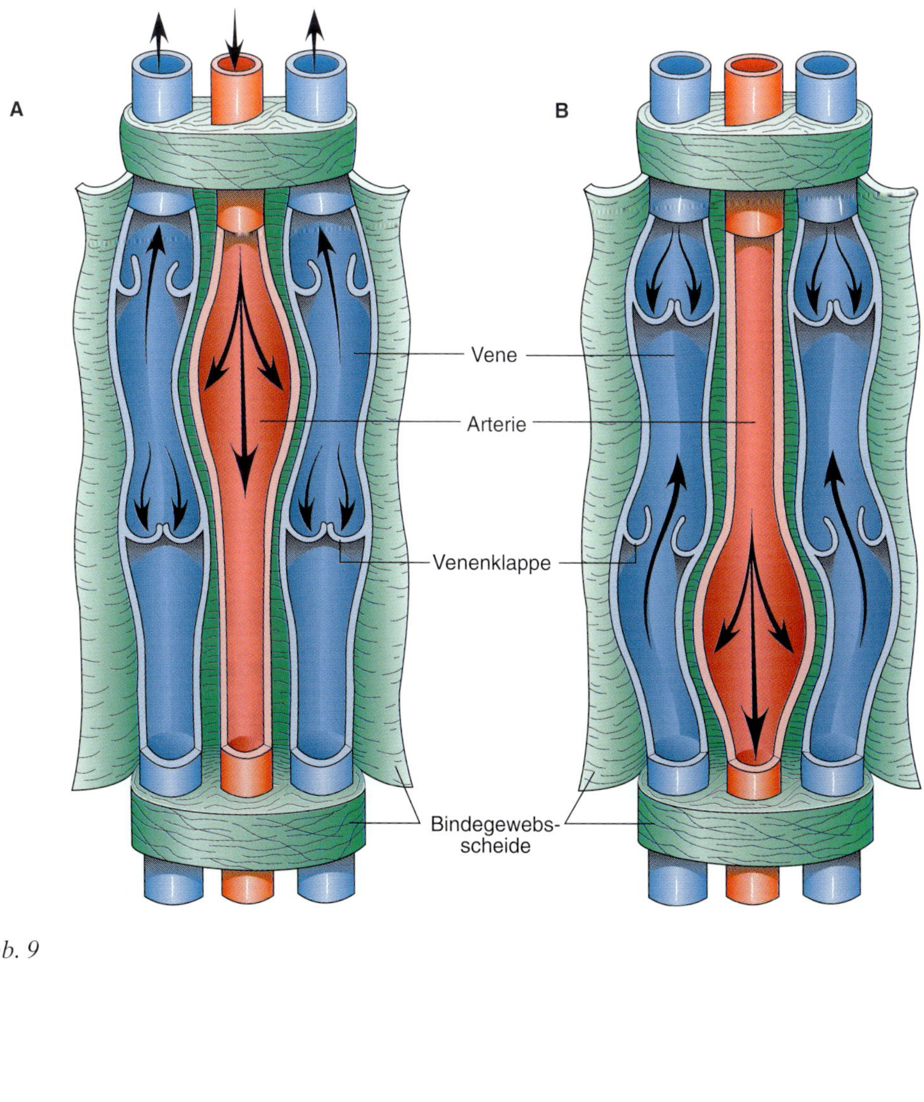

Abb. 9

Antwort 9 Venenklappen und venöse Strömungsverhältnisse

Es handelt sich um Taschenklappen.

10 Darstellung der Gefäßwände

Geben Sie an, wie die jeweilige Schicht bezeichnet wird, und aus welcher Gewebeart sie besteht!

A ______________________ 1 ______________________

B ______________________ 2 ______________________

C ______________________ 3 ______________________

4 ______________________

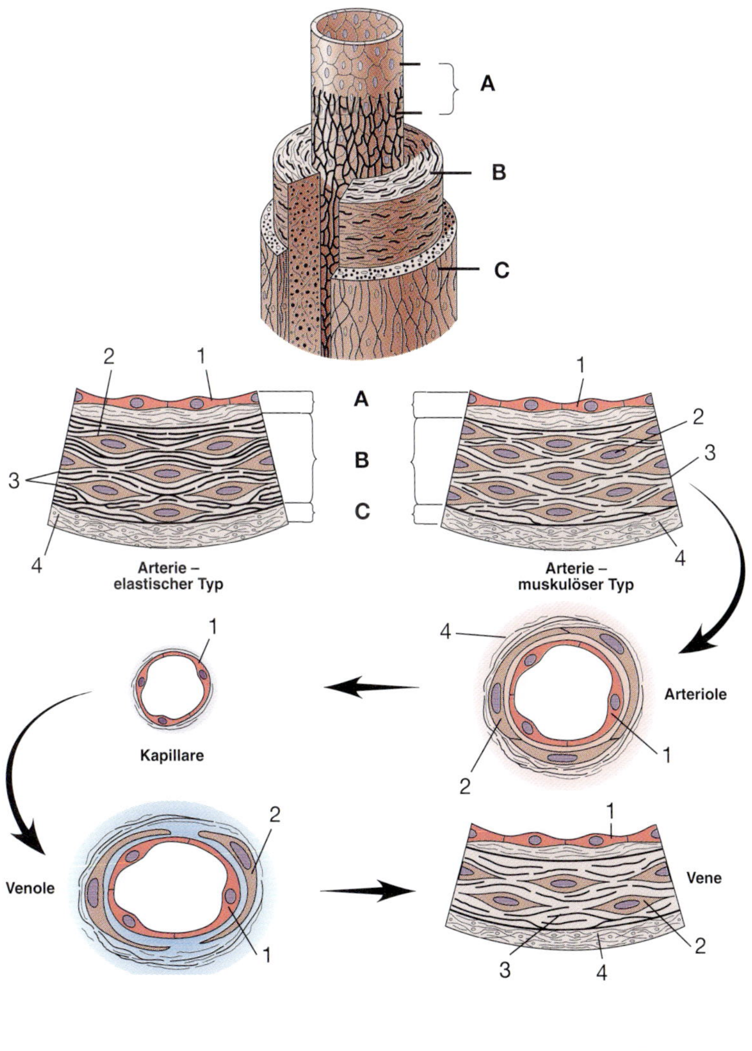

Abb. 10

Antwort 10 Darstellung der Gefäßwände

A **Intima** (innere Schicht)
Einschichtiges Plattenepithel,
unter dem sich etwas Bindegewebe befindet

B **Media** (mittlere Schicht)
Muskelfasern mit elastischen
Bindegewebsfasern

C **Adventita** (äußere Schicht)
Bindegewebe

1 Endothelzelle

2 Glatte Muskelzelle

3 Elastische Fasern

4 Bindegewebe der Hüllschicht (Adventitia)

11 Stammreihe der Blutzellen

Dargestellt ist eine vereinfachte Stammreihe der Blutzellen. Geben Sie an, um welche Zellen es sich handelt!

A ______________________________

B ______________________________

C ______________________________

D ______________________________

E ______________________________

F ______________________________

G ______________________________

H ______________________________

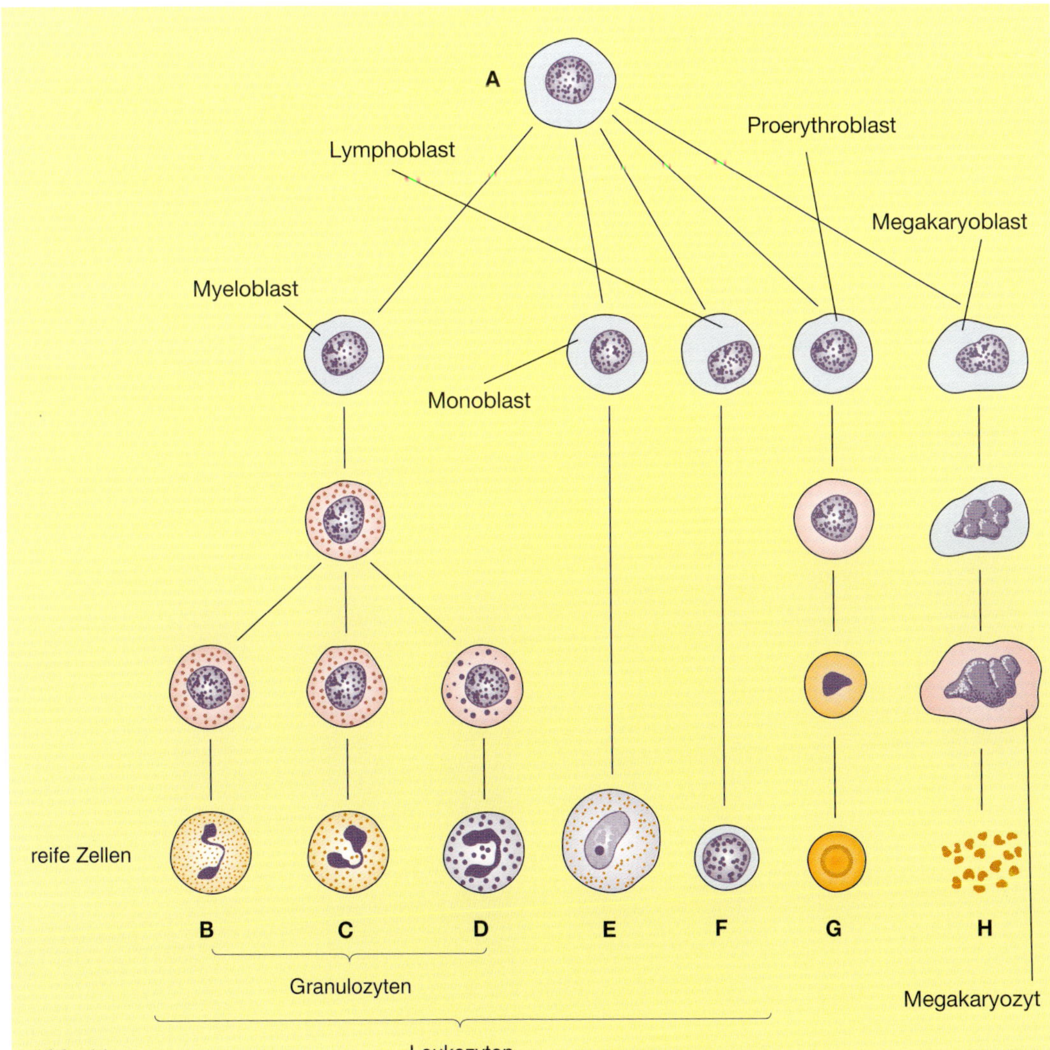

Abb. 11

Antwort 11 Stammreihe der Blutzellen

A	Gemeinsame (pluripotente) Stammzelle (Hämozytoblast)
B	Neutrophiler Granulozyt
C	Eosinophiler Granulozyt
D	Basophiler Granulozyt
E	Monozyt
F	Lymphozyt
G	Erythrozyt
H	Thrombozyt

12 Zungenbein, Kehlkopf und Schilddrüse

Bezeichnen Sie!

1 ____________________

2 ____________________

3 ____________________

4 ____________________

5 ____________________

6 ____________________

7 ____________________

8 ____________________

9 ____________________

10 ____________________

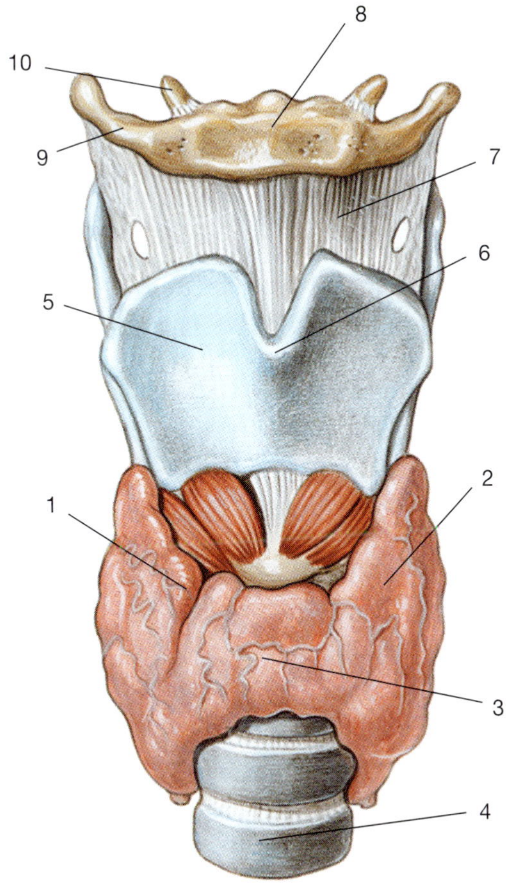

Abb. 12

Antwort 12 Zungenbein, Kehlkopf und Schilddrüse

1 Schilddrüse (rechter Lappen)
→ Glandula thyroidea (Lobus dexter)

2 Schilddrüse
→ Glandula thyroidea (Lobus sinister)

3 Schilddrüsenenge (Brücke, Isthmus)
→ Isthmus glandulae thyroideae

4 Luftröhre
→ Trachea

5 Schildknorpel
→ Cartilago thyroidea

6 Adamsapfel
→ Prominentia laryngea

7 Schildknorpel-Zungenbein-Membran
→ Membrana thyrohyoidea

8 Zungenbein, Körper
→ Os hyoideum, Corpus

9 Großes Horn
→ Cornu majus

10 Kleines Horn
→ Cornu minus

13 Wandschichten des Zwölffingerdarms

Bezeichnen Sie!

1 ______________________________

2 ______________________________

3 ______________________________

4 ______________________________

5 ______________________________

6 ______________________________

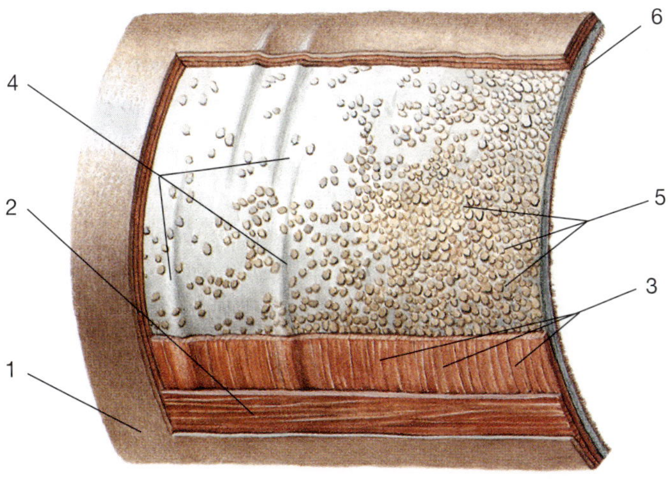

Abb. 13

Antwort 13 Wandschichten des Zwölffingerdarms

1 Bauchfell (Peritoneum)
→ Tunica serosa

2 Äußere Längsmuskelschicht der Muskelwand
→ Stratum longitudinalis der Tunica muscularis

3 Innere Ringmuskelschicht der Muskelwand
→ Stratum circulare der Tunica muscularis

4 Verschiebeschicht (Submukosa)
→ Tela submucosa

5 Brunner-Drüsen
→ Glandulae duodenales

6 Zotten der Schleimhautschicht (Mukosa)
→ Villi der Tunica mucosa

14 Dickdarm und Dünndarmgekröse

Dargestellt sind der Dickdarm und das Dünndarmgekröse. Der Dünndarm wurde größtenteils entfernt und der querliegende Dickdarm nebst großem Netz nach oben umgelegt. Bezeichnen Sie!

1 ______

2 ______

3 ______

4 ______

5 ______

6 ______

7 ______

8 ______

9 ______

10 ______

11 ______

12 ______

13 ______

14 ______

15 ______

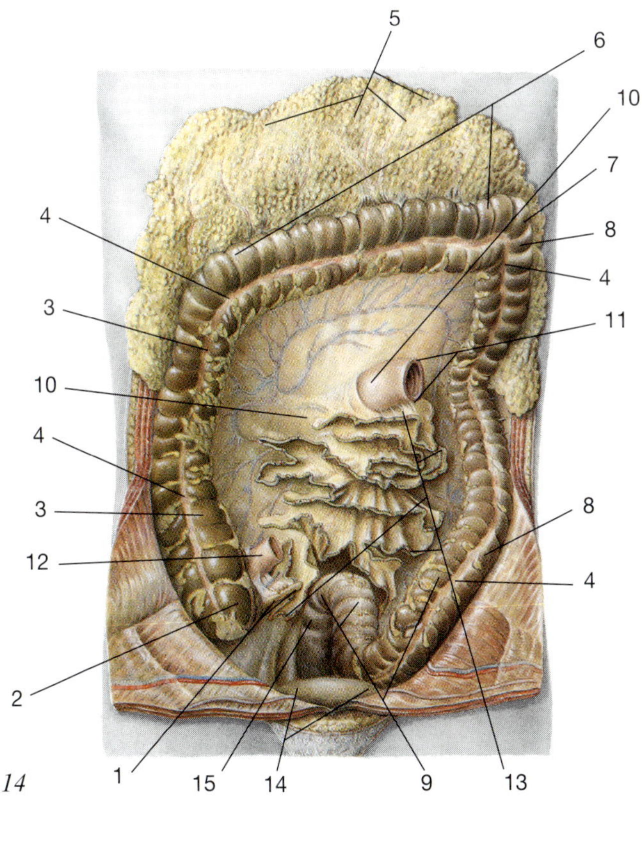

Abb. 14

Antwort 14 Dickdarm und Dünndarmgekröse

1 Wurmfortsatz
→ Appendix vermiformis

2 Blinddarm
→ Caecum

3 Aufsteigender Dickdarm
→ Colon ascendens

4 Rechte Dickdarmkrümmung
→ Flexura coli dextra

5 Großes Netz (hochgeschlagen)
→ Omentum majus

6 Querliegender Dickdarm
→ Colon transversum

7 Linke Dickdarmkrümmung
→ Flexura coli sinistra

8 Absteigender Dickdarm
→ Colon descendens

9 S-förmiger Abschnitt, Sigmoid
→ Colon sigmoideum

10 Zwölffingerdarm
→ Duodenum

11 Leerdarm
→ Jejunum

12 Krummdarm
→ Ileum

13 Dünndarmgekröse
→ Mesenterium

14 Harnblase
→ Vesica urinaria

15 Mastdarm (Rektum)
→ Rectum

15 Augenlider und äußere Augenmuskeln

Bezeichnen Sie!

1 ______________________ 6 ______________________

2 ______________________ 7 ______________________

3 ______________________ 8 ______________________

4 ______________________ 9 ______________________

5 ______________________ 10 ______________________

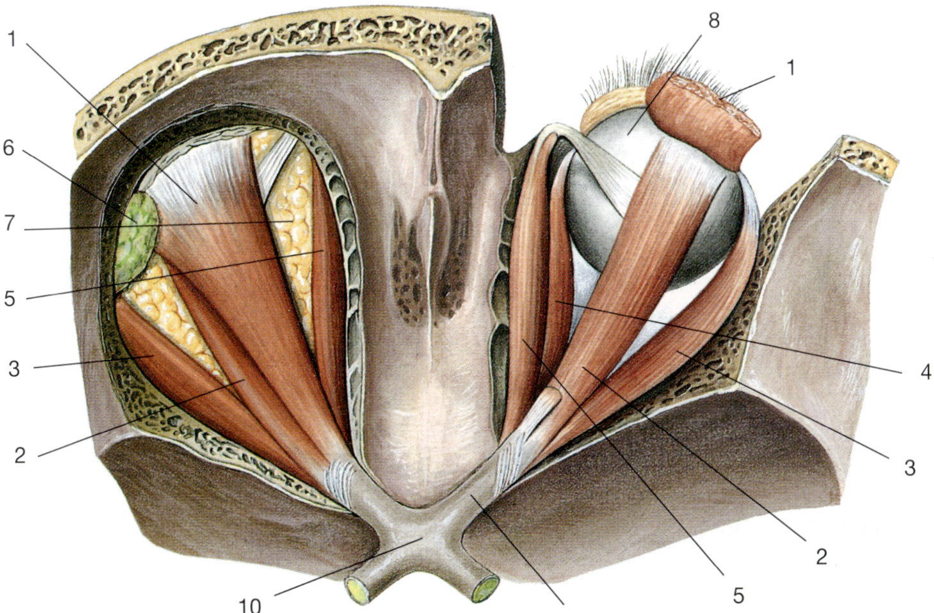

Abb. 15

Antwort 15 Augenlider und äußere Augenmuskeln

1 Oberlidheber
→ M. levator palpebrae superioris

2 Oberer gerader Augenmuskel
→ M. rectus superior

3 Äußerer gerader Augenmuskel
→ M. rectus lateralis

4 Innerer gerader Augenmuskel
→ M. rectus medialis

5 Oberer schräger Augenmuskel
→ M. obliquus superior

6 Tränendrüse
→ Glandula lacrimalis

7 Fettkörper des Augapfels
→ Corpus adiposum orbitae

8 Augapfel
→ Bulbus oculi

9 Sehnerv (II. Hirnnerv)
→ N. opticus

10 Sehnervenkreuzung
→ Chiasma opticum

Literaturverzeichnis

Alexander, M., H. Raettig: Infektionskrankheiten. Thieme, Stuttgart 1987.

Bartels, H. und R.: Physiologie. Urban & Schwarzenberg, München – Wien – Baltimore 1991.

Bates, B.: Klinische Untersuchung des Patienten. Schattauer, Stuttgart 1989.

Classen, M., V. Diehl, K. Kochsiek: Innere Medizin. Urban & Schwarzenberg, München – Wien – Baltimore 1991.

Duden „Wörterbuch medizinischer Fachausdrücke". Bibliographisches Institut Mannheim und Thieme, Stuttgart 1985.

Hunnius Pharmazeutisches Wörterbuch. de Gruyter, Berlin 1986.

Kahle, W., H. Leonhardt, W. Platzer: Taschenatlas der Anatomie, 3 Bde. Thieme, Stuttgart 1986.

Köhler, G.: Lehrbuch der Homöopathie. Hippokrates 1988.

Lippert, H.: Lehrbuch Anatomie, 3. Aufl. Urban & Schwarzenberg, München – Wien – Baltimore 1993.

Pschyrembel, W.: Klinisches Wörterbuch. de Gruyter, Berlin 1990.

Rassner, G.: Atlas der Dermatologie und Venerologie. Urban & Schwarzenberg, München – Wien – Baltimore 1983.

Richter, I.: Atlas für Heilpraktiker. Urban & Schwarzenberg, München – Wien – Baltimore 1994.

Richter, I.: Lehrbuch für Heilpraktiker. Urban & Schwarzenberg, München – Wien – Baltimore 1993.

Roche Lexikon Medizin. Urban & Schwarzenberg, München – Wien – Baltimore 1993.

Thews, G.: Anatomie, Physiologie, Pathologie des Menschen. Wissenschaftliche Verlagsgesellschaft, Stuttgart 1991.

Weiß, R. F.: Lehrbuch der Phytotherapie. Hippokrates, Stuttgart 1991.

Abbildungsnachweis

3.2, 4.2, 4.4–4.7, 4.12–4.14, 5.3, 5.4, 6.1, 9.1–9.5, 11.1, 14.2, 16.2, 17.1, 17.3, 17.4 (modifiziert), *18.1, 19.1, 20.1, 21.3* nach Zeichnungen von G. Spitzer bzw. L. Schnellbächer in: Kahle, Leonhardt, Platzer: Taschenatlas der Anatomie. 3 Bde. 6. Aufl. Thieme, Stuttgart – New York 1991.

4.3 nach Zeichnungen von G. Spitzer in: Kahle, Leonhardt, Platzer: Taschenatlas der Anatomie. 3 Bde. 5. Aufl. Thieme, Stuttgart – New York 1986.

2.1, 4.1, 4.9–4.11, 8.1, 12.1, 14.1, 15.2, 16.1, 16.3, 16.4, 17.2, 19.2, 21.1 nach Richter: Lehrbuch für Heilpraktiker. Urban & Schwarzenberg, München – Wien – Baltimore 1993.

4.8 nach Richter: Atlas für Heilpraktiker. Urban & Schwarzenberg, München – Wien – Baltimore 1994.

5.1, 15.3, 16.6 nach Kapit, Elson: Anatomie-Malatlas. Arcis, München 1989.

13.1 (modifiziert), *15.1* nach Faller: Der Körper des Menschen. 11. Aufl. Thieme, Stuttgart – New York 1988.

18.3 nach Culclasure. Skript.

Anhang Farbabbildungen:
4, 6, 7, 14, 15 nach Sobotta: Atlas der Anatomie des Menschen. Bd. 1. 20. Aufl. Urban & Schwarzenberg, München – Wien – Baltimore 1993.
3, 5, 8, 12, 13 nach Sobotta: Atlas der Anatomie des Menschen. Bd. 2. 20. Aufl. Urban & Schwarzenberg, München – Wien – Baltimore 1993.
1, 2, 9, 10, 11 nach Speckmann, Wittkowski: Bau und Funktion des menschlichen Körpers. 18. Aufl. Urban & Schwarzenberg, München – Wien – Baltimore 1994.

Alle anderen Abbildungen nach eigenen Entwürfen der Autorin.

Sachregister

Kursivgedruckte Seitenzahlen weisen auf Abbildungen hin. Bis Seite 210 beziehen sich die Seitenangaben auf den Fragenteil, ab Seite 213 auf den Antwortteil.

B

C

D

F

G

H

O

Q

R

W

X

Y

Z